Douglas N. Graham

DIE 80/10/10-HIGH-CARB-DIÄT

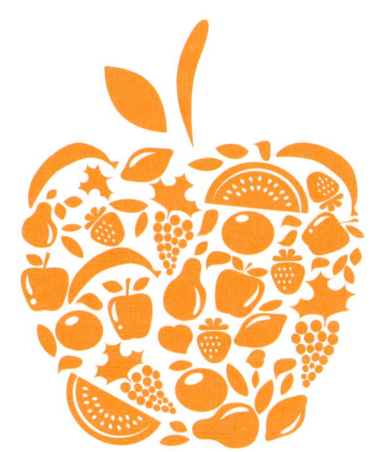

Ich widme dieses Buch
mit tief empfundenem Respekt meinem Freund und Mentor,
dem verstorbenen T.C. Fry.

Als ich bei Terrys Beerdigung die Grabrede hielt, gab
ich mein Wort, dass die Erinnerung an ihn weiterleben
würde. Mein Leben und dieses Buch sind ein Zeichen
dieses Strebens. Möge sein Werk weiterhin viele
Menschen positiv beeinflussen und dazu führen,
dass eine gesunde Lebensweise bald zum normalen
und natürlichen Alltag eines jeden von uns wird.

Douglas N. Graham

DIE 80/10/10-HIGH-CARB-DIÄT

Die revolutionäre Formel für eine
rohvegane und fettarme Ernährung

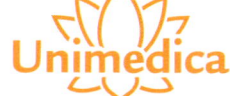
Unimedica

IMPRESSUM

Douglas N. Graham
Die 80/10/10-High-Carb-Diät
Die revolutionäre Formel für eine rohvegane und fettarme Ernährung
1. deutsche Ausgabe 2015
ISBN 978-3-944125-52-7
© 2015, Narayana Verlag GmbH

1. englische Ausgabe 2006
The 80/10/10 Diet
Balancing Your Health, Your Weight, and Your Life, One Luscious Bite at a Time
© 2006, 2008, 2010 Douglas N. Graham, DC
Published by FoodnSport Press, Key Largo, FL 33037 U.S.A.

Übersetzung aus dem Englischen: Julia Augustin
Satz und Layout: Nicole Laka, www.nima-typografik.de

Coverabbildung Vorderseite © sandro – shutterstock.com, Rückseite (oben)
© dgcampillo – shutterstock.com, Rückseite (unten) © Angel Simon –
shutterstock.com, autorenfoto © Douglas N. Graham

Herausgeber:
Unimedica im Narayana Verlag GmbH, Blumenplatz 2, 79400 Kandern
Tel.: +49 7626 974970-0
E-Mail: info@unimedica.de
www.unimedica.de

Inhalt

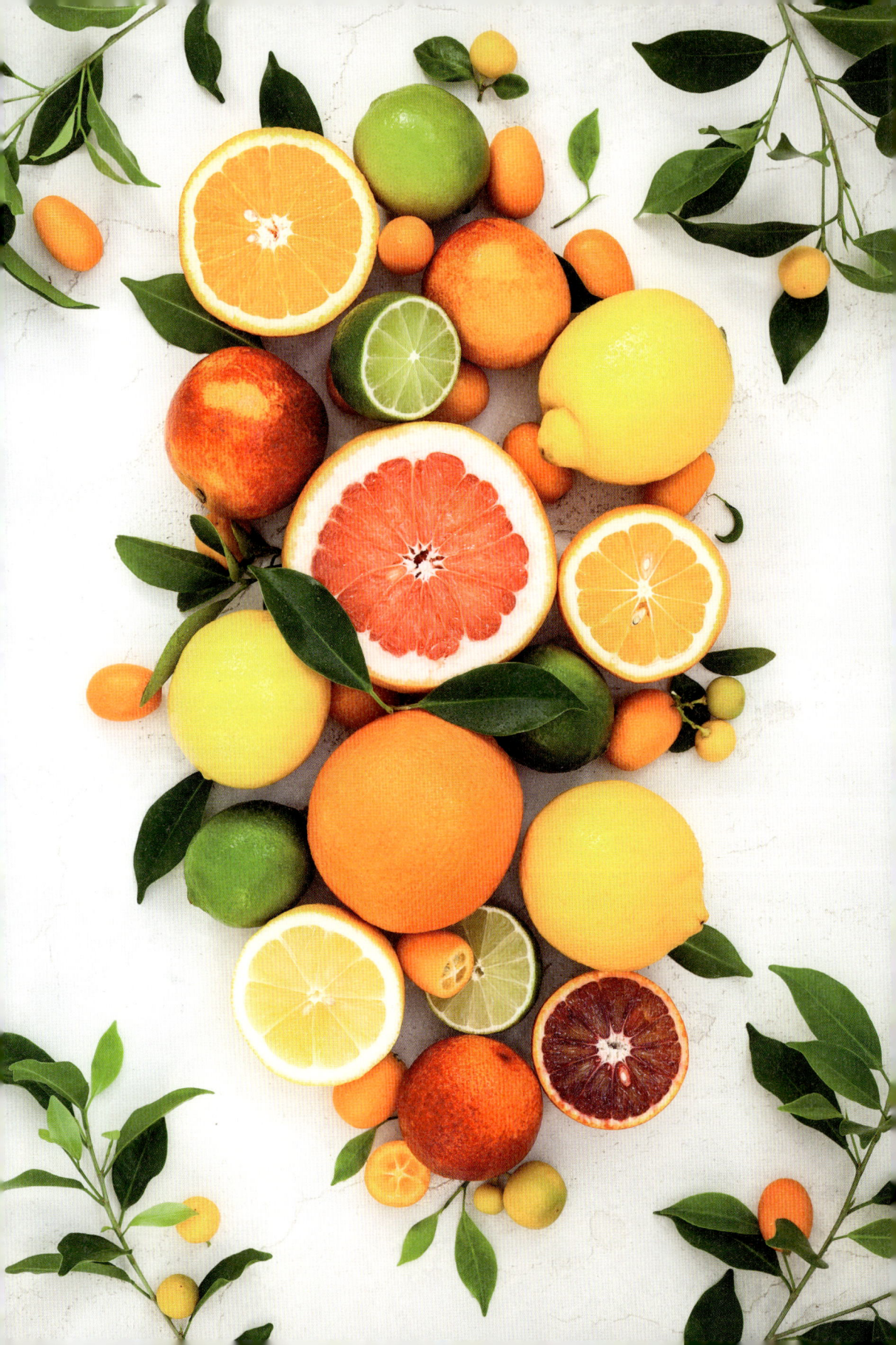

Danksagung

Ich möchte all den Menschen, die zum Gelingen dieses Buches beigetragen haben, meinen größten Dank aussprechen. Leider ist es ist nicht möglich, alle namentlich zu erwähnen, da so viele einen wichtigen Anteil bei seinem Entstehungsprozess hatten.

Zuerst möchte ich besonders den folgenden Menschen danken, die mit mir zusammengearbeitet und mir dabei geholfen haben, meine Gedanken zur Materie dieses Buches zu ordnen: Gail Davis, Dave Klein, Ken Lyle, Laurie Masters, Tim Trader, Laurie Clifford, Robert Sniadach, Bruce Brazis, David Rodenbucher, Catherine Galipeau und John Pierre.

Von Fachinformationen über das Lektorat und neuesten Forschungsergebnissen bis hin zur Arbeitserleichterung in jeder Form wurde in jeder erdenklichen Weise zu diesem Buch beigetragen. Einige von euch haben mich mit genau dem Feedback unterstützt, das ich zum Weiterarbeiten brauchte. Andere haben mir wichtige Fragen gestellt, die dem einen oder anderen Aspekt mehr Klarheit verliehen haben. Wieder andere unter euch haben mir weitergeholfen, indem sie Einzelheiten ihrer eigenen Projekte mit mir geteilt haben, insbesondere auftretende Probleme und Lösungen, die sie dafür fanden. Ich wünschte, ihr wüsstet alle, wie wichtig euer Einfluss für mich war.

Für ihre Hilfe »hinter den Kulissen« möchte ich besonders Dennis Nelson, David Taylor, Justin Lelia, Josh Steinhauser, Tom Cushwa, Gideon und Jackie Graff, Nancy Parlette, Todd Ewen, Dr. Deborah Wood, Charlie Mort, Craig Bishop, Coby Siegenthaler, Suzanne Slusser und Shari Leiterman danken.

Ebenso bedanke ich mich bei John Robbins und Michael Greger für die freundliche Erlaubnis, einiges aus ihrem schon früher veröffentlichten Werk neu aufzulegen, sowie bei Antonia Horne dafür, mir Exzerpte aus der Arbeit ihres verstorbenen Ehemanns Ross Horne zur Veröffentlichung in diesem Buch zur Verfügung zu stellen.

Viele Menschen haben mich immer wieder neu dazu ermuntert, diese umfangreiche Arbeit bis zum Druck zu bringen, weil sie sie ihren Lieben zeigen wollten. Jeder von euch hat mich in seiner eigenen besonderen Weise so unterstützt, dass es mir möglich war, meine Arbeit weiter- und bis zu Ende zu führen. Dafür danke ich euch. Es bedeutet mir sehr viel, dass ihr meine Arbeit für so wertvoll erachtet, dass ihr die Energie dafür aufgebracht habt, mich zum Schreiben dieses Buchs zu bewegen. Diejenigen unter euch, die ihre eigene kostbare Zeit geopfert haben, damit ich mit diesem Projekt fortfahren konnte, haben mir in unschätzbarer Weise weitergeholfen.

Viele haben mir bei der Konzeption der »Häufigen Fragen« geholfen, indem sie Fragen und oftmals sogar die entsprechenden Antworten beisteuerten. Mein

Dank geht an Randall Phelps, Janie Gardener und Jack Whitley für ihre Hilfe bei der Redaktion dieses Anhangs.

Marr Nealon, deine Anstrengungen, mich beim Voranbringen meines Anliegens zu unterstützen, waren (und sind) gewaltig – ich danke dir.

Meiner Nichte Shyella Joy Mayk danke ich für all die Motivation beim Thema Fitness, ihren Beistand und ihre ununterbrochene Hilfe mit meiner Website. Ihrer Schwester Liati Natanya Mayk danke ich dafür, mir meine intellektuelle Ehrlichkeit und meine eigene Perspektive dank der entspannenden Kräfte von Musik zu bewahren.

Gail Davis, meiner Publizistin, sei für die langen Nächte des Korrekturlesens gedankt, sowie dafür, mir fortwährend mit Rat und Tat zur Seite zu stehen und diesem Buch und meiner Arbeit in solcher Weise Leben einzuhauchen, dass sie zu dem werden konnten, was ich mir zum Ziel genommen hatte.

Die Stunden vergingen wie im Flug, als ich an »80/10/10« arbeitete. Oft verlor ich gänzlich mein Zeitgefühl und vergaß darüber Verpflichtungen, Termine, Mahlzeiten, mein körperliches Bedürfnis nach Bewegung und sogar Schlaf.

Ich habe das unbeschreibliche Glück, einen Engel an meiner Seite zu haben, dessen selbst gewählte Aufgabe es ist, sich hingebungsvoll um mich zu kümmern. Ich möchte meiner wunderschönen Frau Rozi für ihre selbstlose und immerwährende Unterstützung während der Arbeit an diesem Buch danken. Ohne ihre unermüdliche Hilfe wäre es mir nie gelungen, die nötige Zeit dafür aufzubringen. Selbst wenn ich es versucht hätte, hätte ich es, so glaube ich, nicht geschafft, dieses Projekt ohne sie erfolgreich und gesund zum Abschluss zu bringen.

Danke, Rozi, dass du dich um die so zahlreichen großen und kleinen Details gekümmert hast, die im Leben Beachtung fordern und die ich selbst bei meiner Arbeit an diesem Buch allesamt vernachlässigt hätte. Ich kann nur hoffen, dass du dich von mir ebenso wertgeschätzt, belohnt und unterstützt fühlst, wie ich mich von dir.

Immer werde ich in der Schuld meiner liebevollen Eltern, Marty und Bea, stehen, die mich durch ihr strahlendes Beispiel lehrten, ein erfolgreicher Erwachsener zu sein. Ich hoffe und wünsche mir, dass ich bei der Erziehung meines eigenen Kindes, Faychesca, dieselben elterlichen Kompetenzen anwende, die meine Eltern mir vorgelebt haben, und dabei wenigstens einen kleinen Teil ihres Geschicks und ihrer Herzlichkeit an den Tag lege.

BESONDERER DANK

Meine besondere Wertschätzung möchte ich meiner Redakteurin Laurie Masters von Precision Revision (www.GreenSongPress.org) sowie Carina Honga ausdrücken, deren Aufgaben so vielschichtig sind wie die Herausforderungen, die wir zusammen bewältigt haben. Die Zeit, die diese beiden wunderbaren Frauen in die Recherche, das Lektorat und den Aufbau dieses Buchs investiert haben, erstreckt sich auf ganze Jahre. Ihr Engagement, ihre Schreibkompetenz und unser gemeinsames Teamwork verhalfen diesem Buch zu einem hohen Niveau.

Laurie, ich danke dir dafür, mich durch deine unglaublichen Recherche-Fähigkeiten aufrichtig bleiben zu lassen und meine niedergeschriebenen Gedanken so zu verdichten, dass deutlich wird, was ich eigentlich sagen möchte. Deine unnachahmliche Fähigkeit, ein scheinbar zusammenhangloses Manuskript so hinzubiegen, dass ein in sich schlüssiges Buch daraus wird, hat sich erneut als unschätzbar wertvoll erwiesen. Für deinen unerschütterlichen Einsatz und Glauben an mich und dieses Buch werde ich dir ewig dankbar sein, ebenso wie für deine Beharrlichkeit, die Unmengen kleiner Details nicht aus den Augen zu verlieren. Besonders danke ich dir für deine eigenen Beiträge in diesem Buch (vor allem Kapitel 8 und Anhang D). Ich bin davon überzeugt, dass du die beste Redakteurin diesseits des Universums bist.

Carina, dich in unser Team zu holen, war eine der besten Ideen, die ich je hatte. Danke für deinen unermüdlichen Einsatz dabei, wirklich jede Aufgabe, die dir gestellt wurde, unglaublich schnell und präzise auszuführen.

Als Ironman-Triathletin, Ultramarathon-Läuferin und Erstplatzierte bei über 1000 Rennen weiß ich, welch wichtige Rolle die richtige Ernährung spielt. Es bestürzt mich zu sehen, wie viel schlichtweg falsche Ernährungsmythen in Umlauf gebracht werden – allein um damit Geld zu machen. Weil so viele Menschen falsch über die richtige Ernährung informiert sind, hat Übergewicht ein historisches Hoch erreicht. Je mehr Menschen diesen falschen, nur auf Profit ausgelegten Informationen aufsitzen, umso mehr werden Übergewicht und die damit zusammenhängenden Gesundheitsprobleme in drastischer Weise zunehmen.

Immer wieder höre ich Leute sagen, sie hätten »alles« versucht, um abzunehmen: wenig Fett, viel Fett, wenig Kohlenhydrate, viele Kohlenhydrate, wenig Eiweiß, viel Eiweiß, alle möglichen Pillen, Spritzen, Pulver und Shakes – alles, was der Markt eben so hergibt. Der Hauptgrund für ihren Misserfolg ist eine Fehlinformation.

Es gibt Gründe dafür, warum diese Diäten scheitern. »Wenig Fett« zum Beispiel wird normalerweise bei 30 % angesetzt. Das ist ganz und gar nicht wenig. Viele wissen weder, dass eine effektive Fettreduktion nur 10 % Fett bedeutet, noch wie sie ihre Ernährung entsprechend umstellen. All das wird in diesem Buch beschrieben. Eine fettreiche Ernährung kann sehr gefährlich sein und den Körper dem Risiko aussetzen, frühzeitig an einer damit einhergehenden westlichen Zivilisationskrankheit zu sterben. Kohlenhydratarme Diäten sind ebenso gefährlich. Die meisten Menschen wissen nicht, dass eine ideale Ernährung zu 80 % aus Kohlenhydraten besteht – wenn es sich um die richtige Art von Kohlenhydraten handelt.

Diäten mit viel Eiweiß führen zu Osteoporose, Lebererkrankungen und einem Energiedefizit, das vor allem beim Sport ein Nachteil ist. Viele Menschen sind aber überzeugt davon, dass eine Ernährung mit wenig Eiweiß schädlich ist, weil ihnen von der Fleisch- und Milchindustrie eingeredet wurde, dass viel Eiweiß viel hilft. Doch nichts könnte falscher sein.

Auch Pillen, Injektionen, Pulver oder spezielle Shakes werden nicht zu der Gesundheit führen, die sich viele Menschen erträumen. Vielen ist einfach nicht bewusst, dass Übergewicht mit einer falschen Ernährungsweise zusammenhängt. Dasselbe gilt für all die zahlreichen Beschwerden und Erkrankungen, unter denen wir leiden: Herzprobleme, Krebs, Schlaganfälle, Diabetes, Arthritis, Darmentzündungen, Verstopfung, Osteoporose, Akne, Erektionsstörungen, Demenz und sogar Hör- und Sehschäden. All dies sind Symptome einer falschen Ernährung.

Sie halten ein Buch mit genau den Ernährungsinformationen in den Händen, die wir alle brauchen. Sie müssen nicht gleich selbst Ironman-Triathlet werden oder werden wollen, doch die Lektüre von *80/10/10* sind Sie sich und Ihrem Körper schuldig.

Ruth E. Heidrich, Ärztin und Autorin von *A Race For Life,* www.ruthheidrich.com

Nicht nur die US-Amerikaner, auch wir Europäer werden immer dicker und gleichzeitig immer kränker. Das dies nicht nur eine Annahme, sondern leider Realität ist, zeigt die im Mai 2015 veröffentlichte Studie der Weltgesundheitsorganisation, deren Ergebnisse auf dem Europäischen Kongress zu Übergewicht in Prag vorgestellt wurden. Laut deren Fazit könnte es in Europa bereits im Jahr 2030 kaum noch normalgewichtige Menschen geben. Wir Deutschen bilden dabei keine Ausnahme: Laut dem Statistischen Bundesamt war 2013 bereits über die Hälfte (52 %) der erwachsenen Bevölkerung (62 % der Männer und 43 % der Frauen) in Deutschland übergewichtig. Zukunftsprognosen zeigen einen Trend zu weitaus höheren Zahlen.

Das wirklich Erschreckende daran sind die Folgen für unsere Gesundheit: Bluthochdruck, Diabetes, Stoffwechselstörungen, Atemnot, ein erhöhtes Risiko für Schlaganfälle und Herzversagen, Gallensteine, Gelenkerkrankungen, Sodbrennen, Unfruchtbarkeit und Depressionen sind nur einige der zahlreichen Begleiterscheinungen, die mit hohem Übergewicht einhergehen können.

Unserer eigenen Gesundheit zuliebe können wir bewusst etwas dagegen unternehmen. Es ist schon längst kein Geheimnis mehr, dass eine gesunde Lebensweise, die neben einer ausgewogenen Ernährung auch viele weitere Aspekte wie körperliche Bewegung, genügend Schlaf und Erholung, Sonnenlicht, frische Luft, harmonische Beziehungen sowie geistige und psychische Ausgeglichenheit umfasst, uns nicht nur länger und glücklicher leben lässt, sondern auch dazu führt, dass Körper und Geist fit, vital und im Einklang miteinander sind.

Douglas Graham ist mit 80/10/10 einen enormen Schritt weiter gegangen, als nur einen weiteren Ratgeber unter vielen zu schreiben, der für eine gesunde Ernährung und Gewichtsverlust plädiert: Sein Fokus auf roh-veganer, fettarmer Kost, die hauptsächlich aus Obst besteht, mag vielen revolutionär, wenn nicht sogar extrem vorkommen. 80/10/10 will keine weitere Diät im herkömmlichen Sinne sein, sondern soll die für uns Menschen natürlichste Lebensweise inspirieren, die uns nicht nur zu einer deutlich verbesserten, sondern einer wirklich optimalen Gesundheit, zu unbegrenzter Energie und bisher unerreichtem Wohlbefinden verhilft – das gesamte Leben lang. Dies ist laut Graham ein ganz natürlicher Prozess, da eine Lebens- und Ernährungsweise nach dem 80/10/10-Konzept dem menschlichen Körper seiner Meinung nach am meisten entspricht.

Douglas Graham lebt, was er lehrt, und zeigt damit selbst, wie erfolgreich sich diese Lebensweise umsetzen lassen kann. Er hat in den letzten Jahren begeisterte Anhänger gefunden, denen es gelang, mit Hilfe von 80/10/10 diverse Gesundheitsprobleme zu bekämpfen und zu einem gesünderen, leichteren, vitaleren und lebenswerteren Leben zu finden. 80/10/10 ist besonders in der Rohkostszene ein Geheimtipp, da es die zahlreichen Fallen aufdeckt, in die viele Rohkost-Anfänger tappen, und Antworten auf verschiedene Fragen gibt, die sich auch bereits erfahrene Rohköstler stellen.

Dieses Buch enthält neben interessanten ernährungswissenschaftlichen Erkenntnissen viele hilfreiche Tipps für eine langfristige Ernährungsumstellung. 80/10/10 ist kein Ganz-oder-Gar-Nicht-Programm, sondern ein Leitfaden. So individuell, wie jeder von uns und auch unsere Lebensumstände sind, sollte 80/10/10 auch in den eigenen Alltag integriert werden: mit einer schnellen oder schrittweisen Umstellung, einer vollständigen oder teilweisen rohköstlichen Ernährung, dem Anpassen einiger oder aller Mahlzeiten und dem zeitweisen oder aber kontinuierlichen Befolgen der aufgeführten Leitsätze und Ernährungsvorschläge. Es geht bei 80/10/10 nicht darum, sich jederzeit streng an sämtliche Empfehlungen zu halten. Das Konzept will stattdessen dazu ermuntern, einen neuen, die Gesundheit revolutionierenden und nachhaltigen Weg einzuschlagen, den jeder ganz individuell auf seine eigene und persönlich am besten passende Weise gestalten kann.

Je nach Konstitutionstyp wird auch die optimale Ernährungsform verschieden sein. Die 80/10/10-Diät hat vielen Menschen zu einem ungeahnten Wohlbefinden verholfen. Es gibt aber auch Erfahrungsberichte - vor allem von sogenannten Frutariern, die sich ausschließlich über längere Zeit roh-vegan ernährt haben -, dass sich nach einem anfänglichen Höhenflug über viele Monate mit unbekannter Leichtigkeit langfristig u.a. Zeichen von Calcium-Mangel mit Entmineralisierung der Zähne gezeigt haben, die sie auf die roh-vegane Ernährungsweise zurückgeführt haben.

Deshalb ist es bei jeder Art von Ernährungsumstellung,- so auch bei 80/10/10 - wichtig, dass Sie auf die Signale Ihres Körpers achten. Für einige mag ein vollständiger und direkter Umstieg realisierbar sein, für viele andere aber ist es wahrscheinlich ratsamer, langsam und Stück für Stück vorzugehen, die roh-vegane Form von 80/10/10 nur über einen bestimmten Zeitraum hinweg zu befolgen oder eine Variante zu wählen, die zum Teil gekochte Lebensmittel enthält. Folgen Sie sprichwörtlich Ihrem Bauchgefühl, und stellen Sie sicher, dass Sie stets alle notwendigen und lebenswichtigen Nährstoffe aufnehmen, die Sie brauchen. Lassen Sie, wenn Sie sich unsicher sind, von Ihrem Arzt Ihre Blutwerte kontrollieren.

Sehen Sie dieses Buch nicht als eine Art „Ernährungsbibel", sondern stattdessen als eine Inspirationsquelle dafür an, wie gut es Körper, Geist und Seele tut, mit so viel wie möglich naturbelassenem ganzen, rohen, frischen, reifen und biologisch erzeugten Obst und Gemüse verwöhnt zu werden.

Julia Augustin, Übersetzerin

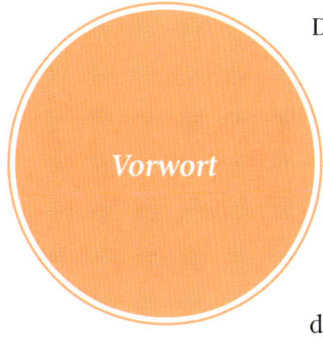

Vorwort

Dieses Buch zu schreiben war nicht einfach. Bereits in der Vergangenheit hatte ich mich mehrmals an 80/10/10 herangewagt, doch immer wurde es zu einem einschüchternden Projekt, das sich nicht richtig in Gang bringen ließ. Aus unerfindlichen Gründen war nichts, was mit diesem Buch zusammenhing, einfach. Es muss wohl, wie ich glaube, mit dem alten Sprichwort »Ohne Fleiß kein Preis« zusammenhängen. Ich denke, es handelt sich bei diesem Buch um das arbeitsintensivste, aber gleichzeitig lohnenswerteste, das ich je geschrieben habe.

Beim Arbeiten an 80/10/10 war ich ständig in eine innere Debatte verstrickt und fragte mich, wie ich wohl am effektivsten das größte Publikum erreichen könnte:

- Sind Appelle an den Verstand wirksamer als Appelle an das Herz? Würde das Aufführen von Zahlen, neuesten Forschungsergebnissen, wissenschaftlichen Studien und sachlichen Fakten die Leute dazu bringen, ihre Essgewohnheiten zu ändern?
- Würden solch minutiöse Details dazu führen, dass die Leser ihr Interesse verlieren, oder sich vielleicht doch so auswirken, dass jeder Datenbaustein in einer langen Beweiskette am Ende zu einer absolut überzeugenden Informationsbasis wird?
- Wie detailliert sollte ich das Thema beschreiben, um mein Anliegen gut zu vermitteln? Würde das Argument, dass die am engsten mit den Menschen verwandten Tiere Pflanzenfresser sind und wir uns daher naturgemäß auch so ernähren sollten, schon ausreichen?
- Würden Erfahrungsberichte über eine blendende Gesundheit, grenzenlose Energie, unerwartete Heilung von Beschwerden, mühelose Gewichtsabnahme, ein spirituelles Erwachen und wiedergefundene Lebensfreude als vollkommen übertrieben abgetan oder aber als wahrheitsgetreue Inspiration begrüßt werden?

Und was mich wahrscheinlich am meisten beschäftigte:

- Wenn ich etwas auslasse, bekomme ich noch eine zweite Chance?

Beim Recherchieren für dieses Buch verbrachte ich oft mehrere Tage mit dem Studium verschiedenster Quellen, um am Ende nur einen oder zwei Sätze zu Papier zu bringen. Je mehr ich lernte, umso mehr Lernenswertes schien es zu geben. Ich erreichte einen Punkt, an dem ich mich entscheiden musste, entweder ein Buch zu schreiben oder meine gesamte Zeit mit dem Lesen der Werke anderer Autoren zu verbringen.

Ich habe in dieser Zeit eine unglaubliche Menge an Informationen gesammelt, wovon ein Großteil am Ende gar nicht relevant für dieses Buch war. Ich hoffe aber, dass mir dieses Wissen als wertvolles Material für zukünftige Projekte dienen wird.

WER SOLLTE DIESES BUCH LESEN?

Ich habe dieses Buch für alle geschrieben, die glauben, dass sie das Recht auf ein angemessenes Körpergewicht und eine blühende Gesundheit haben und auch selbst die Verantwortung dafür tragen. Es ist für alle gedacht, die den Körper und die Gesundheit anstreben, die sie sich wünschen.

80/10/10 ist keine Ganz-oder-gar-nicht-Methode. Anstatt eine strikte Diät zu befolgen, erlaubt es das Arbeiten an einem Ziel. Es ist auch nicht notwendig, sich ausschließlich vegetarisch oder roh zu ernähren, um in den Genuss der positiven Auswirkungen von 80/10/10 zu kommen.

Wenn Sie sich wie die meisten Menschen ernähren, können Sie mit 80/10/10 weiterhin die Lebensmittel essen, die Sie gewöhnt sind, während Sie Schritt für Schritt neue Lebensmittel einführen, die Sie Ihrem Ziel näherbringen. Die Richtung, nicht die Geschwindigkeit, ist der wichtigste Faktor, um mit 80/10/10 Erfolg zu haben.

Wenn Sie Ihre Ernährung bereits umgestellt haben und vegetarisch, vegan oder roh essen, werden die Leitlinien in diesem Buch Sie noch einen Schritt weiterbringen. Dieses Buch ist für alle Rohköstler ein Hauptgewinn. Ich freue mich sehr, dass ich es geschafft habe, das Programm, das ich seit Jahren Gemeinschaften und Gruppen mit einer rohen und vegetarischen Ernährungsweise näherbringe, niedergeschrieben zu haben.

Entmutigte Rohkost-Fans, die bei dem Versuch, sich hauptsächlich roh zu ernähren, gescheitert und von gegensätzlichen Meinungen anderer Gesundheitsexperten verunsichert waren, flehten mich an: »Ich esse vermutlich zu fetthaltige Rohkost, aber ich weiß nicht, wie ich das ändern kann. Ich brauche einfach mehr Informationen!«

Jetzt habe ich die Zahlen und Fakten schwarz auf weiß, die Rohköstlern klare Beweise dafür liefern, auf welche Weise sie in einem gefährlichen Maß zu viel Fett verzehren. Nicht nur das: Wer an sich arbeiten möchte, kann gleichzeitig einem leicht verständlichen Plan folgen, mit dem es möglich ist, sich absolut gesund, rohköstlich und fettarm zu ernähren.

DIE ERGEBNISSE SPRECHEN FÜR SICH

Die Grundsätze, die ich in diesem Buch erläutere, basieren auf mehr als 25 Jahren Forschung und fast zwei Jahrzehnten Erfahrung als persönlicher Berater in den Bereichen Gesundheit, Ernährung und sportliches Leistungsvermögen. In dieser Zeit habe ich das 80/10/10-Programm selbst angewendet – zusammen mit Tausenden anderer begeisterter Menschen, die zu einer deutlich verbesserten Gesundheit, erhöhter Lebenskraft und -freude und einem schöneren Körper gefunden haben. Ich beobachtete, wie sich auch schwer Kranke eine erstaunlich robuste Gesundheit und höhere Vitalität zurückeroberten – allein durch das Umstellen ihrer Ernährung und das Ändern ihres Lebensstils. Ich war Zeuge davon, wie Menschen, die von der Schulmedizin als »todkrank« eingestuft worden waren, sich mithilfe des Programms in diesem Buch selbst heilten. Ich sah, wie frühere Weltklasse-Sportler sich in einem Maße verjüngen konnten, dass sie erneut »persönliche Bestleistungen« erbringen können. 80/10/10 ist keine Diät, sondern eine Erfolgsformel. In Anhang C präsentiere ich eine Sammlung persönlicher Erfahrungsberichte von gesunden, glücklichen und erfolgreichen Anwendern der 80/10/10-Lebensweise. Ihre inspirierenden Geschichten sprechen für sich selbst.

Wo immer Sie gerade auf Ihrer Reise zu einem noch besseren Wohlbefinden sind: Ich hoffe, dass Sie das Lesen von 80/10/10 genießen und es eine wertvolle, aufschlussreiche und motivierende Informationsquelle für Sie ist. Es ist meine feste Überzeugung, dass Sie auf diesen Seiten den ernährungswissenschaftlichen Rat finden, den Sie brauchen, um sich den fitten und attraktiven Körper Ihrer Träume zu erarbeiten, ihn wiederzufinden oder ihn sich zu erhalten, und gleichzeitig ein Gesundheitsniveau zu erreichen, das Sie fast nicht für möglich gehalten hätten.

JEDER AUF SEINE WEISE

Obwohl es aus meiner Erfahrung optimal ist, eine zu 100 % rohköstliche Version von 80/10/10 zu befolgen, führen andere auf wenig oder kaum Fett basierende, rein pflanzliche Ernährungsprogramme auch zu bemerkenswerten gesundheitlichen Verbesserungen. Viele Menschen entscheiden sich für diese als die für ihr Leben am besten passende Wahl. Falls Sie sich dabei ertappen, dass Sie andere verurteilen, weil sie nicht den vollkommen rohköstlichen oder aber veganen Weg wählen, bitte ich Sie, kurz innezuhalten und anzuerkennen, dass jeder von uns seine eigenen Entscheidungen treffen muss, und dieser Weg nicht für jeden der beste und richtige sein muss.

Es hat mich tief getroffen, von einer Reihe von Menschen zu hören, dass einige enthusiastische Unterstützer von 80/10/10 den Kontakt zu ihnen und ihren Familien abbrachen oder eine überhebliche Einstellung annahmen, weil ihre Freunde nicht »die Wahrheit sehen wollten«.

Freunde, wenn ihr die Verbindungen zu euren Lieben abbrecht, weil sich eure Ernährung von ihrer unterscheidet, dann habt ihr etwas grundsätzlich missverstanden! Ein gesundes Leben schließt gesunde Beziehungen und Mitgefühl für andere Menschen ein. Wollt ihr euch nahestehenden Menschen helfen, dann akzeptiert sie so, wie sie sind, und gebt ihnen mit einem offenen Herzen ein Beispiel, dem sie folgen können. Auf diese Weise werdet ihr umso erfolgreicher sein.

EINE HOMMAGE AN T.C. FRY

Der verstorbene T.C. Fry (1926-1996), ein weltweit anerkannter und hoch geachteter Gesundheitserzieher, war mein Mentor. Er half mir, auf dem Gebiet der Gesundheit und Ernährung die Spreu vom Weizen zu trennen. Er sagte mir nie, was ich zu denken hatte, sondern zeigte mir, wie ich denken konnte, um meinen Gedankenprozess so zu verfeinern, dass ich allein auf die Wahrheit stoßen würde. Er liebte es, so lange nachzudenken, bis er zu einer logischen und oftmals gültigen Schlussfolgerung gelangte.

T.C. (er erwähnte mehrmals, dass T. sein richtiger Name sei, seine Freunde ihn aber oft Terry nannten) und ich hielten in Hunderten Städten Vorträge, als wir während der 80er- bis in die frühen 90er-Jahre hinein zusammen Wochenendseminare gaben. Wir verkauften keine Produkte, sondern Bildung. Unsere Themen waren ziemlich unterschiedlich, behandelten aber alle verschiedene Gesundheitsaspekte.

Einmal fragte ich Terry, warum wir nicht einfach einen Leitfaden mit Vortragsthemen entwickelten, an den wir uns halten und den wir zu all den verschiedenen Städten auf unserer Tour mitnehmen könnten. »Ich bilde dich aus«, sagte er mit seinem unwiderstehlichen Lächeln. Ich denke, er hat ziemlich gute Arbeit geleistet.

Terry war keinesfalls perfekt. Er stand offen zu seinen Fehlern. Er hatte eine nur geringe Schulbildung. Im Alter von 45 Jahren, als er aufgrund eines ausschweifenden Lebensstils unter schweren gesundheitlichen Folgen litt, änderte er sein Leben radikal. Die Ärzte hatten ihm bereits eröffnet, dass er nicht mehr lange zu leben hätte. Dank einer Ernährungsumstellung in Kombination mit vielen anderen Notwendigkeiten, die ein gesundes Leben ausmachen, brachte Terry es auf weitere fünfundzwanzig Jahre.

Am Ende musste er seinem Feuereifer Tribut zahlen. Bei seinem Bestreben, so viele Menschen wie möglich über den Schlüssel zu einer blühenden Gesundheit aufzuklären, arbeitete er sich zu Tode. Doch sein Bemühen war nicht umsonst. Seine Schüler hatten und haben immer noch starken Einfluss auf die heutige Gesundheitsbewegung. Am bemerkenswertesten ist die Arbeit von Harvey und Marilyn Diamond mit ihrem wegweisenden Buch *Fit fürs Leben*. Viele andere von Terrys Schülern haben ebenfalls Bücher geschrieben. Ich bin stolz, einer von ihnen zu sein.

Als Terry noch lebte, kam er oft zu Besuch zu mir nach Hause. Bei mehreren dieser Besuche erklärte er, dass seine Arbeiten für die Öffentlichkeit bestimmt seien und er wolle, dass sie genutzt werden. Er bot mir großzügig an, seine Werke oder Teile davon zu verwenden, wann immer ich es für passend hielt.

Dieses Buch ist eine Gelegenheit. Ich habe mehrere kurze Teile von Terrys Arbeiten in 80/10/10 eingefügt. Der längste davon ist seine vergleichende anatomische Einschätzung einer natürlichen Ernährung für Menschen, die ich leicht überarbeitet in Kapitel I eingebunden habe.

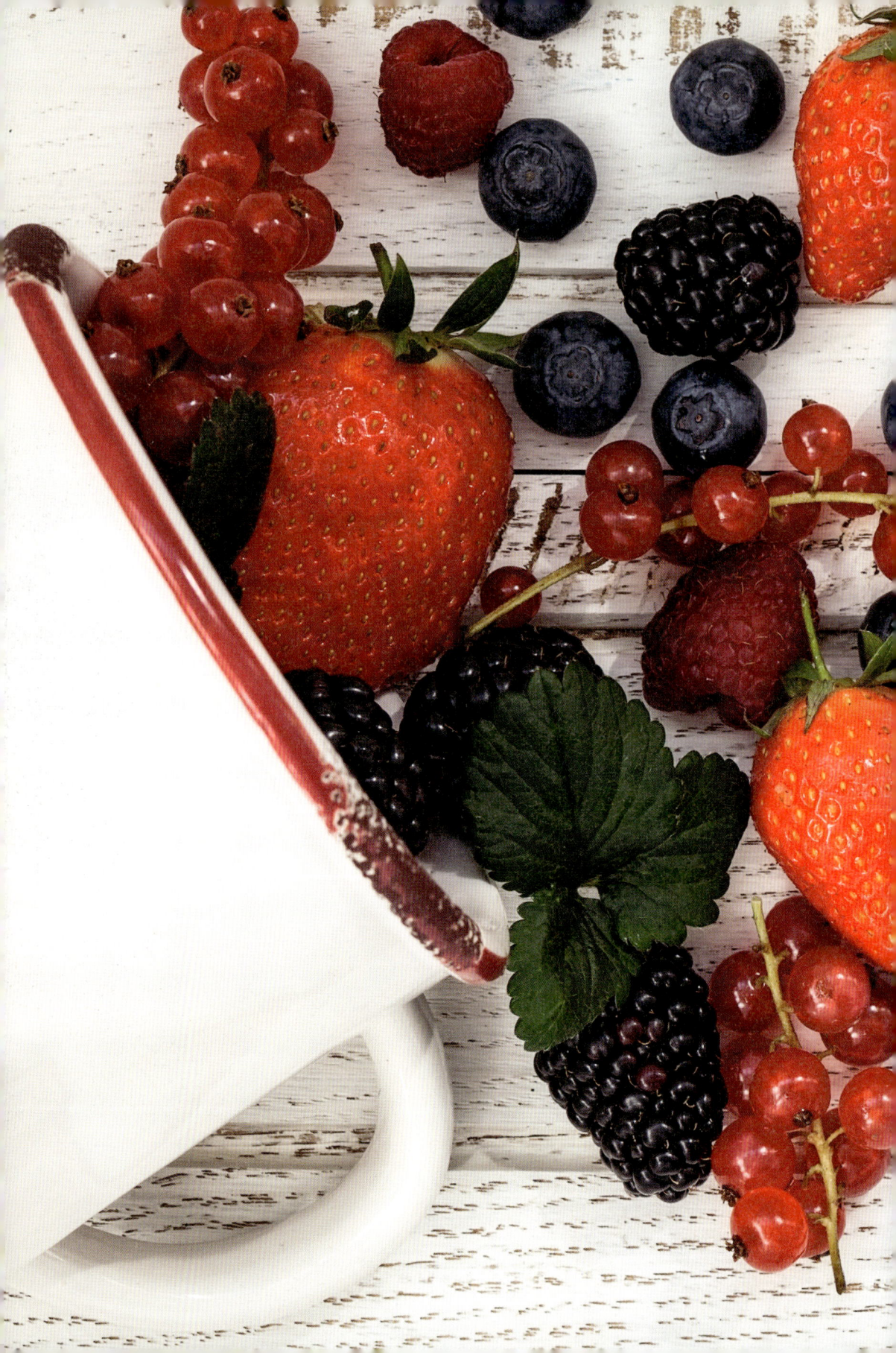

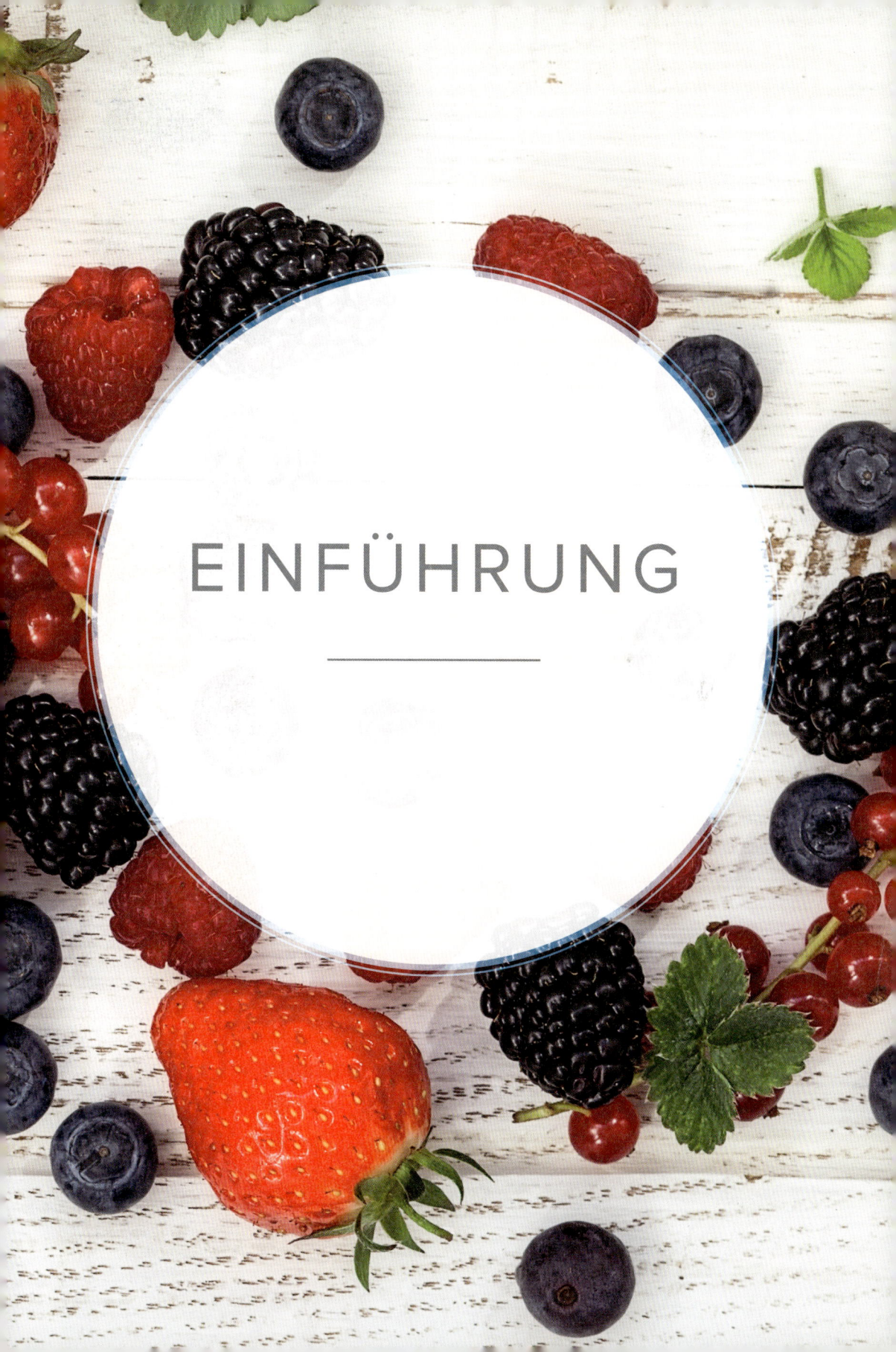

EINFÜHRUNG

———————

Uns wird schon seit mehr als vierzig Jahren gepredigt, dass wir uns viel zu fettreich ernähren. Trotzdem ist unser Fettverzehr im Großen und Ganzen konstant hoch geblieben.[1] Wir haben keinerlei Fortschritte dabei gemacht, weniger Fett zu essen, und das trotz aufwendiger Aufklärungsprogramme, dem Kohlenhydratwahn, magerem Fleisch, ballaststoffreichen fettreduzierten Frühstückscerealien und Riegeln sowie fettreduzierten Desserts, Milchprodukten und Hauptmahlzeiten.

WIR SIND DICKER (UND KRÄNKER) ALS JE ZUVOR

Die USA sind zu dem Land mit den fettesten Menschen der Welt geworden, und die Situation verschärft sich immer mehr. Zwei Drittel aller US-Amerikaner haben Übergewicht; die Hälfte von ihnen ist fettleibig. Weil Fettleibigkeit inzwischen auch in Deutschland schon so normal ist, bemerken nur wenige von uns, dass der »normale« Körperfettanteil nach oben korrigiert wurde, um uns etliche extra Kilos zu erlauben. Traurigerweise ist Fettleibigkeit mit Todesfolge in den USA laut der Statistiken über »Hauptursachen für vermeidbare Todesfälle« auf dem Vormarsch. Lesen Sie dazu Folgendes:

Gladys Block, Professorin für Epidemiologie und öffentliche Gesundheit und Ernährung an der University of California, Berkeley, veröffentlichte die Ergebnisse einer Studie in der Juni-Ausgabe des *Journal of Food Composition and Analysis* von 2004.

Die Untersuchung ergab, dass drei Lebensmittelgruppen – Süßigkeiten und Desserts, Erfrischungs- und alkoholische Getränke – fast 25% aller Kalorien ausmachen, die US-Amerikaner zu sich nehmen. Salzige Snacks und Getränke mit Fruchtaroma steuern weitere 5% bei, sodass sich die Gesamtenergie dieser nährstoffarmen Lebensmittel auf mindestens 30% der gesamten Kalorienzufuhr beläuft.

»Der extrem hohe Anteil ›leerer Kalorien‹ bei der US-amerikanischen Ernährung ist wirklich alarmierend«, warnt Block. »Wir wissen, dass die Menschen viel Junk Food essen, aber dass fast ein Drittel aller von US-Amerikanern verzehrten Kalorien aus diesen nährstoffarmen Lebensmitteln stammen, ist auch für uns ein Schock. Es ist kein Wunder, dass die USA an einer Epidemie der Fettleibigkeit leiden.«

Fast ein Drittel aller Kalorien
von Sarah Yang, Media Relations |
01. Juni 2004[2]
U. C. Berkeley News

Was US-Amerikaner essen[3]			
Platz	Lebensmittelgruppe	% Gesamtenergie	Kumuliert %
1	Süßspeisen, Desserts	12,3	12,3
2	Rind, Schwein	10,1	22,4
3	Brot, Brötchen, Cracker	8,7	31,1
4	verschiedene Gerichte	8,2	39,3
5	Milchprodukte	7,3	46,6
6	Erfrischungsgetränke	7,1	53,7
7	Gemüse	6,5	60,2
8	Hühnchen, Fisch	5,7	65,9
9	Alkoholische Getränke	4,4	70,3
10	Obst, Saft	3,9	74,2

Die durchschnittliche Ernährung von Menschen in hochentwickelten Industrie-
staaten ist ein trauriges Zeugnis des ungebremsten körperlichen und geistigen
Niedergangs der meisten wohlhabenden Länder dieser Erde. Je mehr unser Konsum von Junk Food, Tierprodukten, chemischen Zusatzstoffen, giftigen Pestiziden
und genetisch veränderten Organismen zunimmt, umso schlechter steht es um
unsere Gesundheit. Die Zahlen sind erschreckend:

Fettleibigkeit: Im Jahr 2000 verursachte eine ungesunde Ernährung in Kombination mit Fettleibigkeit und Bewegungsmangel in den USA mehr als 320.000
Todesfälle und rangierte weit oben unter den häufigsten Ursachen vermeid-
barer Krankheiten.[4] Fettleibigkeit ist die Hauptursache unserer drei Top-Killer:
Herzinfarkt, Krebs und Schlaganfall.[5]

Herzerkrankungen: Obwohl der erste urkundlich erwähnte Herzinfarkt angeblich
erst vor etwas mehr als hundert Jahren (1878) in der britischen medizinischen Fachliteratur beschrieben wurde, sind Herz-Kreislauf-Erkrankungen
in Deutschland mittlerweile die häufigste Todesursache: Ganze 40,2 % aller
Todesfälle werden dadurch verursacht. Über 300.000 Menschen erleiden in
Deutschland jedes Jahr einen Herzinfarkt.[6]

Krebs: Vor noch einer oder zwei Generationen war Krebs eine Erkrankung, die nur
ältere Menschen betraf. Heute gibt es ganze Krebskrankenhäuser ausschließlich für Kinder. Im Jahr 2004 erwartete man eine Prognose von 1,3 Millionen
neuer Krebsfälle und fast 564.000 Krebstote.[7]

Diabetes: In Europa sind schätzungsweise 30 bis 50 Millionen Menschen von
Diabetes betroffen, in Deutschland etwa 6 Millionen. Das entspricht mehr
als 9 % der erwachsenen deutschen Bevölkerung. Täglich erkranken über
700 Menschen an Typ-2-Diabetes, was 270.000 Neuerkrankungen pro Jahr
entspricht. Diabetes fordert allein in Deutschland jährlich über 22.000 Todesopfer, in den USA sogar mehr als 200.000.[8]

WIDERSPRÜCHLICHE BOTSCHAFTEN

Es ist wahnwitzig, anzunehmen, wir könnten weitermachen wie bisher, ohne
die uns bereits bekannten Konsequenzen tragen zu müssen. Wenn wir wirklich
etwas für unsere Gesundheit tun wollen, müssen wir endlich anfangen, gesünder
zu leben. Doch wie genau sollten wir das angehen?

Jeden Tag werden wir mit widersprüchlichen Meinungen und vollkommen gegensätzlichen Auslegungen praktisch jedes ernährungswissenschaftlichen Aspekts

bombardiert. Die Ernährungswissenschaft ist für so viele sich grundlegend widersprechende Theorien bekannt, dass die sogenannten »richtigen Wissenschaftler«, sprich Physiker, Mathematiker, Physikochemiker etc. ihr die Wissenschaftlichkeit ganz absprechen möchten.

Wenn es ums Abnehmen geht, scheint Verwirrung die einzige Konstante zu sein. Fast jede Woche entsteht ein neuer Diät-Hype, der uns die Lösung unserer Hüftgoldprobleme verspricht. Einige raten dazu, Fett extrem zu reduzieren, während andere versichern, dass Fett uns nicht wirklich dick macht, sondern unserer Gesundheit sogar sehr zuträglich ist. Die einen verteufeln Kohlenhydrate, die anderen legen uns überzeugende Beweise dafür vor, dass Vollkorngetreide ein unverzichtbares Grundnahrungsmittel ist. Wir müssen uns ständig fragen: Welche dieser widersprüchlichen Theorien stimmen? Welche sind nur Blödsinn? Gibt es vielleicht einen Mittelweg?

Vor allem, wenn man nicht nur einen attraktiven Körper, sondern auch eine robuste Gesundheit anstrebt, werden die Informationsquellen noch abenteuerlicher. Der eine selbsternannte »Experte« wird dazu raten, dass Mineralien den wichtigsten Aspekt einer gesunden Ernährung ausmachen, während der nächste proklamiert, dass hochstrukturiertes Wasser die Heilung aller Leiden verspricht. Ganze Horden von Wissenschaftlern, Ernährungsberatern, Ärzten, »Heilern« und Laien füllen die Regale der Buchläden mit ihren Abhandlungen und verbreiten auf Vortragsveranstaltungen überzeugende Märchen von den unverzichtbaren Vorteilen von Vitaminen, essenziellen Fettsäuren, Antioxidantien, Enzymen oder Silberkugeln, dank derer all Ihre Gesundheits-, Alters- und Gewichtsprobleme im Nu verschwinden.

All diese Parteien verteidigen ihre Theorien leidenschaftlich. Das ist ja auch verständlich, da viele von ihnen finanziell von ihren Theorien abhängig sind, die sie im Komplettpaket mit Ernährungsprogrammen, Nahrungsergänzungsmitteln, Superfoods, Motivationsseminaren, Fertigmahlzeiten und einer unglaublichen Auswahl weiterer Produkte anbieten.

Vor dieser Verwirrung war auch ich nicht gefeit. Im Laufe der Jahre habe ich etliche Diäten ausprobiert, die die meisten nicht einmal kennen, weil ich auf der Suche nach einem optimalen Programm für perfekte Gesundheit, sportliches Leistungsvermögen und Gewichtskontrolle in einem war. Ich wurde es leid, eine neue Diät nach der anderen auszuprobieren. Doch was hätte ich anderes tun sollen? Ich musste eine Methode für mich finden, die funktionierte.

DIE NATÜRLICHE GESUNDHEITSLEHRE

Für mich brachten die späten 70er-Jahre Klarheit. Ich erinnere mich noch genau, wie aufgeregt und gleichzeitig erleichtert ich mich fühlte, nachdem ich jahrelang mit verschiedensten Diäten und Gesundheitstrends herumexperimentiert hatte.

Endlich hatte ich eine Ernährungsweise gefunden, die funktionierte – und zwar in allen Aspekten, die mir wichtig waren. Und nicht nur das, sie ließ sich auch noch mit unumstößlichen Fakten untermauern. In diesem Buch werde ich mit Ihnen einige der tief greifenden Ansätze teilen, die der »Natural Hygiene«, der natürlichen Gesundheitslehre, entnommen sind. Diese Informationen haben mein Leben verändert und mir erlaubt, Tausende Menschen dabei zu unterstützen, das Wohlbefinden, die Vitalität und den Körper zu erlangen, nach denen sie sich immer gesehnt haben.

Der ernährungswissenschaftliche Ansatz, den ich empfehle und der den Verzehr von frischen Früchten und Gemüse in den Mittelpunkt stellt, mag radikal klingen, besonders angesichts der vorherrschenden Einstellung von Ärzten, Verkäufern von Nahrungsergänzungsmitteln und Diät-Gurus, denen nichts ferner liegt, als Sie glauben zu lassen, dass der Schlüssel zu Gesundheit und Fitness tatsächlich auf Bäumen wächst.

Ich möchte Sie aber dazu einladen, Ihre Bedenken zurückzustellen und sich vorurteilsfrei mit mir anzuschauen, wie natürlich und einfach ein auf frischem Obst und Gemüse und wenig Fett basierender Lebensstil sein kann – ein Lebensstil, für den die Natur uns geschaffen hat.

STOLPERFALLEN EINES ZU EINGEGRENZTEN DENKENS

Die Herangehensweise der natürlichen Gesundheitslehre unterscheidet sich fundamental von der stark eingegrenzten Perspektive der Menschen, die ihre Gesundheit verbessern wollen, und solchen, die Diäten bewerben. Deren eingegrenzter Blickwinkel konzentriert sich nicht auf Lebensmittel, sondern nur auf ihre Inhaltsstoffe. Zudem kann er wirkliches Wohlbefinden nicht von bloßer Attraktivität, einem Sich-gut-Fühlen oder dem Verschwinden von Krankheiten und Beschwerden unterscheiden, was ein grober Fehler ist.

Ein stark eingegrenzter Ansatz preist die Vorteile bestimmter Nährstoffe so an, als könne man sich das Beste aus einer Auswahl herauspicken – genau so, wie es die Werbung mit ihren Verkaufsstrategien tut. Da alles darauf ausgelegt ist, ein einziges Produkt zu bewerben, wird alles andere ausgeblendet. Somit werden wichtige Informationen unterschlagen, die einen vollständigeren Gesamteindruck der Situation vermitteln würden.

So wie jemand, der bei einer Debatte nur einer Seite zuhört und bereits dann eine Entscheidung trifft, verlässt sich jemand, der in eingegrenzten Bahnen denkt, auf einseitig verzerrte Informationen. Das dadurch entstehende lückenhafte Verständnis von Ernährung wird am Ende wohl oder übel zu einem Misserfolg führen.

Schauen Sie sich die gereimte Version der folgenden berühmten indischen Fabel an. Die Geschichte zeigt überspitzt, wie viel Verwirrung entstehen kann, wenn wir einen kleinen Ausschnitt der Wirklichkeit für die ganze Wahrheit halten.

Die sechs Blinden und der Elefant[9]

(Übersetzung von
Kurt Bangert)

Sechs Männer fern in Industan,
voll Neugier wie es schien,
erstrebten,
(obschon blind sie war'n)
den Elefant zu sehn,
dass jeder durch den Augenschein
könnt' dieses Tier verstehn.

Der Erste, von Natur aus forsch,
sich naht dem Elefant,
befühlt die Seite des Geschöpfs
und hat sogleich erkannt:
»Mein Gott! Es ist ein Ungetüm;
Es ist wie eine Wand!«

**Der Zweite nun den Stoßzahn
fühlt und fragt:**
»Wo kommt das her?
So rund und glatt und spitz am End'?
Die Lösung ist nicht schwer:
Das Ding von einem Elefant
Ist gleich als wie ein Speer!«

Darauf der Dritte sich nun naht,
ergreift, ihm war nicht bange,
den Rüssel vorn am Kopf mit Kraft
und zögert auch nicht lange den
andern Blinden kundzutun:
»Das Biest ist eine Schlange!«

Darob der Vierte nun erfühlt,
beinahe wie im Traum
das linke Bein der Kreatur,
umfasst es aber kaum,
und spricht: »Es ist mir sonnenklar:
Das Ding ist wie ein Baum!«

Der Fünfte nun berührt das Ohr
am Elefantenschädel,
und sagt: »Sogar ein blinder Mann
und auch ein blindes Mädel
weiß doch auf Anhieb, dass dies ist
ein großer breiter Wedel!«

Der Sechste tastet sich nun vor,
grad bis zum Hinterteil
und sucht, dort wo der Schwanz sich
regt, nun ebenfalls sein Heil.
Ruft dann, sobald er ihn erfasst:
»Das Tier ist wie ein Seil!«

Sechs Blinde fern in Industan
nun stritten lang und laut
ob dem, was jeder nur für sich als
Elefant geschaut,
doch hatten, wiewohl teils im Recht,
sie alle nur auf Sand gebaut!

Moral
So oft im Theologenstreit
geschieht's im Handumdrehn
dass Disputanten – scheinbar taub –
sich einfach nicht versteh'n
und zanken um 'nen Elefant
den niemand je geseh'n!

Genauso wie bei den wild auseinandergehenden Schlussfolgerungen der blinden Männer über denselben Elefanten mag auch die Fehlinformation einiger »Ernährungsexperten« zum Teil einen begrenzten Wahrheitsgehalt aufweisen, doch wird niemand dadurch umfassend und richtig informiert.

Folgte ich diesem stark eingegrenzten Ansatz, dann würde ich, wenn ich mir Sorgen um einen eventuellen Kalziummangel machen würde, auf Lebensmittel mit einem hohen Kalziumgehalt zurückgreifen. Ich würde mir keine Gedanken darüber machen, welche Lebensmittel mir Kalzium entziehen oder welche die Kalziumaufnahme beeinträchtigen. Ebenso wenig würde ich überprüfen, ob bestimmte Faktoren, die bei meinem Lebensstil eine Rolle spielen, an meinem Kalziummangel schuld sind, oder ob andere Faktoren meine Kalziumaufnahme begünstigen.

Stattdessen würde ich wahrscheinlich Kalzium in Form von Nahrungsergänzungsmitteln zu mir nehmen – ein klassisches Beispiel für stark eingegrenztes Denken. Es ist unwahrscheinlich, dass ich mir Gedanken darüber machen würde, jetzt womöglich zu viel Kalzium einzunehmen. Ebenso wenig würde ich nachforschen, wie es um die Bioverfügbarkeit von Kalzium in verschiedenen Formen bestellt ist. Vor allem aber würde ich überhaupt nicht infrage stellen, ob es überhaupt sinnvoll ist, über isoliert vorkommende Nährstoffe nachzudenken.

In der Natur kommt Kalzium (wie alle anderen Nährstoffe) in einer ausgeklügelten Kombination mit Hunderten, wenn nicht Tausenden anderer Mikronährstoffe in pflanzlichen Nahrungsmitteln vor. Wir können das wohldurchdachte System der Natur nicht dadurch verbessern, indem wir einen oder vielleicht ein Dutzend Nährstoffe isolieren, von anderen Elementen trennen und verfeinern, und dann ein tolles Ergebnis erwarten.

Es gibt zudem Schätzungen, die davon ausgehen, dass Wissenschaftler bisher lediglich 10 % aller existierenden Nährstoffe entdeckt haben, insbesondere unter den sogenannten Phytonährstoffen (pflanzliche Nährstoffe). Angesichts dieser Tatsache sollten wir uns fragen, wie wir zweifelsfrei behaupten können, dass wir uns bestens mit einem Nährstoffmangel auskennen und die geeigneten Schritte für dessen Bekämpfung unternehmen können. Meiner Meinung nach kann das nicht auf eine intelligente Weise geschehen.

NUR MIT VOLLWERTNAHRUNG

Trotz unseres technologischen Fortschritts steckt die Ernährungswissenschaft noch in den Kinderschuhen. Sowohl was unser Wissen als auch unsere Technologie angeht, sind wir noch lange nicht so weit, dass wir das brillante Nährstoffgleichgewicht von vollwertiger und naturbelassener Pflanzenkost künstlich reproduzieren können.

Alles, was keine naturbelassene pflanzliche Kost ist – seien es grüne Säfte, »gesunde« Öle, getrocknete »vollwertige« Nahrungsergänzungsmittel oder weiße Superfood-Pülverchen in pharmazeutischer Qualität – führt garantiert nicht zum Ziel.

- Alles, was wir mit dem Verzehr veredelter und aufgespaltener Lebensmittel erreichen, ist bloße Sättigung und keine gesunde Ernährung.
- Alles, was wir durch die Einnahme zusätzlicher isolierter Nährstoffe erreichen, ist das Abschwächen von Symptomen, während ein neues Ungleichgewicht erzeugt wird.

Einige Leute sind von diesen Aussagen verwirrt, da sie durch Nahrungsergänzungsmittel eine deutlich spürbare Verbesserung ihrer Gesundheit und eine größere Energie erfahren haben. Meiner Meinung nach haben diese Verbesserungen aber einen hohen Preis. Wenn genau diese Menschen sich weniger vom Konsumdruck der Nahrungsergänzungsmittelindustrie beeinflussen lassen und ihr Tempo bei der Suche nach einer sofortigen Verbesserung ihres Zustandes etwas drosseln, werden sie schnell bemerken, dass ihr Leben zu einem endlosen Hütchenspiel geworden ist, bei dem sie Symptome hin- und herschieben, aber nie zu echter Gesundheit, einem ausgeglichenen Wohlbefinden und innerer Ruhe finden.

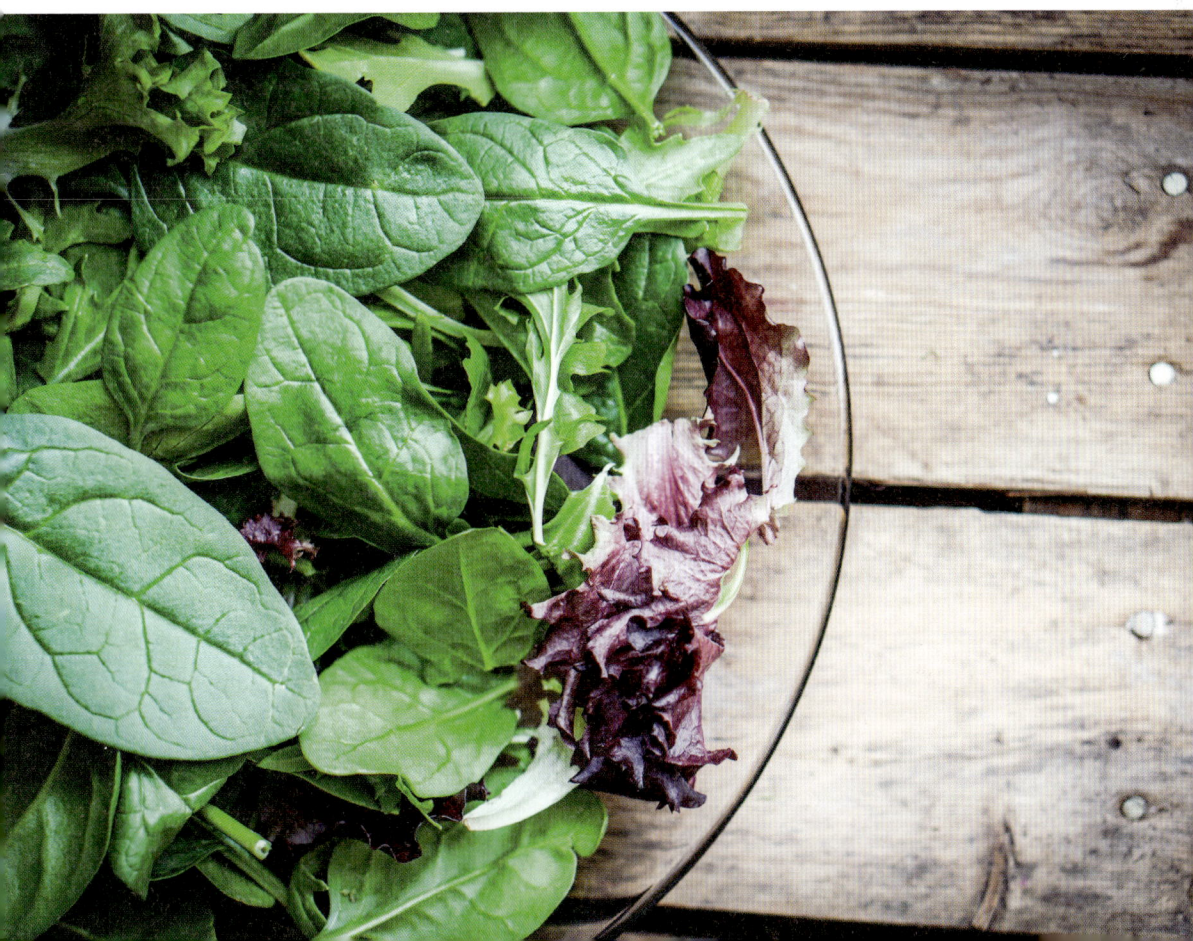

SICH-GUT-FÜHLEN IST NICHT GLEICH GESUNDHEIT

Der folgende Vergleich hilft dabei, den Unterschied zwischen dem Erreichen von Gesundheit (ganzheitliche Perspektive) und dem bloßen Behandeln von Symptomen (bruchstückhafte Perspektive) zu sehen:

Beispiel Arbeit: Angenommen, Sie haben einen eintönigen Bürojob mit schlechter Bezahlung und müssen sich täglich von ihrem despotischen Chef beleidigen lassen. Wenn Sie kündigen und sich aus dieser Lage befreien, haben Sie deshalb die perfekte Stelle, den Job Ihrer Träume? Natürlich nicht. Sie haben nichts, nämlich gar keine Arbeit. Sicher, Ihre neu erkämpfte Freiheit mag eine langersehnte Befreiung von den täglichen Erniedrigungen und ein daraus resultierendes Hochgefühl mit sich bringen, aber Sie sind immer noch Meilen von Ihrem eigentlichen Ziel entfernt: einer erfüllenden Arbeit, die Ihnen Spaß macht. Ohne vorausgehende Anstrengungen, eine bessere Stelle zu finden, haben Sie nur ein Problem (ein unerträgliches Arbeitsumfeld) gegen ein anderes (Arbeitslosigkeit) eingetauscht.

Beispiel Gesundheit: Ganz ähnlich gehen viele Menschen bei Übergewicht, Candida, Allergien, Kopfschmerzen oder sogar Tumoren bzw. anderen Fällen schwerer körperlicher Erkrankungen vor, wenn sie auf bestimmte Behandlungen, Medikamente oder »natürliche« Arzneimittel setzen. Sobald sie eine Verbesserung spüren, wie bspw. das Verschwinden der Kopfschmerzen oder der allergischen Reaktionen oder aber das Schrumpfen des Tumors, erklären sie sich für geheilt und glauben, dass sie ihre Gesundheit zurückgewonnen haben. Sie mögen tatsächlich auch besser aussehen und sich besser fühlen, doch ist dies nur ihr neu gewonnener Zustand einer *Abwesenheit* von Beschwerden. Natürlich ist dies eine enorme Verbesserung im Vergleich zu den quälenden Schmerzen vorher. Doch dieser Zustand lässt sich keinesfalls mit der von vielen von uns ersehnten Vitalität und Leistungsfähigkeit und einem uneingeschränkten Wohlbefinden vergleichen.

Viele Leute reagieren ungläubig, wenn sie zum ersten Mal so etwas hören: »*Sie meinen, wenn ich meine Anfälle (oder Tumore, Migräne, Candida, Lupus etc.) los bin, heißt das nicht, dass ich gesund bin?*«

Die Antwort ist zweifelsfrei: Nein. Wenn sie ihr Leben weiter in der Weise leben, wie sie es bisher getan haben, was ihre Gesundheitsprobleme, die sie nach dem Auftreten typischer Symptome mit Medikamenten und Therapien behandelt haben, überhaupt erst ausgelöst hat, wird das vorhin erwähnte Hütchenspiel in Gang gesetzt, bei dem mit dem Verschwinden eines Leidens wieder Platz für ein

Fragen Sie nicht Ihren Arzt ...

Beim Kauf vieler Arzneimittel, Diätprodukte und Nahrungsergänzungsmittel werden Sie vor der Einnahme darauf hingewiesen, »ihren Arzt oder Apotheker« zu fragen. Aber lohnt es sich, Mediziner um ernährungswissenschaftlichen Rat zu bitten? Lesen Sie diesen ernüchternden Bericht:

»In einer medizinischen Zeitschrift namens ›Bizarre und ungewöhnliche Diäten‹ warnen die Autoren, dass die Atkins-Diät so fragwürdig sei, dass sie nur mit ärztlicher Aufsicht durchgeführt werden sollte. Aber wie steht es um das Wissen von Ärzten über Ernährung? Trotz des Beschlusses des US-amerikanischen Kongresses, Ernährung zu einem wesentlichen Bestandteil des Medizinstudiums zu machen, boten im Jahr 2004 nicht einmal die Hälfte aller US-amerikanischen medizinischen Fakultäten auch nur einen einzigen obligatorischen Kurs zum Thema Ernährung an. Das erklärt auch die Ergebnisse einer Studie, die im *American Journal of Clinical Nutrition* veröffentlicht wurde, bei der das allgemeine Wissen von Ärzten und Patienten über Ernährung getestet wurde. Die Patienten gewannen.«[10]

neues gemacht wird und das eigentliche Ziel einer blühenden Gesundheit nach wie vor in weiter Ferne liegt.

Bei beiden Beispielen steht die Befreiung für einen Nullpunkt, eine neutrale Position, von wo aus sich entweder eine langlebige Gesundheit oder aber eine wiederkehrende Krankheit entwickeln kann (bzw. eine erfüllende neue Arbeit oder bleibende Arbeitslosigkeit). Ein symptomfreier Mensch ist so wenig gesund wie ein arbeitsloser Mensch einem neuen erfüllenden Beruf nachgeht.

Um das ganzheitliche Ziel einer wünschenswerten Stelle oder einer blühenden Gesundheit zu erreichen, müssen wir die richtigen Schritte tun, die uns dem von uns erwünschten Ergebnis näherbringen, und nicht nur dafür sorgen, das zu beseitigen, was uns stört. Wenn wir Symptome mit Medikamenten und Therapien bekämpfen, beseitigen wir dabei nicht ihre eigentliche Ursache und fördern daher auch nicht unsere Gesundheit. Wir müssen mehr über die Entstehung von Gesundheit (nicht Krankheiten) lernen und dies in unseren Alltag integrieren.

Da Ärzte allgemein nicht viel dazu beitragen können, wenn wir uns von der Behandlung von Beschwerden ab- und dem Erreichen von Gesundheit zuwenden, ist es wichtig, dass Sie selbst mit den verschiedenen Aspekten von Gesundheit vertraut sind. Die folgende Liste der 32 Grundvoraussetzungen einer stabilen Gesundheit ist ein guter Anfang. Obwohl es keine offizielle Rangfolge gibt, würde ich sagen, dass die ersten zehn Punkte unverzichtbar sind, und zwar auch dann, wenn man sich für ein nur moderates Maß wirklicher Gesundheit entscheidet.

Grundlegende Voraussetzungen einer stabilen Gesundheit

Leben Sie oder überleben Sie nur?

Ordnen Sie sich bei jedem Punkt auf einer Skala von null bis zehn ein.

_____	1.	Saubere, frische Luft
_____	2.	Reines Wasser
_____	3.	Biologisch erzeugte Nahrungsmittel
_____	4.	Ausreichend Schlaf
_____	5.	Ruhe und Erholung
_____	6.	Hohe körperliche Aktivität
_____	7.	Emotionale Ausgeglichenheit und Stabilität
_____	8.	Sonnenschein und natürliches Licht
_____	9.	Angenehme Temperatur
_____	10.	Frieden, Harmonie, Heiterkeit und Gelassenheit
_____	11.	Menschlichkeit
_____	12.	Nachdenken, Reflexion und Meditation
_____	13.	Freundschaften und Gesellschaft
_____	14.	Geselligkeit (soziale Beziehungen, Gemeinschaft)
_____	15.	Liebe und Anerkennung
_____	16.	Spiel- und Freizeitmöglichkeiten
_____	17.	Angenehmes Umfeld
_____	18.	Vergnügen und Unterhaltung
_____	19.	Sinn für Humor und Fröhlichkeit
_____	20.	Sicheres Leben
_____	21.	Inspiration, Motivation, Sinn und Engagement
_____	22.	Kreative nützliche Arbeit (Interessenverfolgung)
_____	23.	Selbstkontrolle und Selbstbeherrschung
_____	24.	Individuelle Selbstbestimmung
_____	25.	Sexuelle Aktivität
_____	26.	Befriedigung ästhetischer Sinnesbedürfnisse
_____	27.	Selbstvertrauen
_____	28.	Positives Selbstbild und Selbstwertgefühl
_____	29.	Innere und äußere Sauberkeit
_____	30.	Lächeln
_____	31.	Musik und alle anderen Künste
_____	32.	Naturliebe

Der ganzheitliche Ansatz, für den ich eintrete, basiert auf dem folgenden einfachen Konzept: »Es ist immer besser, ein Problem zu beheben, sprich seine Ursache zu bekämpfen, als es zu verändern oder zu unterdrücken.« Ernährung ist ein weites Feld, auf dem es leicht zu Missverständnissen und Fehlinterpretationen kommen kann, ganz so, wie wenn man vor lauter Bäumen manchmal den Wald nicht mehr sieht.

Mit 80/10/10 versuche ich, ernährungswissenschaftliche Informationen neu und in einer Weise zu interpretieren, die nicht darauf abzielt, Ängste zu schüren, um dadurch den Konsum anzuheizen. Indem ich die Bausteine Stück für Stück zu einem großen Ganzen zusammensetze, hoffe ich, dass das Feld der Ernährung dadurch weniger einschüchternd wirkt. Wahre Gesundheit ist für jeden erreichbar, aber dafür braucht es einen Gesamtüberblick.

Diese radikal andere Sichtweise ist unbeliebt, da sie kein schnelles Geld mit sich bringt. Die 80/10/10-Methode verzichtet auf die Verwendung bestimmter Produkte, Nahrungsergänzungsmittel oder teurer elitärer »Superfoods«. Stattdessen stützt sie sich auf eine Ernährungsweise, die auf Lebensmitteln aus normalen Läden basiert und von jedem angewendet werden kann.

GEWICHTSKONTROLLE: MEHR ALS KURZSICHTIG

Wenn wir den Fokus auf Gewichtskontrolle richten, muss ich zugeben, dass es mich sehr betrübt, Menschen zu sehen, die davon besessen sind, ab- oder zuzunehmen – oft in einer Weise, mit der sie ihr Wohlbefinden und ihre Vitalität opfern. Indem sie sich kurzsichtig nur auf ihr Äußeres konzentrieren, verfolgen sie alle möglichen Ernährungsexperimente, ohne groß an die möglichen Folgen zu denken.

Trotz unseres Wunschdenkens ist unser Verdauungssystem mehr als nur ein unserem Genuss dienendes Fallrohr, das alles, was wir an Unverdaulichem hineinstopfen, am Ende eliminiert. Innerhalb von sieben Jahren oder weniger ersetzen unsere Körper den Großteil aller unserer Zellen. Einige, z. B. bestimmte Zellen im Mund und Verdauungstrakt, erneuern sich sogar täglich. Die Dinge, die wir essen, werden in diesem Sinne also sprichwörtlich zu einem Teil von uns. Würden Sie angesichts dieser Tatsache nicht auch großen Wert darauf legen, dass jeder Bissen, den Sie verzehren, aus *Roh*stoffen höchster Qualität besteht, mit denen Sie Ihre Zellen und damit sich selbst aufbauen? Warum sollten Sie einer Ernährungsphilosophie folgen, die auf lange Sicht Ihrer Gesundheit schadet? Wollen Sie tatsächlich Ihre Nieren, Ihr Herz oder Ihre Leber

Welchen Sinn hat eine Gewichtsabnahme, wenn Sie damit Ihre Gesundheit gefährden?

stark belasten, nur um ab- oder zuzunehmen, wenn Sie dieses Ziel auch auf gesunde Art und Weise erreichen können?

Ein junger Körper verzeiht Ihnen vieles. Wenn wir jung sind, können wir jahrelang praktisch jede noch so ungesunde Scheußlichkeit in uns hineinstopfen, ohne irgendwelche negativen Folgen zu bemerken. Doch Statistiken zufolge kommt irgendwann der Tag, an dem wir alle uns eingestehen müssen, dass die Zeiten der Maßlosigkeit vorbei sind. Sich furchtbar zu ernähren um abzunehmen, Fett zu essen um zuzunehmen, für den nächsten künstlichen Energieschub zu stimulierenden Nahrungsergänzungsmitteln zu greifen und eine Beschwerde loszuwerden, um sie mit einer neuen zu ersetzen, hat uns nicht dahin geführt, wo wir eigentlich hinwollten.

Gerade hier liegt das Paradox: Gewichtsverlust, sich besser fühlen und sogar das Überwinden hartnäckiger Krankheiten bedeutet noch nicht, dass wir tatsächlich gesünder sind. Heroinabhängige fühlen sich nach einem Schuss gut. Nach einem Kaffee geht es vielen ebenfalls besser. Das gilt auch für Superfood-Fans. Entertainer, die Junkfood essen, magersüchtige Topmodels und Proteinshake-schlürfende Bodybuilder mögen gut aussehen, aber tun sie sich und ihren Zellen etwas Gutes? Essen sie vollwertige, unraffinierte Lebensmittel in den Mengen und Anteilen, die ihr Körper braucht, um voller Vitalität zu sein? Auf keinen Fall.

DIE SCHNITTSTELLE VON GESUNDHEIT UND ERNÄHRUNG

Ich war mir lange nicht sicher, wie ich dieses Buch ausrichten sollte, und habe mit mehreren Kollegen darüber diskutiert, ob 80/10/10 eher ein Programm zur Gewichtskontrolle oder ein Ratgeber für gesunde Ernährung sein solle. Wie Ihnen vielleicht schon aufgefallen ist, enthält es von beidem etwas.

Ich habe auf den letzten Seiten aus folgendem Grund den Unterschied zwischen einem eingegrenzten und einem ganzheitlichen Denken erklärt: Ich wollte Ihnen den offensichtlichen, engen Zusammenhang zwischen dem Ziel einer Gewichtsabnahmen und dem eines gesunden Lebens verdeutlichen.

Wenn Sie in diesem Buch nach einer Anleitung dafür suchen, ab- oder zuzunehmen, sind Sie hier vollkommen richtig. Dennoch hoffe ich, dass ich Sie auch davon überzeugen konnte, dass ein tolles Aussehen nicht alles ist, was Sie erreichen möchten. So viel kann ich Ihnen versprechen: Wenn Sie Ihren Fokus auf Ihre Gesundheit richten, werden Sie umso schneller Ihr optimales Gewicht erreichen. Vielleicht entwickelt es sich sogar so, dass Ihr Aussehen plötzlich nebensächlich wird, da Sie Ihr Leben nun voller

Vollwertige Lebensmittel sind immer nährstoffreicher als industriell weiterverarbeitete. Das gilt auch für Ergänzungsmittel.

Vitalität leben. Eine gesunde Ernährung bedeutet nicht Verzicht oder Verlust. Die eigene Gesundheit zu zerstören, und zwar sprichwörtlich mit jedem Bissen, das ist ein wirklicher Verlust. »Alles in Maßen« ist ein bekanntes Sprichwort. Meiner Meinung nach aber sind Lebensmittel, die uns guttun, nur in Maßen gesund für uns, während auf Lebensmittel, die unserer Gesundheit schaden, egal in welchen Mengen, ganz verzichtet werden sollte. Manche glauben, dass es krankhaft sei, stets zu versuchen, sich gesund zu ernähren. Ich hingegen finde, dass es krankhaft ist, absichtlich etwas zu tun, das der eigenen Gesundheit schadet. Ich glaube, es ist an der Zeit, dass wir die Liebe zu uns selbst entdecken, und diese Liebe dadurch zeigen, dass wir uns die Lebensmittel gönnen, die unserem Körper viel Liebe zuteil werden lassen.

Das Ziel meines Buchs ist es, all denen, die nach den Sternen greifen möchten, eine wichtige Ressource zu sein. Ich selbst möchte ein Leben, das mir alles bietet, und das möchte ich ebenso für meine Lieben, meine Patienten und mein Publikum.

Auf diesen Seiten definiere ich, was eine gesunde Ernährung ausmacht, und fasse die relevantesten Informationen über Kohlenhydrate, Eiweiße, Fette und deren Rolle in unserem Körper zusammen. Ich beschreibe 80/10/10, mein fett- und eiweißarmes Ernährungsprogramm, das auf dem Verzehr von vollwertigen, frischen, reifen, rohen, biologisch erzeugten und rein pflanzlichen Lebensmitteln basiert. Ich erkläre Schritt für Schritt, wie sich die eigene Ernährung auf einfache Weise umstellen lässt. Abschließend präsentiere ich zahlreiche Erfahrungsberichte von Menschen, die ihr Leben mithilfe dieses Programms erfolgreich geändert haben.

Anstatt mich gegen Fett oder bestimmte Ernährungsweisen auszusprechen, möchte ich mich darauf konzentrieren, das zu bewerben, was sich als gesündeste Wahl in der Welt der Lebensmittel und Ernährung herausgestellt hat. Ich bin überzeugt, dass das 80/10/10-Programm alle menschlichen Bedürfnisse in unserer modernen Zeit in der bestmöglichen Weise erfüllt.

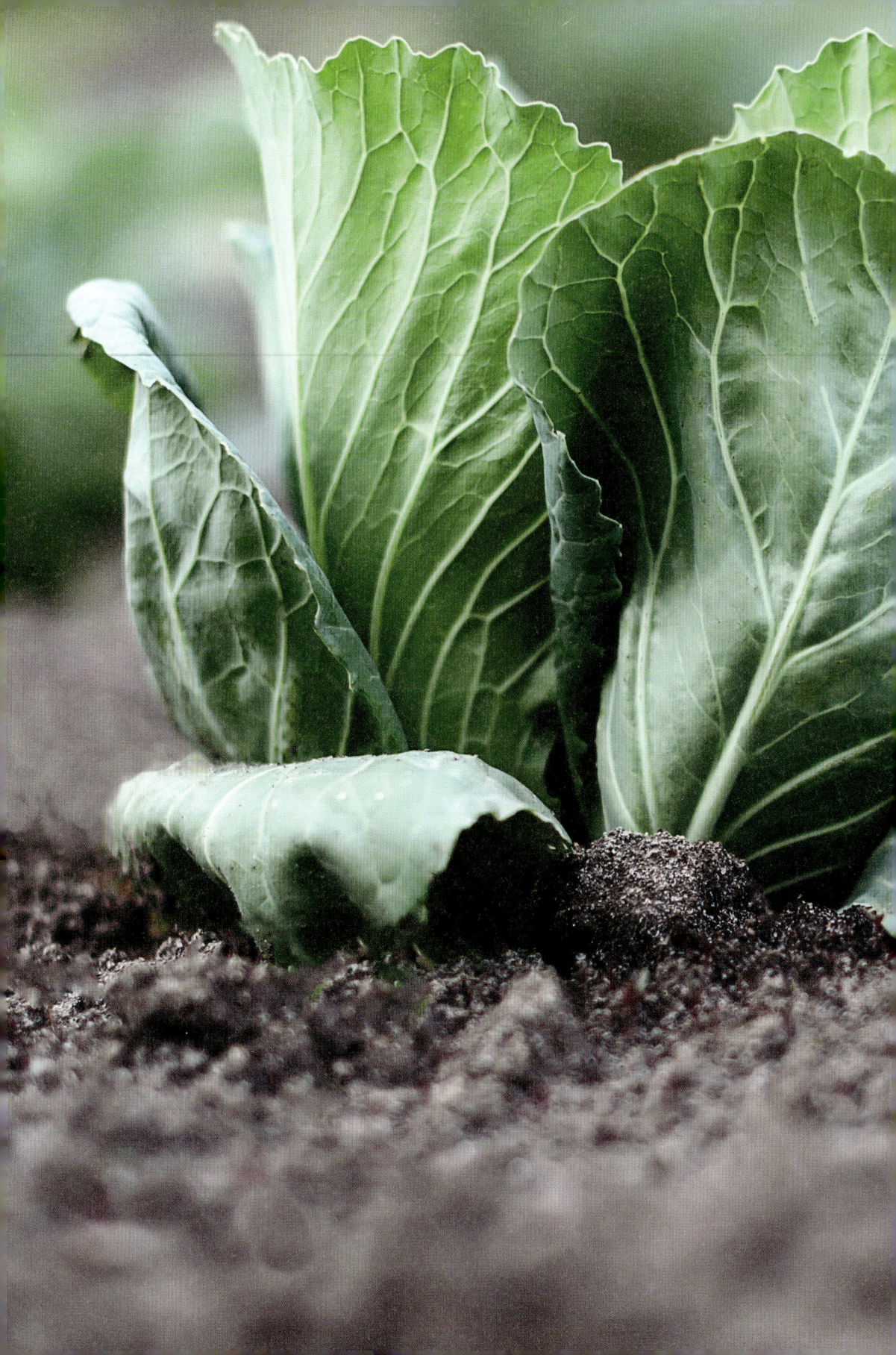

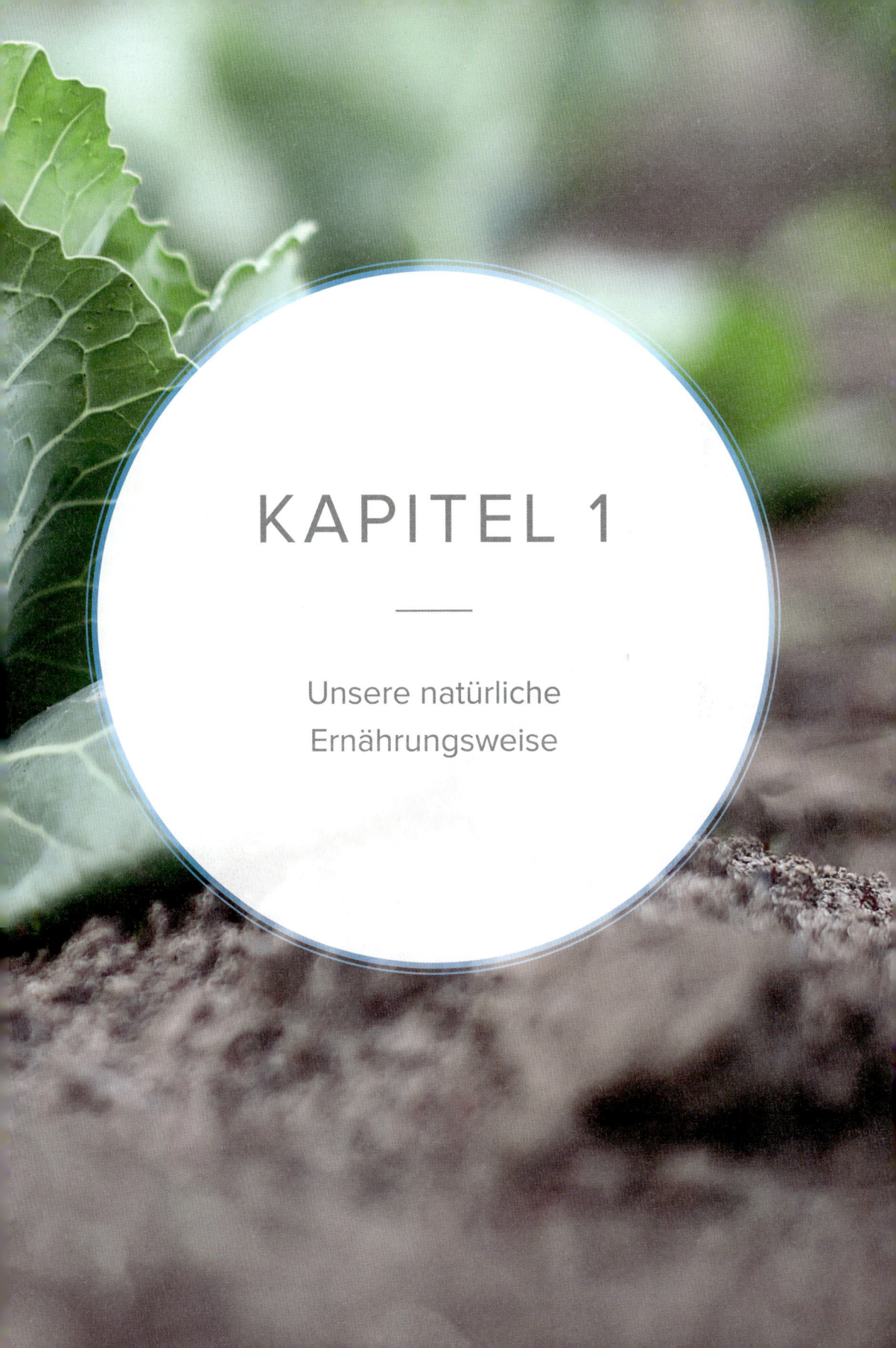

KAPITEL 1

———

Unsere natürliche
Ernährungsweise

Wie findet man heraus, wovon sich ein Lebewesen natürlicherweise ernährt? Angenommen, jemand würde Ihnen ein Tierbaby, vielleicht aus einem fremden Land, schenken, und Sie hätten keine Ahnung, zu welcher Art es gehört und was es frisst. Woher wüssten Sie, womit Sie es füttern sollen?

Die Antwort ist gar nicht so schwer. Sie würden dem Tierchen verschiedene Arten von Lebensmitteln ganz und in ihrer natürlichen Vorkommensweise anbieten. Das, was von der Natur als sein Futter vorgesehen wurde, würde es fressen, und alles andere entweder ignorieren oder nicht als Futter ansehen. Ich selbst habe dies erfolgreich mit verwaisten Tieren, die ich gerettet habe, ausprobiert.

Dieselbe Technik würde auch bei einem Menschenbaby oder -kind funktionieren. Man setze das Kind in einen Raum mit einem Lamm und einer Banane, lehne sich zurück und beobachte, womit es spielt und was es isst. Wir können uns denken, wie es ausgehen würde. Wenn man es noch einmal mit Fetten und Früchten probieren würde, indem man eine Auswahl (naturbelassener, roher, ungesalzener) Nüsse, Avocados oder Oliven auf der einen und irgendeine andere süße Frucht auf der anderen Seite platzieren würde, könnte man genauso gut voraussagen, dass das Kind zuerst nach der süßen Frucht greifen würde.

SIND WIR NICHT FLEISCHFRESSER?

Unsere Anatomie, Physiologie, Biochemie und Psychologie legen nahe, dass wir keine Fleischfresser sind. Zu sagen, dass Fleischfresser eben Fleisch fressen, gibt kein akkurates Bild dieser Spezies wieder. Tiere, die sich von anderen Tieren ernähren, fressen rohes Fleisch, das sie ihren Opfern lustvoll von den Knochen reißen. Fleischfresser verzehren den Großteil ihrer Beute, also nicht nur das Fleisch, und fressen sowohl Muskelanteile wie auch Organe und lecken dabei frisches, noch warmes Blut und andere Körperflüssigkeiten begierig auf. Ebenso laben sie sich an Innereien und dem, was an Verdautem darin zu finden ist. Sie zerbeißen sogar Knochen, verschlingen kleinere Knochenteilchen sowie Knochenmark und Knorpel (Kollagen).

Setzen Sie ein Kind in einen Raum mit einem Lamm und einer Banane. Beobachten Sie, womit es spielt und was es isst.

Hunde benötigen beispielsweise weitaus mehr Kalzium als Menschen, da tierisches Fleisch äußerst säurebildend ist. Das Kalzium (ein alkalisches Mineral) in Blut und Knochen gleicht die sauren Endprodukte aus, die durch das Fleisch produziert werden. Sie benötigen auch weitaus mehr Eiweiß als Menschen.[11] Wenn Ihnen schon einmal aufgefallen ist, mit wie viel Lust Hunde ganze Tiere verschlingen, können Sie sich sicher sein, dass sie das, was sie für ihre Ernährung brauchen, auch sehr genießen.

Die meisten von uns lieben Tiere und sehen sie als unsere irdischen Begleiter an. Der Gedanke daran, ein Kaninchen mit bloßen Händen zu töten oder gar mit den Zähnen zu zerfetzen, lässt uns nicht gerade das Wasser im Mund zusammenlaufen, ganz zu schweigen davon, es gleich nach dem Töten an Ort und Stelle zu verschlingen. Es behagt uns auch nicht sonderlich, auf Knochen, Knorpeln, Eingeweiden, rohen Fleisch- oder Fettbatzen oder Haaren und Ungeziefer herumzukauen, das zwangsläufig Teil davon ist. Wir können uns nicht wirklich vorstellen, heißes Blut zu schlürfen und es dabei überall in unser Gesicht, auf unsere Hände und den gesamten Körper zu schmieren. So ein Verhalten ist unserer Natur fremd und löst bei uns sogar Übelkeit aus.

> *Menschen haben kein großes Verlangen nach Knochen, Knorpeln, Eingeweide, rohem Fett und Fleisch oder Haarresten und Teilen von Würmern und anderem Geziefer.*

Der Anblick und der Geruch eines Schlachthofs oder einer Metzgerei erinnern uns an den Tod. Viele Menschen finden das entsetzlich. Schlachthäuser sind so abstoßend, dass man sie nicht einmal besichtigen darf. Sogar Menschen, die dort arbeiten, finden die Bedingungen vor Ort grausam. Schlachthöfe haben die höchste Mitarbeiterfluktuationsrate der gesamten Industrie. Der Verzehr von Fleisch passt nicht zu unseren Konzepten von Güte und Mitgefühl. Es gibt keine »menschliche« Art, ein anderes Lebewesen zu töten. Wir wollen nichts mit dem eigentlichen Tötungsvorgang zu tun haben und ekeln uns vor Tierleichen. Eine große Mehrheit von Erwachsenen ist sich einig, dass sie nie wieder Fleisch essen würden, wenn sie dafür selbst ein Tier töten müssten. Wir definieren tierisches Fleisch neu, indem wir nur einige kleine Teile ihres Muskelfleischs oder ihrer Organe essen. Und sogar dann ziehen wir es vor, das Fleisch zu kochen oder zu braten und seinen Geschmack mit Würzmitteln zu überdecken.

Wir verfremden die Realität unseres Fleischkonsums, indem wir Produkten einen anderen, salonfähigeren Namen geben und sie nicht als das bezeichnen, was sie wirklich sind. Anstatt Kühen, Schweinen und Schafen essen wir Schnitzel, Schinken, Eisbein, Steak oder Braten. Wir sprechen nicht davon, dass wir uns Blut oder Lymphe einverleiben, sondern lieber von einem »saftigen« Steak. Wir gehen sogar so weit, dass wir die Eigenarten von Tierkörpern auf unsere natürlichen Lebensmittel übertragen, indem wir von Frucht*fleisch*, Frucht*filets* oder Trenn*häuten* sprechen. Diese Anspielungen auf Tiere sollen das Grauen des wirklichen Fleischkonsums abmildern. Diejenigen unter uns, die nicht abgestumpft sind, sind sich dessen aber trotzdem bewusst.

DER BEWEIS

Wenn wir uns die Beweise anschauen, werden wir bemerken, dass zu viele Tatsachen aus der Physiologie, Anatomie, ästhetischen Disposition und Psychologie existieren, um ernsthaft davon auszugehen, dass die Natur uns zu Fleischfressern bestimmt hat. Wenn Sie dieses Kapitel zu Ende gelesen haben (das zum Großteil auf den Schriften von T.C. Fry basiert) werden Sie mir, so denke ich, sicherlich zustimmen, dass wir Menschen körperlich nicht dafür ausgerichtet sind, Fleischfresser zu sein.

Menschen im Vergleich zu Fleischfressern

Es folgt eine unvollständige Liste der Hauptunterschiede zwischen Menschen und Fleischfressern.

Fortbewegung	Wir haben zwei Hände, zwei Füße und laufen aufrecht. Alle Fleischfresser haben vier Pfoten und bewegen sich auf allen Vieren fort.
Schwänze	Fleischfresser haben Schwänze.
Zungen	Nur echte Fleischfresser haben raue Zungen. Alle anderen Lebewesen haben glatte Zungen.
Krallen	Da uns die Krallen fehlen, könnten wir nur sehr schwer Haut oder festes Fleisch zerfetzen. Unsere Fingernägel sind viel weicher und abgerundet.
Gegenüberliegende Daumen	Unsere gegenüberliegenden Daumen ermöglichen es uns, innerhalb von Sekunden Früchte für eine Mahlzeit zu sammeln. Für viele Leute ist das überhaupt kein Aufwand. Wir müssen sie nur pflücken. Fleischfresser können dank ihrer Krallen ebenfalls in Sekunden Beute reißen. Wir können mit unseren bloßen Händen aber genauso wenig die Haut oder das zähe rohe Fleisch eines Hirschs zerreißen, wie ein Löwe oder Bär Mangos oder Bananen pflücken kann.
Nachwuchs	Menschen tragen normalerweise nur ein Kind aus. Fleischfresser hingegen haben Würfe mit mehreren Jungen.
Form der Wirbelsäule	Unsere gebogene Wirbelsäule unterscheidet sich in ihrem Aufbau erheblich von der fleischfressender Tiere.
Länge des Verdauungstrakts	Unser Verdauungstrakt ist circa zwölfmal so lang wie unser Oberkörper (ungefähr 9 Meter). Dadurch können wir Zucker und andere wasserlösliche Nährstoffe aus Früchten langsam aufnehmen. Der Verdauungstrakt eines Fleischfressers ist hingegen nur dreimal so lang wie sein Oberkörper, um das Verrotten von Fleischresten innerhalb des Körpers zu vermeiden. Fleischfresser benötigen stark säurehaltige Absonderungen, um eine schnelle Verdauung und Aufnahme der Nährstoffe in ihrem sehr kurzen Verdauungstrakt zu gewährleisten. Trotzdem sind in ihren Ausscheidungen immer noch faulende Eiweiße und ranzige Fette enthalten.
Brustwarzen	Fleischfresser verfügen über Zitzenleisten mit mehreren Zitzen, während Menschen nur zwei Brustwarzen haben.
Schlaf	Menschen verbringen circa zwei Drittel jedes 24-Stunden-Kreises wach und aktiv. Fleischfresser schlafen normalerweise zwischen 18 bis 20 Stunden täglich, mitunter sogar länger.

Mikrobentoleranz	Viele Fleischfresser können Mikroben verdauen, die für Menschen tödlich sind, z.B. solche, die Botulismus hervorrufen.
Schwitzen	Menschen schwitzen durch Hautporen am ganzen Körper. Fleischfresser schwitzen über die Zunge.
Sehvermögen	Menschen können das volle Farbspektrum sehen und dadurch z.B. schon von Weitem feststellen, ob Früchte reif oder noch unreif sind. Fleischfresser sehen in der Regel nicht alle Farben.
Größe der Mahlzeit	Früchte entsprechen unserem Nahrungsbedürfnis. Sie passen zu unseren Händen. Einige ergeben bereits eine Mahlzeit, ohne dass Abfall zurückbleibt. Fleischfresser verschlingen nach dem Töten oft das gesamte Beutetier.
Trinken	Wenn wir Wasser trinken müssen, können wir es mir unseren Lippen aufsaugen, aber nicht auflecken. Die Zungen von Fleischfressern sind lang und ragen nach außen, sodass sie Wasser auflecken können, wenn sie trinken müssen.
Plazenta	Menschen habe eine scheiben-, Fleischfresser hingegen eine gürtelförmige Plazenta.
Vitamin C	Fleischfresser können selbst Vitamin C produzieren. Wir müssen diesen für uns essenziellen Nährstoff aus unseren Nahrungsmitteln gewinnen.
Kieferbewegung	Unsere Fähigkeit, Essen zu kauen, ist typisch für Pflanzenfresser. Die Kiefer von Fleischfressern lassen kaum Seitwärtsbewegungen zum Kauen zu.
Zahnformel	Tierbiologen sprechen von »Zahnformeln«, wenn sie die Anordnung von Zähnen in jedem Quadranten eines Tierkiefers beschreiben. Darin sind die Anzahl der Schneide- bzw. Reiß-, Eck- und Backenzähne in allen vier Quadranten enthalten. Von innen nach außen gezählt, lautet unsere Formel und die der meisten menschenähnlichen Tiere 2/1/5. Die Formel für Fleischfresser lautet 3/1/5-bis-8.
Zähne	Die Backenzähne von Fleischfressern sind scharf und zugespitzt. Unsere hingegen sind eher flach, um die Nahrung gut zu zermahlen. Unsere Eckzähne haben mit großen Reißzähnen nichts gemein. Ebenso wenig haben wir den ganzen Mund voll mit Reißzähnen. Das erinnert mich an einen von Abraham Lincolns Aussprüchen: »Wenn Sie den Schwanz eines Schafes als Bein ansehen, wie viele Beine hat es dann?« Die Leute antworteten natürlich: »Fünf!« Worauf Lincoln antwortete: »Nur vier. Den Schwanz als Bein anzusehen, macht ihn nicht zum Bein.«
Fetttoleranz	Menschen vertragen keine großen Fettmengen. Fleischfresser gedeihen mit fettreicher Nahrung prächtig.
pH-Wert von Speichel und Urin	Alle Pflanzenfresser haben in der Regel alkalischen Speichel und Urin (so auch gesunde Menschen). Speichel und Urin von Fleischfressern sind sauer.

pH-Wert der Nahrung	Fleischfressern geht es am besten mit säureproduzierender Nahrung, während solch eine Ernährung für Menschen tödlich sein kann, da sie den Nährboden für viele Krankheiten bildet. Die besten Lebensmittel für Menschen sind alkalisch bzw. basenbildend. Der pH-Wert der Hydrochlorid- bzw. Magensäure, die wir Menschen produzieren, liegt normalerweise zwischen 3 und 4 oder höher, kann aber auch auf 2 absinken (0 = am sauersten, 7 =
pH-Wert der Magensäure	neutral, 14 = am alkalischsten). Die Magensäurewerte von Katzen und anderen Fleischfressern liegen normalerweise zwischen 1 und 2. Weil die pH-Skala logarithmisch funktioniert, bedeutet dies, dass die Magensäure von Fleischfressern mindestens 10- bis zu 100-mal oder in Einzelfällen auch bis zu 1000-mal stärker als die von Menschen ist.
Urikase	Echte Fleischfresser produzieren ein Enzym namens Urikase, um die im Fleisch enthaltene Harnsäure umzuwandeln. Menschen haben dieses Enzym nicht und müssen diese starke Säure mit basischen Mineralien, vor allem Kalzium, neutralisieren. Die dadurch entstehenden Harnsäurekristalle sind eine der vielen krankmachenden Folgen des Fleischverzehrs und können Gicht, Arthritis, Rheuma und Schleimbeutelentzündung auslösen.
Verdauungsenzyme	Unsere Verdauungsenzyme sind für das einfache Verdauen von Früchten ausgelegt. Wir produzieren Ptyalin – auch Speichel-Amylase genannt –, um die Verdauung von Früchten in Gang zu bringen. Fleischfresser können kein Ptyalin generieren und haben ein vollkommen anderes Verhältnis von Verdauungsenzymen.
Zuckerstoffwechsel	Die Glukose und Fruktose aus Früchten ist Treibstoff für unsere Zellen und belastet unsere Bauchspeicheldrüse nicht (es sei denn wir essen sehr fettreich). Fleischfresser vertragen Zucker nicht gut. Wenn sie sich vorrangig von Früchten ernähren, neigen sie zu Diabetes.
Darmflora	Menschen und Fleischfresser unterscheiden sich auch in der Art ihrer Darmbakterien. Die Bakterienarten, die sich ähnlich sind, z.B. Lactobacillus und E. coli, kommen bei beiden in unterschiedlichen Verhältnissen vor.
Größe der Leber	Im Verhältnis zu ihrer Körpergröße haben Fleischfresser deutlich größere Lebern als Menschen.
Sauberkeit	Von allen Lebewesen sind wir am pingeligsten, wenn es um die Sauberkeit unserer Lebensmittel geht. Fleischfresser sind da gänzlich unbekümmert: Sie fressen Dreck, Ungeziefer, organischen Abfall und andere Dinge zusammen mit ihrer Nahrung.
Natürlicher Appetit	Beim Anblick und beim Riechen von frischem Obst und Gemüse auf dem Markt bekommen wir Appetit. Das sind Nahrungsmittel voller Leben, die Grundlage unserer Existenz. Den Geruch von Tieren finden wir weniger angenehm. Fleischfressern läuft beim Sichten und Riechen ihrer Beute jedoch das Wasser im Maul zusammen.

WAS FÜR »FRESSER« SIND WIR DANN?

Unsere Instinkte sind stark verkümmert, aber immer noch am Leben. In freier Natur würden sie wieder voll erwachen. Die große Frage ist also, wovon wir uns in freier Wildbahn ernähren würden.

Die Nahrung, nach der wir instinktiv suchen, d. h. all die Lebensmittel, die dazu beigetragen haben, dass wir uns mit unseren Fähigkeiten so entwickelt haben, enthält alles, was wir brauchen, damit es uns gut geht. In diesem Abschnitt schauen wir uns die verschiedenen Lebensmittel an, die wir Menschen heutzutage verzehren.

Wir werden prüfen, ob alle diese Nahrungsgruppen für uns geeignet sind, und dabei davon ausgehen, wie dieses Lebensmittel in der Natur vorkommt, wo keine Kochutensilien, Werkzeuge und Behälter zur Verfügung stehen. Ihr Instinkt wird jedes Lebensmittel ausgehend von seinen Eigenschaften für geeignet oder ungeeignet einstufen – je nachdem, was Ihre Sinne und Ihr Gaumen, die einzigen Auswahlkriterien, die unsere Nahrungswahl vor Jahrtausenden beeinflusst haben, entscheiden.

Wir gehen davon aus, dass die Natur uns perfekt geschaffen hat. Wir glauben, dass wir uns erfolgreich entwickelt und eine hohen (Entwicklungs-)Stand erreicht haben, und dass das, was früher gut für uns war, auch heute noch gut für uns ist, da wir aus physiologischer Sicht noch immer dieselben sind wie damals, als die Natur unser Zuhause war. Es ist also nur logisch, auch innerhalb unseres modernen Kontexts für unsere Ernährung auf natürliche Lebensmittel zurückzugreifen.

Sind wir Pflanzenfresser?

Pflanzenfresser oder Vegetarier verzehren viel grüne Vegetation, wie z. B. Gras, Unkraut, Blätter, Stängel und Stiele. Eine weiter gefasste Definition von »Vegetarier« schließt alle ein, die sich von Lebensmitteln mit pflanzlicher Herkunft ernähren. Typische vegetarische Nahrungsmittel sind überwiegend Früchte und Blattgemüse, doch wird »vegetarisch« in der Praxis oft so verstanden, dass dies alles außer tierischem Fleisch sein kann.

Tropft Ihnen beim Gedanken an das Weiden von Gras und Blättern der Zahn? Werden davon Ihr Blick, Ihr Geruchssinn und Ihr Gaumen angeregt? Natürlich nicht – aus dem einfachen Grund, weil Sie Ihre Bedürfnisse damit nicht stillen können. Anders als Pflanzenfresser produzieren Sie keine Cellulase oder andere Enzyme, die Pflanzen aufspalten können. Deshalb können Sie Ihrem Körper damit auch nicht geben, was er am nötigsten braucht, nämlich einfache Zucker als Hauptenergiequelle. Stattdessen verursachen die Verdauung dieser Nahrung und die dabei entstehenden Probleme einen Energieverlust.

Was würden wir in der Natur ohne Feuer, Behälter, Werkzeuge und Kühlmöglichkeiten essen?

Menschen können aber grüne Blattgemüse wie Salat, Selleriestangen, Spinat und Ähnliches verzehren, wie auch etwas härtere Kreuzblütler-Gemüse (rote Bete, Brokkoli, Blumenkohl, Rot-, Weiß-, Grün- und Braunkohl etc.). In ihrem natürlichen Zustand sind diese harten Gemüse reich an unlöslichen Faserstoffen und deshalb für uns schwer verdaulich. Auch wenn wir gelernt haben, sie zu essen und zu mögen, finden wir sie nicht wirklich verlockend.

Alle Gemüse enthalten Eiweiß, einige auch essenzielle Fettsäuren, Mineralien, Vitamine und einfache Zucker. Doch wenn wir genug dieser Nährstoffe von unseren natürlichen Lebensmitteln bekommen, brauchen wir sie nicht von den Pflanzen, auf die wir uns im Rohzustand nicht gerade mit großer Begeisterung stürzen würden.

Die Antwort ist also »ja« – Menschen sind biologisch dafür ausgelegt, ihre Nahrung mit einer großen Auswahl pflanzlicher »vegetarischer« Lebensmittel zu ergänzen. Doch obwohl Gemüse auf unserem Speiseplan steht, hat die Natur uns nicht vordergründig zu (Blatt-)Gemüseessern bestimmt. Die große Auswahl an Lebensmitteln, die wir als Gemüse bezeichnen, gehört mitnichten zu unseren idealen hauptsächlichen Energie- oder Nährstofflieferanten. Wir sind also eindeutig keine Pflanzenfresser.

Ernähren wir uns hauptsächlich von Stärke?

Stärkehaltige Nahrungsmittel können in drei Oberkategorien unterteilt werden: Getreide (Grassamen), Wurzeln und Knollen sowie Hülsenfrüchte.

Getreide: Lebewesen, die sich natürlicherweise von Getreide ernähren, werden Getreidefresser oder Granivoren genannt. Der verwandte Begriff »Graminivoren« bezieht sich auf die Arten, die sich vor allem von Grassamen ernähren. Viele Vogelarten ernähren sich von Gras- und Krautsamen. Zu den Tausenden verschiedenen Grassamen, die in der Natur existieren, zählen Weizen, Reis, Hafer, Roggen und Gerste, die alle erst in den letzten 10.000 Jahren durch den Menschen dank seiner Technologien zur Beherrschung der Natur domestiziert wurden.

Natürlich würden wir in freier Wildbahn keine Grassamen essen. Zunächst wachsen sie in einer Form, die wir weder kauen noch verdauen können. Getreidefressende Vögel haben einen Kropf – eine Aussackung in ihrem Hals oder ihrer Speiseröhre – wo die von ihnen verschluckten Samen vorquellen und dadurch verdaubar werden. Getreide ist in rohem Zustand unverdaulich, und auch gekocht wird der Verdauung einiges abverlangt, um die komplexen Kohlenhydratverbindungen aufzuspalten.

Aufgrund ihres hohen Stärkegehaltes würden wir, wenn wir versuchten, einen oder zwei Löffel Grassamen wie z. B. Weizenkörner zu essen (vorausgesetzt, wir könnten sie mit intakter Kornhülle zusammenklauben, so wie sie in der Natur vorkommen), wahrscheinlich stark würgen. Ebenso würde der Verzehr eines Löffels rohen Mehls aus jedem beliebigen Getreide ebenfalls zu einer Würgereaktion führen, weil es so trocken ist. Deshalb, und obwohl der Großteil aller Menschen heutzutage Getreide und Stärkemehl konsumiert, können wir Grassamen als ein natürliches Nahrungsmittel ausschließen. Die Tatsache, dass Grassamen in ihrer natürlichen Form uns weder anziehen, reizen noch in irgendeiner anderen Weise anlocken, sollte uns deutlich zeigen, dass wir nicht zu Getreidefressern geboren wurden, bevor wir das Feuer beherrschten. Statt einer verlockenden Gaumenfreude sind diese komplexen kohlenhydratreichen Nahrungsmittel im Rohzustand eine äußerst unangenehme Angelegenheit.

Stärkehaltige Wurzeln und Knollen: Tiere, die nach Wurzeln und Knollengewächsen graben, sind bestens für diese Aufgabe ausgerüstet: Sie haben, anders als wir Menschen, entsprechende Schnauzen. Ohne Werkzeuge geben Menschen beim Graben ein recht armseliges Bild ab. Außerdem fehlt uns die Motivation dazu, da es unter der Erde keine Lebensmittel in natürlichem Zustand gibt, die unseren Gaumen überzeugen, und nur sehr wenige, mit denen unser Verdauungssystem fertigwird. Manche Wurzelgemüse, vor allem Speise- und Steckrüben, Süßkartoffeln, Yams, rote Bete, Möhren, Pastinaken und Schwarzwurzeln können roh gegessen werden, was aber mit fast keinem von ihnen tatsächlich geschieht.

Menschen verabscheuen Dreck normalerweise, sind recht anspruchsvoll und weigern sich, etwas zu essen, das dreckig oder verschmutzt ist. Schweine und andere Tiere, die nach Nahrung wühlen, nehmen mit ihrer Nahrung sehr viel Dreck auf, der bei der Verdauung ihren Körper passiert.

In freier Wildbahn, mit selbst gemachten Werkzeugen und ohne Kochutensilien, würden wir Wurzeln und Knollen roh oder gar nicht essen. In unserem natürlichen Lebensraum, in dem es reichlich von unseren bevorzugten Lebensmitteln gab, können wir davon ausgehen, dass die früheren Menschen Wurzeln, an die sie ohne Werkzeuge gelangen konnten, nur sehr wenig Beachtung geschenkt haben. Aufgrund dieser Tatsachen gehören wir ebenso wenig zu den Wurzel- und Knollenfressern.

Hülsenfrüchte: Außer Vögeln und Schweinen können nur sehr wenige andere Tiere Hülsenfrüchte ohne Weiteres verzehren, da sie für die meisten Säugetiere in ihrem natürlichen, reifen Zustand unverdaulich und/oder sogar giftig sind. Für Menschen sind rohe, reife Hülsenfrüchte nicht nur geschmacklich abstoßend, sondern auch ziemlich giftig. Wir können sie schlichtweg nicht roh verzehren. Einige andere Tiere machen sich im Gegensatz dazu gierig darüber her.

Tauben und andere Vögel fressen mitunter die ganze Pflanze, noch bevor sie es zum Blühen schafft. Junge Hülsenfrüchte sind essbar und ungiftig, doch schauen wir uns ihre Nährwerte an.

Hülsenfrüchte werden als exzellente Eiweißlieferanten gepriesen und haben tatsächlich einen recht hohen Eiweißgehalt. Das ist für Menschen aber nicht unbedingt ein großer Vorteil, da es uns mit einer Ernährung, die zu weniger als 10 % aus eiweißbasierten Kalorien besteht, am besten zu gehen scheint. Wie auch Eiweiß, das von Fleisch, Milchprodukten und Eiern stammt, ist das von Hülsenfrüchten reich an der Aminosäure Methionin, die einen hohen Anteil des sauren Mineralstoffs Schwefel enthält.

Der Anteil von Kohlenhydraten in Hülsenfrüchten ist ebenfalls hoch genug, dass er sie aufgrund des hohen Eiweißgehalts schwer verdaulich macht. Nach dem Verzehr von Hülsenfrüchten leiden wir oft an Blähungen – ein Hinweis darauf, dass unser Verdauungssystem mit der Aufspaltung zu kämpfen hat. Der Mangel an Vitamin C, einem für Menschen unerlässlichen Nährstoff, macht Hülsenfrüchte ebenfalls zu einer weniger guten Lebensmittelwahl.

Aus Sicht des Geschmacks, des Nährwerts, der Verdauung und der Giftigkeit von Hülsenfrüchten wird klar, dass sie nicht gerade zu den idealen Nahrungsmitteln für Menschen zählen.

Um stärkehaltige Lebensmittel wie Getreide, Wurzeln und Knollen ganz zu verdauen, muss ein Tier große Mengen stärkeaufspaltender Enzyme (Amylasen) produzieren. Natürliche Fresser von Getreide, Wurzeln, Knollen und Hülsenfrüchten generieren genug Amylase, um große Mengen an Stärke aufzuspalten. Wenn Sie einer Kuh beim Wiederkäuen von Heu zusehen, können Sie beobachten, wie Speichel-Amylase aus ihrem Maul auf das Feld tropft. Die Speichel-Amylase, die unser Körper produziert (auch Ptyalin genannt), kann Stärke nur in sehr geringen Mengen, wie man sie z. B. in noch nicht ganz reifen Früchten findet, aufspalten. Außerdem generiert unser Körper Pankreas-Amylase in der Bauchspeicheldrüse, wodurch eine begrenzte Stärkeaufspaltung in unseren Verdauungsorganen stattfinden kann.

An dem Tag, an dem wir Menschen uns unbesorgt an stärkehaltigem Getreide, Wurzeln, Knollen und Hülsenfrüchten wie bspw. Weizen, Kartoffeln und Linsen in ihrem rohen, natürlichen Zustand satt essen können, werden wir uns gern darüber einig, dass wir zu den Stärkeessern gehören.

Sind wir zum Verzehr fermentierter Lebensmittel bestimmt?

Fast alle von uns essen fermentierte und anderweitig aufgespaltene Dinge, die als Lebensmittel bezeichnet werden. Die meisten davon werden aus Milch gewonnen, andere aus Getreide (insbesondere Alkoholika), Früchten (Wein und bestimmte Essigsorten), Hülsenfrüchten (vor allem Sojabohnen und die aus ihnen durch Fäulnisprozesse hergestellten Produkte) und zersetztem Fleisch.

Kohlenhydrate fermentieren, wenn sie durch Pilze und Bakterien zersetzt werden.

Fermentierte Kohlenhydrate produzieren Alkohol, Essig- und Milchsäure sowie Methan und Kohlendioxid.

Eiweiße faulen bzw. verrotten, wenn sie zersetzt werden. Dies geschieht vor allem durch anaerobe Bakterien, aber auch Pilze (Hefe) und aerobe Bakterien. Die dadurch entstehenden Endprodukte sind Ptomäne (Leichengifte wie Kadaverin, Muskarin, Neurin, Ptomatropin, Putrescin und andere), Indole, Leukomaine, Skatole, Mercaptan, Ammoniak, Methan, Schwefelwasserstoff und weitere giftige Abfallprodukte.

Fette werden durch ihre Zersetzung und Oxidation ranzig und riechen und schmecken abstoßend.

Merkwürdigerweise werfen wir fermentierte oder gärende Trauben weg, während wir gern ihr fermentiertes Endprodukt – Wein – trinken. Noch merkwürdiger ist, dass die meisten von uns mit heller Begeisterung etwas essen, das in der Natur so gar nicht vorkommt: ein krankmachendes, durch Fäulnis entstandenes Produkt namens Käse. Wir stellen Käse her, indem wir den Casein-Anteil der Milch nehmen und ihn von bestimmten Bakterien zersetzen lassen. Dadurch entstehen Nebenprodukte, die unsere Gaumen zu schätzen gelernt haben. Käse beinhaltet alle der oben aufgelisteten Zersetzungsprodukte in einem: verfaultes Eiweiß, gegorene Kohlenhydrate und ranzige Fette.

Sie müssen nur einen Blick in ein gutes Lexikon werfen, um herauszufinden, wie giftig diese Substanzen sind. Nichtsdestotrotz konsumierten die Deutschen im Jahr 2014 durchschnittlich fast 25 Kilogramm Käse pro Kopf.[12] Zu behaupten, dass all diese giftigen Inhaltsstoffe, die so in den Körper gelangen, keine Übelkeit, Krankheiten und Beschwerden auslösen, entspricht einfach nicht der Wahrheit. Tumore und Krebs können die Folgen sein.

Da wir Menschen in der freien Natur zu diesen Arten von zersetzten Produkten ohne Werkzeuge und Behältnisse keinen Zugang hätten, können wir sie eindeutig als unnatürlich kategorisieren und davon ausgehen, dass sie sicher nicht zu den Lebensmitteln gehören, die unser gesundes Überleben sichern.

Sind wir Säuglinge von Tieren?

Ich bezweifle stark, dass Menschen jemals direkt Milch von Vieh wie Ziegen, Esel- oder Pferdestuten, Kamelen, Schafen oder anderen Tieren getrunken haben. Außerdem ist allein der Gedanke, so etwas zu tun, für uns schon abwegig. Die Gewohnheit, Tiermilch zum festen Bestandteil unserer Nahrung zu machen, ist erst einige hundert Jahre alt. Vor der Erfindung des Verbrennungsmotors war es den meisten Familien nicht möglich, so viel zu pflügen, zu säen und zu ernten, um genug Getreide für das Halten von mehr als einer oder zwei Kühen zu erzeugen. Kindern statt Muttermilch Kuhmilch zu geben, ist eine weitere relativ neue Gewohnheit, die nur 200 Jahre zurückreicht.

Einige arabische und afrikanische Volksstämme verwenden Milch seit Jahrtausenden, allerdings in sehr kleinen Mengen. Sicher, einige Völker, wie z. B. die Massai, leben vor allem von Milch und Blut. Doch dies sind auf keinen Fall unsere natürlichen Lebensmittel. Die Massai haben diesen Lebensstil hauptsächlich deshalb, weil sie in ihrer Umgebung auf keine anderen Nahrungsmittel zurückgreifen können.

Keine andere Tierart der Welt trinkt die Milch einer anderen Spezies. Tiere wissen instinktiv, dass die Milch ihrer Mütter das perfekte Nahrungsmittel ist, um sie schnell wachsen zu lassen und ihnen all die Nährstoffe in der richtigen Zusammensetzung zu geben, die ihr Körper benötigt. Unser Körper ist für Kuhmilch genauso wenig ausgelegt wie für die Milch von Schweinen, Ratten oder Giraffen, die wiederum unsere Milch nicht vertragen würden.

Milchkonsum macht krank. Wenn wir plötzlich aufhörten, Milch und Milchprodukte zu verzehren, würden Millionen von Menschen innerhalb kurzer Zeit weit weniger Krankheiten und Beschwerden haben.[13] Allein durch den Verzicht auf diese Ernährungsgewohnheit würden Krankenhäuser und Wartezimmer fast leer gefegt.

Die Natur hat uns Menschen zu Säugetieren gemacht, keine Frage – aber nur für die ersten Lebensjahre, und ausschließlich für die Muttermilch unserer eigenen Art. Wir würden uns selbst einen riesigen Gefallen tun, wenn wir vernünftig genug wären, nach der Entwöhnung von der Brust keine Milch mehr zu trinken, so wie jedes andere Säugetier auf der Welt ebenfalls darauf verzichtet.

Käse allein enthält alle der oben genannten Abfallprodukte

SOLLTEN WIR UNS VON NÜSSEN, SAMEN UND ANDEREN FETTREICHEN PFLANZEN ERNÄHREN?

Es gibt keinen Zweifel, dass sich die frühen Menschen in der freien Natur zum Teil von Nüssen und Samen ernährt haben, auch wenn diese vordergründig zur Vermehrung der Pflanzen und nicht zum Verzehr dienen. Die verschiedenen Arten von Samen, vor allem Getreide, Kräuter, Fruchtsamen und Nüsse (alle Nüsse sind Samen) haben eine schützende Außenschale, deren Textur von faserig bis hart und holzig reicht. Wir haben keine rasiermesserscharfen Zähne und so starke Kiefer wie Eichhörnchen, um Nüsse mühelos aus ihren Schalen zu befreien.

Sowohl Samen als auch Nüsse sind mit genügend Nährstoffen ausgestattet, um ein gewisses Mindestwachstum der aus ihnen entstehenden Pflanzen auszulösen und zu unterstützen. Wie bei allen Lebensmitteln erhalten wir auch bei Samen und Nüssen die meisten Nährstoffe dann, wenn wir sie roh essen. Erhitzte Fette und Eiweiße hingegen können krank machen und sogar Krebs erzeugen. Aus diesem Grund sollten wir Nüsse entweder roh oder gar nicht essen.

Die meisten Menschen unserer modernen Gesellschaft haben aber noch nie rohe Nüsse oder Samen probiert. Da sie einen hohen Wasseranteil besitzen, haben wirklich rohe Nüsse eher eine Textur wie Äpfel (bei Mandeln zum Beispiel) oder Nussbutter (bei Macadamianüssen). Fast alle im Handel erhältlichen Nüsse und Samen wurden bei »geringen« Temperaturen (vermutlich 70°C) im Ofen dehydriert, oftmals mehrere Tage lang, um Schimmelbefall zu verhindern und sie länger haltbar zu machen.

Wirklich rohe Nüsse schmecken ganz anders als Nüsse aus dem Laden.

Leider sind wir nicht besonders gut darin, Nüsse und Samen, egal ob roh, getrocknet oder erhitzt, zu verdauen. Da Nüsse und Samen zwischen 55 % und 85 % Fett enthalten, sollten sie am besten nur gelegentlich und in kleinen Mengen gegessen werden. Und auch dann dauert ihre Aufspaltung in Glukose und Fett- und Aminosäuren mehrere Stunden. Fette können mehrere Stunden im Dünndarm liegen, bevor die Gallenblase Gallenflüssigkeit absondert, um diese zu emulgieren (aufzuspalten und zu verflüssigen).

Im Gegensatz dazu sind fettreiche Früchte wie Avocados, Durianfrüchte (Stinkfrüchte), Ackees, Brotfrüchte und Oliven voller leicht verdaulicher Fette, wenn sie reif sind. Der Fettgehalt dieser Früchte liegt zwischen 30 % (Durian) und 77 % (Avocado) ihres gesamten Kaloriengehalts. Kokosfleisch ist ebenfalls sehr fetthaltig (je nach Reifegrad zwischen 20 % und 80 %) und kann in Geleeform sehr leicht verdaut werden, während dies bei sehr reifem und hartem Kokosfleisch fast unmöglich ist.

Blattsalate und andere Gemüse enthalten, wenn sie roh und frisch gegessen werden, eine kleine Menge an Fettsäuren in einem leicht verwertbaren Zustand. Gleichwohl finden sich in einigen von ihnen, besonders den Kreuzblütlern, unerwünschte giftige Schwefelverbindungen. Die besten und am einfachsten zu verdauenden Fette mit den für uns wichtigen Fettsäuren bekommen wir von Früchten und weichem Blattgemüse.

Biologisch gesehen sind wir keine Spezies, die viel Fett konsumieren muss, sondern tun dies nur zufällig hin und wieder. Auch wenn eine Avocado oder eine kleine Handvoll Nüsse dann und wann sehr guttut und unsere natürliche Ernährung abrundet, sind wir in erster Linie Kohlenhydratesser.

Sind wir Allesfresser, also eine Mischung aus allen Typen?

Menschen sind heutzutage auf jeden Fall Allesfresser, vor allem da wir über Kochherde, Gewürze, Geschmacksverbesserer, intensive Würzmittel und -soßen und vieles Weitere mehr verfügen. In der freien Natur allerdings würden wir nur Früchte essen, die gerade Saison haben, und zwar in ihrem rohen Zustand und abhängig davon, wie unsere Geschmacksknospen darauf reagieren. Ohne Werkzeuge, Technologie, Verpackung und Lagerung in Behältnissen sowie Geschmack erzeugende Zusatzstoffe würden wir unsere Allesfresser-Tendenz in freier Wildbahn sehr schnell verlieren, wodurch saftige, süße Früchte Tag für Tag immer verlockender für uns würden.

WIR SIND FRUCHTESSER!

In der freien Natur würden wir Menschen uns nur von Früchten ernähren. Fruchtfresser oder Fruktivoren sind Lebewesen, die hauptsächlich Früchte und auch zartes Grünzeug oder Gemüse fressen, wie bspw. Tomaten, Gurken, Paprika, Okraschoten, Auberginen, Zucchini und andere Kürbissorten. Wie alle Tiere können wir tatsächlich überleben (wenn auch nicht gerade erfolgreich), wenn wir uns von einer Bandbreite verschiedener Lebensmittel ernähren. Um uns aber gesund und wohl dabei zu fühlen, sollte unsere Ernährung vor allem auf Früchten basieren, denn genau dafür ist unser Körper ausgelegt.

Einige Menschen versuchen sich an einer ausschließlich fruchtbasierten Ernährung und verzehren nichts anderes. Das empfehle ich aber nicht. Dunkle Blattgemüse z. B. liefern Mineralien und Nährstoffe, die für unsere Gesundheit unverzichtbar sind.

Aus ernährungswissenschaftlicher Sicht können Früchte all unsere Bedürfnisse besser befriedigen (einschließlich unseres Wunsches nach seelenstreichelndem Genuss) als alle anderen Nahrungsmittel, ganz so, wie es bei Fleischfressern mit Fleisch der Fall ist. Früchte enthalten alle Nährstoffe, die unser Körper braucht, und zwar genau in den von uns benötigten Verhältnissen. Sicher, einige Gemüse und andere Lebensmittel haben höhere Mengen eines bestimmten Nährstoffes oder sogar einer bestimmten Klasse von Nährstoffen, doch Früchte enthalten oftmals genau die Arten und Mengen an Nährstoffen, die für uns wichtig sind. Mehr heißt nicht unbedingt besser.

Wir Menschen suchen von Natur aus Süßes und sind daher für den Verzehr süßer Früchte geschaffen. Die Geschmacksknospen auf unseren Zungenspitzen können Süßes sofort erkennen. Die meisten von uns mögen rohe süße Früchte, egal welcher Kultur und welchen Essgewohnheiten wir entstammen.

Beim Reifen verwandeln Früchte ihre Kohlenhydrate praktischerweise in Glukose und Fruktose, zwei einfache Zucker, die wir ohne großen Verdauungsaufwand

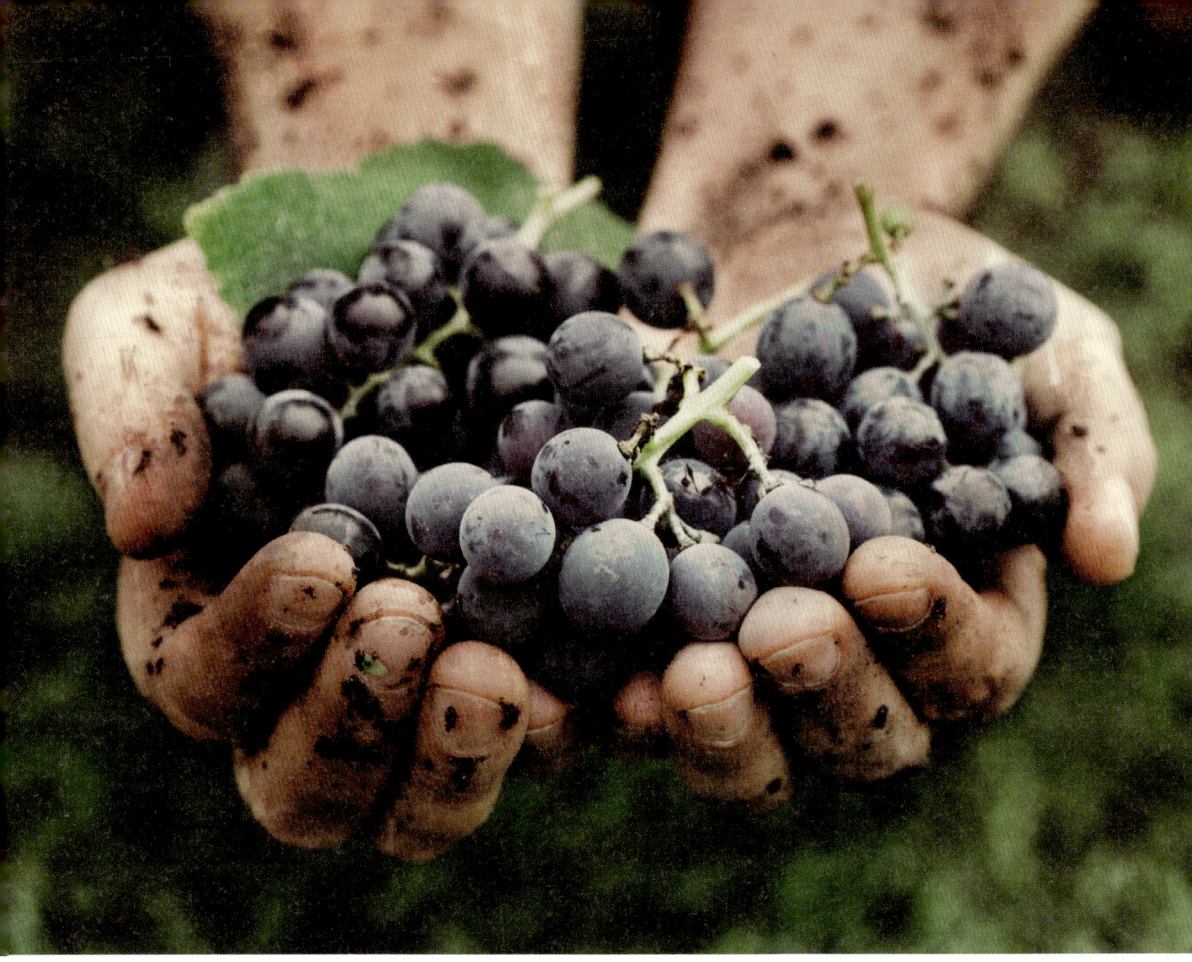

schnell verwerten können. Fruchtenzyme spalten Eiweiße in Aminosäuren und Fette in Fettsäuren und Glyzerine auf. Wenn wir also Früchte essen, müssen wir nicht viel mehr tun, als ihren wunderbaren Geschmack genießen.

Früchte und zartes Gemüse?

Ihnen ist wahrscheinlich schon aufgefallen, dass die von mir beschriebene frucht-basierte Ernährung vor allem aus Früchten und einigen zarten Blattgemüsen besteht. Was passiert mit dem ganzen restlichen Gemüse?

Es mag Sie schockieren, aber die Physiologie unseres Verdauungssystems ist tatsächlich so ausgelegt, dass wir fast ausschließlich die weichen und wasserlösli-chen Inhalts- und Ballaststoffe von Früchten und zartem Blattgemüse essen sollten.

Es stimmt, dass Kreuzblütler-Gemüse wie Brokkoli, Blumen-, Grün-, Weiß-, Rot- und Rosenkohl voller Nähr- und Ballaststoffe sind. Doch sie enthalten eben-falls Zellulose und andere schwer verdauliche Fasern. Am besten werden diese Gemüsearten gegessen, wenn sie noch sehr jung und zart sind. Um an alle ihre wertvollen Inhaltsstoffe zu gelangen, müssen sie gründlich zerkaut oder mithilfe eines Mixers oder Reibegeräts mechanisch vorverkleinert werden.

Um Nährstoffe vollständig aufzunehmen, müssen wir sie vollständig verdauen können. Immer wenn wir Lebensmittel zu uns nehmen, die schwer verdaulich sind, beeinträchtigen wir unsere Ernährung, und im Laufe der Zeit auch unsere Gesundheit. Wir sind natürlich dazu in der Lage, große Mengen an Gemüse zu verschlingen, die Zellulose oder andere schwer lösliche Fasern enthalten, doch verlangen wir unseren Verdauungsorganen damit einiges ab.

Essen Sie Gemüse – aber nur, wenn es sehr zart ist.

Wenn es um unsere Gesundheit geht, möchten wir nur die besten Ergebnisse erzielen und alle Schäden oder Beeinträchtigungen von außen so gering wie möglich halten. Wenn wir diesen Gedanken auf unsere Ernährung übertragen, suchen wir eigentlich nach der richtigen Menge an Nährstoffen, und nicht nach so viel, wie wir irgend möglich bekommen können. Die unverdaulichen Bestandteile in festem Gemüse stellen unser Verdauungssystem auf die Probe, während weiche, lösliche Fasern und Ballaststoffe von Früchten und weichem Blattgemüse sehr leicht verdaut werden können. Feste Gemüsearten gehören daher nicht zu unseren idealen Nahrungsmitteln.

WAS UNSERE SINNE BESTÄTIGEN

Stellen Sie sich einen Moment vor, Sie würden gleich in ein köstliches Stück Obst beißen – vielleicht eine Weinbeere, einen Pfirsich, ein Stück Melone, Banane, Apfel, eine Pflaume, Orange, Mango, Feige oder Beere … Sie bestimmen, was es sein darf. Halten Sie in Gedanken die Frucht in ihrer Hand und bewundern Sie ihre Schönheit. Riechen Sie daran und lassen Sie sich von ihrem süßen und einzigartigen Duft betören. Sie sind stark versucht, sofort hineinzubeißen, aber verlängern Sie die Vorfreude noch etwas, indem Sie die Frucht noch ein bisschen bewundern. Spätestens jetzt sollte Ihnen das Wasser im Mund zusammenlaufen. Obst braucht keine Vorbereitung: Früchte sind fertige Produkte, die direkt so auf den Tisch kommen, wie die Natur sie gemacht hat. Wir Menschen werden optisch und durch ihren verführerischen Geruch und ihren himmlischen Geschmack von süßen reifen Früchten angezogen.

Jetzt probieren Sie dieses Gedankenexperiment erneut, aber stellen Sie sich dieses Mal ein Weizenfeld, eine Herde Vieh oder einen Schwarm Vögel vor. Bekommen Sie Appetit? Sogar diejenigen, die unsere Natur als Fruchtesser stark anzweifeln, müssen bei diesem Gedankenspiel zugeben, dass auch sie sich für Früchte bzw. reifes Obst entscheiden würden. Das bedeutet nicht, dass wir uns unter den gegenwärtigen Umständen ausschließlich und allein von Obst ernähren

sollten, aber es bedeutet schon, dass Früchte in der freien Natur unsere Hauptnahrungsquelle wären.

Rohe Früchte zum Hauptbestandteil Ihrer Nahrung zu machen, wird Ihnen ein
erfolgreiches Umsetzen des 80/10/10-Programms weit mehr erleichtern als jede
andere Herangehensweise, ob roh oder gekocht. Um die gesündeste Beziehung
zu Ihrem Essen zu entwickeln und eine Ernährungsform zu finden, mit der Sie
bis zum Rest Ihres Lebens zufrieden und glücklich sind, sollten Sie morgens und
mittags so viel Obst essen, wie Sie nur wollen. Auch Ihre Gemüsemahlzeiten sollten
mit einem Stück Obst beginnen, und zwar mit so viel, bis Sie sich sicher sind, dass
Sie nach dem Essen kein Verlangen mehr nach Süßem haben.

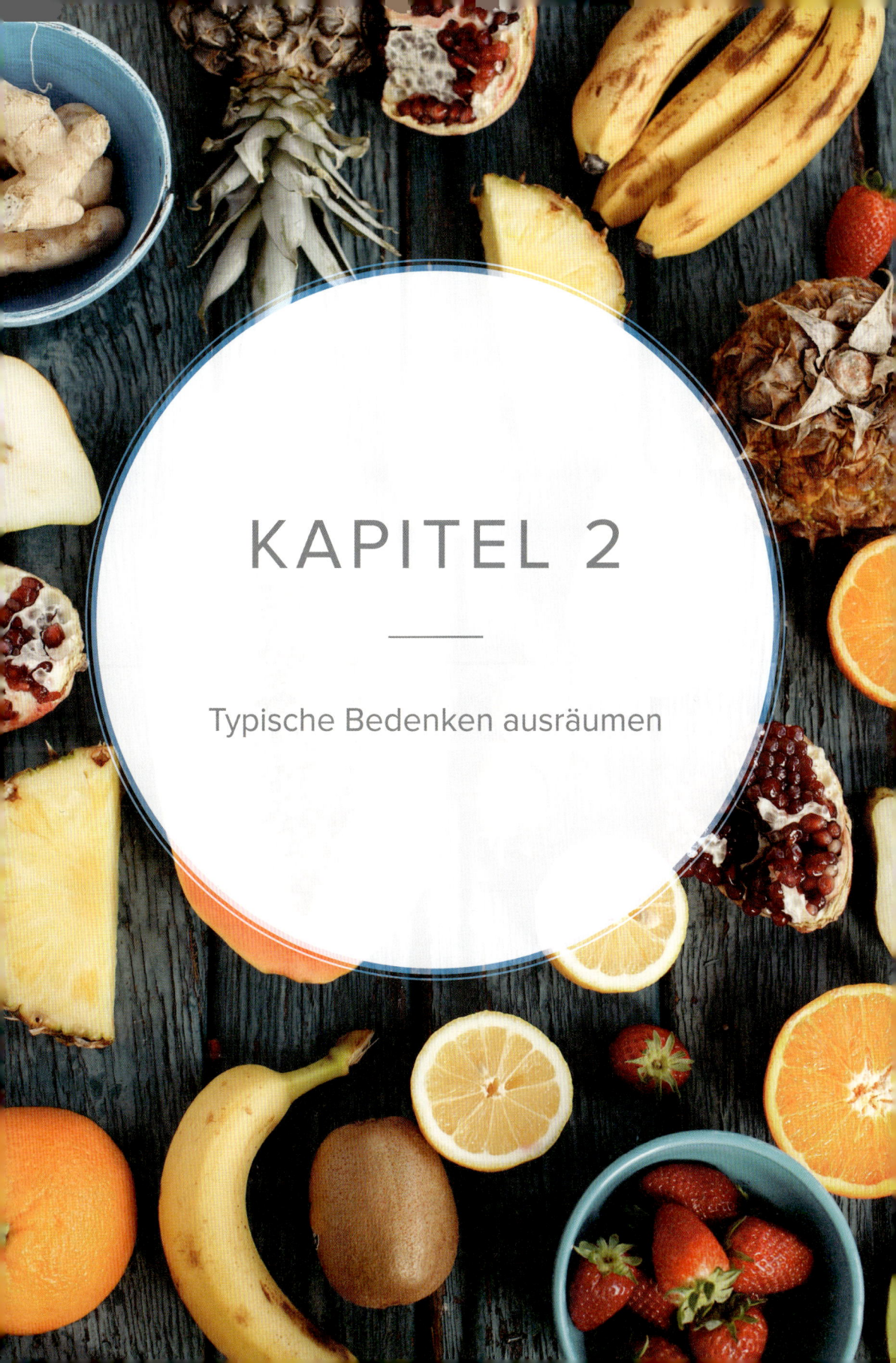

KAPITEL 2

———

Typische Bedenken ausräumen

Kennen Sie vielleicht jemanden, der wegen Obst eine Pilzerkrankung hat? Oder jemanden, dessen Diabetes mit Obstverzehr zusammenhängt?
Haben Sie Bekannte, die wegen Obst an Krebs leiden?
Wenn das Essen von Obst diese Krankheiten nicht hervorgerufen hat, warum sollte der Verzicht auf Obst dabei helfen, sie zu kurieren?

Obwohl Obst im Laufe der Geschichte stets als gesundheitsfördernd angesehen wurde, ist es neuerdings zu einer Mode geworden, es zu verdammen. Wann immer Menschen also hören, wie ich eine Ernährung anpreise, die zum Großteil auf Früchten basiert, reagieren sie unweigerlich mit einer Flut typischer Fragen, die sich alle um angenommene »Fakten« über die vielen Gefahren eines zu hohen Fruchtkonsums drehen.
Doch wie viel Wahrheit steckt in den Behauptungen über die vielen angeblichen Nachteile von Obst? Schauen wir uns einmal einige davon an.

OBST UND BLUTZUCKER

Die irrtümliche Annahme, dass der Verzehr von Obst zu einem erhöhten Blutzuckerspiegel führt, liegt vielen der Empfehlungen zugrunde, ganz auf Obst und insbesondere süße Früchte zu verzichten. Unbestritten führt ein hoher Blutzuckerspiegel zum Entstehen von Pilzerkrankungen wie Candida, chronischer Erschöpfung, Hyper- und Hypoglykämie, Diabetes sowie zu einer Reihe anderer Beschwerden und Krankheiten, und sogar Krebs. »Zu viel« Zucker ist in jedem Falle schlecht für Sie, auch wenn es fast unmöglich ist, allein durch den Verzehr frischer Früchte zu viel Zucker zu sich zu nehmen. Es ist nicht das Obst, das die Probleme verursacht. Der wahre Grund ist um einiges komplizierter.

Mir ist klar, dass meine Aussagen Ihrer Intuition widersprechen. Es klingt ungefähr so abwegig, wie zu verkünden, dass Osteoporose kein Kalziumproblem ist (siehe »Die Risiken eines Eiweißkonsums über 10 % auf Seite 130). Dennoch sind beide Behauptungen wahr: Mehr Kalzium einzunehmen, wird brüchige Knochen nicht heilen, genauso wenig, wie Fruchtzucker allein zu einem hohen Blutzuckerspiegel führt. Lassen Sie mich Ihnen erklären, was die eigentliche Ursache dafür ist.

Eine hauptsächlich auf Obst basierende Ernährung, die viele frische süße Früchte enthält, verursacht keinen hohen Blutzucker, jedenfalls nicht, wenn Sie sich auch fettarm ernähren. Wenn Ihr Körper nicht mit überschüssigem Fett belastet ist, kann der Zucker aus Früchten mit einem sogar hohen glykämischen Index leicht in die Blutbahn hinein und hinaus gelangen. Die Blutzuckerwerte einer gesunden Person schwanken auch trotz einer Veränderung der Ernährungsgewohnheiten nicht erheblich.

GLYKÄMISCHER INDEX UND GLYKÄMISCHE LAST

Der glykämische Index stuft kohlenhydratreiche Nahrungsmittel danach ein, wie schnell sie während der Verdauung aufgespalten werden und ins Blut gelangen. Er verrät also, wie schnell Kohlenhydrate in Blutzucker umgewandelt werden. Was er allerdings nicht sagt, ist, wie viele Kohlenhydrate in einer Portion jedes Lebensmittels enthalten sind. Beide Informationen sind aber nötig, um herauszufinden, welchen Einfluss ein spezielles Lebensmittel auf den Blutzuckerspiegel hat.

Hier setzt das Konzept der »glykämischen Last« an. In Verbindung mit dem glykämischen Index sagt die glykämische Last wesentlich genauer voraus, in welchem Maß ein Lebensmittel den Blutzuckerspiegel anhebt, als dies der glykämische Index kann. Dieser misst per Definition nur die *Qualität*, nicht aber die *Quantität* von Kohlenhydraten.

Es ist nahezu unmöglich, nur durch ganze frische Früchte zu viel Zucker zu sich zu nehmen.

Die glykämische Last wird berechnet, indem der glykämische Index eines Lebensmittels mit der Menge der verfügbaren Kohlenhydrate einer Portion (Kohlenhydrate in Gramm, ohne Ballaststoffe) multipliziert und dann durch 100 geteilt wird.[14] Aus diesem Grund haben Früchte, die hauptsächlich aus Wasser bestehen, eine geringe glykämische Last, auch wenn ihr glykämischer Index sehr hoch ist. Bananen haben z. B. einen glykämischen Index von 52. Da 75 % des Gewichts einer Banane aber aus Wasser bestehen, liegt die glykämische Last nur bei 12 (52 × 24 g Kohlenhydrate, geteilt durch 100 = 12; ausgehend von einer 118 Gramm schweren, mittelgroßen Banane). *Alle Früchte haben bei glykämischen Last/Index-Tabellen niedrige oder mittlere Werte (mit Ausnahme von Wassermelonen, deren glykämischer Index geradeso in den hohen Bereich fällt).*

Am besten ist es, Obst roh zu essen, da der Fruchtzucker durch das Trocknen oder Dehydrieren auf ein unnatürliches Niveau angehoben wird, mit dem der Körper nur schwer fertig wird. Es ist auch wichtig, Früchte ganz zu essen, d. h. nicht nur ihren Saft zu trinken, weil die in den Früchten enthaltenen Ballaststoffe die Zuckeraufnahme in natürlicher Weise bremsen. In jedem Fall und bei jedem Lebensmittel ist es am besten, es ganz, frisch, reif, roh und naturbelassen zu essen.

Wie Sie auf den nächsten Seiten sehen werden, ist die Geschwindigkeit, mit der der Zucker ins Blut gelangt, nicht der entscheidende Faktor. Wenn Früchte ganz, d. h. mit all ihren Ballaststoffen im Rahmen einer fettarmen Ernährung gegessen werden, gelangt ihr Zucker tatsächlich sehr schnell in die Blutbahn. Ebenso schnell verlässt er sie aber auch wieder, wodurch Obst bzw. frische Früchte das ideale Lebensmittel und die perfekte Energiequelle für uns Menschen sind.

Die *American Diabetes Association* erklärt: *»Der Gebrauch von zusätzlicher Fruktose zum Süßen ist nicht empfehlenswert. Es gibt jedoch keinen Grund, warum Menschen mit Diabetes natürlich vorkommenden Fruchtzucker aus Obst, Gemüse und anderen Lebensmitteln vermeiden sollten.«*[15]

FETT, NICHT OBST, FÜHRT ZU BLUTZUCKER-PROBLEMEN

Die Rohkost-Bewegung ist bekannt dafür, große Mengen an Nüssen, Samen, Avocados, Oliven, Leinsamen- und Olivenöl, Kokosnüssen und anderen sehr fettreichen Lebensmitteln zu verwenden. Eine fettreiche Ernährung, egal ob gekocht oder roh, führt bei uns Menschen zu einem Nährstoffmangel, weniger Energie, hormonellem Ungleichgewicht, Heißhungerattacken und Stimmungsschwankungen. Alles gerät außer Kontrolle, nicht nur der Blutzuckerspiegel.

Der Mechanismus, der ein enormes Ansteigen des Blutzuckerspiegels auslöst, lässt sich eigentlich ganz einfach verstehen. Beginnen wir mit einer vereinfachten Beschreibung, wie unser Körper Zucker verwertet.

Glykämischer Index / Glykämische Last[16]

Übersicht gebräuchlicher Lebensmittel (geordnet nach glykämischer Last)

Lebensmittel	Glykämischer Index (GI)			Glykämische Last (GL)		
	Niedrig 1-55	Mittel 56-69	Hoch 70+	Niedrig 1-10	Mittel 11-19	Hoch 20+
Früchte (120 Gramm)						
Erdbeeren	40			1		
Wassermelone			72	4		
Cantaloupe-Melone		65		4		
Pfirsiche	42			5		
Äpfel	38			6		
Ananas		59		7		
Weintrauben	46			8		
Bananen	46				12	
Stärkehaltiges Gemüse, Getreide und andere komplexe Kohlenhydrate (variierende Portionsgrößen)						
Möhren	47			3		
Rote Bete		64		5		
Kleie	42			8		
Popcorn			72	8		
Zuckermais	54			9		
Vollkornbrot			71	9		
Wildreis		57			18	
Spaghetti	42					20
Weißer Reis		64				23
Couscous		65				23
Backkartoffeln			85			26
Süßkartoffeln		61				27

Die dreitägige Reise des Zuckers durch den Körper

Um unseren Zellen als Energie zu dienen, muss der Zucker, den wir essen, zunächst eine dreitägige Reise durch unseren Körper durchlaufen:

Phase 1: Nach dem Verzehr gelangt der Zucker in unser Verdauungssystem.

Phase 2: Er passiert die Darmwand und gelangt ins Blut.

Phase 3: Aus dem Blut gelangt er in unsere Zellen. Das geschieht sehr schnell, oftmals innerhalb von Minuten.

Wenn wir sehr fettreich essen, bleibt der Zucker in Phase 2 stecken, und unser Körper macht Überstunden, teilweise bis er vollkommen erschöpft ist und krank wird, um den Zucker wieder aus der Blutbahn hinauszubefördern.[17] In der Zwischenzeit bleibt der Zucker im Blut und verursacht einen anhaltend hohen Blutzuckerspiegel, der verheerende Auswirkungen – z. B. in Form von Candida, chronischer Erschöpfung, Diabetes o. Ä. – auf unseren Körper hat.

Die Bedeutung von Insulin

Was passiert, wenn übermäßiges Fett zu einem Zuckerstau in unserem Blut führt? Hier kommt die Bauchspeicheldrüse ins Spiel. Unser Gehirn regt die Bauchspeicheldrüse dazu an, ein Hormon namens Insulin zu produzieren. Eine der Aufgaben von Insulin ist es, als eine Art Türsteher zu funktionieren und den Zuckermolekülen zu erlauben, an der Gefäßwand nach Insulinrezeptoren zu suchen. Das Insulin kann dann den Transport des Zuckermoleküls durch die Gefäßwand in die Flüssigkeit der Zellzwischenräume ermöglichen, und dem Zucker über eine weitere Barriere, die Zellmembran, helfen, bis er schließlich direkt in die Zelle gelangt.

Fett übernimmt in unserem Körper viele notwendige Funktionen, z. B. das Speichern von Körperwärme, das Abdämpfen von Stößen, den Schutz von Nervenfasern und das Verhindern von übermäßigem Wasserverlust durch Schweißabgabe über unsere Haut. Zu hohe Blutfettwerte durch eine falsche Ernährung aber haben schlimme Folgen. Wenn wir uns zu fettreich ernähren, entsteht an den Wänden unserer Blutgefäße, den Orten, wo die Insulinrezeptoren der Zellen liegen, den Zuckermolekülen und dem Insulin selbst eine dünne Fettschicht. Unser Blut kann einen ganzen Tag oder länger dafür brauchen, dieses Fett wieder loszuwerden. Währenddessen aber wird die gesamte normale Stoffwechselaktivität gestört, und die verschiedenen Körpereinheiten können nicht mehr miteinander kommunizieren und zusammenarbeiten.

Zu viel Fett im Blut verhindert also den Abtransport von Zucker aus dem Blut zur Verwertung in die Zellen. Dadurch steigt der Blutzucker an, da weiterhin Zucker-

Die gesamte theoretische Basis von kohlenhydratarmen Diäten wie bspw. der Atkins- oder Zone-Diät
baut auf der Annahme auf, dass Insulin die Wurzel
allen Übels ist. Aus Sicht deren Befürworter sollen
Kohlenhydrate reduziert werden, um einer erhöhten Insulinausschüttung vorzubeugen. Sie übersehen
allerdings, dass eiweiß- und fettreiche Lebensmittel
ebenfalls zu einer enormen Insulinausschüttung führen.
Drei Beispiele:

*Erhöhte Insulin-
werte wegen fetter &
kohlenhydratarmer
Ernährung[18]*

- Ein circa 120 g schweres Stück Rindfleisch kann die Insu-
  linwerte von Diabetikern in gleichem Maße erhöhen wie 120 g
  reiner Zucker. (Diabetes Care 7 (1984):465)
- Käse und Rindfleisch führen zu höheren Insulinwerten als die typischen
  »gefürchteten« kohlenhydratreichen Lebensmittel wie z.B. Nudeln. (*American Journal of Clinical Nutrition* 50 (1997):1264)
- Ein einziges Burger-Hacksteak oder drei Scheiben Cheddarkäse lassen
  den Insulinspiegel weit mehr in die Höhe schießen als fast 280 g gekochte
  Nudeln. (*American Journal of Clinical Nutrition* 50 (1997):1264)

Der Artikel des *American Journal of Clinical Nutrition,* auf den ich oben verweise,
berichtet außerdem, dass Fleisch im Vergleich zu allen anderen getesteten
Lebensmitteln zur höchsten Insulinausschüttung führt.
Eine Untersuchung der Tufts University, deren Ergebnisse 2003 bei der
American Heart Association Convention vorgestellt wurden, verglich ein
Jahr lang vier beliebte Diäten: die Weight Watchers-, Zone-, Atkins- und
Ornish-Diät. Die vegetarische Ornish-Diät (fast nur Kohlenhydrate) war die
einzige, die den Insulinspiegel beträchtlich senkte (27%), obwohl gerade
dies das erklärte Ziel der Zone- und Atkins-Diät (nur sehr wenig Kohlenhy-
drate) ist.[19]

moleküle aus dem Darm (Phase 1) ins Blut übergehen (Phase 2), aber nicht mehr
heraus, um in die Zellen zu gelangen (Phase 3), die auf ihren Brennstoff warten.

Eine fettreiche Ernährung, egal ob roh oder gekocht, trägt nicht nur nebenbei,
sondern direkt und ursächlich zu allen irreführenderweise »blutzuckerbedingte
Stoffwechselerkrankungen« genannten Beschwerden bei. Aus neuer Sicht sollten
diese eher als »fettbedingte Stoffwechselerkrankungen« klassifiziert werden.

Warum dann negative Ergebnisse bei Blutanalysen?

Es stimmt: Rohkostexperten halten Vorträge, schreiben Bücher und reisen mit ihren Präsentationen, Slide Shows und Videos um die ganze Welt und warnen dabei überzeugend vor dem Verzehr von zu viel Obst. Wie kann man da widersprechen? Direkt vor unseren Augen liegt der Beweis, in Gestalt von Aufnahmen von Dunkelfeldmikroskopen. In ihnen können wir höchstpersönlich missgestaltete, diffuse, hefe- und pilzbefallene Blutzellen realer Patienten sehen, die sich auf eine auf Früchten basierende Ernährung eingelassen haben.

Die »wissenschaftlichen« Informationen dieser Experten scheinen stimmig: Obst ist eindeutig schuld an den Blutzuckerproblemen dieser Menschen, die sich von Rohkost ernähren. Doch denken wir einen Schritt weiter: Wie genau sehen denn die fettreichen Rezepte dieser Bücher, Newsletter und Webseiten aus, die so eilfertig den Verzehr frischer Früchte verdammen? Oder die fettigen Häppchen, die Gäste in deren Instituten, Retreats oder Verjüngungszentren angeboten bekommen? Schauen Sie sich doch einmal all die gehaltvollen Probebissen an, die bei Verkostungsshows oder auf Festivals serviert werden.

75 % der Kalorien von Nüssen, Samen und Avocados bestehen aus Fett. Öle haben 100 % Fett. Es braucht nur sehr wenig von diesen Lebensmitteln, um blutfettmäßig gehörig über die Stränge zu schlagen. Und gerade Rohköstler essen nicht gerade »sehr wenig« von diesen Lebensmitteln.

Sehen Sie Rohkosternährung und den Verzicht auf Obst nun in einem anderen Licht?

Timing ist nicht alles

Leider reicht es nicht aus, bei derselben Mahlzeit eine Kombination von Fett und Zucker zu vermeiden, um Blutzuckerproblemen aus dem Weg zu gehen. Eine fettreiche Ernährung führt beim Verzehr von Obst oder anderen süßen Lebensmitteln immer zu einem erhöhten Blutzucker, egal wann man es zu sich nimmt. Die Gründe dafür sind folgende:

Zucker bleibt nur kurze Zeit im Magen. Schon wenn Sie einfach nur ein Stück einer süßen Frucht in Ihren Mund nehmen, geht bereits ein Teil des Zuckers in die Blutbahn unter Ihrer Zunge über. Das Obst, das für sich allein oder in einer klugen Kombination mit anderen Lebensmitteln auf leeren Magen gegessen wird, wird nur einige Minuten im Magen bleiben, bevor es in den Dünndarm weiterwandert, wo Zucker schnell absorbiert werden kann. Der Großteil des in Obst enthaltenen Zuckers geht vom Dünndarm in die Blutbahn über und endet schließlich in den Zellen, wo er benötigt wird.

Fette brauchen im Vergleich viel mehr Zeit, oft weitere 12 bis sogar 24 Stunden, bis sie die Zellen erreichen. Im Magen durchlaufen Fette einen Aufspaltungsprozess, der gewöhnlich mehrere Stunden dauert. Wenn sie schließlich den Dünndarm erreichen, gehen sie in das Lymphsystem über, wo sie meist zwölf Stunden oder länger zubringen, bis sie in die Blutbahn aufgenommen werden.

Vor allem aber bleiben Fette viele Stunden länger in der Blutbahn, als dies bei Zucker der Fall ist.

Daher enthält die Blutbahn bei einer fettreichen Diät immer zu viel Fett, und bei jeder einzelnen Mahlzeit kommt neuer Nachschub. Wenn Sie also eine Obstmahlzeit einnehmen und dann mehrere Stunden warten, bis sie etwas Fetthaltiges verzehren, wird sich der Zucker aus dem Obst in Ihrer Blutbahn mit dem Fett der Mahlzeit vermischen, die Sie am vorherigen Tag gegessen haben.

Das ist der Hauptgrund, warum viele Rohköstler mit Verdauungsbeschwerden, Unwohlsein, Zerstreutheit und Blutzuckerstörungen zu kämpfen haben, wenn sie Obst essen. Wenn Ihre Nahrung zum Großteil aus Nussaufstrichen, Nuss- oder Samenkäse und Leinsamencrackern besteht, ist es kein Wunder, dass man Ihnen nahegelegt hat, auf Obst zu verzichten. Egal ob wir Obst essen oder nicht, bei solch einem extrem hohen Fettanteil provozieren wir gesundheitliche Probleme und riskieren, uns auf Dauer nicht mehr roh ernähren zu können.

Zucker + Fett = Hoher Blutzucker

Zu viel Zucker im Blut ist genauso lebensbedrohlich wie zu wenig. Beides ist schädlich für die menschliche Gesundheit. Leider setzen die »Fruchtphobiker« auf den falschen Teil der Gleichung, indem sie Rohköstlern dazu raten, Obst aus dem Weg zu gehen, wobei ihnen irgendwie die Tatsache entgeht, dass sie sogar *mehr* Fett zu sich nehmen als diejenigen, die eine durchschnittliche amerikanische Ernährung befolgen. In Kapitel 8 gehe ich genauer darauf ein, um wie viel Fett es sich dabei handelt.

OBST UND CHRONISCHE ERSCHÖPFUNG

»Was hat Obstkonsum mit chronischer Erschöpfung zu tun?«, fragte ich mich vor Jahren, nachdem mir eine weitere Patientin erzählt hatte, sie habe so etwas gehört. Schließlich wird Obst doch als Energielieferant angesehen, oder nicht? Ich recherchierte also etwas genauer zum Thema chronische Erschöpfung und war überrascht, was ich dabei herausfand.

Wenn die Bauchspeicheldrüse nur eingeschränkt arbeitet, weil sie überanstrengt ist, springen die Nebennieren als Reservemechanismus ein. Sie produzieren das Hormon Epiniphrin (Adrenalin), das die Bauchspeicheldrüsenfunktion anregt und dadurch die Insulinproduktion in Gang bringt.

Wie ich in den vorangegangenen Abschnitten beschrieben habe, bleibt nach jeder fettreichen Mahlzeit zu viel Fett in der Blutbahn zurück. Je höher der Blutfettwert steigt, umso weniger reicht die »normale« Insulinproduktion der Bauchspeicheldrüse aus, um die Zuckermoleküle aus der Blutbahn in die Zellen zu lotsen. Wenn wir uns über einen langen Zeitraum hinweg sehr fettreich ernähren, kommt unsere Bauchspeicheldrüse mit der Insulinproduktion nicht mehr nach und kann keinen gesunden Blutzuckerwert aufrechterhalten. Statt der typischen leichten Auf und Abs des Blutzuckerspiegels haben wir auf einmal immer extremere Werte. Diese Instabilität hängt mit unserem übermäßigen Fettkonsum zusammen.

Dies hat zur Folge, dass wir bei fast jeder Mahlzeit Adrenalin aus unseren Nebennieren benötigen, die deshalb neben unserer Bauchspeicheldrüse ständig hart gefordert sind. Eigentlich ist diese Zusammenarbeit von Nebennieren und Bauchspeicheldrüse für die sogenannte »Flucht-oder-Kampf«-Reaktion vorgesehen, wenn wir mit einer potenziell lebensbedrohlichen Situation konfrontiert werden. In freier Wildbahn wäre dies extrem selten der Fall, z. B. dann, wenn wir gerade in dem Moment den Gipfel eines Hügels erreichten, in dem von der anderen Seite eine Bärin mit ihren Jungen hinaufkäme.

In unserer heutigen Welt scheinen wir hingegen jedes Jahr mehr Adrenalin freisetzende Momente zu erleben. Statt wöchentlich scheint es stündlich einen zu geben. Jedes Mal, wenn wir mit dem Auto ins Stadtzentrum fahren, gibt es bestimmt mindestens eine brenzlige Situation, in der unser Körper Adrenalin ausschüttet.

Wir sind eine Gesellschaft von Adrenalin-Junkies

Wir haben uns zu einer Gesellschaft von Adrenalin-Junkies entwickelt. Wir sind süchtig nach Stimulation und dem nächsten Kick. Vom Schock des Weckerklingelns und dem morgendlichen Kaffee über Zeitungsschlagzeilen, extreme Talkshows, Filme, Sportsendungen und »Reality Shows« im Fernsehen, die auf das Hervorrufen starker Emotionen ausgerichtet sind, Speisen in Restaurants, die eher als spektakulär denn als nahrhaft einzustufen sind, bis hin zu den letzten Nachrichten des Tages, die über Tod und Zerstörung berichten, sind wir den ganzen Tag damit beschäftigt, nach mehr Adrenalin zu dürsten. Sobald eine Pause während dieser ganzen »Action« auftaucht, fühlen wir uns schläfrig – ein klares Zeichen von Erschöpfung. Wir leben buchstäblich in einem Zustand einer ständigen (Nebennieren-)Erschöpfung.

Dieser exzessive Adrenalinbedarf, gekoppelt mit dem hohen Stress des typischen westlichen Lebensstils, endet damit, dass die Nebennieren derartig überfordert werden, dass sie schließlich versagen.

Die Symptome eines ernsten Nebennierenversagens werden gemeinhin als »chronische Erschöpfung« in den USA oder als myalgische Enzephalomyelitis in Europa bezeichnet. Natürlich gibt es viele Anzeichen und Symptome, die am Ende zu chronischer Erschöpfung führen. In den wenigsten Fällen kommt diese Diagnose überraschend. Motivationsmangel, Unwohlsein, die Abhängigkeit von Aufputschmitteln, ein extrem erhöhtes Schlafbedürfnis und Ausbrüche von Pfeifferschem Drüsenfieber sind allesamt Anzeichen einer Nebennierenschwäche.

Kinder im Zuckerrausch

Diese Reaktion der Nebennieren auf zu viel Zucker mag auch eine Rolle dabei spielen, was bei Geburtstagsfeiern bisweilen mit Kindern passiert. Sie essen große Portionen extrem süßer Lebensmittel und sind danach besonders wild oder gar sprichwörtlich außer Kontrolle. Was genau passiert da, und warum geht es uns Erwachsenen nicht genauso?

Die Antwort ist ziemlich einfach. Kleine Kinder trinken keinen Kaffee, rauchen keine Zigaretten, benutzen keine Wecker und schauen sich auch nicht die Nachtnachrichten an. Ihr Leben ist für sie interessant, voller Abenteuer und niemals eintönig. Sie sind vitaler als die meisten Erwachsenen und ihre Nebennieren funktionieren noch einwandfrei. Dennoch essen sie dieselbe fettreiche Nahrung wie Erwachsene.

Wenn Kinder also bei einem Geburtstag, zu Weihnachten oder anderen Gelegenheiten große Mengen Süßes vertilgen, setzt sich eine wesentlich heftigere Version der Kettenreaktion in Gang, die ich oben beschrieben habe. Die Fette der Mahlzeiten des vergangenen Tages, die sich noch in ihrer Blutbahn befinden, blockieren die Wirkung des Insulins in gleicher Weise wie bei Erwachsenen. Ihre jungen und noch nicht geschwächten Nebennieren reagieren besonders intensiv, indem sie eine ordentliche Dosis Adrenalin ausschütten. Das Resultat dessen sind wild herumtobende Kinder.

Erwachsene reagieren nicht so stark, weil sie einfach nicht mehr die Vitalität dafür haben. Die Nebennieren sind inzwischen so geschwächt, dass es eine wirkliche Ausnahmesituation braucht, damit sie überhaupt in Gang kommen. Es ist nicht die Schuld der Kinder, dass sie extrem über die Stränge schlagen, noch ist es die Schuld des Adrenalins oder des Zuckers.

Kinder, die fettarm essen, zeigen nicht dieselbe wilde Reaktion, wenn sie große Mengen Zucker bekommen. Mehr als der Zucker ist es das Fett, das für die Hyperaktivität verantwortlich ist. In derselben Weise ist es Fett, und nicht Zucker, das an den immer häufiger auftretenden Fällen des chronischen Erschöpfungssyndroms schuld ist, die wir in den USA und weltweit beobachten.

OBST UND CANDIDA

Zum Thema Candida gibt es wahrscheinlich mehr Fehlinformationen als zu jeder anderen Thematik in der Gesundheitspflege. Um herauszufinden, was dahintersteckt, müssen wir einen genaueren Blick darauf werfen und die Masse an Informationen entwirren und richtigstellen.

Candida ist eine Hefeart, ein Organismus, der natürlicherweise in menschlichem Blut vorkommt und auch hineingehört. Die Candida-Mikroben ernähren sich von Zucker. Weil menschliches Blut immer Zucker enthält (wenn Diabetiker ihren Zuckerspiegel messen, überprüfen sie eigentlich die Zuckermenge in ihrem Blut), gibt es auch immer genug Nahrung für die Candida-Organismen.

Candida ernährt sich von überschüssigem Blutzucker

Die Größe oder »Population« der Candida-Kolonie im Blut steht in direktem Zusammenhang mit ihrem Nahrungsnachschub. Wenn der Blutzuckerspiegel sich im normalen Bereich befindet, hat auch die Candida-Kolonie eine normale Größe. Wenn der Zucker, den wir konsumieren, unsere Blutbahn verlässt, um in die Zellen überzugehen und dort als Energie verwertet zu werden, stirbt übermäßig vorhandene Hefe genau in dem Maße ab, wie es sein sollte.

Wenn der Blutzucker allerdings ansteigt, vermehren sich auch die Candida-Organismen rapide: Sie »blühen« und konsumieren den reichlich vorhandenen überschüssigen Zucker. Sobald dies geschehen ist und der Blutzucker wieder auf ein normales Niveau abgesunken ist, nimmt auch die Zahl der Mikroben wieder ab. Dieses ständige Auf und Ab ist ein normaler Teil der menschlichen Physiologie und verursacht normalerweise keine gesundheitlichen Probleme oder unangenehmen Symptome.

Wenn aufgrund einer fettreichen Ernährung mehr Fett in der Blutbahn zurückbleibt, kann auch der Zucker das Blut nicht verlassen und ernährt statt der 18 Billionen Zellen unseres Körpers riesige Candida-Kolonien. Da den Zellen der lebensnotwendige Kraftstoff fehlt, können sie keine Energie produzieren. Der Körper wird müde und abgeschlafft.

Es ist wichtig, die Folgen eines erhöhten Blutzuckerspiegels zu verstehen. Wenn unser Körper den Blutzucker nicht auf ein normales Niveau senken kann, befindet er sich in einer gefährlichen Lage. Der einzige bleibende Mechanismus, der Blutzucker jetzt absenken kann, sind die Candida-Kolonien.

Candida-Mikroben in unserem Blut sind eigentlich lebensrettende Organismen, die wir aus diesem Grund auf keinen Fall ganz ausrotten wollen. Sie sind unsere Absicherung, so ähnlich wie ein Sicherheitsventil, das den Blutzucker wieder auf ein normales Niveau absenkt, wenn Bauchspeicheldrüse und Nebennieren dies nicht mehr schaffen.

Wir wir uns Candida selbst züchten

Wie ich schon erklärt habe, schaffen viele Menschen jeden Tag und bei jeder Mahlzeit selbst die ideale Ausgangslage für eine anhaltende Schwäche ihrer Bauchspeicheldrüse und Nebennieren. Daher überrascht es keinesfalls, dass Leute solange von Candida-Beschwerden geplagt werden, bis sie ihren Lebensstil komplett ändern. Ein Candida-Ausbruch sollte ein Weckruf für Sie sein: eine Warnung, dass ihr Körper auf dem besten Weg zu einer Diabeteserkrankung ist, und dass Sie Ihren Fettkonsum drastisch einschränken sollten, wenn Sie verheerende gesundheitliche Folgen vermeiden wollen.

Ich wiederhole mich, wenn ich betone, dass der Standardrat von Gesundheitsexperten, ob traditionell oder alternativ, grob am Kern der Sache vorbeigeht. Mit nur den Symptomen, aber nicht den mit Fett zusammenhängenden Ursachen im Blick, raten sie streng davon ab, Zucker, d. h. inklusive Obst, zu konsumieren. Die blühenden Candida-Kolonien sind aber nicht durch zu viel Obst entstanden, und ein Verzicht darauf behebt die Ursache des Problems nicht.

Sicher, wenn Sie durch einen hohen Fettkonsum in der Candida-Falle gefangen sind, scheint der Verzehr von süßem Obst das Problem nur noch zu verschlimmern. Doch auf Obst zu verzichten, wird die Ursache ihres Problems nicht aus der Welt schaffen, auch wenn die Symptome verschwinden. Wenn zu viel Fett im Blut ist, kann die kleinste Menge Zucker, egal aus welcher Quelle sie stammt, zu einem unnormal hohen Blutzuckerwert führen. Darüber hinaus fühlen Sie sich, wenn es gelingt, den Blutzucker bewusst zu senken, müde. Candida durch die Kontrolle des Blutzuckers in den Griff zu bekommen, misslingt unweigerlich. Deshalb kämpfen Tausende Menschen jahrelang ohne dauerhaften Erfolg gegen Candida.

Candida ist eine lebensrettende Mikrobenart, die wir auf keinen Fall ganz loswerden wollen.

Da alles an Kohlenhydraten, Fett und Eiweiß, das wir essen, in einfachen Zucker (Glukose) aufgespalten wird, wenn es als Kraftstoff für die Zellen dienen soll, besteht der Ausweg aus dem Dilemma nicht aus einem Verzicht auf Zucker, sondern aus einem Verzicht auf Fett. Wenn der Fettgehalt im Blut sinkt, kann der Zucker wieder aufgespalten und verwertet werden, während gleichzeitig die Hefekolonien schrumpfen, weil es keinen überschüssigen Zucker mehr zu konsumieren gibt.

Candida-Mikroben haben eine nur sehr kurze Lebensdauer. Wenn die Leute, die an Candida leiden, sich einfach nur fettreduziert ernähren würden, könnten viele im Laufe einiger Jahre feststellen, dass ihre Candida-Beschwerden verschwinden. Natürlich müssen sie sich dann noch den dem Ganzen zugrunde liegenden Unterfunktionen ihrer Bauchspeicheldrüse und Nebennieren zuwenden. Gesundheit entsteht nur durch eine gesunde Lebensweise.

OBST UND DIABETES

Wie ich bereits in der Einführung erwähnt habe, gehen die *U.S. Centers for Disease Control* davon aus, dass sich Diabeteserkrankungen hierzulande bis zum Jahr 2050 mehr als verdoppeln werden. Eine weitere Statistik ist noch erschreckender: Allein zwischen 1990 bis 1998 hat sich die Zahl der Diabeteserkrankungen bei Menschen zwischen 30 und 39 um 70 % erhöht![20] Bevor wir diskutieren, ob diese erschütternden Zahlen wahr sein können, und wie der unzureichende Verzehr von Obst damit

Die meisten Typ-2-Diabetiker produzieren jede Menge Insulin. Mit der Nahrung aufgenommene Fette verhindern aber dessen Wirkbarkeit.

zusammenhängt, lassen Sie mich die Krankheit namens Diabetes kurz erklären:

5 % aller diagnostizierten Diabetiker werden als »Typ 1« klassifiziert (früher auch »juvenile Diabetiker« genannt). Die Bauchspeicheldrüse dieser Menschen ist von Geburt an nicht in der Lage, ausreichende Mengen an Insulin für die Verstoffwechselung von Glukose zu produzieren.

Die vorhandene Glukose ist in der Blutbahn gefangen. Die Zellen erhalten keinen Kraftstoff von den Kohlenhydraten, um ihre lebensnotwendigen Funktionen aufrechtzuerhalten, da Glukose nur durch Insulin in die Zellen eintreten kann. Deshalb ist das erste Symptom für Diabetes Unwohlsein. Vielleicht ist Ihnen schon aufgefallen, dass die meisten Diabetiker darüber klagen, ständig erschöpft zu sein. Die verbleibenden 95 % aller Diabetiker werden als »Typ-2«-Diabetiker (früher Altersdiabetes) bezeichnet. In der großen Mehrzahl dieser Fälle produziert die Bauchspeicheldrüse genügend oder sogar zu viel Insulin. Dennoch schafft es die Glukose nicht, in die Zellen zu wandern. Dies ist vor allem der fettreichen westlichen Ernährungsweise geschuldet, die die Funktion des sowohl natürlich produzierten wie auch injizierten Insulins einschränkt. Diabetiker beider Typen leiden unter einer ganzen Reihe von quälenden Symptomen, die von ständigem Harndrang zu unbändigem Durst, Heißhunger, plötzlichem Gewichtsverlust, Schwäche und Erschöpfung, verminderter Konzentrations- und Koordinationsfähigkeit, Sehstörungen, Reizbarkeit, wiederkehrenden Infektionen, tauben Gliedmaßen und nur langsam heilenden Schnitten und Prellungen reichen. Leider sind diese verheerenden Begleiterscheinungen von Diabetes nur ein Vorspiel für noch schlimmere gesundheitliche Probleme: Für Diabetiker besteht ein höheres Risiko für u. a. Herzkrankheiten, Schlaganfälle, Bluthochdruck, Nierenerkrankungen, Wundbrand, die Amputation von Gliedmaßen oder Erblindung.

Damit Zellen funktionieren, brauchen sie einen Wechsel von Aktivität und Ruhepausen. Die Überlastung (oder mangelnde Erholung) einer Muskelgruppe lässt diese nicht wachsen, sondern ermatten. Dasselbe gilt für alle Organe. Die Bauchspeicheldrüse kann nicht pausenlos über ihre Belastungsgrenze hinaus gefordert werden, ohne zeitweise auszusetzen und schließlich ganz auszufallen.

Wie Fett und Diabetes zusammenhängen

Angesichts dieser beunruhigenden Fakten sollte man meinen, dass Tausende Menschen vehement eine Lösung für die wachsende Epidemie namens Diabetes einfordern würden. Stattdessen scheinen wir alles daran zu setzen, die düstere Vorhersage des *Centers for Disease Control* tatsächlich eintreten zu lassen. Wie wir das tun? Indem wir einfach so weitermachen, wie bereits in den letzten 60 Jahren, und uns extrem fettreich ernähren.

In diesem Kapitel habe ich versucht, so einfach aber gleichzeitig so deutlich wie möglich zu skizzieren, welche Reaktionskette wir in Gang setzen, wenn wir nicht genügend einfache Kohlenhydrate zu uns nehmen. Diabetes ist ein weiterer Schritt auf unserem kohlenhydratarmen, fettreichen Weg hin zu einer ruinierten Gesundheit. Auch wenn nicht alle Diabetiker an chronischer Erschöpfung und Candidose leiden, sind diese Beschwerden dennoch Manifestationen desselben zugrunde liegenden Problems: hoher Blutfettwerte.

Der Zusammenhang zwischen Fett und Diabetes ist nichts, was ich mir zusammenfantasiere, sondern auch unter konventionellen Medizinern ein längst bekannter Fakt. Da diese einfache Wahrheit aber viel zu plausibel ist und außerdem eine viel zu natürliche Problembehebung zulässt, hat die Pharmaindustrie kein großes Interesse an ihrer Verbreitung.

Dabei wurde dieser Zusammenhang schon in den 20er-Jahren dokumentiert:

1927 Dr. E. P. Joslin vom berühmten *Joslin Diabetic Center* in Boston vermutete bereits, dass eine fett- und cholesterinreiche Ernährung zur Entwicklung von Diabetes beiträgt.[21]

1936 stellte Dr. I. M. Rabinowitch aus Kanada der *Diabetic Association* in Boston 1.000 Fallstudien vor. Bei seinem Vortrag bewies er, dass der Hauptgrund, der für die Störung der Verstoffwechselung von Blutzucker bei einer normalen Produktion von Insulin verantwortlich ist, bei zu viel Fett im Blut liegt.[22]

1959 bestätigte das *Journal of the American Medical Association* den kausalen Zusammenhang zwischen einem hohen Fettkonsum und Diabetes.[23]

1979 erklärte ein Artikel im *American Journal of Clinical Nutrition*: »Medizinische Untersuchungen bestätigen, dass bis zu 50 % aller Menschen, die von Typ-2-Diabetes betroffen sind, innerhalb von drei Wochen die Risiken von Diabetes beseitigen und ihre Medikation absetzen können, wenn sie eine fettarme, pflanzliche Ernährung befolgen und sich täglich sportlich betätigen.«[24]

1998 präsentierten Forscher des *Duke University Medical Center* die Ergebnisse einer Studie, die zeigte, dass Typ-2-Diabetes bei Mäusen vollständig geheilt werden kann, wenn das mit ihrer Nahrung aufgenommene Fett erheblich reduziert wird. Die Untersuchung bewies, dass fettreiche Nahrung für die Entwicklung von Diabetes bei den Mäusen verantwortlich war, während Zucker keinen Einfluss auf alle Diabetes-Symptome hatte. Die Pressemitteilung ließ verlauten: »Ohne Fett tritt Diabetes selbst bei Mäusen mit Diabetes-Veranlagung nicht auf. Wenn die fettreiche Ernährung, die die Mäuse von Anfang an erhalten, umgestellt wird, verschwindet auch die Diabetes.«[25]

Viele andere Forscher haben diese Beweise untermauert, wie bspw. Nathan Pritikin, dessen Arbeit in den 60er-Jahren zeigte, dass 80 % von Langzeitdiabetikern, die einer fettarmen Ernährung folgten, in weniger als vier Wochen keine Medikamente mehr benötigten.

Es liegt nicht am Obst

Wie ich schon mehrmals angeführt habe, ist es nicht das Obst, das zu Blutzuckerproblemen führt, sondern übermäßiger Fettkonsum. Wenn Fett vom Speiseplan gestrichen wird, normalisiert sich der Blutzuckerwert und auch die Funktionstüchtigkeit der Bauchspeicheldrüse in den meisten aller Fälle. Der Verzicht auf Obst löst das Problem nicht. Das Gegenteil ist vielmehr der Fall.

Von Ärzten hören Sie Dinge wie: »Sie haben Diabetes, und zwar für den Rest Ihres Lebens. Und übrigens: Sie können ab jetzt kein Obst mehr essen.« In meinen Ohren klingt das nicht nach einem »Heilberuf«.

In den letzten 25 Jahren habe ich mit vielen Diabetikern zusammengearbeitet. Dabei habe ich jede Person individuell entsprechend ihrer persönlichen Geschichte und Situation beraten. Ich verfolge zwar keine allgemeine Behandlungsroutine, halte mich aber dennoch an einige Rahmenrichtlinien, wenn ich die einzelnen individuellen Programme erstelle. In allen Fällen, und zwar ausnahmslos, hat die Befolgung einer fettarmen, veganen und rohkostbasierten Ernährung mit starkem Fokus auf süßen Früchten zu einer Stabilisierung der Blutzuckerverstoffwechselung geführt. Die meisten meiner Patienten konnten innerhalb einiger Wochen oder weniger das für sie zuvor notwendige Insulin oder andere Medikamente absetzen. Niemandem wurde dadurch geschadet, und ich habe noch nie negative Folgen beobachtet, die aus dieser Art der Ernährungsumstellung erwachsen sind.

> *Wenn wir uns fettarm ernähren, gelangt der Zucker aus Früchten schnell ins Blut und auch wieder heraus.*

Ich kann also wirklich Obst essen?

Gewiss, das Essen von Obst erhöht unseren Blutzucker, doch genau dies bewirkt auch der Verzehr anderer Lebensmittel. Komplexe Kohlenhydrate (gekocht oder roh) befinden sich an oberster Stelle der Liste zur glykämischen Last von Lebensmitteln. Das bedeutet, dass sie den größten und intensivsten Anstieg der Blutzuckerwerte verursachen.

Eine gesunde Person, die ganze Früchte isst (entweder als »Monomahlzeit« mit nur einer Zutat, oder in einfacher Kombination, wie es für alle Mahlzeiten empfohlen wird), wird feststellen, dass der Fruchtzucker innerhalb von Minuten ins Blut und auch wieder heraus gelangt, und dabei keinen abnormalen Blutzuckerwert verursacht.

Ist es nicht merkwürdig, dass wir davon ausgehen, dass Früchte uns schaden, während wir keine Angst vor komplexen Kohlenhydraten oder zuckerreichen Desserts haben? Das klingt schon ziemlich nach der Art von Person, die sich einen riesigen Eisbecher mit Nüssen, Nougatstückchen und Schlagsahne bestellt und dann aber ernst hinzufügt: »Bitte ohne Kirsche, denn ich bin auf Diät!«

Obst und Triglyceride

Einige Menschen glauben, dass sich die Triglyceride (eine Blutfettart) aufgrund des gestiegenen Blutzuckers nach dem Verzehr von Obst erhöhen. Diese falsche Annahme brachte Nathan Pritikin dazu, Obst zu vermeiden (und stattdessen den Konsum komplexer Kohlenhydrate zuzulassen, der einzigen anderen fettarmen Kalorienquelle bei einer rein pflanzlichen Ernährung).

Spätestens jetzt sollten Sie aber wissen, dass der Verzehr von rohen, reifen Früchten nur dann zu einem anhaltend erhöhten Blutzuckerwert führt, wenn Sie sich gleichzeitig fettreich ernähren. Ein erhöhter Triglyceridwert kann also nicht von Blutzuckerproblemen herrühren, die überhaupt nicht existieren. Leider wird diese Tatsache bis zu dem Tag, an dem Forscher aus unserer westlichen Welt Untersuchungen mit fettreduziert lebenden und vor allem Obst essenden Veganern durchführen, ohne wissenschaftlichen Beweis auskommen müssen, sich aber durchaus anhand der Gesundheit und höheren Fitness der Menschen zeigen, die sich auf diese Weise ernähren.

OBST UND KREBS

Mehr als eine Billion Dollar wurden in den letzten drei Jahrzehnten für die Krebsforschung ausgegeben. Unser anhaltender »Krieg gegen den Krebs« hat uns in den letzten 30 Jahren aber in keiner Weise einer Lösung nähergebracht, wie wir sie uns damals erhofft haben. Krebs ist eine Krankheit, die durch eine bestimmte Lebensweise, Umwelt- und Kulturfaktoren ausgelöst wird, und nicht durch Mikroben, Keime oder genetische Faktoren. Die »Theorie vielschichtiger Ursachen« wird von der Öffentlichkeit inzwischen eher akzeptiert, doch trotzdem suchen Forscher weiterhin nach einer einzigen spezifischen Ursache.

Fast jedes Krebsforschungsinstitut auf der Welt befürwortet den Verzehr von Obst Daher ist es sehr verwunderlich, wenn einige eher ungeschulte Einzelpersonen behaupten, dass Obst für Krebspatienten schädlich sei. Noch mehr verwundert es allerdings, wenn Menschen diesen Personen Aufmerksamkeit schenken und sogar deren Rat befolgen, indem sie Obst von ihrem Speiseplan streichen.

Tatsächlich hält sich im Mainstream hartnäckig die gängige Ansicht, dass Obst schlecht für alle ist, die an Krebs leiden.

Noch schlimmer ist es, dass einige fehlinformierte Rohkost-»Experten«, die eigentlich Pioniere des Obst- und Gemüsekonsums sein sollten, die Ansicht, dass Obst zu vermeiden sei, einfach nachplappern und weiterverbreiten. Diese groteske Situation führt zu ausgezehrten, unausgeglichenen und zu Fressattacken neigenden Rohköstlern, die die ganze Bewegung in einem schlechten Licht erscheinen lassen.

Einige angeblich wissenschaftliche Untersuchungen sind zu dem Schluss gekommen, dass ein unkontrollierter und oft ungesunder Gewichtsverlust mit einer auf Rohkost und vor allem Obst basierenden Ernährung zusammenhängt. Die Ergebnisse dieser kleinen Studien haben die allgemeine öffentliche Vorstellung bestärkt, dass Obst für alle von Krebs Betroffenen schlecht ist. Leider verfügten die Forscher, die für das Design der Untersuchungen verantwortlich waren, über sehr geringe Kenntnisse im Bereich der Rohkosternährung. Darüber hinaus haben sie ihre Schlüsse aus Tests mit Versuchspersonen gezogen, die selbst kaum Erfahrung mit Rohkost hatten. Wenn überhaupt, haben nur sehr wenige dieser vereinzelten Studien erfolgreiche oder langjährige Rohköstler untersucht.

Eine durchschnittliche Ernährungsweise führt meistens zu ungewollter Gewichtszunahme. Der Verzehr von reichlich Obst hilft dabei, das Gewicht wieder auf ein normales Niveau zu bringen (bzw. eines, das fast ungesund niedrig erscheinen mag, wenn man in einem Land voller übergewichtiger und fettleibiger Menschen lebt). Etwas später in diesem Buch gehe ich mit einem ganzen Kapitel näher auf das Thema Körpergewicht ein und erläutere im Detail den Zusammenhang zwischen einer vorrangig auf Früchten basierenden Ernährung und dem eigenen Körpergewicht.

Kann Obst die Wirkung von Krebstherapien beeinträchtigen?

Der »Erfolg« einer Chemotherapie oder einer Bestrahlung hängt davon ab, wie stark die Reaktion des Immunsystems gesenkt wird. Mediziner wissen, dass Menschen mit einer unterdrückten Immunabwehr Behandlungen vertragen können, die normalerweise gänzlich undenkbar wären.

Um dieses Ziel zu erreichen, geht die westliche Medizin so weit, den bereits mitgenommenen Patienten mit immunsuppressiven Medikamenten zu attackieren. Ein gesundes Immunsystem leistet diesem Versuch Widerstand. Ohne die Unterdrückung der Immunabwehr (an sich ein gewollter Verlust von Vitalität) hätten Patienten solch extrem negative Reaktionen auf diese »Behandlung«, dass sie sich nicht anwenden ließe.

Ich kenne die stärkende Wirkung, die Obst auf das Immunsystem hat, und habe trotzdem von einigen Fällen gehört, in denen Ärzte gerade den Menschen, die es eigentlich am meisten benötigen, von Obst abgeraten haben. Die wirkliche Lösung des Problems besteht natürlich darin, mit Patienten von Anfang an so zusammenzuarbeiten, dass sie eine robuste, blühende Gesundheit aufbauen und sich nie in der schwierigen Lage befinden, zwischen ihrer Vitalität und ihrem Leben wählen zu müssen.

Dies ist nur ein weiteres Beispiel für eine sehr eingegrenzte Betrachtung von Gesundheit. Wenn Mediziner Scheuklappen tragen und eine Erkrankung kurieren wollen, ohne dabei den Gesamtzustand ihrer Patienten im Blick zu haben und fördern zu wollen, kommen sie zum Teil auf bizarre und sehr kurzsichtige Lösungen.

Die Verwendung immunsuppressiver Medikamente wurde von einigen Wissenschaftlern als eigentliche Ursache der gegenwärtigen Epidemie des Immunschwäche-Syndroms bezeichnet. Leider hat die Pharma-Industrie heutzutage aber einen größeren Einfluss auf die öffentliche Meinung als wahrscheinlich jemals zuvor.

Übersäuert Obst den Körper von Krebspatienten?

Krebs wird mit der Übersäuerung des Körpers in Verbindung gebracht. Bisher wurde nicht herausgefunden, ob diese Übersäuerung eine Ursache für den Krebs, eine Abwehrbegleiterscheinung des Körpers oder aber eine Erscheinung ist, die nicht direkt mit dem Krebs einhergeht, aber parallel zu dessen eigentlichen Ursachen auftritt. Viele Menschen gehen fälschlicherweise davon aus, dass Fruchtzucker und besonders die Säure in »sauren Früchten« den Körper übersäuert. Die Verdauungschemie zeigt aber, dass dies nicht der Fall ist. Der Mineralstoffgehalt von Lebensmitteln ist der entscheidende Faktor, der im Körper eine basische oder saure Reaktion hervorruft. Wenn Nahrung verdaut wird, die vorrangig saure Mineralstoffe enthält, wie bspw. Fleisch und die meisten Nüsse und Samen, wird sie als »säurebildend« bezeichnet, da sie im Körper zu einer sauren Reaktion führt.

Da in den allermeisten Früchten, auch den sauren, basische Mineralstoffe dominieren, hat Obst eine basische Wirkung auf den Körper. Obst mag nicht so stark basenbildend sein wie Gemüse, aber für seinen Ruf, säurebildend zu wirken, gibt es keinen Ansatzpunkt.

Krebsforscher haben herausgefunden, dass Zellen, die in einer Laborschale in einer entsprechenden Nährlösung gebadet und deren giftige Stoffwechselabfallprodukte gründlich entfernt werden, wieder gesund werden. Bisher war es nicht möglich, bei diesen gesunden Zellen ein erneutes Krebswachstum auszulösen, egal welchen Karzinogenen sie auch kurzfristig ausgesetzt wurden.

Übersetzt sind das für uns Menschen recht gute Nachrichten. Das vorrangig auf Obst basierende 80/10/10-Programm stellt meiner Meinung nach die ideale nährreiche Umgebung dar, in der wir die Zellen unseres Körpers baden sollten. Wir können im Gegensatz dazu nicht erwarten, dass wir mit dem Essen säurebildender Lebensmittel wie gekochtes Eiweiß, erhitzte Öle und frittierte Pommes Frites krebsfrei bleiben, nur weil wir auch große Mengen an Obst und Gemüse verzehren.

> *Das Vorherrschen basischer Mineralstoffe ist der entscheidende Faktor in einem basischen System.*

Säure-Basen-Gleichgewicht

Die meisten unserer Körperflüssigkeiten und Zellen brauchen eine leicht basische Umgebung (einen pH-Wert, der knapp zwischen sechs und sieben liegt), um gesund zu bleiben. Sogar wenn wir sehr gesund essen und leben, ist unser Körper so ausgelegt, dass unsere Zellen aufgrund unserer täglichen Aktivitäten und durch Stress leicht in den sauren Bereich abgleiten. Die Natur hat es in ihrer unendlichen Weisheit so gestaltet, dass unsere natürliche Ernährung aus basischem rohen Obst und Gemüse bestehen sollte, um diese Säuren zu neutralisieren.

Wenn der Großteil der von uns verzehrten Lebensmittel basisch ist, leben wir ohne großes Zutun in einem ausgeglichenen Zustand, der sogenannten Homöostase. (Meditation, Yoga, Biofeedback und sanfte Übungen können einer körperlichen Übersäuerung in geringem Maße entgegensteuern, aber den Körper nicht basisch ausrichten.) Wenn wir aber unseren Körper mit unnatürlichen Säurequellen überfordern, können auch große Mengen an Obst und Gemüse dies nicht wieder ausgleichen.

Welche Aktivitäten und Gewohnheiten führen zu einer Übersäuerung?

- der Verzehr gekochter Lebensmittel, erhitzter Fette, Tierprodukte, Getreide (gekocht oder roh) oder mehr als nur einer geringen Menge von Nüssen und Samen
- das Essen schlecht kombinierter Lebensmittel, gekocht oder roh
- Rauchen oder die Einnahme von Drogen oder Stimulanzien (einschließlich Koffein)
- das Trinken von Alkohol, kohlensäurehaltigen Getränken, Kaffee oder Tee
- fehlende sportliche Betätigung, ungenügend Schlaf und Erholung
- anhaltender Stress, Ärger, Angst oder andere negative Emotionen

Anstatt diese ungesunden Lebensmittel und Gewohnheiten aus ihrem Leben zu verbannen, werden manche Menschen Opfer geschickter Verkäufer, die behaupten, dass das Entsaften von grünem Blattgemüse oder Weizengras oder der Konsum hochkonzentrierter »Superfood«-Pulver dem Körper genügend basische Rohstoffe zufüge, um eine Übersäuerung auszugleichen. Säfte und Superfoods, also keine ganzen Früchte, für die unser Körper biologisch ausgelegt ist (auch wenn anderes behauptet wird), führen nur zu weiterem Ungleichgewicht. Nur eine gesunde Lebensweise führt zu einer robusten Gesundheit. Es gibt keine Abkürzungen oder Tricks.

Ernährt Obst die Krebszellen?

Krebszellen verwerten wie alle anderen Zellen auch Glukose als hauptsächlichen Brennstoff. Es ist nicht möglich, Krebszellen auszuhungern, ohne dass andere Zellen, z. B. im Gehirn, im Herz, der Leber oder den Nieren in Mitleidenschaft gezogen werden. Das wäre nicht nur kontraproduktiv, sondern im Extremfall sogar tödlich. Krebszellen gedeihen in einer anaeroben Umgebung, d. h. da, wo der Sauerstoffgehalt sehr niedrig ist. Eine fettreiche Ernährung senkt den Sauerstoffgehalt von Blut und Gewebe und bietet das ideale Umfeld für das Wuchern von Krebszellen. Wenn wir uns aber gemäß 80/10/10 ernähren und viel einfache Kohlenhydrate und Wasser zu uns nehmen, steigern wir die Sauerstofftransportfähigkeit des Blutes und reduzieren dadurch das Risiko, an Krebs zu erkranken.

Die Lösung besteht also nicht darin, die Energiezufuhr für die Krebszellen zu drosseln, da dies schlussendlich auch zum Tod des Patienten führt, sondern ein sauerstoffreiches Klima im Körper zu erzeugen, in dem Krebszellen weder entstehen noch überleben können.

OBST UND SÄUREBEDINGTE VERDAUUNGS-BESCHWERDEN

Die weit verbreitete Meinung, dass Obst Sodbrennen erzeugt, ist ein weiteres Beispiel dafür, wie eine falsche ernährungswissenschaftliche Annahme zu einer allgemeinen Überzeugung aufgebläht wurde Wenn man eine gesunde, einfache Mahlzeit isst, verlässt diese den Magen sehr schnell, meistens in weniger als einer Stunde. Schwer verdauliche Lebensmittel hingegen verbleiben 24 Stunden oder sogar länger im Magen.

Wenn man schwer zu Abend isst, liegt einem dieses Essen am nächsten Morgen sprichwörtlich noch im Magen. Wenn dies sich mit dem Obst vom Frühstück mischt, entsteht eine extrem unverträgliche Kombination, die oft genug mit einer Magenübersäuerung endet. Es verwundert also nicht, dass die meisten Leute das Obst für den Auslöser dieses unangenehmen Gefühls halten.

Ich nenne das die »Hundetreter-Reaktion«. Stellen Sie sich einen Mann vor, der einen schlechten Tag bei der Arbeit hatte. Auf dem Weg nach Hause wird er geblitzt und fährt zu allem Übel beim Einparken in der Garage auch noch das Fahrrad seiner Tochter über den Haufen. Sein Hund kommt auf ihn zugesprungen, um ihn zu begrüßen, und wischt dabei seine Pfoten an der Hose des Mannes ab. Der Mann tritt den Hund, als wäre dieser allein schuld

Unser Frühstücksobst verursacht keine Verdauungsbeschwerden. Das Abendessen vom Vortag schon.

an seinem schlechten Tag. Dabei war der Hund nur das letzte Tröpfchen, das das Fass zum Überlaufen brachte, und nicht der Grund für all diese Probleme. Genauso wenig sind frische Früchte an Verdauungsbeschwerden schuld. Die Ursache ist stattdessen beim Abendessen des vorherigen Tages zu suchen.

OBST UND KARIES

Es ist schon komisch mit den Zähnen – jeder hat sie, und fast jeder hat Probleme mit ihnen. Aber fragen Sie mal einen Zahnarzt, wie viele seiner Patienten Zahnprobleme haben, weil sie zu viel Obst essen. Der Prozentsatz wird so gering sein, dass er gegen null tendiert.

Zahnprobleme gibt es wegen einer Vielzahl von Gründen. Drei davon sind folgende:

Zu viel Säurehaltiges: Phosphorsäure in Erfrischungsgetränken, Gerbsäure im Tee und verschiedene Säuren im Kaffee greifen den Zahnschmelz an.

Fluorid in der Wasserversorgung führt letztendlich oft zu Karies (und zu weiteren ernsthaften Gesundheitsproblemen). Der verstorbene Dr. John Yiamouyiannis warnte engagiert und überzeugt vor den erheblichen Gefahren einer Fluoridierung.[26]

Eine übersäuerte Blutbahn führt dazu, dass der Körper gespeicherte basische Mineralstoffe freigibt (vor allem Kalzium), um die Säuren zu neutralisieren. Der Verzehr hochgradig säurebildender Lebensmittel wie Fleisch, Milchprodukte und Getreide ruft diese intelligente Reaktion des Körpers hervor. Die sauren mineralischen Bestandteile dieser Lebensmittel bewirken den Abbau der Zahn- und Knochensubstanz, da der Körper diesen Kalzium entzieht, um die Säuren zu neutralisieren (siehe »Die Risiken eines Eiweißkonsums über 10 % auf Seite 130).

Das Essen von Obst ist, getreu dem Sprichwort »ein Apfel täglich – kein Leiden quält dich« tatsächlich gut für die Zähne. Warum also haben Leute vor dem Zusammenspiel Zahnarzt-Zähne-Obst solche Angst? Ich denke, es ist die Tatsache, dass Zahnärzte den Zusammenhang zwischen Ernährung und Karies noch nicht ganz durchschaut haben, aber trotzdem täglich danach gefragt werden.

Ein Zahnarzt erklärte einer Freundin von mir, sie habe akute Zahnprobleme, weil sie sich zu fettreich ernähre. Eine wiederum andere Zahnärztin sagte einer anderen Freundin, dass deren Zahnprobleme von zu wenig Fett herrührten. Ich habe von Zahnärzten gehört, die ihren Patienten raten, mehr Kohlenhydrate zu

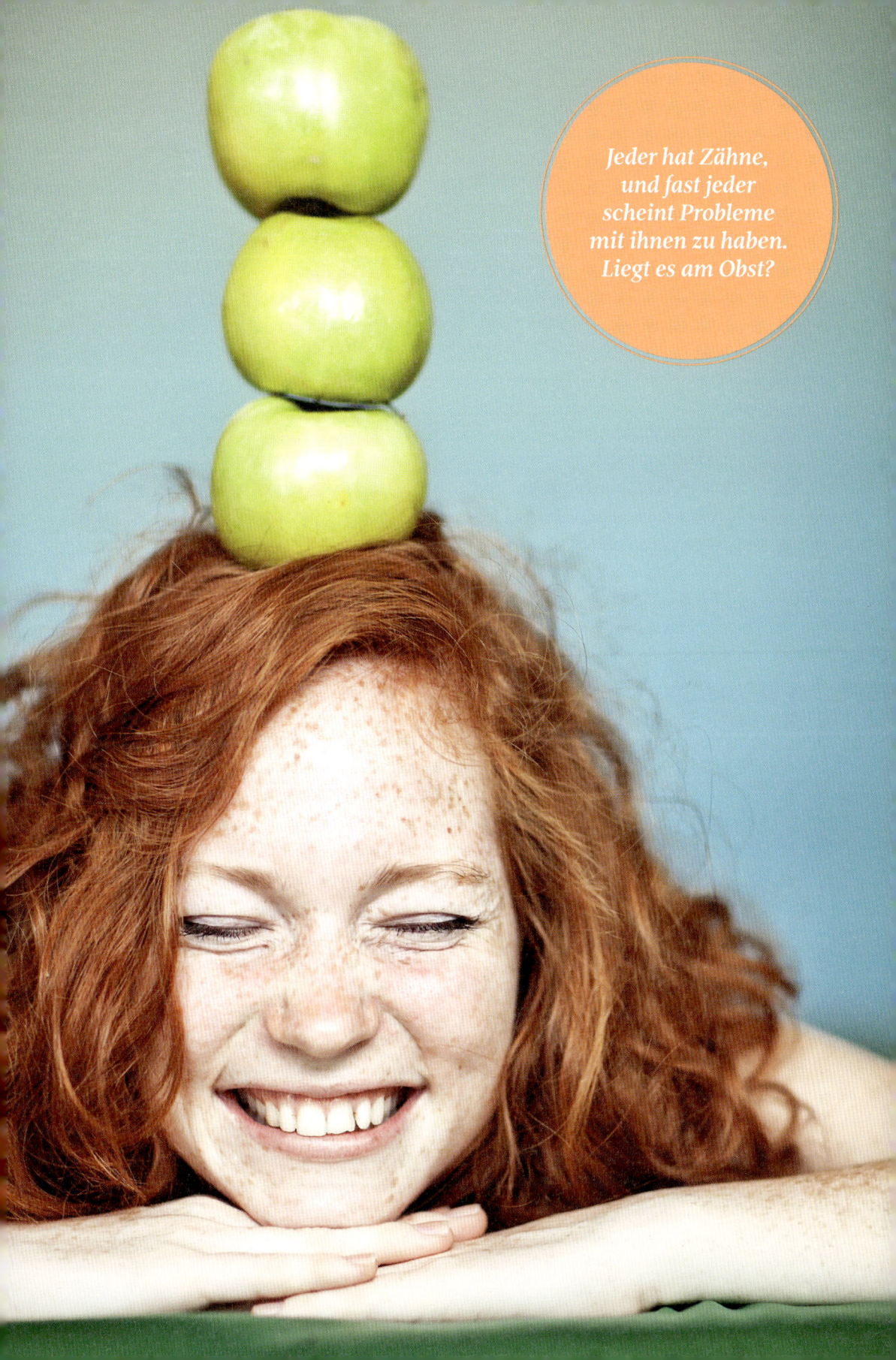

Jeder hat Zähne, und fast jeder scheint Probleme mit ihnen zu haben. Liegt es am Obst?

essen, während andere eine Reduzierung von Kohlenhydraten empfehlen. Ein Zahnarzt warnte mich einmal davor, dass ich große Probleme bekommen würde, wenn ich überhaupt noch Kohlenhydrate zu mir nähme.

Einen Zahnarzt nach Ernährungstipps zu fragen, scheint ein ähnliches Unterfangen zu sein, wie den Automechaniker von nebenan um seinen Rat in Finanzfragen zu bitten. Ja, Zahnärzte essen und Automechaniker verdienen Geld, aber das macht sie nicht zu Experten auf diesen Gebieten. Zahnärzte sind Spezialisten, wenn es um die Behandlung von Zähnen geht. An sich sind sie Bauarbeiter, die auf winzigen Baustellen arbeiten, Löcher füllen, Brücken bauen usw. Sie sind keine Fachleute für Ernährung oder die Biochemie des Munds.

Auch Zahnhygiene kann schädlich sein

Was genau löst dann Karies aus? Es gibt wachsende Beweise dafür, dass ein Großteil unserer heutigen Zahn- und Zahnfleischbeschwerden durch unsere »präventive« Zahnhygiene verursacht wird. Ein zu starkes Bürsten des Zahnfleischs kann damit enden, dass es zurückweicht und schrumpft. Zahnfleisch ist empfindlich und reagiert bei zu harter Behandlung schnell mit Rückgang. Dies führt zu freiliegenden Zahnhälsen, die keinen Zahnschmelz mehr haben und den Säuren von Lebensmitteln oder denen, die von Bakterien produziert werden, schutzlos ausgeliefert sind.

Der Gebrauch von Zahnseide kann ebenfalls schädlich sein, wenn nicht nur die Zahnzwischenräume damit gereinigt, sondern auch das Zahnfleisch zu stark damit traktiert wird. Dies kann zu einer Vergrößerung der Zwischenräume zwischen Zähnen und Zahnfleisch führen, in denen Lebensmittelreste und Bakterien zurückbleiben und die Zähne stark angreifen können.

Sogar Zahnpasta kann eine schädliche Wirkung haben. Die kleinen Putzpartikel in der Zahnpasta, die eigentlich die Zähne reinigen sollen, können den Zahnschmelz zerstören und ebenfalls in die Zwischenräume zwischen Zähnen und Zahnfleisch gelangen, wo sie Reizungen und Entzündungen hervorrufen können. Konservative Zahnärzte empfehlen heutzutage, die Zähne gründlich, aber vorsichtig nur mit einer weichen, mit Wasser befeuchteten Zahnbürste zu reinigen, ohne sie dabei zu ramponieren.

Trockenfrüchte, »rohe« Nüsse eingeschlossen, produzieren zahnschädliche Säuren.

Trockenfrüchte, Nüsse, komplexe Kohlenhydrate und Industriezucker

Trockenfrüchte scheinen in verschiedener Art und Weise alles andere als gut für die Zähne zu sein. Sie zählen zu den weiterverarbeiteten Kohlenhydraten, da sie ehemals ganze Früchte waren, denen das Wasser entzogen wurde. In dieser aufgebrochenen Form sind Früchte extrem trocken und klebrig. Sie bleiben hartnäckig an der ersten feuchten Oberfläche haften, mit der sie Kontakt haben – den Zähnen. Wenn kleine Trockenobststückchen in kleinen Zwischenräumen hängen bleiben, werden sie irgendwann von Bakterien zersetzt, die damit nur ihre Arbeit erledigen.

Diese Bakterien produzieren zum Leidwesen der Zähne extrem saure Stoffwechselabfallprodukte und scheiden diese direkt auf den Zähnen aus. Die Säure in diesen bakteriellen Ausscheidungen löst den Zahnschmelz auf und ist besonders für freiliegende Zahnhälse gefährlich. Ein ständiger Kontakt mit dieser Säure führt zur Entstehung von Karies.

Nüsse und Samen werden in den seltensten Fällen direkt frisch vom Baum gegessen. In dieser Form wären sie bei Raumtemperatur nur sehr kurz haltbar. Um rohe Nüsse und Samen länger haltbar zu machen, werden sie von Lebensmittelproduzenten getrocknet, damit sie bei längerer Lagerung nicht schimmeln. Wenn wir Nüsse und Samen essen, bleiben kleine Rückstände davon auf und zwischen unseren Zähnen haften.

Unser Gehirn kontrolliert den pH-Wert (das Säureniveau) des Munds durch die Abgabe bestimmter Arten und Mengen von Enzymen über die Speicheldrüsen. Wenn wir gesund sind, befindet sich der pH-Wert des Munds normalerweise im basischen Bereich. Nach Tests von Speichelproben hunderter Patienten nach dem Verzehr von Nüssen und Samen habe ich festgestellt, dass die Mundflora leicht sauer wird. Diese Säure spaltet die Eiweiße der Nuss- und Samenpartikel auf, schädigt aber gleichzeitig die Zahnhälse und den Zahnschmelz. Dies kann wiederum zu Karies und Zahnlöchern führen.

Komplexe Kohlenhydrate, ebenso wie veränderte einfache Kohlenhydrate, bleiben in ähnlicher Weise an den Zähnen haften wie kleine Teile von Trockenfrüchten. Die Bakterien, die diese Kohlenhydrate verdauen, produzieren saure Abfallprodukte, die den Zahnschmelz auflösen. Die meisten komplexen Kohlenhydrate gehören zu den säurebildenden Lebensmitteln.

Obst und Gemüse für gesunde Zähne

Der Schlüssel zu gesunden Zähnen ist auch der Schlüssel zu einer blühenden Gesundheit. Eine gesunde Lebensweise hat keine Nebenwirkungen. Ganzes, frisches, reifes und rohes Obst und Gemüse ist eine wunderbare Nahrungsquelle für Zähne und Zahnfleisch. Unsere Zahnstruktur ist genau wie der Rest unserer Anatomie und Physiologie perfekt für Obst und Gemüse ausgelegt.

Natürlich könnte man einwenden: »Aber wenn man den ganzen Tag an Zitronen lutscht, wäre das doch bestimmt schlecht für die Zähne, oder?« Ja, das wäre es auf jeden Fall, aber wer würde das bitteschön überhaupt tun wollen? Vertrauen Sie auf Ihren gesunden Menschenverstand und genießen Sie Ihr frisches Obst!

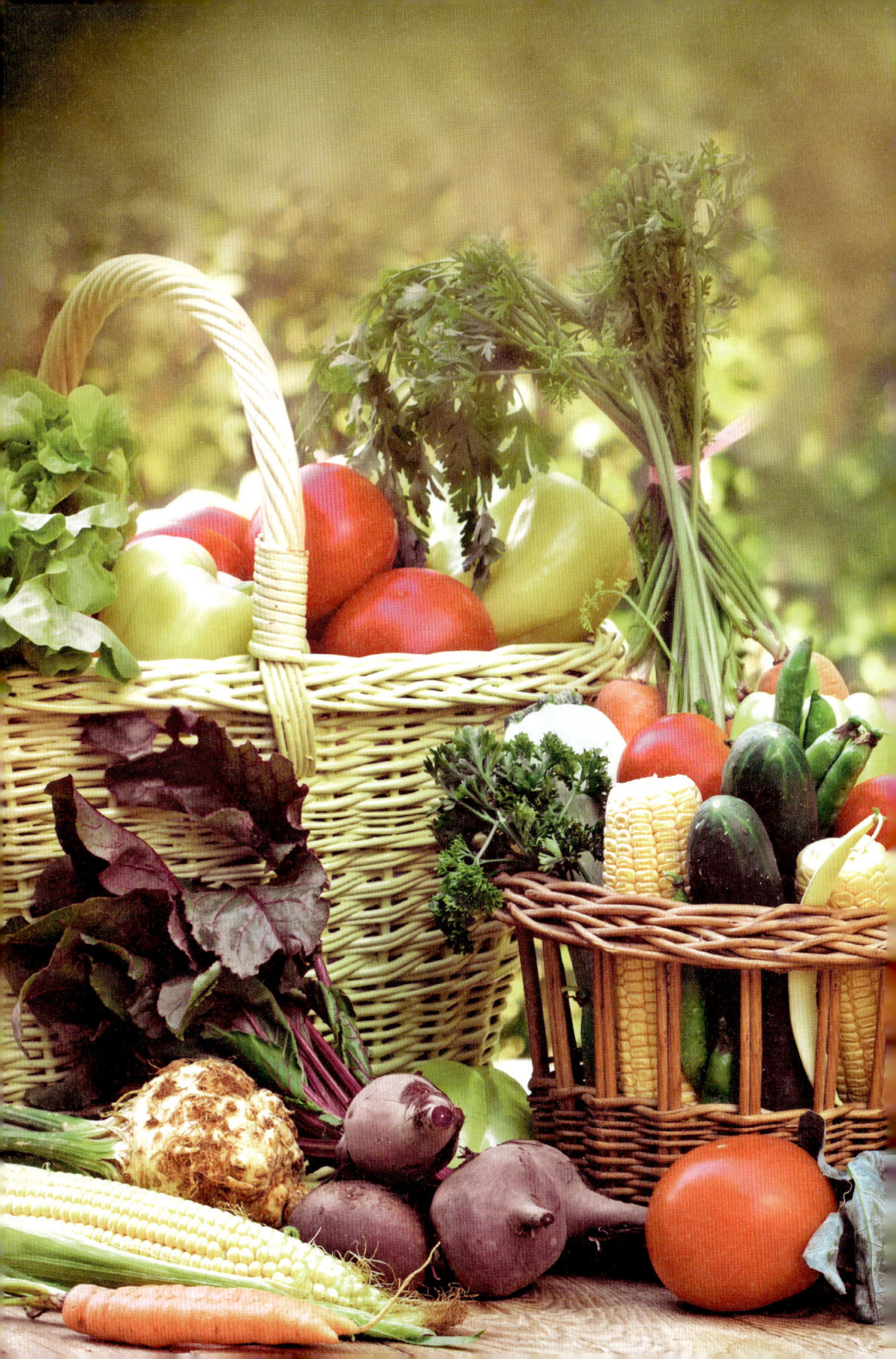

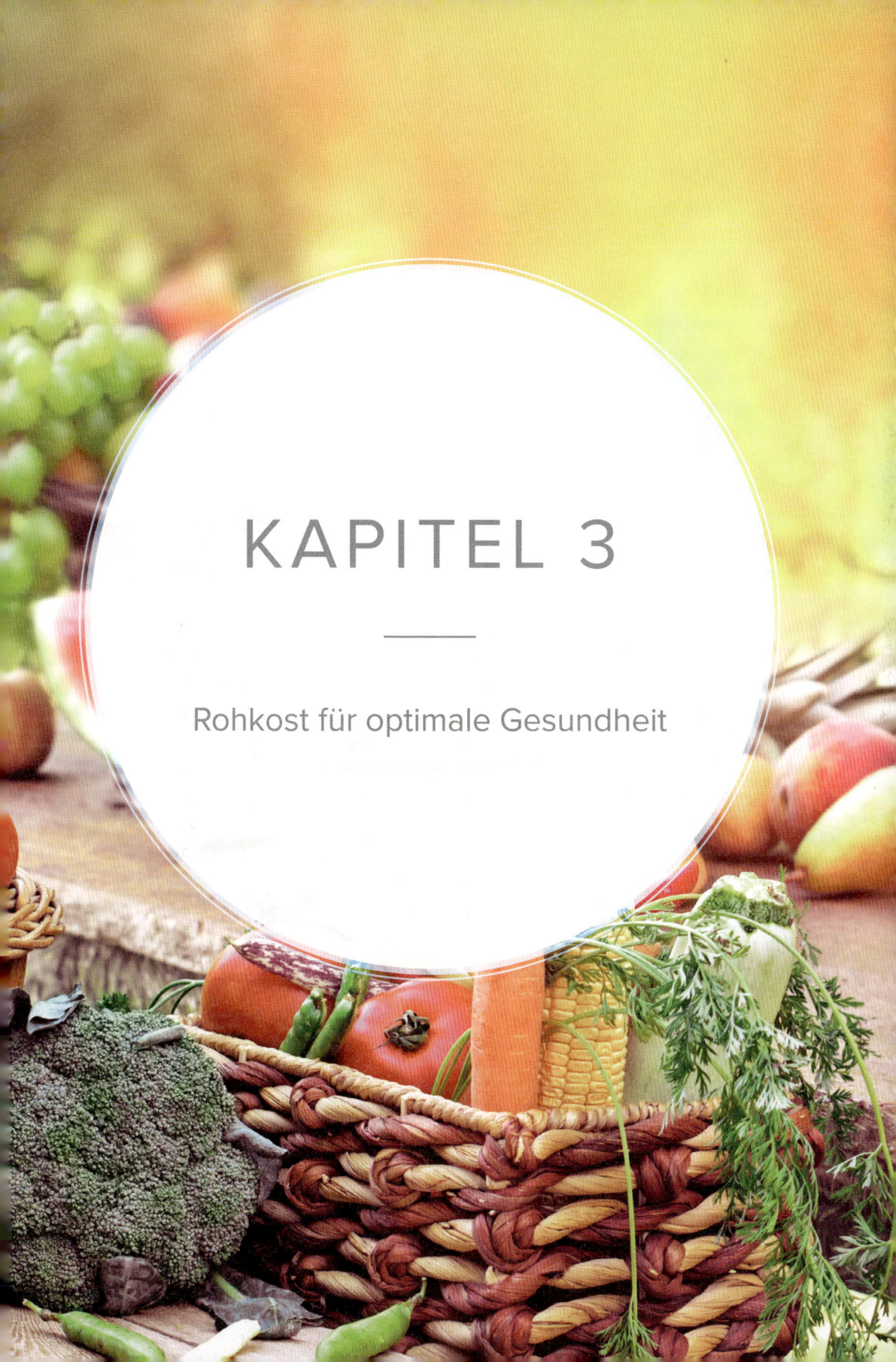

KAPITEL 3

———

Rohkost für optimale Gesundheit

Nicht erhitzte oder rohe Lebensmittel sind die natürliche und beste Wahl für die Zellgesundheit aller Lebewesen. Einer der größten Unterschiede zwischen Menschen und Tieren auf unserem Planeten Erde ist, dass wir unser Essen kochen und sie nicht. Aus gesundheitlicher Perspektive ist das keine kluge Entscheidung. Rohkost ist einfach sinnvoll und wird als Konzept voll und ganz von der Wissenschaft unterstützt. Leider essen Ärzte und Wissenschaftler, die sich mit Ernährung beschäftigen, selbst zum allergrößten Teil gekochte Lebensmittel und sehen auch die Welt aus dieser Perspektive. Sie können oft selbst nicht über den Tellerrand schauen und einen anderen Ansatz zulassen. Das Konzept einer rein rohköstlichen Ernährung ist für die meisten von ihnen undenkbar. Sie ziehen es meistens nicht einmal in Betracht.

Diese Fachleute verwenden einen Großteil ihrer Zeit darauf, wissenschaftliche Belege für die Unterstützung der Lebensweise zu liefern, an die sie selbst gewöhnt sind. Ein gesunder Menschenverstand aber zieht das Kochen und Garen in Zweifel, da kein anderes Lebewesen außer dem Menschen seine Nahrung so zubereitet. Stattdessen ist es so, dass gerade die Tiere, die an degenerativen »menschlichen« Erkrankungen leiden, Haus- oder Käfigtiere sind, die von ihren Besitzern oder Pflegern regelmäßig mit gekochter Nahrung gefüttert werden.

Wenn wir uns die Natur anschauen, erkennen wir, dass alle Lebewesen in einer Weise geboren und ausgestattet sind, die es ihnen erlaubt, ihre natürliche Nahrung zu finden und so zu überleben. Kein Mensch wurde bisher mit einem Herd auf dem Rücken oder mit Traktorschlüsseln in der Hand geboren.

DER WAHN, MIKROBEN TOTKOCHEN ZU MÜSSEN

> *Die »Keimtheorie der Krankheiten« ist nicht mehr als das: eine Theorie.*

Vor und noch während des 19. Jahrhunderts waren frische Früchte sehr beliebt, und die Menschen ernährten sich nicht in solch hohem Maße von gekochten Lebensmitteln wie heutzutage. Die Rohkostbewegung war vor 120 Jahren tatsächlich schon so groß wie heute, wenn nicht noch größer. Doch das gesamte Konzept wurde im Wesentlichen mit nur einem Wort erstickt: Keime. Nachdem der Wissenschaftler Louis Pasteur (1822-1895) 1878 seine »Keimtheorie der Krankheiten« veröffentlichte, wurde die Angst vor Keimen bei vielen Menschen zu einer regelrechten Phobie, die bis heute anhält und sogar noch wächst. Diese Angst ließ die Ärzteschaft empfehlen, alle Lebensmittel gekocht zu essen, um die Verbraucher zu schützen. Also begannen die Leute, praktisch alles zu kochen, was sie verzehrten: Tomaten, Äpfel usw. usf.

Durch den überwältigenden Einfluss der Ärzte auf die Gesellschaft wurde es irgendwann sogar zur Norm, Obst zu kochen.

Pasteurs haltlose Theorie lebt als ein medizinisches Modell von Krankheit und Heilung weiter. Die Gesellschaft hält es für wahr, obwohl es voller Widersprüche steckt. Mehr als 100 Jahre sind vergangen, und die Keimtheorie ist immer noch nicht mit Fakten belegt, während sie wiederholt durch Kochs Postulate widerlegt wurde.

Pasteurs Leben und seine glänzende Karriere sind faszinierend. Nach Jahren des Gelehrtenstreits mit seinen Kollegen soll er auf dem Totenbett kapituliert und zugegeben haben, dass Mikroben nicht die Hauptursache von Krankheiten seien. Stattdessen stimmte er der Auffassung zu, dass ein giftiges »inneres Milieu« des Körpers, in dem die Mikroben leben, einen perfekten Nährboden für eine Erkrankung darstellt. Anders ausgedrückt stellt der Keim, unabhängig von seiner Herkunft und Art, eine weitaus geringere Gefahr dar als weitläufig angenommen, es sei denn, der Körper ist bereits wegen eines gestörten und angegriffenen inneren Gleichgewichts in einem geschwächten Zustand.

Kochs
Postulate

Der berühmte Bakteriologe Robert Koch entwickelte die folgenden vier logischen Regeln, die alle erfüllt sein müssen, um nachzuweisen, dass eine bestimmte Mikrobe oder Bakterie der Auslöser einer bestimmten Krankheit ist.[27]

1. Die Bakterie muss bei jedem Krankheitsfall, nicht aber in gesunden Organismen vorzufinden sein.
2. Sie muss vom Patienten isoliert und in Reinkultur gezüchtet werden.
3. Sie muss nach Übertragung auf einen neuen, dafür empfänglichen Wirt bei diesem dieselbe Krankheit auslösen.
4. Dieselbe Bakterie muss erneut von dem zu Versuchszwecken infizierten Wirt isoliert werden.

Die logische Beweiskette, die lange als die goldene Regel für das Bestimmen von Infektionskrankheiten galt, ist der notwendige Mindestbeweis für die Existenz eines Krankheitserregers und dessen kausale Verbindung zu einer Krankheit.

Die Keimtheorie wird immer eine Theorie bleiben, da man sie mit Kochs Postulaten relativ einfach widerlegen kann. Sehen wir uns zwei einleuchtende Beispiele an:

Gesunde Menschen beherbergen oft Keime, die als Krankheitserreger gelten, sind aber selbst vollkommen symptomfrei. Diese Tatsache widerspricht dem 1. Postulat.

Umgekehrt sind viele Menschen mit einer Krankheit nicht Wirte des angeblichen Erregers – noch ein Widerspruch zum 1. Postulat.

Unser Inneres in einer gesunden (ungestörten und unversehrten) Homöostase zu halten, ist einer der größten Vorteile einer fettarmen Ernährung mit ganzen, rohen und pflanzlichen Lebensmitteln in ihrer frischesten und natürlichsten Form. So wie Mücken keine stehenden Gewässer und Fliegen keine Misthaufen verursachen, sind »Keime« (Bakterien, Viren und andere Mikroorganismen) um uns herum und in uns nicht für die Gifte in unserem Körper verantwortlich.

Dennoch freuen sich Keime, genau wie Mücken und Fliegen, darüber, in einer giftigen Umgebung zu siedeln, wo es reichlich Nahrung gibt.

Wenn wir das stehende Gewässer austrocknen oder den Misthaufen beseitigen, ziehen die Mücken und Fliegen weiter. Genauso wandern die Viren und Bakterien, die sich von den giftigen Abfallprodukten in unserem Körper ernähren, einfach weiter, wenn wir unsere Ernährung umstellen und damit die Ursachen unserer inneren Vergiftung beseitigen. Ab diesem Punkt sind unsere Körper keine geeigneten Wirte für diese Krankheitserreger mehr.

Pasteur gerecht zu werden oder aber die Trugschlüsse seiner Keimtheorie genauer aufzuzeigen, ist nicht Thema dieses Buchs. Es gibt aber zahlreiche Publikationen, in denen Sie detaillierte Ausführungen zu beiden Positionen finden. Eine exzellente Quelle ist z. B. *Health & Survival in the 21st Century* von Ross Horne.[28]

> *Keime verursachen keine Krankheiten; – jedenfalls nicht so, wie wir es gelernt haben.*

WAS IST SO SCHLIMM AM KOCHEN?

Es stimmt, die Menschheit hat vor Urzeiten das Feuer entdeckt und seitdem zur Nahrungszubereitung verwendet, und es scheint nicht geschadet zu haben. Warum sollte Kochen also ein Problem sein?

Untersuchungen haben gezeigt, dass Menschen allein auf Basis von Mehl und Wasser zumindest eine gewisse Zeit überleben können. Blendend geht es ihnen damit aber nicht. Dies zeigt nur, wie widerstandsfähig und vital der menschliche Körper ist, sagt aber nichts über den Nährwert der Nahrung aus. Der Unterschied zwischen einer »normalen« und einer blühenden Gesundheit ist allerdings enorm.

Menschen kochen noch nicht lange

Historisch gesehen begannen Menschen nach dem Migrieren aus den Tropen damit, das (gekochte) Fleisch von Tieren zu essen und mit Lebensmitteln wie (gekochten) Knollen und anderen komplexen Kohlenhydraten zu experimentieren, um die nicht mehr vorhandenen Obst- und Gemüsesorten zu ersetzen. Es ist wissenschaftlich erwiesen, dass wir diese Praxis mindestens 200.000 Jahre lang verfolgt haben. Doch erst mit Beginn des Ackerbaus und der Getreidekultivierung vor circa 10.000 Jahren nehmen wir den Großteil unserer Kalorien durch gekochte Kohlenhydrate zu uns.[29] Auch wenn wir uns biologisch an dieses Vorgehen angepasst haben, lässt sich wohl kaum bestreiten, dass unsere Verdauungsphysiologie, so wie die jedes anderen Lebewesens dieser Erde, auf den Verzehr roher, naturbelassener Lebensmittel ausgelegt ist. Jede Zubereitungsart, die durch Kochen einen Verlust von Nährstoffen und eine Anreicherung mit Giften bewirkt, sollte als *Rück*schritt, nicht als Fortschritt bezeichnet werden.

10.000 Jahre sind aus der Warte der menschlichen Entwicklungsgeschichte ein sehr kleiner Zeitraum – keinesfalls lang genug für unser Verdauungssystem, um sich an die vollkommene Veränderung unserer Lebensmittel durch das Kochen zu gewöhnen. Physiologen glauben, dass es für solche evolutionären Veränderungen in der Regel 50.000 bis 500.000 Jahre braucht.

Doch selbst dann könnten wir uns nicht in einer gesunden Art und Weise an den Nährstoffverlust oder das Entstehen von Giften durch das Kochen von Lebensmitteln anpassen.

10.000 Jahre Kochen reichen nicht für eine körperliche Anpassung.

Viele gekochte Lebensmittel, wie etwa Fleisch oder Getreide, wären in anderer Form für Menschen unappetitlich oder schlicht ungenießbar. Das Kochen erlaubt es uns, den Schutzmechanismus unserer Sinne zu umgehen, der uns normalerweise davor bewahren würde, unnatürliche oder ungesunde Dinge zu essen. Durch das Kochen sind wir in der Lage, Lebensmittel zu essen und gut zu finden, die wir sonst bereits als verdorben eingestuft hätten. In einigen seltenen Fällen mag das Kochen uns dabei helfen, mit den gerade verfügbaren Lebensmitteln zu überleben. Dennoch zahlen wir einen hohen gesundheitlichen Preis, wenn gekochtes Essen unsere tägliche Ernährung ausmacht.

Reichlich Fett

Ein hoher Fettgehalt ist ein weiteres Problem von gekochten Speisen. Vor allem Fleisch, Getreide und andere stärkehaltige Lebensmittel enthalten oft mehr Fett, als gesund ist.

Dieses Fett ist jedoch oft nicht sichtbar. Während des Kochens wird es von stärkehaltigen Lebensmitteln absorbiert. Pommes frites sehen nicht fettig aus, und wir kategorisieren sie lieber als kohlenhydrathaltiges Nahrungsmittel. 50 % der Kalorien einer durchschnittlichen Portion Pommes bestehen aber aus Fett. Im Apfelkuchen sind aber bestimmt nur Kohlenhydrate, oder? Er wird aus Zucker, Äpfeln und einem Teig aus Getreidemehl gemacht – alles kohlenhydrathaltige Nahrungsmittel. Leider aber stammen die Kalorien dieser Köstlichkeit auch zu über 50 % aus Fett. Nicht einmal eine Backkartoffel ist eine fettarme Mahlzeit, wenn wir Sauerrahm oder Butter dazu essen.

Fett versteckt sich auch in tierischen Lebensmitteln. Der Fettgehalt von Fleisch variiert je nach der Art des Fleischstücks, doch die meisten Fleischsorten sind sehr fetthaltig.

Gifte und Krankheiten

Die verschiedenen Zubereitungsarten beim Kochen lassen in unterschiedlichem Grad Schadstoffe entstehen, die der Körper eliminieren muss. Der ständige Verzehr gekochter Speisen führt zu einer krankhaften Vergrößerung der Bauchspeicheldrüse und schädigt die Leber, das Herz, die Schilddrüse, die Nebennieren und die meisten anderen Organe durch eine Kombination aus Giften und niedriger Sauerstoffzufuhr. Das Essen gekochter Lebensmittel wirkt sich ebenso nachteilig auf fast alle Aspekte der Blutchemie aus. Diese Veränderungen lösen sich jedoch in der Regel schnell in Luft auf, wenn gekochtes Essen vom Speiseplan gestrichen wird.

Untersuchungen haben gezeigt, dass unser Immunsystem auf den Übergang gekochter Lebensmittel in die Blutbahn genauso reagiert wie auf fremde Erreger wie Bakterien, Viren oder Pilze: Der Körper attackiert das Essen förmlich und sendet eine Armee weißer Blutkörperchen aus, um damit fertig zu werden. Dieses Phänomen, das zum Teil mit der Entwicklung von AIDS in Zusammenhang gebracht wird, tritt nicht auf, wenn wir uns roh ernähren.

Es gibt einen direkten Zusammenhang zwischen einer Ernährung mit gekochten Speisen und den zwei Top-Killern der westlichen Welt: Krebs und Herzerkrankungen. Viele dieser Zusammenhänge sind schon seit Jahrzehnten bekannt, und die Beweise sind erdrückend. Fettleibigkeit ist ebenso auf das Kochen unserer Lebensmittel zurückzuführen.

Erhitzte Lebensmittel haben einen geringeren Nährwert, weshalb die meisten oft viel zu viel davon essen. Ihr Magen fühlt sich voll an, aber sie haben weiterhin Heißhunger nach Nahrhaftem und haben nicht ausreichend Nährstoffe zu sich genommen.

Um den zerstörerischen Auswirkungen gekochter Lebensmittel zu entgehen, müssen wir einsehen, dass wir uns als Gesellschaft in einen Zustand miserabler Gesundheit gegessen haben, der mit einem frühen Tod oder einem von Krankheiten geplagten Lebensabend endet. In der westlichen Welt verzehren wir immer größere Unmengen gekochter, industriell verarbeiteter Speisen, und wundern uns gleichzeitig über den dramatischen Anstieg von Fettleibigkeit und Diabetes und die schwindelerregenden Kosten, die unser Gesundheitssystem deshalb verschlingt. Wenige scheinen diesen Zusammenhang einsehen zu wollen, aber je dringender diese Probleme

Gekochte Lebensmittel erreichen nie wieder ihren ursprünglichen Zustand.

Der Duden definiert »denaturieren« folgendermaßen:

Delnaltulrielren: 1. (bildungssprachlich) seiner eigentlichen Natur, seines Charakters berauben

2.a. (Fachsprache) einem Stoff den natürlichen Zustand nehmen, ihn [durch Zusätze] verändern, umwandeln [und ihn für bestimmte Zwecke unbrauchbar machen]

b. (Fachsprache) sich (in seiner Struktur) verändern, wandeln; ausflocken

3. (bildungssprachlich) zu etwas entarten

[www.duden.de/rechtschreibung/denaturieren; 31.10.2014]

für die gesamte Bevölkerung werden, umso schneller wird auch die breite Masse darauf aufmerksam werden.

Kochen zerstört Nährstoffe

Der Schaden, den das Kochen von Lebensmitteln anrichtet, liefert genug Material für ein eigenes Buch. Es ist ein bisschen so wie mit Humpty Dumpty, dem Ei, das von der Mauer fiel: Gekochte Lebensmittel werden aus Sicht der in ihnen enthaltenen Nährstoffe nie wieder das sein, was sie vorher waren. Lebensmittel können nur so viel Hitze wie Ihre Hand vertragen – oder Ihr Gaumen – bevor ihre Nährstoffe unwiederbringlich zerstört werden. Schauen wir uns einige Beispiele an.

Eiweiß

Natürlich wollen wir den gesamten Nährstoffgehalt unserer eiweißhaltigen Lebensmittel aufnehmen. Nur wenige Menschen haben aber bisher erkannt, dass das Kochen unserer Nahrung bei hohen Temperaturen die Eiweiße in unserem Essen denaturiert: Ihre Aminosäuren werden dadurch mit enzymresistenten Verbindungen zusammengekettet, wodurch sie nicht mehr vollständig aufgespalten werden können. Das macht die Eiweiße im Wesentlichen für uns nutzlos, ja sogar schädlich. Alle Eiweiße, die wir konsumieren, müssen in einzelne Aminosäuren zerlegt werden, bevor unser Körper sie verwerten kann. Das Eiweiß im Ganzen hilft uns nicht viel.

Haar besteht vor allem aus Eiweiß. Eine Haarsträhne kann aufgerollt und dann wieder zu einer Strähne auseinandergezogen werden. Wenn aber eine aufgerollte Haarsträhne über eine brennende Kerze gehalten wird, auch wenn nur für einen Moment, nimmt die Chemie ihren Lauf. Die Haarstruktur verändert sich komplett. Es kann nie wieder in seinen Ausgangszustand als Strähne zurückkehren. Wenn ein Ei in eine heiße Pfanne geschlagen wird, läuft ein ähnlicher, unumkehrbarer chemischer Prozess ab. Unsere Verdauungsenzyme können ausgeflockte Eiweißmoleküle, die sich neu verbinden, nicht so einfach aufspalten. Sie schaffen es gerade einmal, sie teilweise in Polypeptide zu zerlegen.

Unser Körper sieht Bestandteile von unvollständig aufgespalteten Eiweißen, auch Polypeptide genannt, als Fremdkörper an, die angegriffen, aufgehalten und dann in den Nieren zerstört werden müssen. Die Zellwände der Nieren lassen einen einfachen Transport dieser Substanzen nicht zu, und die Anreicherung damit führt schließlich zu Beschwerden wie Nierensteinen und im Extremfall zu Nierenversagen. Unverdaute Eiweiße provozieren zusätzlich Allergien, Arthritis, Leaky-Gut-Syndrome und andere Autoimmunerkrankungen.

Kohlenhydrate

Wir müssen stärkehaltige Kohlenhydrate »dextrinieren«, um ihre Aufspaltung in Glukose zu ermöglichen. Leider karamellisieren diese komplexen kohlenhydrathaltigen Lebensmittel durch das Erhitzen, wodurch ihre Moleküle zu einer klebrigen, sirupartigen Pampe verschweißt werden. (Dextrin und Stärke sind die zwei am meisten gebrauchten pflanzlichen Klebemittel, die häufig als Klebstoff für Wellpappeverpackungen und Tapeten verwendet werden.) Unser Körper kann vermutlich nur 70 % des Energiepotenzials gekochter stärkehaltiger Lebensmittel verwerten.

Dieses Schmelzen von Zuckermolekülen läuft immer dann bei kohlenhydrathaltigen Lebensmitteln ab, wenn sie beim Kochen hohen Temperaturen ausgesetzt werden – ob wir es bemerken oder nicht – und verursacht dabei eine starke glykämische Reaktion im Körper. Der Blutzuckerwert schnellt vorhersehbar nach oben, nachdem wir gekochte kohlenhydrathaltige Lebensmittel essen, insbesondere Getreide, das industriell von seinen Ballaststoffen befreit wurde. Wenn die Kohlenhydrate noch stärker erhitzt werden, kohlen sie an und werden schwarz, so wie eine Scheibe verbrannter Toast. Diese angekohlten Kohlenhydrate sind giftige Krebserreger.

Die Verdauung gekochter komplexer Kohlenhydrate wird durch die mit ihnen zusammen verzehrten fettigen und süßen Lebensmittel gehemmt, wodurch es zur Gärung kommt. Die Nebenprodukte der Gärung sind Gas, Alkohol und Essigsäure. Alkohol ist ein protoplasmisches Gift, das jede Zelle abtötet, mit der es in Verbindung kommt. Essigsäure in ihrer Reinform ist ebenfalls ein bekanntes Gift. Erst wenn sie mit 19 Teilen Wasser verdünnt wird, spricht man von Essig. Die Essigsäure im Essig bleibt giftig, verdünnt oder nicht.

Im Brennpunkt der Mainstream-Wissenschaft steht ein anderes tödliches Gift namens »Acrylamid«, dessen Entstehung beim starken Erhitzen kohlenhydratreicher Lebensmittel erst kürzlich entdeckt wurde. Dieses starke chemische Gift wurde 2002 von einem schwedischen Forscher in

Durchs Erhitzen verwandeln sich Lebensmittel in Moleküle, die unserem Verdauungssystem zu schaffen machen.

hohen Konzentrationen in Lebensmitteln entdeckt. Besonders hohe Acrylamidwerte werden vor allem in Brot, Chips, Crackern, Pommes frites und anderen gebackenen kohlenhydratreichen Lebensmitteln festgestellt. Mehr Informationen über dieses starke Gift finden Sie im Anhang »Häufige Fragen« unter »Wie wichtig sind biologisch erzeugte Lebensmittel?« auf Seite 299.

Fette

Durch das Erhitzen von Fetten entstehen alle möglichen Ernährungs- und Gesundheitsprobleme. Erhitze Fette stören die Zellatmung und führen dadurch zu Krebs und Herzerkrankungen. Durch das Erhitzen werden zudem ihre antioxidativen Eigenschaften vermindert.

Erhitzte Fette werden schnell ranzig und ab diesem Punkt auch krebserregend. Frisch geröstete Nüsse sind schon nicht gut für uns, doch sie werden umso schädlicher, je länger sie vor dem Verzehr herumliegen. Je länger fetthaltige Nahrungsmittel mit Sauerstoff in Kontakt kommen, umso mehr ihrer Nährstoffe verlieren sie. Rohe, fetthaltige Cracker tage- oder wochenlang zu lagern (ganz zu schweigen von Monaten oder Jahren!) ist ebenfalls keine sehr gute Idee.

Viele Zubereitungsweisen im hohen Temperaturbereich (Frittieren, Grillen, Rösten, über der Flamme braten etc.) lassen Fette krebserregende Substanzen produzieren, wie bspw. Acrylaldehyd, Kohlenwasserstoff, Nitrosamin und Benzpyren, einen der bösartigsten bekannten Krebserreger. Brattemperaturen reichen von circa 205°C bis 538°C. Wenn ungesättigte pflanzliche Fette und Öle auf solche Temperaturen erhitzt werden (und besonders, wenn mehrfach ungesättigte Fette wiederholt erhitzt werden, wie z. B. in Fast-Food-Küchen beim Frittieren), werden ihre natürlichen cis- in trans-Bindungen umgewandelt, wodurch ranzige Fette entstehen. Transfettsäuren gehören zu den gesundheitsschädlichsten Stoffen auf Lebensmittelbasis, die es gibt.

Die Lebensmittelindustrie »hydriert« ungesättigte Fettsäuren, um die Haltbarkeit und die Textur von Produkten zu verbessern. Dabei werden sie erhitzt und unter Druck Wasserstoff ausgesetzt. Aufgenommene gesättigte Fette aber nützen uns nichts. Stattdessen verstopfen sie Arterien und kleine Gefäße, wodurch weniger Sauerstoff in alle Bereiche unseres Körpers transportiert wird.

Wenn Sie dennoch erhitzte Fette essen, sollten Sie sich die Zutatenangaben der Produkte genau durchlesen und alles vermeiden, wo gesättigte Fette mehr als 20 % des Gesamtfettgehalts ausmachen. Verzichten Sie ebenso auf Lebensmittel, bei deren Zutaten teilweise oder gänzlich gehärtete Öle vorkommen.

Rohe, gedörrte Cracker tagelang ungekühlt zu lagern ist keine so gute Idee.

Wasser

Aus Sicht des Volumens ist Wasser der Nährstoff, den wir am dringendsten benötigen – gleich auf Platz 2 hinter Sauerstoff. Kochen führt zum Verlust und zur Veränderung von Wasser. Durch das Dehydrieren oxidieren Lebensmittel, wodurch ihr Nährwert erheblich verringert wird. Wir können nicht gekochtes oder dehydriertes Essen verzehren und den Wasser- und Nährstoffverlust dann mit dem Trinken von Wasser, Säften oder der Einnahme anderer »Ergänzungsmittel« ausgleichen. Das ist aber kein Vergleich zu einer Ernährung, bei der täglich ganze, wasserreiche Früchte auf dem Speiseplan stehen. Obst und Gemüse sind Mutter Naturs perfekte Wasserfilter. Das in ihnen enthaltene Wasser ist das reinste, was sich auf der Welt finden lässt. Alle Bemühungen, unser Trinkwasser zu reinigen oder zu »strukturieren«, sind lediglich Versuche, die Art des Wassers zu kopieren, das wir mit rohem Obst oder Gemüse zu uns nehmen würden.

Wie vollwertig ist ein Lebensmittel noch, wenn ihm das Wasser entzogen wurde? Das Wasser in unserem Essen ist voller Energie und sollte auf keinen Fall als entbehrlich betrachtet werden. Wir sollten anfangen, uns Sorgen zu machen, wenn Früchte mit einem hohen Wassergehalt keinen wirklich großen Teil unseres Essens ausmachen. Dehydrierte rohe Lebensmittel und »Vollwertkost« in Pulverform sind weder vollwertige Nahrungsmittel, noch verfügen sie über den gleichen Nährwert wie ihre naturbelassenen Gegenstücke.

> *Dehydrierte rohe Lebensmittel und »Vollwertkost« in Pulverform sind keine vollwertige Nahrung.*

Mikronährstoffe

Die meisten weiteren Nährstoffe – Vitamine, Enzyme, Coenzyme, Antioxidantien, Phytonährstoffe und Ballaststoffe – werden beim Erhitzen beschädigt oder ihrer Wirkung beraubt, wodurch die Lebensmittel, die sie enthalten, letztlich nur noch leere Kalorien sind.

DER MYTHOS LYCOPEN

Das Erhitzen von Lebensmitteln hat keinen nährstofflichen Vorteil, sondern schadet der Verdauung sogar. Es gibt einige wenige Ausnahmen, bei denen durch das Erhitzen der Nahrung bestimmte Nährstoffe einfacher freigegeben und für unsere Zellen leichter biologisch verfügbar sind. Das Lycopen in Tomaten sowie Eisen und Beta-Carotin in Gemüse sind viel und gern zitierte Beispiele.

Diese Sichtweise ignoriert allerdings die Tatsache, dass Hunderttausende identifizierter und noch nicht identifizierter Nährstoffe in gekochten Lebensmitteln durch das Erhitzen zerstört werden. Für jeden Nährstoff, der durch den Garprozess biologisch leichter verfügbar wird, entschwinden zahllose andere. Zudem können wir nicht sicher sagen, ob diese leichter verfügbaren Nährstoffe uns nach ihrer Erhitzung tatsächlich viel nutzen.

Darüber hinaus wird so suggeriert, dass mehr von einem bestimmten Nährstoff besser ist, als der Natur zu vertrauen, die uns in frischen, rohen und pflanzlichen Lebensmitteln die perfekte Nährstoffbalance, die wir für eine optimale Gesundheit brauchen, frei Haus liefert.

DIE VORTEILE VON ROHKOST

Wenn Sie sich natürlich von rohen Früchten ernähren, ist Ihr Körper bestens in der Lage, sich selbst von früheren Giftansammlungen zu reinigen und sein Gewicht zu normalisieren. Eine Rohkost-Ernährung bringt folgende Vorteile mit sich:

Maximale Nährstoffdichte: Sogar diejenigen, die das Kochen von Lebensmitteln nie infrage stellen, haben schon davon gehört, dass wir beim Wegschütten des Kochwassers von Gemüse auch die Vitamine in den Abfluss gießen. Doch leider sind es nicht nur Vitamine, die beim Erhitzen unseres Essens verloren gehen. Das längere Erhitzen von Lebensmitteln auf mehr als eine angenehme Verzehrtemperatur (circa 40°C) zerstört fast alle Nährstoffe. Die westliche Wissenschaft erkennt erst jetzt langsam, welchen Schaden das Erhitzen von Lebensmitteln anrichten kann.

Entgiftung: Ein sehr großer Vorteil einer Ernährung auf Basis naturbelassener, roher Lebensmittel besteht darin, dass die Lebensenergie unseres Körpers sich auf das Heilen und Reinigen konzentrieren kann. Wenn Sie keine gekochten Lebensmittel mehr essen, wird Ihr Körper nicht mehr mit giftigen, dehydrierten Substanzen überfordert, für deren Entsorgung er hart arbeiten muss. Sind Leber und Nieren weniger damit beschäftigt, den Körper nach den Mahlzeiten zu entgiften, können sie das System ständig rein halten, was mit einem gesünderen Körper belohnt wird.

Schnelle Verdauung: Eine angemessene rohe Ernährung beseitigt Verstopfungen. Die Zeit, die die Abfallprodukte brauchen, um aus dem Körper zu gelangen, verringert sich auf 24 Stunden oder weniger, wodurch einer Blutvergiftung vorgebeugt wird, die dann entsteht, wenn der Dickdarm Gifte recycelt. Die meisten Menschen, die einem durchschnittlichen westlichen Ernährungsmodell folgen, haben mit einer Gesamtverdauungszeit von 72 Stunden oder mehr zu kämpfen. Während dieser Zeitspanne beginnt das Essen im Körper zu gären und zu verfaulen. Das dadurch entstehende Gas und der überriechende Stuhlgang sind ein Beweis dafür, wie unverdaute Eiweiße im Dickdarm verfaulen, indem sie von anaeroben Bakterien aufgespalten werden. Diese verrottenden Eiweiße sollen zu verschiedenen Dickdarmerkrankungen führen, wie z. B. Polypen, Dickdarmentzündung und Krebs.

Eine bessere Gesundheit und mehr Energie: Viele Menschen, die sich roh ernähren (sogar mit einem hohen Fettanteil) verlieren Übergewicht und haben plötzlich freie Nasennebenhöhlen, können besser atmen und schlafen, produzieren weniger Schleim, haben eine reinere Haut, wesentlich mehr Energie und eine höhere geistige Klarheit.

Zusätzliche Vorteile einer fettarmen Rohkosternährung

Sauerstoffreiche Zellen: Reineres Blut und gesündere rote Blutkörperchen transportieren frischen Sauerstoff in alle Zellen des Körpers und tragen dadurch zu geistiger Klarheit und einem sanften Heilungsprozess im Körper bei, der sich nur subtil bemerkbar macht.

Optimales Gewicht: Wenn Sie die rohe, vegane Version von 80/10/10 aufs Genaueste befolgen und auch alle Arten von Salz und Würzmitteln weglassen, werden Sie all Ihr überschüssiges Gewicht und Wasser verlieren, nicht aber gesundes, mageres Gewebe. Es ist allerdings sehr wichtig, dass Sie genug Kalorien zu sich nehmen, denn wenn Lebensmittel weniger Kalorien enthalten, müssen Sie mehr davon essen. (Siehe Kapitel 10 »Roh leben: Die Umstellung meistern« auf Seite 187.) Wenn Sie zunehmen müssen, versorgt dieser Plan Sie mit dem nötigen Brennstoff, um so zu trainieren, dass Sie Muskelmasse aufbauen, was kein Lebensmittel der Welt allein schafft (siehe Kapitel 9, »Gewicht halten« auf Seite 173).

Optimales Wohlgefühl und Vitalität: Die Menschen, die ihre Ernährung komplett auf vegane, fettarme Rohkost umstellen (80/10/10rv), haben weniger Erkältungen, Grippe und andere Beschwerden, die Menschen mit einer fettreichen Ernährung plagen, egal ob roh oder gekocht. Akne verschwindet und es tritt eine dauerhafte Verbesserung von Diabetes- und Candida-Symptomen auf. Noch besser ist jedoch der Quantensprung in Sachen allgemeiner körperlicher, mentaler und emotionaler Gesundheit, den Menschen erfahren, wenn sie neben der Ernährungsumstellung auch genügend Schlaf, sportliche Betätigung, Sonnenlicht etc. haben. Dieser Zustand voller Vitalität und Wohlgefühl geht über die bloße Abwesenheit von Krankheit oder Krankheitssymptomen weit hinaus. Der letztendliche Vorteil ist ein längeres Leben und eine verbesserte Lebensqualität.

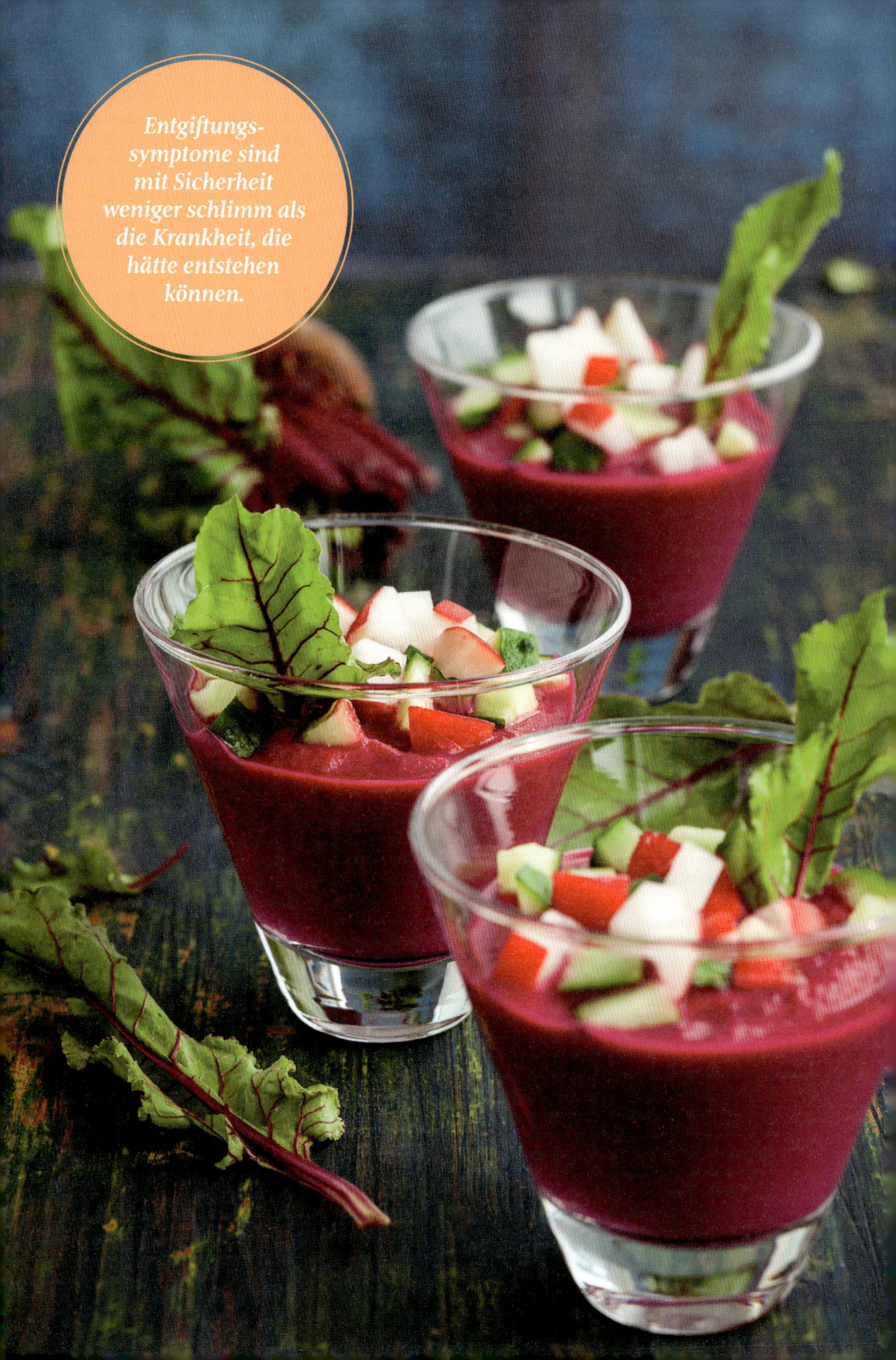

DEN UMSTIEG WAGEN

Das Umstellen von gekochter auf rohe Nahrung ist ganz einfach. Sie müssen nur den Anteil der rohen Lebensmittel auf Ihrem Speiseplan erhöhen. Einige Leute finden es am einfachsten, zunächst mit einem komplett rohen Frühstück zu beginnen, und alles Weitere erst einmal so zu belassen. Sobald sie sich damit wohlfühlen, stellen sie auch ihr Mittagessen auf Rohkost um. Mit der Zeit wird auch ein Rohkost-Abendessen denkbar. Andere ziehen es vor, ihre Mahlzeiten mit Rohkost zu beginnen, aber mit gekochten Lebensmitteln zu beenden. Sie erhöhen solange den Anteil roher Zutaten, bis sie schließlich komplette Rohkost-Mahlzeiten essen. Bald werden Sie Rohkost lieben, und besonders die Wirkung, die sie auf Ihr Aussehen und Ihr Körpergefühl hat. Sobald Sie die ersten positiven Ergebnisse sehen, wird Ihre Motivation sprunghaft ansteigen, und es wird noch einfacher werden, den Rohkostanteil Ihres Essens noch weiter zu erhöhen.

An einem bestimmten Punkt werden Sie sich fragen, warum Sie überhaupt noch gekochte Lebensmittel essen. Sicher, Sie lieben sie – doch die Frage ist doch: Wird diese Liebe erwidert? Gekochte Lebensmittel entpuppen sich irgendwann als das, was sie wirklich sind, nämlich gesundheitsgefährdend. Auch wenn Sie glauben, dass Sie ein emotionales Band mit Gekochtem, Gebackenen oder Gebratenem verbindet, werden Sie diese Lebensmittel bald schon nicht mehr als Leckerbissen ansehen.

ENTGIFTUNGSSYMPTOME: EIN GRUND ZUM FEIERN

Beim Beginn einer Rohkosternährung verspüren viele Menschen zeitweilige Entgiftungssymptome, da ihr Körper nun nicht mehr täglich mit giftigen Rückständen überfordert wird. Die Symptome treten auf, wenn der Körper auf natürliche Weise gereinigt und geheilt wird und dabei Gifte aus tieferen Gewebsschichten und Organen in die Blutbahn freigesetzt werden, die sich zuvor jahrelang abgelagert haben. Der Körper ist jedoch weise und entsorgt die Giftstoffe in einer Weise, die so wenig Aufwand wie nötig erfordert und dabei so sanft wie möglich ist.

Entgiftungssymptome sind in der Regel harmlos, können aber gefühlsmäßig von unangenehm bis schlichtweg miserabel reichen. Sie sind aber ein Grund zum Feiern, denn jede Unannehmlichkeit, die durch sie gegenwärtig entsteht, ist auf jeden Fall weniger schlimm und kurzlebiger als die Krankheit, die sich in der Zukunft hätte entwickeln können.

Solche Symptome umfassen meist Müdigkeit, eine laufende Nase, Kopfschmerzen, eine unruhigere Verdauung, Gewichtsverlust, Hautreaktionen und abfallenden Blutdruck. Weniger häufig, aber nicht unüblich sind Durchfall, Erbrechen und wiederkehrende Symptome vergangener Krankheiten, um einen Heilungspro-

Das Prinzip der Doppelwirkung besagt, dass alle Substanzen, Einflüsse, Kräfte und Bedingungen, denen der Körper ausgesetzt ist, zwei Reaktionen bzw. Wirkungen hervorrufen:

• Die erste Wirkung ist intensiver und kurzlebiger als die zweite.

• Die zweite Wirkung ist weniger heftig, dauert aber länger an.

Wenn wir z.B. Kaffee trinken, besteht die erste Wirkung in einer Stimulation. Die zweite Wirkung macht sich erst bemerkbar, nachdem die erste abgeklungen ist. Sie führt dazu, dass wir uns müder fühlen als vor unserem Kaffee. Mit einer eingeschränkten Sichtweise von Gesundheit tendieren wir dazu, nur die erste Wirkung wahrzunehmen und die zweite Wirkung bzw. ihren chronischen Einfluss zu ignorieren.

zess abzuschließen, der durch Medikamente oder andere Behandlungsformen unterbrochen wurde. All dies sind Anzeichen dafür, dass der Körper gesundet.

Menschen, die ein angegriffenes Verdauungssystem haben, können anfänglich unter Blähungen leiden. Der menschliche Darm speichert Nahrungsreste mitunter abseits des Haupttransportwegs in kleinen Ausstülpungen. Mit der Heilung des Darmtrakts verschwinden mit der Zeit auch die Blähungen. Dauerhafte Probleme mit Blähungen bei einer rohen und veganen Ernährung können in der Regel durch die richtige Kombination von Lebensmitteln behoben werden.

Das meiste, was als »Entgiftung« bezeichnet wird, ist eigentlich nur eine Reaktion unseres Körpers, der nicht mehr gereizt oder stimuliert und daher »gezwungen« wird, richtig zu funktionieren. Auf eine Stimulation folgt immer eine Sedierung. Es kommt daher häufig vor, dass man sich zu Beginn einer Rohkosternährung müde fühlt. Doch es ist nicht die Rohkost, die müde macht, sondern das Entwöhnen von Kaffee, industriell verarbeitetem Zucker, Fleisch und anderen stimulierenden Lebensmitteln.

Jeder Mensch ist einzigartig. Daher variiert auch die Dauer und Intensität der Entgiftung. Sie kann schwach oder stark sein oder einige Tage bis hin zu einigen Jahren dauern. All dies hängt vom jeweiligen Gesundheitszustand, der Vitalität und der Umgebung jedes Menschen ab, und auch von dem Maß, in dem eine gesunde Lebensweise verfolgt wird.

Wir dürfen nicht vergessen, dass wir uns in einem Kreislauf des ständigen Ver- und Entgiftens befinden. Tagsüber absorbieren wir Umweltgifte, die unser Körper mit hohem Aufwand neutralisiert. Wir essen Lebensmittel, die, egal wie gesund sie sein mögen, bei der Verstoffwechselung in den Zellen giftige Abfallprodukte hinterlassen. Dies ist aber dank unserer Nieren und Leber kein Grund zur Sorge, denn diese Organe sind dafür da, uns von genau diesen Giftstoffen zu befreien. Wenn

Nieren und Leber überfordert sind, springen Haut, Lungen, Darm, Schleimhäute und andere Körperteile ein, um bei der Ausscheidung giftiger Substanzen zu helfen.

WELCHEN WEG WOLLEN SIE GEHEN?

Eine Rohkosternährung stellt Sie vor viele Herausforderungen, keine Frage. Die Vorteile dieser Ernährungsweise überwiegen jedoch so stark, dass nur sehr vereinzelte Argumente dagegen sprechen.

Wenn Sie ehrlich zu sich selbst sind, werden Sie einsehen, dass gekochte Lebensmittel uns den Weg zu einer blühenden Gesundheit verbauen. Es verhält sich wie mit jeder anderen Reise: Wenn Sie den Weg nehmen, der Sie an Ihr Ziel bringt, werden Sie ihm weiter folgen. Wenn Sie feststellen, dass Sie einem Weg folgen, der Sie in die falsche Richtung führt, werden Sie ihn verlassen und auf den richtigen einbiegen.

Tun Sie alles in Ihrem eigenen Tempo, und bald gehören gekochte Lebensmittel der Vergangenheit an. Eile mit Weile: Überqueren Sie die Brücke erst, wenn Sie dort angelangt sind. Selbst das Überqueren ist keine unumkehrbare Entscheidung. Falls Sie nach einem Jahr Rohkost entscheiden sollten, zu Ihrer alten Ernährungsweise zurückzukehren, garantiere ich Ihnen, dass es immer noch überall fettreiche, gekochte Lebensmittel gibt.

Doch seien Sie nicht überrascht, wenn sich die rohe, vegane 80/10/10-Lebensweise als süßer Weg zu optimaler Gesundheit, Glück und Zufriedenheit herausstellt.

UNSERE NATÜRLICHE ERNÄHRUNGSWEISE: EINE ZUSAMMENFASSUNG

Im Zeitalter von Junk Food, industriell verarbeiteten Lebensmitteln und Agrochemikalien hat das Thema Lebensmittelqualität für alle diejenigen stark an Bedeutung gewonnen, die sich ein langes, produktives und vitales Leben wünschen. Der Zusammenhang zwischen Gesundheit und Ernährung wird immer offensichtlicher. Mehr Menschen als je zuvor bemühen sich, die Qualität ihres Essens zu erhöhen. Der Markt für biologisch erzeugte Lebensmittel wächst stetig, und Wochenmärkte mit Produkten direkt vom Erzeuger erfreuen sich immer stärker wachsender Beliebtheit, je mehr wir einsehen, dass der Schlüssel zu Gesundheit und einem langen Leben bei qualitativ hochwertigen Lebensmitteln liegt.

Vor vielen Jahren hat der große Gesundheitsexperte T. C. Fry seine Gedanken zur Auswahl der hochwertigsten Lebensmittel in vier brillanten Richtlinien zu Papier gebracht. Ich möchte diese zeitlosen Tipps an dieser Stelle aufführen, um dieses Kapitel treffend zusammenzufassen.

ERSTES KRITERIUM

Kann das Lebensmittel in seiner natürlichen Form verzehrt werden? Ist es genießbar, d. h. schmackhaft oder köstlich? Kann es in seinem natürlichen Zustand mit vollem Genuss gegessen werden?

Wenn ein Lebensmittel nicht mit Genuss von Menschen in einer guten gesundheitlichen Verfassung und mit einem unverfälschten Geschmackssinn verzehrt werden kann, ist es nicht hochwertig. Essen sollte eine Gaumenfreude sein. Wenn eine ganze, frische, reife, rohe und biologisch gewachsene Frucht ein wahrer Genuss ist, dann ist sie perfekt. Wenn sie nicht schmeckt, ist auch ihre Qualität entsprechend geringer.

Wenn das Lebensmittel nicht in seinem natürlichen Zustand, d. h. ungekocht und unverarbeitet, verzehrt werden kann, gehört es nicht auf unseren menschlichen Speiseplan. Über Millionen von Jahren haben wir Menschen uns so entwickelt, dass wir unsere Nahrung frisch, roh und in ihrem natürlichen Zustand zu uns nehmen können. Die Physiologie des menschlichen Körpers zeigt keinerlei Anpassung an den Konsum gekochter, industriell verarbeiteter oder anderweitig devitalisierter Lebensmittel. Unsere Physiologie bestimmt jedoch, was wir und wie wir es verzehren können.

Das Kochen und Weiterverarbeiten von Lebensmitteln, um sie genießbar zu machen, ist daher für gesundheitsbewusste Menschen inakzeptabel. Durch Erhitzen werden Enzyme vollständig zerstört. Ein gesunder Mensch kann zwar etwa 1.000 Enzyme synthetisch bilden, die für die Verdauung und Verwertung von Lebensmitteln nötig sind, doch ist unser Körper dennoch auf die Enzyme in unserer Nahrung angewiesen, um eine effektive Verdauung zu garantieren. Aus diesem Grund ist es absolut notwendig, dass die Enzyme in unseren Lebensmitteln intakt bleiben.

Das Kochen ist für unsere Gesundheit die schlechteste Angewohnheit, die wir Menschen uns zulegt haben. Es zerstört nicht nur die Enzyme, sondern auch alle anderen bekannten positiven Lebensmitteleigenschaften. Durch das Kochen werden die in Lebensmitteln enthaltenen Mineralien anders organisiert, oxidiert und unbrauchbar gemacht. Eiweiße werden desaminiert und dadurch nutzlos für die menschliche Ernährung. Der gesamte Wert eines Lebensmittels in seiner ganzheitlichen Form wird durch das Kochen (abhängig vom Grad und der Dauer seiner Erhitzung) zunichtegemacht.

Je nachdem, wie stark ein Lebensmittel erhitzt und dabei auf anorganische Mineralien, karamellisierten Zucker und Stärke, koagulierte und desaminierte Eiweiße, giftige Acrolein-haltige Fette, devitalisierte Vitamine etc. reduziert wurde, ist es nicht nur nutzlos, sondern führt auch zur Anreicherung von giftigen Stoffen im Körper.

Dass gekochte Lebensmittel giftig sind, lässt sich leicht beweisen. Weiße Blutkörperchen sind die Putzkolonne unseres Körpers. Ihre Zahl liegt normalerweise bei circa 3 Millionen. Wenn giftige Substanzen in die Blutbahn gelangen, steigt die Zahl der weißen Blutkörperchen schnell und dramatisch an, um das Blut zu reinigen. Nach einer gekochten Mahlzeit steigt die Zahl der weißen Blutkörperchen auf 15 oder 18 Millionen oder sogar noch höher. Nach dem Verzehr von rohen Früchten lässt sich hingegen kein erkennbarer Anstieg feststellen.

Daher lautet die Regel: Wenn ein Lebensmittel nicht roh und in seinem natürlichen Zustand nicht genießbar und köstlich ist, sollten wir es nicht essen.

ZWEITES KRITERIUM

Gelangen durch das Lebensmittel schädliche oder giftige Substanzen in unser Verdauungssystem?
Wenn ein Lebensmittel für die menschliche Ernährung geeignet ist, enthält es keine gesundheitsschädlichen oder unwillkommenen Substanzen. Wir wollen keine Giftstoffe in unserem Körper haben, egal wie gering oder »unbedeutend« sie auch sein mögen. Alles, was unsere Vitalität angreift oder unsere Zellen zerstört, ist Gift für unseren Körper.

[Anmerkung des Autors: Seit diese Kriterien verfasst wurden, hat die Wissenschaft viele neue Erkenntnisse gewonnen. Wir wissen jetzt, dass sogar die hochwertigsten Lebensmittel verschiedene Giftstoffe enthalten. Terrys Konzept ist richtig, nur die Formulierung ist nicht mehr zeitgemäß. Er würde heute vermutlich den Gedanken »keine Giftstoffe« durch »so wenig Giftstoffe wie möglich« ersetzen.]

DRITTES KRITERIUM

Garantiert das Lebensmittel eine einfache Verdauung und Nährstoffaufnahme?
Lebensmittel, die wir Menschen am einfachsten verwerten können, dürfen nur einen minimalen Energieaufwand für Verdauung und Nährstoffaufnahme

beanspruchen. Sie sind für uns von größtem Wert, wenn wir sie so effizient wie möglich verdauen und nutzen können – vorausgesetzt, unser Verdauungssystem ist intakt.

Wir Menschen sind höchst effizient darin, Nährstoffe aus Lebensmitteln zu verwerten, für deren Konsum die Natur uns ausgelegt hat. Millionen von Jahren der Entwicklung führten dazu, dass wir bestimmte Lebensmittel besonders leicht verdauen können. Wir haben eine körperliche Verfassung, Enzyme und Prozesse entwickelt, mit denen sich bestimmte Lebensmittel mit einem Mindestmaß an vitalen Ressourcen, Energie und Zeit verdauen lassen.

Das Wasser und der Zucker aus Früchten, was fast den gesamten verdaulichen Anteil ausmacht, erfordert fast überhaupt keine Verdauungsaktivität, sondern lediglich eine Absorption. Direkt danach wird das Wasser wie auch der Zucker schon verwertet.

VIERTES KRITERIUM

Enthält das Lebensmittel eine große Vielfalt an Nährstoffen? Ist es für uns von großem biologischen Wert?

Obwohl viele Lebensmittel eine große Bandbreite an Nährstoffen enthalten, ist keines allein im Rahmen einer »Mono-Diät« geeignet, wie bspw. Gras für Kühe. Die meisten Obst- und Gemüsesorten lassen sich jedoch durchaus als »Mono-Mahlzeit« verwenden. In der richtigen Kombination enthalten sie alle Nährstoffe, die wir benötigen.

Das Ziel besteht also nicht darin, eine möglichst abwechslungsreiche Vielzahl an Lebensmitteln zu essen, um alle nötigen Nährstoffe aufzunehmen, sondern darin, einfach zu essen und unserem Körper zu erlauben, Nahrung leicht zu verdauen und optimal zu verwerten. Was hilft uns eine Vielzahl von Nährstoffen, wenn wir sie in einer Art und Weise zu uns nehmen, die den Verdauungsprozess beeinträchtigt? Wir können unsere Verdauung in einer Weise lähmen, dass das angedachte Ziel dabei völlig verfehlt wird. Dadurch schaden wir unserem Körper und entziehen ihm sogar Nährstoffe.

Wir sollten nie mehr als vier oder fünf Lebensmittel pro Mahlzeit kombinieren. Außer dem gründlichen Waschen braucht es keine Vorbereitung, doch müssen wir sichergehen, dass wir die Lebensmittel richtig kombinieren. Am idealsten ist es, pro Mahlzeit nur ein einziges Lebensmittel zu essen. Es ist aber nicht von Nachteil, zwei bis vier verschiedene Lebensmittel bei einer Mahlzeit zu verzehren, solange sie sich in Kombination gut verdauen lassen.

Um unseren Verdauungsprozess wirklich und dauerhaft zu vereinfachen, sollten wir uns auf eine enge Auswahl von jeweils saisonalen Lebensmitteln beschränken und dann auch dabei bleiben. Wir könnten z.B. zu einer Tagesmahlzeit immer Bananen und Blattsalat essen, und zu einer anderen einen Salat aus Zitrusfrüchten und Nüssen.

Das ist eine gute tägliche Lösung für den Winter. Im Sommer könnten wir stattdessen zu einer Mahlzeit immer Melone essen, und eine andere aus Mangos, Pfirsichen oder anderen Sommerfrüchten und einem grünen Salat mit Tomate bestehen lassen. Das Ziel besteht darin, sich so zu ernähren, wie wir von Natur aus geschaffen sind, und dadurch das optimale Potenzial einer fantastischen Gesundheit auszuschöpfen.

Grüne Blattsalate enthalten den höchsten und vollständigsten Grad an Mikronährstoffen. Das ist einer der wichtigsten Gründe dafür, warum wir sie unserer Gesundheit zuliebe so oft wie möglich essen sollten. Unser Körper ist zwar vorausschauend, d. h. dass keine wirklich negativen Konsequenzen auftreten, wenn sie ab und zu fehlen. Wir sollten aber keinesfalls mehrere Monate oder sogar länger auf sie verzichten.

Es ist nicht nötig, den Nährstoffgehalt aller möglichen verschiedenen Lebensmittel zu kennen. Dennoch sollten wir unsere Mahlzeiten so planen, dass wir in den Genuss aller Vorteile von gut miteinander kombinierten Lebensmitteln kommen, die sich perfekt miteinander ergänzen und dadurch alle für uns Menschen wichtigen Nährstoffe liefern. Eine Vielzahl verschiedener Obst- und Gemüsesorten, die das ganze Jahr über verzehrt wird, garantiert uns in jedem Fall einen ausreichenden Nährwert.

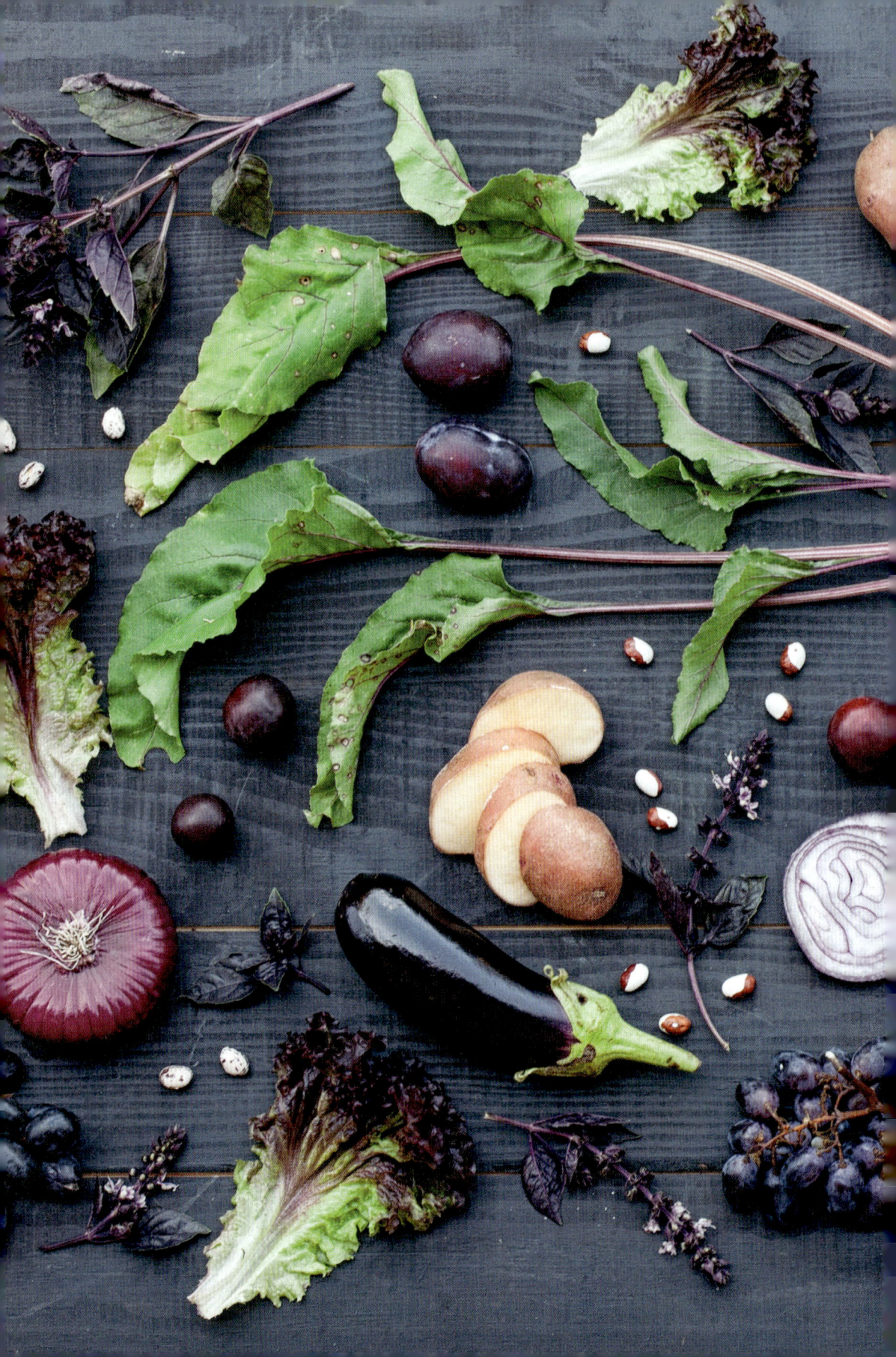

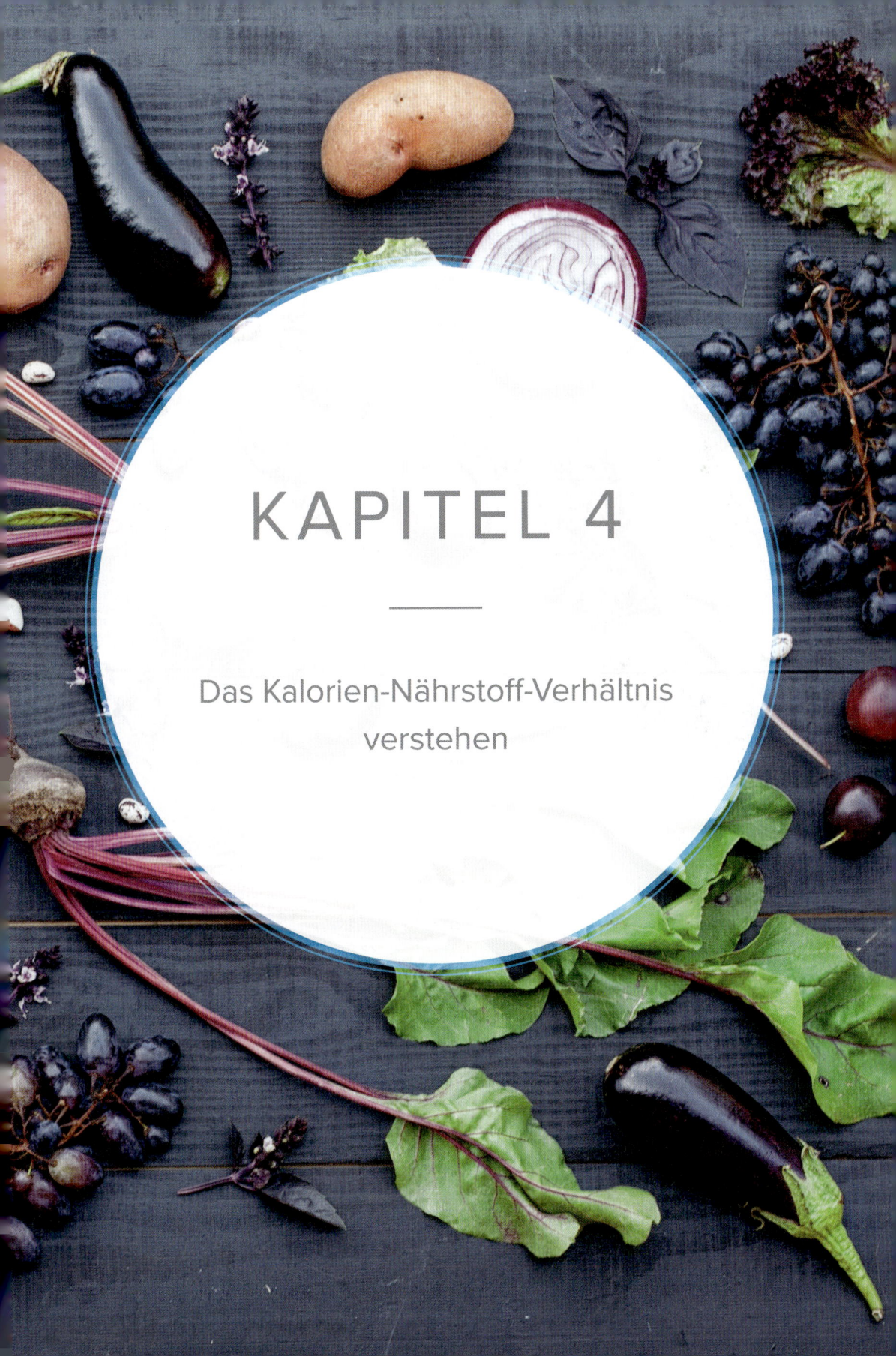

KAPITEL 4

———

Das Kalorien-Nährstoff-Verhältnis
verstehen

Wir beziehen unsere Kalorien aus drei Quellen: Kohlenhydraten, Eiweißen und Fetten. Ich bezeichne diese als »Kaloriennährstoffe«, ein Begriff, den meine Frau, Professorin Rozalind Gruben, und ich geprägt haben. Daher bezeichne ich den Anteil an Kohlenhydraten, Eiweiß und Fett in der Nahrung einer Person als ihr »Kalorien-Nährstoff-Verhältnis«. Diese Begriffe tauchen überall in diesem Buch auf. Aus Gründen der Einheitlichkeit führe ich alle Verhältnisse in meinen Arbeiten in derselben Weise auf: Kohlenhydrate/Eiweiß/Fett (kurz KEF), mit Schrägstrichen getrennt. »80/10/10« ist also die Kurzschreibweise für 80 % Kohlenhydrate, 10 % Eiweiß und 10 % Fett.

DIE »GOLDLÖCKCHEN-ERNÄHRUNG«

Ich glaube, dass Fett uns guttut – wie alle anderen Nährstoffe auch –, wenn es in einer angemessenen, maßvollen Menge verzehrt wird. In diesem Buch erkläre ich, dass zu viel von einer bestimmten Sache (in diesem Fall Fett) schädlich ist, und oftmals weitaus schädlicher als zu wenig. Ich nenne es den »Goldlöckchen-Ansatz« der Ernährung: Für optimale Ergebnisse wollen wir weder zu viel noch zu wenig Nährstoffe, sondern genau die richtige Menge.

80/10/10 FÜR GESUNDHEIT, SCHÖNHEIT UND ENERGIE

Ich gehe davon aus, dass dieses Mengenverhältnis, zumindest für das Kalorien-Nährstoff-Verhältnis, bei 80/10/10 liegt: Mindestens 80 % der Kalorien sollten von Kohlenhydraten stammen, und zwar hauptsächlich von ganzen süßen Früchten, und jeweils maximal 10 % von Eiweiß und 10 % von Fett.

Im Rahmen des 80/10/10-Programms heißt das für eine Person, die täglich 2000 Kalorien zu sich nimmt, dass etwa 1.600 davon von Kohlenhydraten, 200 von Eiweiß und weitere 200 von Fett stammen sollten.

Natürlich sind nicht alle Nährstoffquellen gleich. Daher widmet sich ein Großteil dieses Buchs der Form, in der diese Kaloriennährstoffe am idealsten verzehrt werden können, um optimale Ergebnisse zu erreichen.

Nach zwei Jahrzehnten intensiver Forschung, Beratung von Amateur- und Profisportlern und Unterstützung gesundheitsbewusster Menschen weltweit bin ich zu dem Schluss gekommen, dass die Formel 80/10/10 der Schlüssel für eine dauerhaft erfolgreiche Ernährung und stabile Gesundheit ist. Wenn wir unser Essen in diesem Verhältnis verzehren, d. h. in der Art, für die unser Körper von der Natur geschaffen wurde, erreichen wir mühelos einen Zustand blühender Gesundheit und hoher Energie und gleichzeitig unser Idealgewicht.

Bei einigen meiner Veranstaltungen verkürze ich die Formel sogar noch weiter auf ein simples 811, wie in »Wählen Sie 811 für die gesündeste und fitteste Version Ihrer selbst!« Diese Kurzform verwende ich in der Regel in Gesprächen, E-Mails und in meinem Online-Diskussions-forum, wie es Ihnen bei den Berichten in Anhang C auffallen wird.

Nicht zu viel, nicht zu wenig, sondern genau richtig.

80/10/10 FÜR EIN LANGES LEBEN

Das Essen von Lebensmitteln mit einer niedrigen Kaloriendichte wie Obst und Gemüse wird oft als Garant für ein langes Leben ange-führt. Experten auf dem Gebiet der menschlichen Lebensdauer betonen

Völker mit hohem Altersdurchschnitt: Viele Kohlenhydrate, wenig Fett

John Robbins beschreibt in *Gesund bleiben bis 100: Wissenschaftlich erforschte Geheimnisse eines langen und glücklichen Lebens* die Lebensweise von sehr alten Menschen in Abchasien (Russland), Vilcabamba (Ecuador) und Hunza (Pakistan). Folgende Tabelle ist seinem Buch entnommen:

	Abchasien	Vilcabamba	Hunza
Prozent der Kalorien von Kohlenhydraten	69%	74%	73%
Prozent der Kalorien von Fett	18%	15%	17%
Prozent der Kalorien von Eiweiß	13%	11%	10%
Gesamtanzahl der Kalorien täglich	1.800	1.700	1.800
Prozent pflanzlicher Lebensmittel	90%	99%	99%
Prozent tierischer Lebensmittel	10%	1%	1%
Salzkonsum	niedrig	niedrig	niedrig
Zuckerkonsum	0	0	0
Konsum industriell verarbeiteter Lebensmittel	0	0	0
Häufigkeit von Übergewicht	0	0	0

seit Langem, dass maßvolles Essen eine der sichersten Methoden ist, um länger zu leben, da so die Wahrscheinlichkeit von Übergewicht am effektivsten gesenkt wird. Übergewichtige Menschen leben im Durchschnitt weniger lang.

Eine sehr gesunde Art des maßvollen Essens besteht darin, den Kalorienbedarf durch eine gesteigerte Aktivität zu erhöhen und sich gleichzeitig überwiegend von Obst und Gemüse zu ernähren, also Lebensmittel, die eine niedrige Kaloriendichte haben.

Die Völker Abchasiens, Vilcabambas und Hunzas ernähren sich traditionell notgedrungen von vielen Kohlenhydraten und wenig Fett und können nur auf Lebensmittel zurückgreifen, die für sie erhältlich sind. Dies ist ihre natürliche Lebensweise, die sie ohne wissenschaftlichen Beirat verfolgen und ohne jede Möglichkeit, ihr Kalorien-Nährstoff-Verhältnis anzupassen.

DAS NATÜRLICHE VERHÄLTNIS FÜR MENSCHEN

Ich werde oft gefragt, wie 80/10/10 gleichermaßen von Menschen jeden Alters, jeder körperlicher Verfassung und jedes Aktivitätsgrads befolgt werden kann. »Sind wir nicht alle Individuen mit verschiedenen Körpertypen und unterschiedlichen Bedürfnissen, was die von uns benötigten Nährstoffe betrifft?«, lautet eine häufige Frage.

Trotz des großen Rummels um verschiedene Stoffwechseltypen glaube ich nicht, dass dieses Verhältnis in irgendeinem nennenswerten Grad abhängig von unseren individuellen Bedürfnissen variiert. (Siehe »Häufige Fragen« unter »Gibt es individuelle Unterschiede?« auf Seite 282.)

Genau wie leistungsstarke Rennwagen ist der menschliche Körper so aufgebaut, dass er seine beste Leistung mit einem speziellen Brennstoffmix erreichen kann. Oder anders gedacht: Kennen Sie irgendeine Säugetierart in der Natur, deren einzelne Vertreter ihre Nahrung je nach ihrem Bluttyp, geografischem Vorkommen, Stoffwechseltyp oder anderen Faktoren völlig unterschiedlich zusammenstellen? Können Sie sich einen »Kapha-Bären« vorstellen, der mehr Fett frisst als ein »Pitta-Bär«? Oder einen Affen mit schnellem Stoffwechsel, der Bananen meidet, weil sie zu viel Zucker enthalten? Das ist Unsinn.

Lassen Sie sich nicht weismachen, der Mensch sei die einzige Ausnahme im Tierreich.

Die Natur hat für jedes Lebewesen dieser Erde die perfekte Nahrung bereitgestellt. Alle Vertreter einer Art ernähren sich ähnlich. Pferde z. B. und alle Tiere, die Pferden ähnlich sind (Zebras, Esel, Maultiere) fressen dieselbe Art Futter, nämlich genau das, wofür ihr Verdauungssystem ausgelegt ist. Lassen Sie sich nicht weismachen, Menschen seien die einzige Ausnahme dieser natürlichen Regel (auch Ähnlichkeitsgesetz genannt). Es gibt keine Ausnahmen: Tiere, die sich anatomisch und physiologisch ähneln, entwickeln sich am besten mit einer ähnlichen Nahrung. Kühe fressen Gras, Leoparden fressen Fleisch und Kolibris trinken Nektar. Es gibt einfach keinen Grund dafür, diese einfache Regel, die die Natur mit Tausenden von Beispielen in Perfektion belegt, zu verkomplizieren.

Allen Lebewesen, die uns anatomisch und physiologisch ähnlich sind (Menschenaffen wie Gorillas, Orang-Utans, Schimpansen und Bonobos), geht es mit einer fettarmen Ernährung am besten, die hauptsächlich aus Obst und Gemüse besteht. Ihr Kalorien-Nährwert-Verhältnis entspricht fast der 80/10/10-Formel. Mit Ausnahme von Gorillas, die mit ihrem massigen, schweren Körper keine dünnen Äste emporklettern können, um Früchte zu pflücken, stammen mehr als 80 % der Kalorien aus ihrer Nahrung von Kohlenhydraten in Früchten. Das kombinierte Kalorien-Nährstoff-Verhältnis für Schimpansen, Bonobos und Orang-Utans liegt bei etwa 88/7/5. Zählt man die Werte der Gorillas hinzu, die in etwa 70 % ihrer Kalorien aus Kohlenhydraten bekommen, wird dieser Durchschnitt etwas gedrückt, und es entsteht ein Verhältnis von fast exakt 80/10/10 für alle unserer nächsten tierischen Verwandten.

Die tatsächlichen *Lebensmittel*, die Menschen essen, unterscheiden sich je nach Jahreszeit, Geografie, Verfügbarkeit, persönlichen Vorlieben etc., nicht aber durch etwaige physiologische Unterschiede. Die Gesamtanzahl von *Kalorien*, die jeder Mensch braucht, ist von vielen verschiedenen Faktoren abhängig, bspw. dem Geschlecht, der Körpergröße, dem Alter, dem Grad an Aktivität, den jeweiligen Fitnesszielen, dem Gesundheitszustand usw. Das Verhältnis von Kohlenhydraten zu Eiweiß und Fett bleibt jedoch weitestgehend gleich, und zwar unabhängig von Ernährungsdetails, Vorlieben oder der Gesamtmenge an verzehrten Lebensmitteln. Wie ich in Kapitel 5 erläutere, hat keine Art der Anpassung oder Migration zu einer grundlegenden Veränderung unserer Physiologie geführt, mit der wir seit Anbeginn der Zeiten ausgestattet sind.

WARUM KALORIEN IN PROZENT?

In diesem Buch verwende ich »Prozent des Gesamtkalorienverbrauchs« als Hauptmodell dafür, den Konsum von Kohlenhydraten, Eiweiß und Fett zu erklären. Obwohl dieser Ansatz seine Nachteile hat, ist es meiner Erfahrung nach die beste Methode, um andere Menschen über die von ihnen verzehrten Makronährstoffe ins Bild zu setzen und diese zu diskutieren und zu vergleichen.

Die wissenschaftlich anerkannte Messmethode von Nahrung und Nährstoffen erfolgt per Masse (d. h. gewogen in Gramm oder Kilogramm). Wenn es um ernäh-

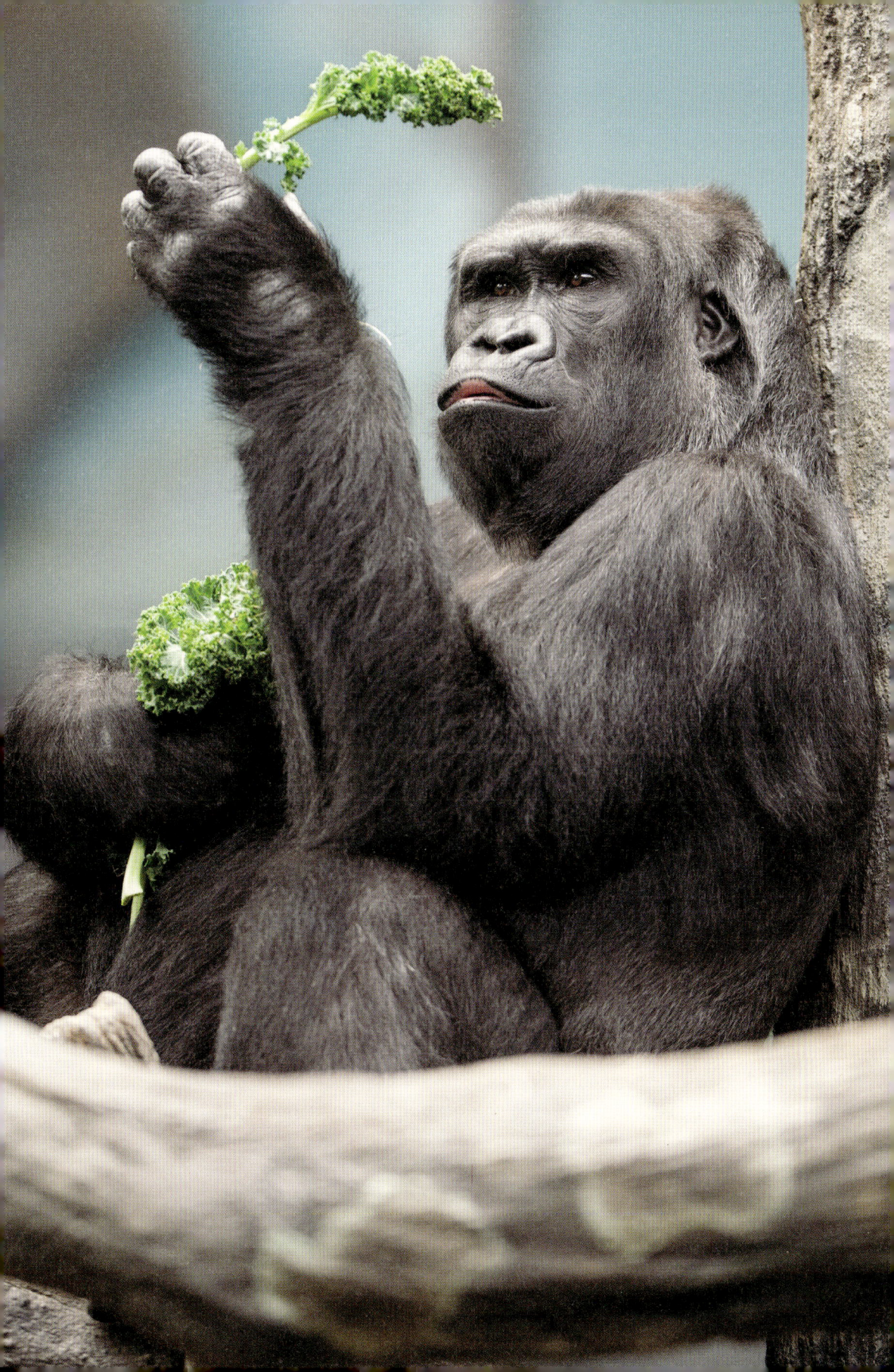

> *Das Kalorienmodell erlaubt es uns, den Kalorien- und Nährwertverbrauch von uns allen zur selben Zeit zu diskutieren.*

rungswissenschaftlichen Rat geht, ist dies jedoch unnötig komplex und bietet keine besonderen Vorteile. Viele Faktoren spielen zusammen, wenn es um die Nahrungsmenge geht, die eine Person für eine optimale Gesundheit und ein optimales Körpergewicht zu sich nehmen sollte, u. a. Geschlecht, Alter, Körpergröße, Muskelmasse, der Grad körperlicher Aktivität, Effizienz der Verdauung, Lebensmittelvorlieben und zu einem begrenzten Teil auch der Energieumsatz. Die Prozentangaben des Kalorienmodells erlauben es uns trotz unserer individuellen Unterschiede, einen allgemein angemessenen Verzehr von Kohlenhydraten, Eiweiß und Fett zu diskutieren. So werden z. B. sowohl eine wenig aktive Frau, die 1.600 Kalorien am Tag verbraucht, als auch ein sportlicher Mann, der 4.000 Kalorien am Tag verbraucht, mit einer Ernährung nach 80/10/10 aufblühen. Der einzige Unterschied besteht darin, dass die Frau weniger Kalorien zu sich nimmt als der Mann.

Mir ist klar, dass die meisten meiner Leser nicht wissen, wie viele Kalorien tatsächlich in ihrem Essen stecken. Und ich gebe zu, dass das Kalorien-Modell seine Grenzen hat. Mehr als eine Person hat mich schon darauf hingewiesen, dass nicht alle Kalorien, die wir zu uns nehmen, zur Energieproduktion genutzt werden. Eine Person besteht zu Recht darauf, dass die kalorienäquivalenten Mengen von Kohlenhydraten, Eiweiß und Fett aus der Warte der Biochemie unserer Verdauung nicht als identisch oder hinreichend ähnlich betrachtet werden können. Einige spitzfindige Kritiker weisen mitunter daraufhin, dass wir überhaupt keine Kalorien angeben sollten, da wir Menschen unsere Lebensmittel nicht wirklich verbrennen, so wie das ein Bombenkalorimeter tut, um den Kaloriengehalt eines Lebensmittels zu errechnen.

Ich stimme diesen Einwänden zu, wenn es um Kalorien bei der Diätanalyse geht. Dennoch verwenden wissenschaftliche Studien der renommiertesten Fachzeitschriften dieses Modell, wie auch so erstklassige Ernährungswissenschaftler wie Dr. T. Colin Campbell von der Cornell University. Die Weltgesundheitsorganisation und öffentliche Ernährungsinstitute weltweit benutzen sowohl Kalorien in Prozent wie auch absolute Mengen in Gramm für ihre Ernährungsempfehlungen. Trotz seiner Nachteile ist das Kalorienkonzept das einzige allgemein akzeptierte Modell für ein Energiebedürfnis, das mit körperlicher Aktivität in Zusammenhang steht. Mit meinem Hintergrund als Trainingsphysiologe ist das Kalorienkonzept für mich immer eine nützliche Hilfe dabei gewesen, Leistungssportlern dabei zu helfen, Bestleistungen zu erzielen und genügend Energie aufzunehmen.

Ich nehme die Sorge ernst, dass manche Menschen gefährlich in die Irre geführt werden können, wenn sie versuchen, das Kalorien-Nährstoff-Verhältnis von Lebensmitteln mit einer vollkommen unterschiedlichen Kaloriendichte zu vergleichen. Unten sehen Sie ein Beispiel, das dieses Verwirrungspotenzial erläutert, sowie ein weiteres, das zeigt, warum ich Nährstoffe dennoch mit dem Kalorien-Modell angebe.

WARUM KALORIEN IN PROZENT VERWIRREN KÖNNEN

Schauen wir uns die Zahlen an, die verwirrend für alle sein können, die mit dem Kalorien-Konzept nicht vertraut sind:

- Spinat enthält 30% Eiweiß (30% seiner Kalorien stammen von Eiweiß).
- Macadamianüsse enthalten »nur« 4% Eiweiß.

Mit dieser Information allein könnte man meinen, dass ein Pfund Spinat mehr Eiweiß als ein Pfund Nüsse liefert. Man benötigt aber mehr Wissen über die Gesamtkalorien und nicht nur Prozentangaben, um den Sinn dieser Angaben zu erfassen. Ein Pfund Spinat enthält 104 Kalorien, von denen 31 aus Eiweiß bestehen. Ein Pfund Macadamianüsse enthält mehr als 3.250 Kalorien, von denen 125 aus Eiweiß bestehen. Aus Sicht des Gesamtkaloriengehalts enthalten Nüsse also viermal so viel Eiweiß wie Spinat.

WIE DAS KALORIENMODELL FUNKTIONIERT

Stellen Sie sich vor, eine Person nimmt 3,5 Kilogramm Essen pro Tag zu sich, von dem nur 3,5% des Gesamtgewichts aus fettreichen Lebensmitteln bestehen. Das klingt nach einem fettarmen Tag, oder?
Wohl kaum. Schauen wir uns dieses Beispiel eines »gesunden« Tagesverbrauchs an, der 3,5 kg Essen mit einem Anteil von 113 Gramm Fett beinhaltet:

• 1814 g Obst	circa 900 Kalorien, 60 Fett
• 454 g Kopfsalat	circa 75 Kalorien, 11 Fett
• 794 g anderes Gemüse	240 Kalorien, 12 Fett
• 28 g bzw. etwas über 2 TL Olivenöl	250 Kalorien, 250 Fett
• 85 g Mandeln, circa 45 Stück	490 Kalorien, 360 Fett
Gesamt:	**1.955 Kalorien, 693 Fett**

Die Nüsse und das Öl in diesem Beispiel wiegen nur 113 Gramm, machen aber 740 der insgesamt 1955 Kalorien aus. Da Nüsse nicht nur aus Fett bestehen und Pflanzen einen geringen Fettanteil haben, ergeben sich insgesamt 693 Fettkalorien, was 35% des Tagesverbrauchs ausmacht. Das ist derselbe Fettanteil, der in einer durchschnittlichen Ernährungsweise enthalten ist. Diese Fettmenge, egal welcher Quelle sie entstammt, ist weder gering, noch ist sie gesund.

Äpfel mit Äpfeln vergleichen

Wenn Menschen mit Kalorien-Nährstoff-Zahlen um sich werfen, kann es schnell zu großen Missverständnissen kommen. Ein knapper halber Liter Flüssigkeit enthält 96 Teelöffel. Wenn Sie in diesen halben Liter Wasser einen Teelöffel Öl geben, haben Sie aus Kaloriensicht 100 % Fett, vom Gewicht her aber nur 1 %.

Es ist wichtig, die Maßeinheiten zu verstehen, die andere Diät-Gurus verwenden, wenn Sie deren Kohlenhydrat-Eiweiß-Fett-Empfehlungen mit den Angaben in diesem Buch vergleichen. Diese Autoren nehmen unterschiedliche Einheiten für verschiedene Lebensmittel oder ändern die Einheiten im Laufe der Zeit, oder aber sie verwenden unterschiedliche Einheiten für Flüssigkeiten und feste Stoffe. Oftmals jonglieren sie in ihren Präsentationen auch mit Zahlen, deren Nominalwert sich gut anhört. Wenn Sie sich aber die Mühe machen, das Ganze nochmals durchzurechnen, bemerken Sie, dass diese Zahlen einfach nicht stimmen.

Es ist äußerst wichtig, zu erkennen, dass das Rechnen mit Kalorien in Prozent zu gänzlich anderen Ergebnissen beim Kalorien-Nährstoff-Verhältnis führt als das Rechnen mit Gewicht in Prozent, Trockengewicht in Prozent, Volumen in Prozent o. Ä. Wenn Sie andere Programme mit 80/10/10 vergleichen, werden Sie sehen, dass in diesem Buch, anders als bei anderen Methoden, Gleiches mit Gleichem (oder Äpfel mit Äpfeln) verglichen wird.

Ein populärer Autor empfiehlt bspw., zwischen 10-25 % Fett (je nach Körpertyp und Grad der inneren Vergiftung) zu sich zu nehmen. Bei Retreats und anderen Veranstaltungen, bei denen Gerichte auf Grundlage seiner Rezepte serviert werden, enthalten diese allerdings zwischen 30 bis 60 % Fett. Wie kann das sein? Der scheinbare Widerspruch entsteht durch die Tatsache, dass das empfohlene Kalorien-Nährstoff-Verhältnis auf dem Volumen von Lebensmitteln basiert (Tassen und Löffeln), und nicht auf Kalorien und deren prozentualer Verteilung. Was es noch komplizierter macht, ist, dass seine Verhältnis-Empfehlungen in »Prozenten von kohlenhydrat-, eiweiß- und fettreichen Lebensmitteln« angegeben sind. Da die Lebensmittel, die Rohköstler als eiweißreich erachten (Nüsse und Samen), im Schnitt zu 75 % ihrer Kalorien aus Fett bestehen, wird das Problem schnell deutlich.

Wenn Sie den »fettarmen« Empfehlungen (»50 % Kohlenhydrate, 30-35 % Eiweiß und 10-15 % Öle«) dieses Autors folgen, verzehren Sie am Ende bis zu 30 % Fett. Die fettreiche Variante seines Programms (»50 % Eiweiß, 30-35 % Kohlenhydrate und 20-25 % Öle«) enthält ein Minimum von 60 % Fett. Auch wenn er empfiehlt, den Fettgehalt von eiweißreichen Lebensmitteln durch den zusätzlichen Verzehr teurer eiweißreicher Ergänzungspulver auszugleichen, konsumieren die Befolger seiner Diät reichlich Fett, ohne zu wissen, wie stark fetthaltig ihre Ernährung dadurch ist.

Die oben stehende Tabelle veranschaulicht ein weiteres Beispiel für die irreführenden Ergebnisse, die entstehen, wenn der Nährstoffgehalt mit Volumen und nicht mit Kalorien gemessen wird. Stellen wir uns einfach einen Salat mit nur

	Salat	Mandeln
% Salatvolumen (insgesamt 6,25 Tassen)	96% (6 von 6,25 Tassen)	4% (0,25 von 6,25 Tassen)
% Salatkalorien (262 Gesamt-kalorien)	22% (57 von 262 Kalorien, 7 von Fett)	78% (205 von 262 Kalorien, 151 von Fett)

zwei Zutaten vor: 260 g Salat und 35 g Mandeln. Gemäß dieser Tabelle machen die Mandeln nur 4 % des Volumens aus, aber, für viele überraschend, fast 80 % der Kalorien.

In Anhang A finden Sie Analysen von Mahlzeiten, die auf realen Rezepten und Mengen basieren, um einen Eindruck davon zu bekommen, in welcher Weise Ihre täglichen Mahlzeiten sich aus Sicht des Kalorien-Nährwert-Verhältnisses summieren.

DAS ZIEL: 80/10/10RV

Für diejenigen, die der gesündesten Variante von 80/10/10 folgen möchten, um in jedem Aspekt ihres Wohlbefindens die bestmöglichen Ergebnisse zu erzielen, ist das Suffix »rv« angehängt, dass für *roh* und *vegan* steht. 80/10/10rv bzw. eine fett-arme, rohe und vegane Ernährung bietet Ihnen die lebensverändernde Möglichkeit, an der Freigiebigkeit der Natur teilzuhaben und nur ganze, frische, unverarbeitete und naturbelassene pflanzliche Lebensmittel in der Form zu verzehren, wie sie uns von Mutter Erde kredenzt werden.

Seit mehr als 20 Jahren habe ich mich auf diese Weise ernährt und das 80/10/10rv Programm angewendet. Viele Patienten haben es mir im Laufe der Zeit gleichgetan. Die Ergebnisse waren erstaunlich. Dieser Ernährungsansatz hat sich über die Jahre als die gesündeste Ernährungsweise herausgestellt, die uns Menschen bekannt ist. Sobald Sie dieses Buch zu Ende gelesen haben, verfügen Sie über die entsprechenden Kenntnisse, um das Programm auch zu einem Teil Ihres Lebens werden zu lassen.

WIE WEIT BIN ICH NOCH VON 80/10/10 ENTFERNT?

Wie steht es mit Ihrem Kalorien-Nährstoff-Verhältnis im Vergleich zu 80/10/10? Natürlich sind wir alle einzigartig, aber die Durchschnittswerte sind sehr aufschlussreich. Verschiedene Quellen legen nahe, dass die Deutschen etwa 43 bis 48 % ihrer Kalorien in Form von Kohlenhydraten, etwa 15 bis 16 % in Form von Eiweiß, 33 bis 38 % in Form von Fett und 2 bis 5 % in Form von Alkohol zu sich nehmen.[30] Nach 20 Jahren Ernährungsanalyse für Patienten habe ich festgestellt, dass das typische Verhältnis bei den meisten Menschen bei 42/16/42 liegt.

80/10/10rv – das bedeutet ganze, frische, naturbelassene pflanzliche Lebensmittel, wie sie Mutter Erde kredenzt.

Wie ich in diesem Buch erläutere, tendieren die meisten von uns, sogar Vegetarier und Veganer, zu diesem 42/16/42-Durchschnitt, einem Verhältnis, das uns weit weniger Brennstoff (Kohlenhydrate) liefert, als unser Körper braucht, um optimal zu funktionieren. Der Fettanteil hingegen ist gefährlich hoch.

Einige Berechnungen werden Ihnen dabei helfen, das Kalorien-Nährstoff-Verhältnis oft verzehrter roher pflanzlicher Lebensmittel zu überschlagen. Sie werden schnell sehen, was mir vor einigen Jahren aufgefallen ist: Rohköstler konsumieren zu einem großen Teil erstaunliche Mengen an Fett – manchmal sogar doppelt so viel wie der Fast Food essende Durchschnitt!

Natürlich verursachen erhitzte Fette jede Menge Probleme, die bei einer Ernährung mit Rohkost nicht auftreten, aber fettreiches Essen, egal ob roh oder gekocht, kann Ihrer Gesundheit erheblichen Schaden zufügen.

Wenn eine obst- und gemüsereiche Ernährung für Sie neu ist, können Sie sich glücklich schätzen, diese Informationen am Anfang Ihrer Suche gefunden zu haben. Mit diesem Buch können Sie typischen Fallen ausweichen, in die viele Vegetarier und Rohkost-Fans getappt sind, und die sie oftmals mut- und orientierungslos werden ließen. Wenn Sie bereits Rohköstler sind, wird dieses Buch Ihnen die Augen öffnen, da es Ihnen Antworten auf lange bestehende Fragen gibt. Sie werden beginnen zu verstehen, warum Sie oder Ihre Freunde trotz Ihrer »gesunden« rohköstlichen Ernährung bisher noch nicht zu der versprochenen optimalen Gesundheit und einem grenzenlosen Wohlbefinden gefunden haben.

DIE EIGENEN WERTE BESTIMMEN

In Anhang D »Ressourcen für die Nahrungsanalyse« erläutere ich Hilfsmittel aus dem Internet und andere nützliche Instrumente, mit denen Sie analysieren können, was Sie essen. Ich empfehle Ihnen, ein bisschen Zeit darin zu investieren, den

Umgang mit einem Nährstoffanalyse-Instrument zu lernen. Der größte Nutzen dieser automatischen Berechnungshilfen besteht darin sicherzustellen, dass Sie entsprechend Ihrer Größe und Ihres Aktivitätsgrads genügend Kalorien zu sich nehmen. Dies ist besonders wichtig, da eine zu geringe Kalorienzufuhr bei einer obst- und gemüsereichen Ernährung dazu führen kann, dass Sie nicht die optimalen Ergebnisse erzielen.

Der Einfachheit halber reicht es aus, wenn Sie über den Zeitraum einer Woche oder etwas länger Ihre Mahlzeiten online analysieren, da Sie dadurch genügend Informationen darüber erhalten, wie Ihre Nahrung tatsächlich zusammengestellt ist. Nun können Sie typische Fallen erkennen und Ihr Kalorien-Nährstoff-Verhältnis dementsprechend anpassen. Danach werden Sie vielleicht ab und zu noch einmal die Daten eines Tages eingeben, z. B. wenn neue Lebensmittel Saison haben, um sicherzugehen, dass Sie noch auf dem richtigen Weg sind. Mit der Zeit werden Sie sich so sehr an 80/10/10 gewöhnen, dass es ein selbstverständlicher, müheloser Teil Ihres Alltags wird.

KEINE ANGST – GEMEINSAM SCHAFFEN WIR ES

Die meisten Menschen empfinden eine Ernährungsumstellung als das ziemlich Herausforderndste, was sie im Leben meistern müssen. Viele Patienten kamen verzweifelt und mit dem festen Willen zu mir, ihre Gesundheitsprobleme anzupacken, sagten dann aber: »Doc, ich mache alles, was Sie wollen und folge jedem Programm, das Sie vorschlagen. Aber bitte stellen Sie nicht meine Ernährung auf den Kopf.«

Sehr selten und umso erfreulicher sind diejenigen, die so motiviert sind, sich endlich besser zu fühlen, dass sie ihr Leben auf der Stelle komplett ändern. Mir ist jedoch klar, dass eine Ernährungsumstellung zunächst fast jeden einschüchtert. Mit diesem Wissen habe ich 80/10/10 entwickelt, um jedem Einzelnen die Möglichkeit eines sanften Umstiegs mit moderatem Tempo zu bieten.

Da sich 80/10/10 auf das Kalorien-Nährstoff-Verhältnis (Prozent an Kohlenhydraten, Eiweiß und Fett) statt auf spezielle Lebensmittel konzentriert, können Sie Ihr eigenes Tempo bestimmen. Um mit diesem Programm Erfolg zu haben, müssen Sie nur die Menge der Lebensmittel, die Sie essen, im richtigen Verhältnis zueinander anpassen, um sich Ihrem Ziel zu nähern. Das schrittweise Erhöhen gesunder Kohlenhydrate aus ganzen Früchten und Reduzieren von Fett ist ein sehr guter Anfang und weitaus besser, als nichts zu tun. Die Ergebnisse, besonders wenn sie anschaulich mit dem Cron-O-Meter dargestellt werden (siehe Anhang D »Ressourcen für die Nahrungsanalyse«

Wählen Sie 811 für die gesündeste und fitteste Version Ihrer selbst!

auf Seite 385), werden Sie so motivieren, dass Sie Ihre Ernährung immer weiter verbessern.

Auch wenn Ernährungstagebücher und numerische Analysen hilfreich sein können, müssen Sie nicht gleich eine Küchenwaage kaufen oder täglich Ihre Mahlzeiten protokollieren, damit dieses Buch Ihnen etwas nützt. Auf den folgenden Seiten stelle ich Ihnen Informationen, Menüpläne und Beispielberechnungen bereit, um Ihnen zu zeigen, wie Sie die 80/10/10-Formel in Ihr Leben integrieren können, und zwar mit oder ohne Hightech-Hilfsmittel.

Bewusst darüber nachzudenken, was Sie essen, indem Sie das Kalorien-Nährstoff-Verhältnis beachten, ist ein erster Schritt in die richtige Richtung. Sie können nach eigener Lust und Laune viel oder wenig Zeit damit verbringen, sich mit Ihrer momentanen Ernährung auseinanderzusetzen und sie mit dem 80/10/10-Programm vergleichen.

Lassen Sie sich von diesem Buch auf der Suche nach dem Körper und der Gesundheit, die Sie sich wünschen, inspirieren und leiten, aber seien Sie nicht enttäuscht. Manche Menschen beichten mir, dass sie geschockt sind, wenn sie herausfinden, wie viel Fett sie tatsächlich essen, und wie weit sie von ihrem Ziel entfernt sind. Wenn Sie zu diesen Menschen gehören, möchte ich Sie ermutigen: Fassen Sie sich ein Herz und atmen Sie tief durch. Je mehr Seiten Sie lesen, umso schneller wird sich Ihre Verwirrung verflüchtigen.

Sobald Sie auf den letzten Seiten dieses Buchs sind, wage ich zu behaupten, dass der Weg zum Erfolg Ihnen greif- und durchführbarer erscheinen wird. Wenn das, was Sie lesen, Sinn ergibt, und Sie bereit dafür sind, Ihren Körper und Ihre Gesundheit deutlich zu verbessern, beginnen Sie einfach damit, Ihre Ernährung nach 80/10/10 auszurichten. Die Ergebnisse werden nicht auf sich warten lassen. Wenn Sie Unterstützung oder weitere Informationen brauchen, besuchen Sie mich im Internet auf http://foodnsport.com.

Auch wenn Sie das Konzept von 80/10/10 strikt befolgen, werden und sollten Sie dieses Verhältnis nicht bei jeder einzelnen Mahlzeit und auch nicht an jedem einzelnen Tag einhalten. Tatsächlich werden Sie an einigen Tagen etwas mehr und an anderen Tagen etwas weniger Fett verzehren. Das Ziel liegt bei einem durchschnittlichen Verhältnis von 80/10/10 in einem Zeitraum von einem Jahr oder länger. Wenn Sie einmal so weit gekommen sind, wette ich, dass Sie nie mehr zurückschauen werden.

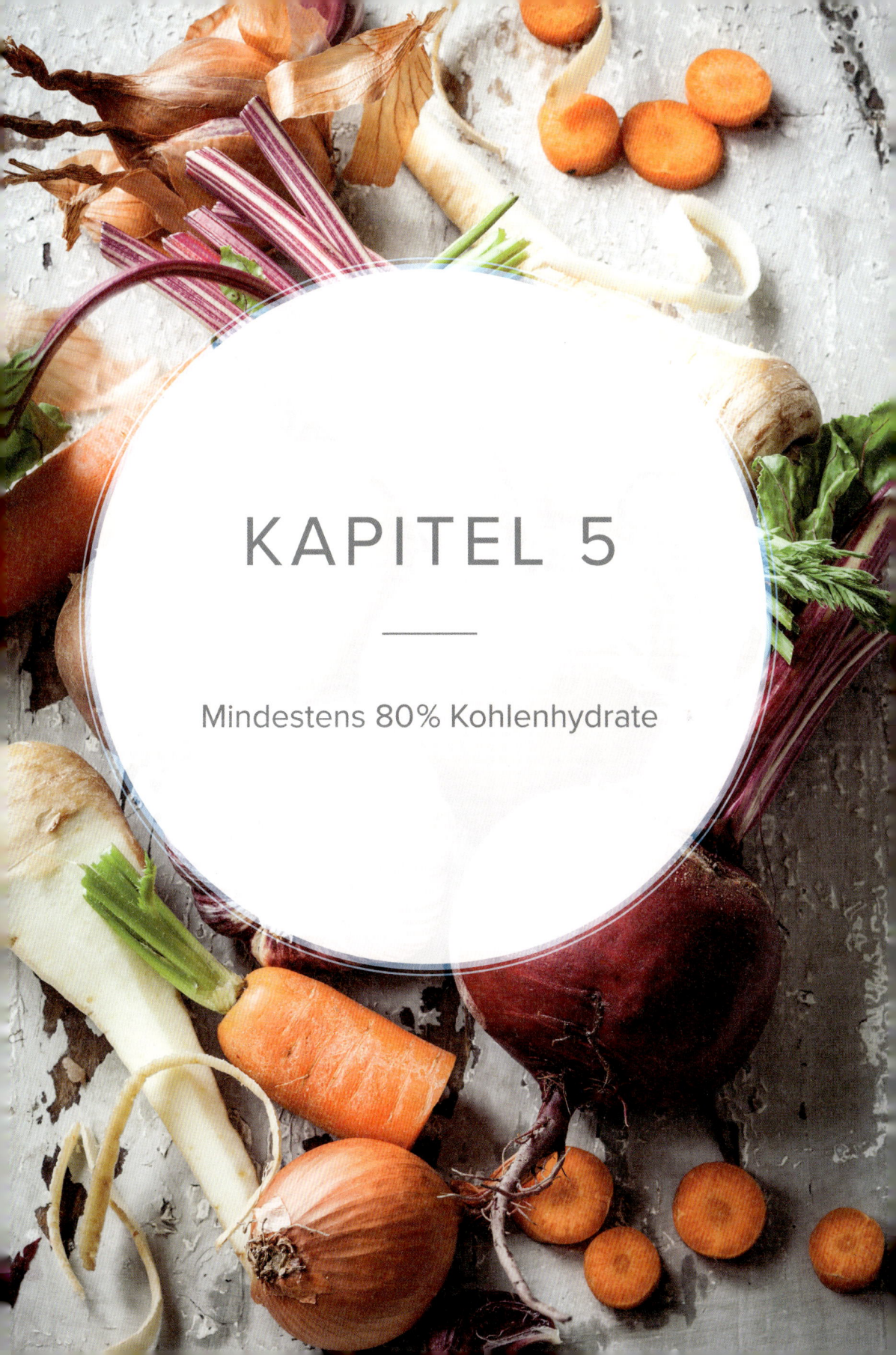

KAPITEL 5

Mindestens 80% Kohlenhydrate

Ernährungswissenschaftler und gesundheitsbewusste Ernährungsberater sind sich einig, dass 60 bis 80 % unserer Kalorien von Kohlenhydraten stammen sollten. Nachdem ich bereits erläutert habe, dass der Kalorienanteil von Eiweiß und Fett an unserer Nahrung nicht mehr als 10 % betragen sollte, sind 80 % Kohlenhydratanteil genau die richtige Menge. Den allermeisten Menschen empfehle ich, diese 80 % an Kohlenhydraten oder mehr zu sich zu nehmen. Wenn wir weit unter diese Zahl rutschen, konsumieren wir entweder zu viel Fett, zu viel Eiweiß oder zu viel von beidem. Es ist jedoch sehr wahrscheinlich, dass der Fettanteil dann wesentlich größer ist.

Eine ungenügende Zufuhr von Kohlenhydraten führt zu einer Reihe gesundheitlicher Probleme, zu denen u. a. Essstörungen, Heißhungerattacken, Lethargie, Schwächen und andere Beschwerden gehören, die mit einem übermäßigen Fettkonsum einhergehen. Wenn der tägliche Eiweißanteil an unserer Nahrung 10 % überschreitet, haben wir mit verminderter Energie und einer erhöhten Säurevergiftung zu kämpfen, die ein Wegbereiter für Osteoporose, Nierenerkrankungen, Arthritis, Immunerkrankungen und Krebs ist. Täglich weit mehr als 10 % aller Kalorien in Form von Fett zu verzehren, kann zu Diabetes, Herzerkrankungen, Schlaganfällen, Krebs und vielen anderen ernsten Beschwerden führen. Egal wie Sie es auch bezeichnen wollen – zu wenig Kohlenhydrate, zu viel Fett oder zu viel Eiweiß – Sie werden mit ernsten gesundheitlichen Konsequenzen rechnen müssen.

ZUCKER: DER BRENNSTOFF,
FÜR DEN WIR GEMACHT SIND

Bevor unsere Zellen jede Art von Lebensmittel als Brennstoff nutzen können, egal ob es hauptsächlich Kohlenhydrate, Eiweiß oder Fett enthält, muss es in einfache Zucker aufgespalten werden. Kohlenhydrate lassen sich mit Abstand am einfachsten in nützliche Zucker umwandeln. Glukose (ein Einfachzucker) ist der primäre und bevorzugte Brennstoff für jedes Gewebe und alle Zellen unseres Körpers. Einige unserer Zellen (z. B. Hirnzellen, rote Blutkörperchen und einige Teile des Nervengewebes) benötigen als Brennstoff fast ausschließlich Glukose.

Brennstoff vs. Energie

Ein großer Denkfehler vieler Menschen liegt darin zu glauben, Essen sei die Quelle von Energie. Dieser Irrtum ist u. a. der Tatsache geschuldet, dass die Begriffe »Brennstoff« und »Energie« in der Ernährungswissenschaft synonym verwendet werden. Die Trägheit, die unweigerlich auf ein Feiertagsessen folgt, zeigt aber eindeutig, dass dem nicht so ist.

In den Gesundheitswissenschaften steht »Energie« jedoch für einen elektrischen Schwachstrom, der im Schlaf von unserem Gehirn produziert wird und über das Nervensystem durch unseren Körper läuft (auch vitale Nervenenergie genannt). Wenn Sie wach sind, verbrauchen Sie die Nervenenergie schneller, als ihr Gehirn sie produzieren kann. Daher geht sie Ihnen auch schnell aus. Nach einer ausreichenden Menge an Schlaf wachen Sie aufgeladen und voller neuer Nervenenergie wieder auf.

Nahrung wird hingegen als »Brennstoff« bezeichnet. Wir benötigen diesen Brennstoff aus drei Hauptgründen: Ernährung, Hydratisierung und Genuss. Während des Verdauungsvorgangs »verbrennen« wir unseren Brennstoff (das Essen), um dessen Energiepotenzial freisetzen und für uns selbst nutzen zu können. Durch diesen komplizierten Prozess erhalten wir einen Energienettogewinn, indem wir unsere eigene Nervenenergie dafür nutzen, das Energiepotenzial des Essens freizusetzen.

Am Beispiel eines Autos lässt sich dieser Unterschied ganz gut veranschaulichen. Wir können ohne Probleme verstehen, dass der Brennstoff in unserem Tank (unser Essen) etwas vollkommen anderes ist als die Energie, die von unserer Autobatterie stammt (vitale Nervenenergie). Eins ist ohne das andere komplett nutzlos, aber zusammen erzeugen sie Bewegung und Aktivität.

*Egal wie Sie es be-
zeichnen – zu wenig
Kohlenhydrate, zu viel
Fett oder zu viel Eiweiß –,
es hat ernsthafte Folgen
für Ihre Gesundheit.*

Menschen haben wenig bis gar keine Kapazität für das Speichern überschüssiger Eiweiße oder Kohlenhydrate. Beides können wir jedoch in Fettdepots umwandeln, die wir später als Brennstoff nutzen können. Wenn wir nicht genug Kohlenhydrate essen, um unseren Brennstoffbedarf zu decken, spaltet unser Körper in einem komplexen chemischen Prozess namens Glukoneogenese (wörtlich »Erzeugung neuen Zuckers«) gespeicherte Fette auf. In Zeiten der Not, wenn es nicht genügend Kohlenhydrate gibt, ist das ein lebensrettender Mechanismus. Bei der Glukoneogenese entstehen als Nebenprodukte aber Ketone.

Wenn sich Ketone in der Blutbahn befinden, beeinträchtigen sie unsere Fähigkeit, Entscheidungen zu treffen, da sie eine ähnliche Wirkung auf unsere Hirnchemie haben wie Alkohol. Ein starker ketonischer Zustand lässt uns also weniger schnell reagieren, weshalb wir in so einem Fall keine Entscheidungen treffen sollten, die unser Leben und unsere Gesundheit beeinflussen, so wie es beim Autofahren, Sporttreiben oder einer anspruchsvollen Arbeit geschieht, die eine hohe mentale Konzentration erfordert.

VERSCHIEDENE ARTEN VON KOHLENHYDRATEN

Die Definitionen von Kohlenhydraten und ihren Bestandteilen werden ständig weiterentwickelt. Laien unterteilen Kohlenhydrate in zwei Gruppen: komplexe und einfache. In der Wissenschaft werden komplizierte Unterschiede zwischen den verschiedenen Kohlenhydratbestandteilen gemacht. Die Fachliteratur, die diese beschreibt, ist recht verwirrend. Die folgende überblicksartige Zusammenfassung ist vereinfacht und erhebt keinen Anspruch darauf, vollständig oder zeitlos gültig zu sein:

Einfachzucker (hauptsächlich Monosaccharide, die aus einem Zuckermolekül, und Disaccharide, die aus zwei Monosacchariden bestehen). Zu diesen zählen hauptsächlich Glukose, Fruktose, Galaktose und Dextrose (Monosaccharide) sowie Laktose, Maltose und Sucrose. Diese Einfachzucker sind in den meisten Lebensmitteln enthalten, einschließlich Obst, Gemüse, Milch und Honig.

Oligosaccharide (kurzkettige Zucker, die aus drei bis neun Zuckermolekülen bestehen): Oligosaccharide sind z. B. Raffinose, Stachyose, Verbascose, Fruktooligosaccharide und Maltodextrine. Oligosaccharide sind besonders dafür bekannt, Blähungen nach dem Verzehr von Bohnen zu verursachen. Einige Oligosaccharide sind vollkommen unverdaulich, andere lassen sich teilweise verdauen.

Polysaccharide (»komplexe Kohlenhydrate, die zehn oder mehr – bis zu mehreren tausend – Zuckermoleküle enthalten): Dies sind u. a. Stärken (Amylose und Amylopektin) und Dextrine, die in Getreide, Reis, Hülsenfrüchten und in Nichtstärke-Polysacchariden wie Ballaststoffen (Zellulose, Pektin, Gummiarten, Beta-Glukane und Fruktane) vorkommen.

Zusammen umfassen Mono- und Disaccharide den »Zucker«, der sich auf den Zutatenlisten gekaufter Produkte wiederfindet. Monosaccharide sind die einzigen Kohlenhydrate, die über die Darmwand direkt in die Blutbahn übergehen. Unser Verdauungssystem kann Disaccharide leicht in ihre Monosaccharid-Bestandteile aufspalten.

Einfache Kohlenhydrate kommen in zwei Formen vor: als Industriezucker (hergestellt aus Früchten, Getreide, Wurzelknollen und Zuckerrohr) und Zucker aus ganzen Lebensmitteln (aus ganzen, frischen Pflanzen, hauptsächlich süßen Früchten). Beide Zuckerarten schmecken süß auf der Zungenspitze. Leider führt eine weit verbreitete Fehlinformation und allgemeines Unwissen über Ernährungsfragen dazu, dass die Mehrzahl der Menschen einfache Kohlenhydrate mit nährstofflich wertlosem Industriezucker gleichsetzt. Nicht wissend, dass der Zucker aus ganzen, naturbelassenen Früchten gänzlich anders ist als industriell gewonnener Zucker, werfen diese Diätinteressierten alle einfachen Kohlenhydrate in einen Topf und machen eine Sammelkategorie daraus. Offizielle Empfehlungen und kurzsichtige Ernährungswissenschaftler verstärken diese falsche Annahme noch, indem sie uns ermahnen, einfache Zucker wie die Pest zu meiden.

Komplexe Kohlenhydrate in Getreide oder stärkehaltigen Lebensmitteln schmecken nicht süß, obwohl sie aus Zuckerketten bestehen. Sie lassen sich wesentlich schwerer verdauen als einfache Kohlenhydrate. Um sie in Zucker umzuwandeln, verbraucht unser Körper hohe Mengen an Energie. Wenn komplexe Kohlenhydrate gekocht verzehrt werden, entstehen bei ihrer Aufspaltung außerdem giftige Nebenprodukte.

Später in diesem Kapitel gehe ich auf jede dieser drei Kategorien – komplexe Kohlenhydrate, einfache Kohlenhydrate aus ganzen Früchten und industrielle einfache Kohlenhydrate – nochmals im Detail ein.

ZWEI KOHLENHYDRAT-LAGER

Obwohl es viele verschiedene Strömungen bei diesem Thema gibt, lassen sich zwei hauptsächliche Denkschulen ausmachen, wenn es darum geht, was man essen sollte: einerseits die Verfechter einer kohlenhydratarmen und fettreichen Ernährung und andererseits die Befürworter einer kohlenhydratreichen und fettarmen Ernährung.

Die »wenig Kohlenhydrate, viel Fett«-Fraktion

In den letzten Jahrzehnten hat die fettreiche Ernährung (als kohlenhydratarm bzw. »low carb« getarnt) die USA im Sturm erobert. Daraufhin begannen Supermärkte, Restaurants, Fast-Food-Ketten, Fluglinien und sogar Donut-Läden damit, stolz ihre »kohlenhydratarmen« Optionen anzupreisen. Wenn sich dieser Trend fortsetzt, dann prophezeie ich einen weiteren Anstieg des Fettkonsums bei der nächsten Veröffentlichung nationaler Statistiken.

Warum? Ganz einfach: Wenn Ihr tägliches Kalorien-»Kuchen«diagramm aus nur drei Stücken besteht (Kohlenhydraten, Eiweiß und Fett), und Sie eines davon schmaler schneiden, fällt logischerweise eines der beiden anderen oder aber beide zusammen größer aus.

Viele glauben, dass weniger Kohlenhydrate durch einen erhöhten Eiweißkonsum ausgeglichen werden. Das ist nicht der Fall.

Wie ich im Kapitel über Eiweiß erkläre, ist es höchst selten der Fall, dass jemand überhaupt ein Viertel seiner täglichen Kalorien in Form von Eiweiß zu sich nimmt. Die große Mehrheit der Deutschen verzehrt etwa 15-16 % Eiweiß pro Tag. Nur ein kleiner Bruchteil der Bevölkerung schafft es auf 20 % oder mehr.

Der ausgleichende Teil unserer täglichen Kalorien, wenigstens 80 %, stammt aus einer Kombination aus Kohlenhydraten und Fett. Wenn wir also dieselbe Menge an Kalorien zu uns nehmen, endet eine Reduktion von Kohlenhydraten damit, dass wir mehr Fett essen.

Leider hat jedes Gramm Fett mehr als doppelt so viele Kalorien wie ein Gramm Kohlenhydrate. Wenn Sie also im Rahmen einer kohlenhydratarmen Diät dieselbe Nahrungsmenge zu sich nehmen, erhöhen Sie nicht nur den prozentualen Anteil an Fett, sondern auch ihren täglichen Kalorienverbrauch.

Wie ist es dann möglich, mit »Low-Carb«-Diäten abzunehmen? Untersuchungen zeigen, dass diese Menschen ausnahmslos weniger Kalorien zu sich nehmen. Dr. Michael Gregers leicht verständliches und kritisches E-Book »*Atkins Facts*« fasst es treffend zusammen:

2001 veröffentlichte die medizinische Fachzeitschrift *Obesity Research* »Popular Diets: A Scientific Review.« (Beliebte Diäten: Eine wissenschaftliche Einschätzung.) Nach der angeblichen Überprüfung aller Untersuchungen, die jemals an kohlenhydratarmen Diäten durchgeführt wurden, kam man zu folgendem Schluss: »In allen Fällen verlieren individuelle Personen bei einer kohlenhydratarmen Diät Gewicht, weil sie weniger Kalorien konsumieren.« (Obesity Research 9 (2001):1S.)

Ich ermuntere alle, die ihre Gesundheit mit irgendeiner kohlenhydratarmen Diät zerstören wollen, gern dazu, sich dieses fesselnde 47-seitige Dokument im Ganzen durchzulesen.[31] Die folgende Infobox wurde mit Dr. Gregers Erlaubnis aus dessen Publikation entnommen.

Der tödliche Low-Carb-Wahn

Wenn man genügend Kohlenhydrate isst, kann auch das Fett ganz aufgespalten werden. Wenn unserem Körper aber der Kohlenhydratbrennstoff ausgeht, bleibt ihm nichts anderes übrig, als Fett in einer ineffizienten Weise zu verbrennen, bei der giftige Nebenprodukte wie Acetone und sogenannte »Ketone« entstehen. Die Nieren nutzen Mineralien wie Kalium und Kalzium dazu, unseren Körper von Giftstoffen wie bspw. Ketonen zu reinigen. Menschen, die die Atkins-Diät befolgen, verlieren diese Mineralien über ihren Urin. Wenn diese Elektrolyte aber auf einen kritisch niedrigen Wert im Blut fallen, kann dies tödliche Herzrhythmusstörungen zur Folge haben.

Der derzeitige Leiter der Ernährungsforschung an der Harvard-Universität empfiehlt, dass alle Ärzte ein Informationsblatt verteilen sollten, das über die negativen Folgen der Atkins-Diät aufklärt. Die Symptome einer Ketose [ein Stoffwechselzustand, bei dem der Körper vom hauptsächlichen Verbrennen von Glukose zum Verbrennen von Fett zur Energiegewinnung »umschaltet«] sind eine allgemeine Abgeschlagenheit, abrupte oder allmählich zunehmende Schwäche, Schwindelgefühl, Kopfschmerzen, Verwirrung, Unterleibsschmerzen, Reizbarkeit, Übelkeit und Erbrechen, Schlafstörungen und Mundgeruch. Nach dem Aufzählen der negativen Auswirkungen, die mit einer Ketose zusammenhängen, fügte das *American Institute for Cancer Research* hinzu: »Das sind die kurzfristigen Auswirkungen. Die langfristigen Konsequenzen sind noch verheerender.«

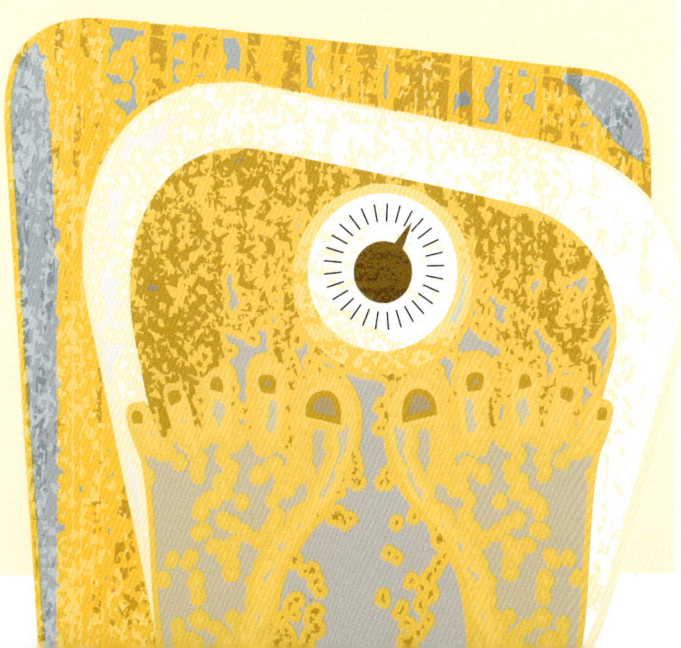

Dr. Gregers gesamter Artikel listet Dutzende weiterer Erkrankungen und Probleme auf, die durch diese Diät ausgelöst werden, wie z. B.:

- Mangelernährung (verringerte Vitamin- und Mineralienzufuhr)
- Krebs, Schlaganfälle, Gicht, Osteoporose und Diabetes
- Mögliche Nieren-, Knochen- und Leberschäden sowie Cholesterinstörungen
- Herzerkrankungen, Herzrhythmus- und Herzmuskelstörungen
- Beeinträchtigung der körperlichen Aktivität
- Steigender Blutdruck mit zunehmendem Alter
- Plötzlich abfallender Blutdruck beim Stehen (orthostatische Hypotonie)
- Plötzlicher Tod

Dr. James W. Anderson, Professor für Medizin und klinische Ernährung der medizinischen Fakultät der *University of Kentucky* sagte über die Atkins-Diät: »Das ist die absolut schlimmste Diät, der Sie sich mit Blick auf dauerhaftes Übergewicht, Herzerkrankungen und einige Krebsarten unterziehen können. Wenn Sie Ihre Gesundheit ruinieren wollen, werden Sie nichts finden, was noch schädlicher als Atkins ist.«

Einige der Menschen, die den gesundheitsgefährdenden Mythen der Low-Carb-Programme Glauben schenken, vermeiden jede Art von Kohlenhydraten, einschließlich Getreide, stärkehaltige Gemüse und Obst, um ihren Brennstoff stattdessen aus gefährlich hohen Mengen an Fett und Eiweiß zu beziehen. Auch wenn wir mit einem Überlebensmechanismus ausgestattet sind, der es uns erlaubt, kohlenhydratfreie Lebensmittel im Falle eines drohenden Verhungerns oder anderer Extremsituationen in Zucker umzuwandeln, existiert diese Fähigkeit nur für seltene Notfälle.

Was unsere Gesundheit und das optimale Funktionieren unseres Körpers angeht, zahlen wir einen immensen Preis, wenn wir unseren Körper dazu zwingen, den Brennstoff für unsere Zellen aus Fett (oder schlimmer noch, Eiweiß) zu gewinnen, da diese Umwandlung im Vergleich zur Aufspaltung von Kohlenhydraten chemisch ineffizient ist. Unser Körper kann dies nur leisten, wenn er hohe Mengen an Energie dafür aufbringt und gleichzeitig giftige Abfallprodukte produziert.

Ein ideales Körpergewicht ist das mühelose, natürliche Ergebnis einer optimalen Gesundheit. Optimale Gesundheit lässt sich aber kaum durch eine Diät erzielen, die allein zum Abnehmen konzipiert wurde. Wer eine kohlenhydratarme Diät befolgt, mag sein angestrebtes Gewicht erreichen, gefährdet aber gleichzeitig auf lange Sicht seine Gesundheit. Der Konsum extremer Mengen an tierischen Fetten und Eiweißen führt täglich zur Entstehung von Millionen Fällen tödlicher Krankheiten, die in der Zukunft nur noch offenkundiger zutage treten werden.

Stärkebasierte Diäten – das andere Lager

Die große Mehrzahl von Ernährungsexperten, deren Patienten und Klienten eine dauerhafte Verbesserung degenerativer Erkrankungen erfahren – unter ihnen renommierte Ärzte wie Dean Ornish, John McDougall, Michael Klaper, Caldwell Esselstyn, Neal Barnard, Joel Fuhrman, Matthew Lederman und seine Frau Alona Pulde sowie Michael Greger, wie auch die Spezialisten des weltbekannten *Pritikin Longevity Center* –, empfehlen hingegen eine Ernährung, die hauptsächlich auf komplexen Kohlenhydraten, also Stärke, basiert. Sie betonen die Wichtigkeit von stärkehaltigen Lebensmitteln wie Bohnen, Hülsenfrüchten, Knollen, Wurzeln, stärkehaltigen Gemüsesorten und Getreideprodukten.

Kohlenhydrat-reiche Diäten können einer optimalen Ernährung nicht das Wasser reichen.

Dieser Rat könnte als erster Schritt in die richtige Richtung angesehen werden, da, wie ich bereits in der Einleitung dieses Buchs erläutert habe, ganze Früchte immer nahrhafter sind als aufgespaltene. Aufgrund des Nährstoffverlusts, der mit dem Kochen einhergeht, können gekochte Lebensmittel nicht mehr als intakt und ganz betrachtet werden. Beim Kochprozess wird diesen Lebensmitteln das Wasser entzogen (mit Ausnahme bereits getrockneter Waren, die beim Kochen in Wasser wieder rehydriert werden). Kein Lebensmittel, dem Wasser entzogen wurde, kann realistisch noch als ganz und naturbelassen angesehen werden.

Diese hoch angesehenen Experten teilen die Auffassung, dass die Natur uns zum Verbrennen einfacher Kohlenhydrate gebaut hat. Sie glauben jedoch, dass es keine bessere und nahrhaftere Brennstoffquelle als Früchte mit komplexen Kohlenhydraten gibt. Da sie alles aus der Perspektive von gekochten Nahrungsmitteln betrachten, auch wenn sie oft den höheren Nährwert von rohem Obst und Gemüse anerkennen, glauben sie nicht, dass eine Ernährung, die auf dem Verzehr einfacher Zucker aus Früchten besteht, eine realisierbare Option darstellt. Dafür sind folgende drei Gründe zu nennen:

Erstens: Wenn die meisten Menschen über den Verzehr von Obst und Gemüse sprechen, gehen sie davon aus, dass Gemüse den größeren Teil ausmacht. Ernährungswissenschaftler kennen jedoch die Ergebnisse von Studien genau, die zeigen, dass eine hauptsächlich auf Gemüse basierende Ernährung keine ausreichende Kaloriendichte liefern kann, um den menschlichen Körper gesund zu halten. Auch ich glaube, dass es unwahrscheinlich ist, gesund zu bleiben, wenn Menschen sich ausschließlich von Gemüse ernähren. Sie würden stetig an Gewicht verlieren und sich so schwächen, dass sich ihre Gesundheit schließlich immer weiter verschlechtert.

Zweitens: Aller Wahrscheinlichkeit nach können sie sich nicht vorstellen, dass man Obst in einer ausreichenden Menge essen kann, um den eigenen Kalorienbedarf zu decken, obwohl dies sehr angenehm und überhaupt nicht schwierig ist. Sie verwerfen diese Möglichkeit vollständig, da sie außerhalb ihres Referenzrahmens liegt. Wer kennt schließlich schon jemanden, der sich hauptsächlich (wenn auch nicht ausschließlich) von Obst ernährt? Ich muss zugeben, dass dies in der heutigen Welt nur sehr wenige Personen tun. Und doch haben fast alle, die ich getroffen habe und die enorme Mengen an Obst verzehren, ein Buch über die Vorteile dieser Ernährung geschrieben. Es muss einen Grund dafür geben, dass diese Obstesser so begeistert von den fantastischen gesundheitlichen Vorteilen sind, die diese Ernährung mit sich bringt.

Drittens: Ihre fehlgeleiteten Vorstellungen über den glykämischen Index und ihre grundlose Sorge über den Anstieg des Triglyceridwerts hindern sie daran, Obst als primäre Kalorienquelle zu sehen. Trotz der Tatsache, dass Obst immer und überall als das ultimative Lebensmittel für eine stabile Gesundheit gepriesen wird, und trotz ihrer eigenen Schlussfolgerungen, dass Kohlenhydrate in einer gesunden Ernährung stark dominieren sollten, übersieht die Mehrzahl aller Gesundheitsexperten der Welt das Offensichtliche: Eine auf Obst basierende Ernährung ist die beste Möglichkeit, die wir haben, um eine optimale Gesundheit zu erreichen.

Niemand kann bestreiten, dass die fettarmen, vegetarischen Ernährungsweisen, die von Pritikin, McDougall und ihren Kollegen empfohlen werden, zu phänomenalen Ergebnissen in den Bereichen Gesundheit, Vitalität und Körpergewicht führen. Wenn Fleisch durch gekochte stärkehaltige Lebensmittel ersetzt wurde, zeigten Probanden einen markanten Rückgang von Herz-Kreislauf-Erkrankungen und eine allgemeine Verbesserung ihrer Gesundheit und ihres Wohlbefindens.

Dennoch sind Menschen mit einer stärke- und getreidebasierten Ernährung noch weit von einer optimalen Ernährung und Gesundheit entfernt. Diese komplexen kohlenhydrathaltigen Lebensmittel haben Defizite, was Vitamin C, lösliche Ballaststoffe und einige Hunderttausend Phytonährstoffe anbelangt. Der Verzehr dieser Lebensmittel reicht außerdem nicht an die Mühelosigkeit, Einfachheit, Sauberkeit und natürliche Sättigung beim Essen süßer Früchte heran.

Da gekochtes Getreide zu einer Säurevergiftung im Blut führen kann, erkranken Menschen, die einer stärke- bzw. getreidebasierten Diät folgen, schließlich an Krebs, Arthritis, chronischer Erschöpfung, Schilddrüsenunterfunktion und jeder Menge anderer gesundheitlicher Einschränkungen. Eine Ernährung auf Basis von Getreide und gekochtem Gemüse liefert die meisten Vitamine, führt jedoch zu einem schwerwiegenden Vitamin-C-Mangel – dem wichtigsten aller Vitamine, wenn es

Getreide: Pritikins
Verhängnis

1988 schrieb ein Mann namens Ross Horne ein Buch mit dem Titel Improving
on Pritikin – You Can Do Better.[32] *Seine Geschichte ist faszinierend. In den
70er-Jahren war Horne der »beste Schüler und eifrigste Unterstützer« von
Nathan Pritikin und seiner berühmten getreidebasierten Diät. Doch nachdem
er bei sich selbst und auch bei anderen ernste negative Auswirkungen der
Pritikin-Diät beobachtet hatte (einschließlich Arthritis und Krebs), schrieb Horne
dieses Buch. Auf über 150 Seiten zählt Horne detailreich die Gesundheitsrisiken
auf, die mit dieser getreidebasierten Ernährungsweise einhergehen, und erläutert, wo Pritikins Logik zu kurz greift. Mit dem größten Respekt vor den
hervorragenden Ergebnissen der fettarmen Pritikin-Diät bei der Bekämpfung
von Herzerkrankungen weist Horne dennoch auf folgende Tatsachen hin:*
*Auch wenn Pritikins fettarme Diät wahre Wunder dabei vollbringt, Herzer-
krankungen zu kurieren, garantiert ein gesundes Herz noch keinen gesunden
Menschen. Pritikins Fokus auf Getreide (und interessanterweise seinem überschüssigen Eiweiß, das »nur« 12 % der Kalorien ausmacht) verursacht andere
Gesundheitsprobleme, die von Arthritis bis zu Krebs reichen.*
*Hornes Buch ist ein faszinierendes Plädoyer gegen den Verzehr von Getreide.
Es folgt ein Ausschnitt aus Kapitel 10 »Getreide ist für Vögel«:*[33]
Pritikins Mission bestand in erster Linie in der Bekämpfung von Herzerkrankun-
gen. Dadurch wurde sein Denken und auch seine Argumentation bestimmt:

- Wir müssen Fett, Cholesterin und Eiweiß, die Ursachen von Herz-Kreislauf-Erkrankungen, reduzieren. Um dies zu erreichen, müssen wir auf tierische
  Produkte verzichten. Wir müssen Vegetarier werden.
- Da der größte Teil unseres Essens für die Erzeugung von Energie gebraucht
  wird, wir aber tierische Produkte von unserem Speiseplan streichen, die
  bei einer durchschnittlichen Ernährung jedoch die meiste Energie liefern,
  woher bekommen wir dann noch Energie und ausreichend Eiweiß?
- Die einzigen geeigneten Lebensmittel sind Getreide, Wurzelgemüse und
  Obst, da grünes Gemüse einen so geringen Nährwert hat, dass man es
  wie Vieh den ganzen Tag lang essen müsste, um genug Energie aufzunehmen. Wir müssen daher zwischen stärkehaltigen Lebensmitteln (Getreide
  und Kartoffeln) und Obst wählen, und grünes Gemüse hauptsächlich als
  Lieferant von Vitaminen und Mineralstoffen betrachten.

Soweit stimmte Pritikins Argumentation, aber nun begann ihm sein Ziel, die
Bekämpfung von Arthritis, im Weg zu stehen. Er wusste, dass Cholesterin und
Triglycerid (Blutfette) die zwei Faktoren sind, die besonders mit Arteriosklero-

se einhergehen, weshalb er beide mit seiner Diät auf einen kleinstmöglichen Wert im Blut senken wollte. Komplett auf tierische Produkte zu verzichten, ließ Cholesterin und gefährliche tierische Fette aus der Diät verschwinden, aber wie sah es mit Triglycerid aus, das in Gemüse vorkommt? Pritikin wusste, dass konzentrierte Zucker jeder Art, ob industriell verarbeitet oder sogar extrahierter natürlicher Rohrzucker, zu schnell in die Blutbahn gelangten, den normalen Blutzuckerwert außer Kontrolle brachten und zur Produktion von Triglycerid führten, seinem zweitschlimmsten Feind. Seine logische Reaktion war daher folgende:

- Wenn eine unserer beiden verbleibenden Energie- und Eiweißquellen Zucker enthält, einen Stoff, durch den der Triglyceridwert steigt, kann sie keine wesentliche Nährstoffquelle für uns sein.
- Aus diesem Grund müssen wir unseren Obstkonsum wegen des hohen Zuckergehalts stark einschränken und uns fast ausschließlich auf Getreide als Energie- und Eiweißlieferant konzentrieren.

Zu welchem Ergebnis führte diese Argumentation? Zunächst zu einem großartigen: Pritikin besiegte zuerst seine eigene Arteriosklerose und half dann Tausenden anderer Menschen, die seine Lehre befolgten, ihren Körper von Arteriosklerose zu befreien.

Dies war der Beginn des Siegeszuges komplexer Kohlenhydrate und ist bis heute der Grund dafür, warum Unternehmen, die Vollkornprodukte wie Vollkornbrot, -nudeln, -kekse und -cracker herstellen, so erfolgreich sind.

Das Genesen von Herzerkrankungen und den damit verbundenen Beschwerden heißt jedoch nicht, rundum gesund zu sein und lang und glücklich zu leben. Neben der Wiederherstellung eines einwandfrei funktionierenden Blutkreislaufs sind auch andere Faktoren wichtig. Das Blut wieder zum Fließen zu bringen, ist erst der erste Schritt auf dem Weg zur Verbesserung der Gesundheit. Der zweite Schritt besteht darin, die Blutchemie wieder ins Gleichgewicht zu bringen. Pritikin schaffte es erfolgreich, das Fett zu eliminieren, aber dennoch blieben weitere giftige Stoffe im Körper. *Als er die natürlichen, in Früchten vorkommenden Zucker mit anderen in einer Kategorie zusammenfasste, beging er einen folgenschweren Fehler.*

um die Gesunderhaltung unseres Zellgewebes und unseres Immunsystems geht, und auch das Vitamin, was am schnellsten durch Hitze zerstört wird –, wenn nicht auch eine große Menge an frischen Früchten auf dem Speiseplan steht.

Ich bleibe daher dabei, dass ganze, frische Früchte – »die anderen Kohlenhydrate« – genau den Brennstoff enthalten, mit dem es uns am besten geht.

Doch schauen wir uns die drei Kohlenhydratgruppen – komplexe Kohlenhydrate, industriell gewonnene einfache Zucker und einfache Zucker aus ganzen Früchten – noch einmal genauer an.

KOMPLEXE KOHLENHYDRATE

Komplexe Kohlenhydrate sind in Reis, Mais und anderen Getreidearten sowie Wurzel- und Knollengemüse (Kartoffeln, Süßkartoffeln, Maniok, Möhren, Rüben, Pastinaken u. Ä.) und Hülsenfrüchten (Bohnen, Erbsen, Linsen) enthalten. Wir nutzen diese Quellen komplexer Kohlenhydrate für die Herstellung von Brot, Gebäck, Nudeln, Müsli, Pfannkuchen und Kuchen.

Komplexe Kohlenhydrate haben allesamt einen geringeren Nährwert als Obst und Gemüse, die die wichtigste Quelle von Vitaminen, Mineralien und Phytonährstoffen bilden. Getreide enthält z. B. nur sehr geringe Mengen der Vitamine A, B, C und E sowie Natrium, Kalzium, Schwefel und Kalium. Die in Getreide vorkommende Phytinsäure ist ein Antinährstoff, der die Aufnahme von Zink drastisch reduziert. Hülsenfrüchte haben ebenfalls nur sehr geringe Vitamin-A- und -C-Werte. Sowohl Getreide als auch Hülsenfrüchte enthalten so viel Eiweiß – prozentual gesehen im Bereich zwischen zehn und zwanzig –, dass ich ihren Verzehr in großen Mengen nicht empfehlen kann.

Mit Ausnahme von Mais, Erbsen und einigen Wurzeln wie Möhren und roter Bete können wir die meisten komplexen Kohlenhydrate, die in unserem Garten wachsen, in ihrer natürlichen Form überhaupt nicht essen. Auch wenn wir Kohlenhydrate in Form von Stärke natürlich zerkauen und verschlucken können, hat unser Körper sehr große Schwierigkeiten damit, sie zu verdauen, unabhängig davon, ob sie roh gegessen werden oder vorher eingeweicht, gekocht oder zu Hause oder industriell weiterverarbeitet werden. Wir verfügen nicht über die notwendigen Verdauungsenzyme, um Oligosaccharide aus Bohnen oder aber die Polysaccharide (Zellulose und andere Ballaststoffe) aus Getreide und anderen stark stärkehaltigen Gemüsearten aufzuspalten. Das ist ein sicheres Zeichen dafür, dass diese Lebensmittel nicht von Menschen verzehrt werden sollten. Unsere Biochemie sagt uns genau, was wir verdauen können und was nicht, und daher auch, welche Lebensmittel wir essen sollten.

Im Bereich der Rohkost-Küche haben kreative Köche Rezepte entwickelt, die eingeweichte Linsen, Wildreis, Haferflocken und andere Getreidesorten beinhalten.

Die Gerichte, die sie aus diesen nun einfacher verzehrbaren, aber immer noch ziemlich unverdaulichen »Grundnahrungsmitteln« kreieren, erlauben es ihnen, viele Geschmacksrichtungen und Texturen zu erzeugen, die wir eigentlich nur von gekochtem Essen kennen. Dennoch kommt es durch den Verzehr von Getreide, Wurzeln, Knollen und Hülsenfrüchten zu Verdauungs- und Gesundheitsproblemen. Auch eingeweicht und roh bildet Getreide Säure in unserem Körper, der von Natur aus immer leicht basisch sein sollte.

Komplexe Kohlenhydrate und Krankheiten

Viele Studien erkennen einen Zusammenhang zwischen komplexen Kohlenhydraten und einem schlechten Gesundheitszustand. Die glutenhaltigen Getreide[34] (hauptsächlich Weizen, aber auch Roggen, Gerste und Hafer) enthalten mindestens 15 Opioide, d. h. stark abhängig machende, morphinähnliche Substanzen, die starke psychoaktive Eigenschaften haben und ernsthafte neurologische Störungen, Verstopfung, Harnstau, Übelkeit, Erbrechen, Hustenunterdrückung und andere Symptome[35] verursachen. Glutenintoleranz (Zöliakie) geht mit einer Vielzahl anderer Erkrankungen einher oder verursacht sie sogar, wie z. B. Asthma, Arthritis, chronische Erschöpfung, Morbus Crohn, Typ-2-Diabetes, Depression, Ekzeme, Fibromyalgie, Reizdarmsyndrom, Migräne, Lymphome und Magen- und Darmkrebs. Glutenintoleranz kann ebenso mit Autismus, Schizophrenie und verschiedenen Autoimmunkrankheiten zusammenhängen.

Unsere Biochemie sagt uns genau, was wir verdauen und somit auch, was wir essen können.

Der aufgepeppte Geschmack komplexer Kohlenhydrate

Die meisten Menschen, die versuchen, sich an eine kohlenhydratreiche Ernährung ohne Obst zu halten, leiden irgendwann an gesundheitlichen Problemen. Das liegt vor allem daran, dass Kohlenhydrate aus Stärke in ihrer unverfälschten Form kein bisschen verlockend sind. In den letzten über 40 Jahren hat sich gezeigt, dass die meisten Menschen nicht auf eine Ernährungsweise umschwenken wollen oder können, die von einfachen, ungewürzten komplexen Kohlenhydraten dominiert wird.

Allen industriell verarbeiteten Lebensmitteln, insbesondere aber tiefgefrorenen Produkten und Diätnahrung, werden daher sogenannte »Exzitotoxine« beigefügt, neurotoxische, das Gehirn zerstörende und extrem süchtig machende Geschmacksverstärker.[36]

Exzitotoxine sind in besonders hohen Konzentrationen in süßen und salzigen Snacks enthalten. Es gibt kein Gesetz, das ihren Gebrauch reguliert. Fast-Food-Ketten engagieren Chemiker, um ihre Pizzen, Tacos, Hähnchenkeulen und ähn-

In seinem Buch *Excitotoxins: The Taste That Kills* weist der Arzt Russell L. Blaylock darauf hin, dass der weitverbreitete Gebrauch von exzitotoxischen Geschmacksverstärkern in fast allen industriell verarbeiteten Lebensmitteln ein Hauptgrund für Fettleibigkeit und Krankheiten in den USA ist. Die gefährlichsten und am häufigsten verwendeten Exzitotoxine sind Nutrasweet (Aspartame), Mononatriumglutamat und deren Derivate, die auf Lebensmitteletiketten unter den harmlos klingenden Namen hydrolisiertes Pflanzeneiweiß, autolysierte Hefe, Hefeextrakt, strukturiertes Pflanzeneiweiß, Sojaeiweißextrakt, Natriumkaseinat, natürliche Aromen und Gewürze aufgeführt werden.[37] Exzitotoxine sind Substanzen, die mit bestimmten Rezeptoren in unserem Gehirn so reagieren, dass sie zur Zerstörung bestimmter Hirnzellarten führen. Diese neurotoxischen Substanzen mit hohem Suchtpotenzial beschleunigen das Altern und stimulieren das Nervensystem, was schließlich zu neurodegenerativen Erkrankungen, neurologischen Störungen, endokrinen Erkrankungen, Herzinfarkten, Schlaganfällen, Tumoren, Verlust der Sehkraft, Migräne, Anfällen und vielen anderen Krankheiten führt. Zudem können sie Symptome solcher Krankheiten und Erkrankungen wie Fibromyalgie, Multiple Sklerose, Lupus, Aufmerksamkeitsdefizitsyndrom, Diabetes, Alzheimer, chronische Erschöpfung und Depression verschlimmern oder nachahmen.

Exzitotoxine geben der Redewendung »einfach nicht genug bekommen« eine völlig neue Bedeutung.

liche Gerichte mit so viel dieser tödlichen Zusatzstoffe wie möglich aufzupeppen, damit wir süchtig danach werden und auch garantiert zurückkommen. Auch alle salzigen Sojaprodukte (ob sie nun als glutamathaltig gekennzeichnet sind oder nicht) stecken voller exzitotoxischer Glutamate. Das ist besonders für alle Rohköstler besorgniserregend, die dazu tendieren, sehr große Mengen Sojasoße, Liquid Aminos, Miso, Shoyu und Tamari zu verwenden.

Morgan Spurlock hat in seinem Dokumentarfilm *Supersize Me*, für den er an 30 aufeinanderfolgenden Tage ausschließlich Produkte von Mc Donald's aß, seine Erfahrungen eindringlich in Szene gesetzt. Auch wenn er den Begriff »Exzitotoxin« nicht verwendete, beschrieb er während dieses Monats doch eindeutig Symptome von Abhängigkeit und Entzug. Medienberichte über den weitverbreiteten Einsatz von exzitotoxischen Zusatzstoffen in Junk Food nehmen zu, und uns dämmert langsam, warum wir von gewissen Lebensmitteln einfach nicht genug bekommen. Wie hieß es einmal so schön in einer Werbung für Pringles-Chips? »Einmal gepoppt, nie mehr gestoppt.« Können Sie den Geschmack gerösteter Erdnüsse vergessen? Fast immer können Sie Mononatriumglutamat in der Zutatenliste finden. Genau dasselbe ist bei anderen Snacks wie z. B. Chips der Fall.

Ballaststoffe

Die Lebensmittel, die wir normalerweise essen – Fleisch und verarbeitete Getreideprodukte –, haben einen sehr geringen Ballaststoffgehalt. Tierische Produkte enthalten überhaupt keine Ballaststoffe.

Viele gesundheitsbewusste Menschen glauben, sie tun ihrem Körper etwas Gutes, wenn sie komplexe Kohlenhydrate in Form von Vollkornprodukten essen, um dadurch mehr Ballaststoffe aufzunehmen. Damit liegen sie gar nicht so falsch, denn es sind gerade diese Ballaststoffe, von denen das volle Korn befreit wird, wenn es industriell weiterverarbeitet wird. Ballaststoffe sind aber für unsere Verdauung und unsere Gesundheit allgemein immens wichtig.

Leider führt der Vollkorn-Gedanke aber ebenfalls in die Irre, denn Ballaststoffe aus Getreide sind nicht unbedingt gut für uns. Es gibt zwei Hauptkategorien von Ballaststoffen: lösliche und unlösliche. Lösliche Ballaststoffe sind essenzielle Nährstoffe, die unser Körper nicht selbst produzieren kann und die wir deshalb essen müssen. Sie kommen hauptsächlich in Obst und in einigen Gemüsesorten vor. Lösliche Ballaststoffe absorbieren Wasser und helfen dabei, den Stuhl weich und kompakt zu halten. Sie funktionieren wie ein klebriges, absorbierendes Gel, das alle Substanzen an sich bindet, die den Verdauungstrakt passieren. Unlösliche Ballaststoffe sind vor allem in Getreide enthalten.

Pektin und Guar sind die zwei häufigsten löslichen Ballaststoffe. Sie werden wegen ihrer Fähigkeit, Wasser zu binden, auch oft in Rezepten als Verdickungsmittel verwendet. Darüber hinaus verlangsamen sie die Zuckeraufnahme im Darm und wirken wie ein Schutzmechanismus, indem sie verhindern, dass Zucker aus Früchten zu schnell in die Blutbahn übergeht. Ironischerweise werden Pektin und Guar in ihrer isolierten Form von der Schulmedizin für die Behandlung von Diabetes eingesetzt, während Diabetiker von gleicher Stelle gewarnt werden, Obst zu verzehren.

Bevor Ärzte die Funktion von Ballaststoffen wirklich verstanden, wurden sie auch als »Kehrbesen« des Verdauungssystems bezeichnet. Die unlöslichen Ballaststoffe in Getreide (roh, gekeimt oder gekocht) sind jedoch zu rau für unsere empfindlichen Darmwände. Da sie kein Wasser absorbieren, haben sie spitze Ecken und Kanten.

Diese Art der Ballaststoffe kehrt bzw. kratzt tatsächlich an unseren Darmwänden entlang und reizt sie, wodurch die Wände dicker werden. Dadurch sind

Ballaststoffe aus Getreide reizen unsere Darmwände.

sie zwar weniger empfindlich, aber gleichzeitig nimmt die Fähigkeit des Körpers ab, Nährstoffe zu absorbieren.

Besonders Kleie hat wegen dieser Reizung des Dünn- und Dickdarms den Ruf, die Darmtätigkeit anzuregen. Der Körper verspürt diesen Reiz und versucht, sich der Ursache so schnell wie möglich zu entledigen – zusammen mit allem anderen, was sich noch im Dickdarm befindet. Jeder, der Kleie für diese Zwecke benutzt, hat bestimmt schon festgestellt, dass die Menge immer wieder erhöht werden muss, um denselben Effekt zu erzielen. Je mehr der Körper mit einer Verdickung der Darmwände reagiert, um diese vor der Reizung zu schützen, umso mehr Kleie muss wiederum gegessen werden. Es ist ein endloser Kreislauf, ganz ähnlich wie beim Missbrauch anderer Substanzen.

Verringerte Absorption und Nährstoffaufnahme, das Entstehen von Anhaftungen und Narbengewebe, Leaky-Gut-Syndrom, Reizdarmsyndrom, Darmkrämpfe und -blockaden, Divertikelentzündung, Dickdarmentzündung, Morbus Crohn und andere Erkrankungen des Verdauungssystems sind oft das Ergebnis, wenn entweder ungenügend oder zu grobe Ballaststoffe gegessen werden. Die weichen, löslichen Ballaststoffe aus Obst und Gemüse sind unerlässlich für eine optimale Verdauung und Darmfunktion.

VERARBEITETE EINFACHE KOHLENHYDRATE: JUNK FOOD

Die zweite Gruppe von Kohlenhydraten sind verarbeitete, einfache Kohlenhydrate, die vor allem in Keksen, Kuchen, Süßspeisen und anderen Süßwaren vorkommen. Industriell verarbeitete Zucker werden auch Getränken, Frühstückscerealien, Lebensmitteln aus komplexen Kohlenhydraten und allen anderen Produkten beigemischt, die »Süßungsmittel« enthalten oder »gesüßt« sind. Wenn die Zutatenliste Maissirup, Fruktose, Galaktose, Sucrose, Dextrose, Maltodextrin, Dextrin, Maltose, Levulose oder irgendein anderes Wort mit der Endung -ose enthält, wurde dem Produkt ein verarbeiteter Zucker beigemischt. Wenn Menschen nicht viel Obst verzehren, essen sie oftmals trotzdem zu fast jeder Mahlzeit etwas Süßes. Orangensaft, gesüßtes Müsli, Marmelade, süße Brötchen und Zucker im Kaffee stellen sicher, dass der Tag mit Süßem beginnt. Mittag- und Abendessen sind oftmals nicht komplett, wenn nicht noch irgendein süßes Dessert darauf folgt. Ob es nun Kaffee und Kuchen, Milch und Kekse oder eine der tausend anderen typischen beliebten Kombinationen ist: Wir haben einen Weg gefunden, das gesunde »Süß und Saftig«, das uns Obst liefert, mit ungesunden, industriell verarbeiteten süßen und klebrigen Alternativen zu ersetzen. Industriell verarbeitete einfache Zucker, eine Kategorie, zu der herkömmlicher Tafelzucker gehört, sind die klassischen Beispiele für »leere Kalorien«, d. h. Kalorien ohne ihre zugehörigen ursprünglichen und intakten Nährstoffe. Bei allen verarbeiteten

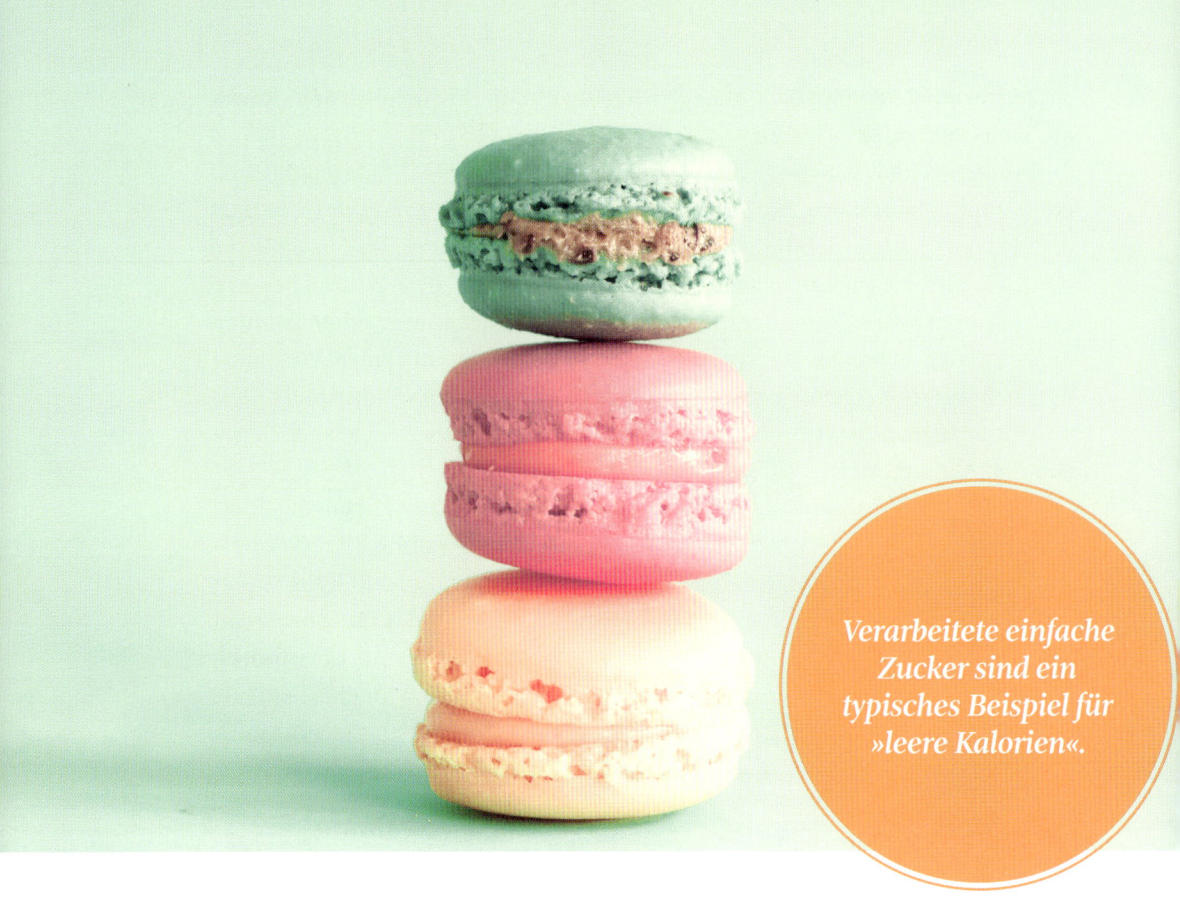

Verarbeitete einfache Zucker sind ein typisches Beispiel für »leere Kalorien«.

Zuckern wurden ein oder mehrere Teile des ursprünglichen Nährstoffpakets entfernt. Unabhängig von der Methode reduziert das Weiterverarbeiten von Lebensmitteln deren Nährwert und führt zu einem Nährstoffungleichgewicht. Meiner Meinung nach haben verarbeitete Lebensmittel in dem Essen all derer, die ihre Ernährung oder einen bestimmten Aspekt ihrer Gesundheit verbessern wollen, keinen Platz.

Lebensmittel können teilweise leere oder vollständig leere Kalorien enthalten, je nachdem wie stark sie weiterverarbeitet wurden. Wenn jemand solche leeren Kalorien zu einem Gericht hinzufügt, ist für mich auch das Endprodukt »Junk Food«.

Die Konsumenten sind dazu übergegangen, alle Zucker, d. h. alle Kohlenhydrate, gedanklich in einen Topf zu werfen, dem sie hauptsächlich negative Eigenschaften zuschreiben. Zusammen mit komplexen Kohlenhydraten und weiterverarbeiteten Süßwaren wird auch Obst häufig als »nur eine weitere Zuckerquelle« betrachtet.

Die Fleisch- und Milchindustrie zeigt gern mit dem Finger auf Zucker und verwendet ihn als Synonym für leere Kalorien. Sie haben diese Idee so gut vermarket, dass die meisten Menschen heutzutage den Unterschied zwischen einfachem industriell verarbeitetem Zucker (Junk Food aus leeren Kalorien) und dem einfachen Zucker in Obst (gesunde Lebensmittel) nicht verstehen, und glauben, dass Zucker gleich Zucker ist.

Die leeren Kalorien in weiterverarbeiteten einfachen Kohlenhydraten haben keinen Nährwert und schaden dem Körper aus nährstofflicher Sicht. Darüber hinaus wirken sie stimulierend. Sowohl die Stimulation als auch das Nährstoffdefizit beschleunigen den Alterungsprozess.

OBST: VOLLWERTIGE EINFACHE KOHLENHYDRATE

Ganze, frische Früchte bilden die dritte und oftmals übersehene Gruppe der Kohlenhydrate. Obst bzw. Früchte sind von Natur aus komplexe, hochwertige Nährstoffpakete, die unseren Nährstoffbedarf besser decken als jede andere Art von Lebensmitteln. Ich empfehle, dass wir unsere gesamten Kohlenhydrate, also 80 % des täglichen Kalorienverbrauchs oder mehr, in Form von einfachen Zuckern aus ganzen, frischen Früchten zu uns nehmen. Diese Zucker sind der optimale Brennstoff für uns Menschen. Die weichen, wasserlöslichen Ballaststoffe in ganzen Früchten sorgen dafür, dass der Zucker langsam und allmählich absorbiert wird, sodass kein hoher Blutzuckerwert entsteht (solange die Ernährung fettarm ist, siehe Kapitel 2 »Typische Bedenken ausräumen« auf Seite 35).

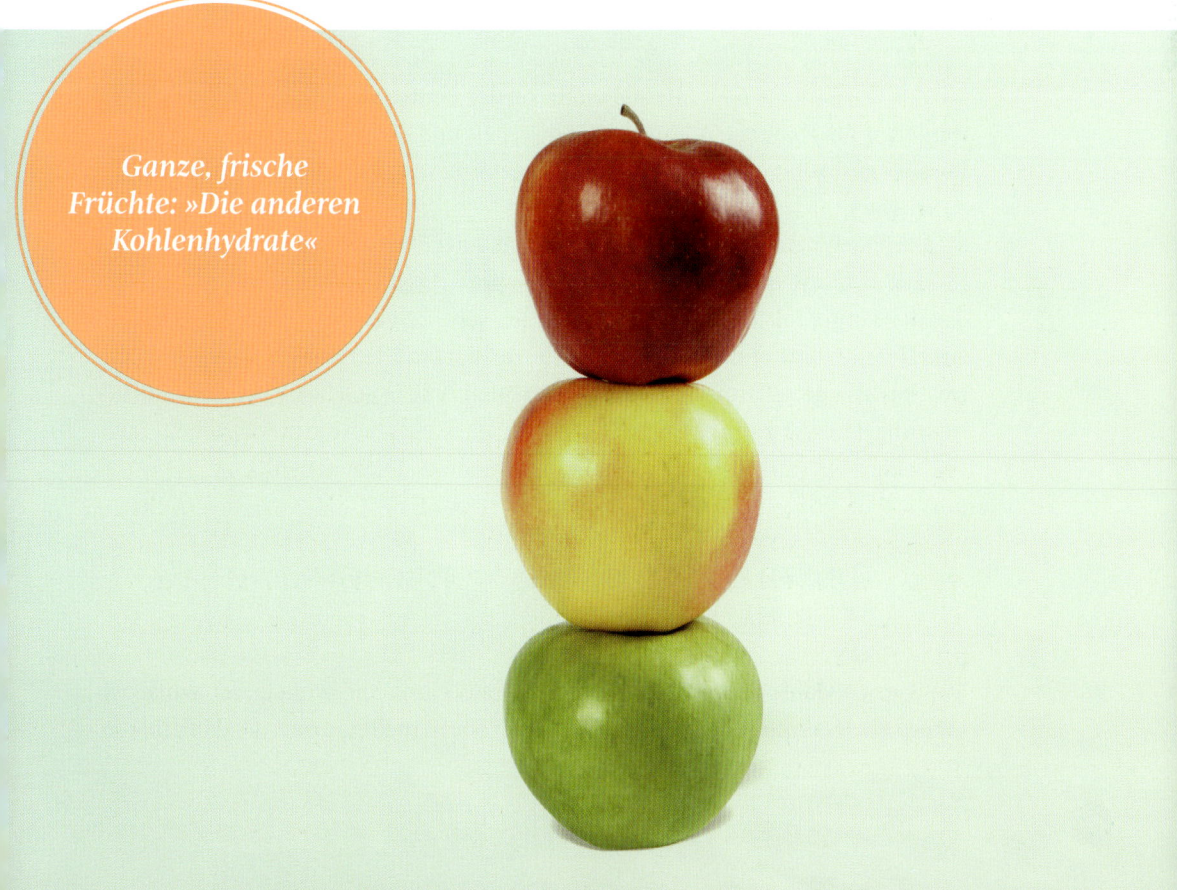

Ganze, frische Früchte: »Die anderen Kohlenhydrate«

Obst ist unser bester Kohlenhydratlieferant und bildet eine wichtige, gesunde und vollwertige Quelle für einfachen Zucker. Viele Ernährungswissenschaftler mit traditioneller Ausbildung und die meisten Ärzte bezeichnen Obst fälschlicherweise als komplexe Kohlenhydrate, da Teile ihrer Ballaststoffe (z. B. Schale und Kerne) aus komplexen Kohlenhydraten bestehen. Auch wenn diese unverdaulichen Ballaststoffe tatsächlich auch komplexe Kohlenhydrate sind, besteht der Rest aus reifen Früchten aus einfachen Mono- und Disacchariden. Diese Fehlannahme ist schon seit Langem durch Sportärzte berichtigt worden, die Obst vor, während und nach dem Training empfehlen, da die darin enthaltenen einfachen Zucker einen einfachen Aufbau haben und sehr effektiv wirken.

Obst muss nicht erst gekocht werden, um nahrhaft zu sein und köstlich zu schmecken, und unser Körper kann es schnell und einfach verdauen. (Einige Gemüsesorten mit einem leicht süßlichen Geschmack, wie z. B. einige Salatarten, Zuckererbsen und -mais frisch aus dem Garten sowie junges Wurzelgemüse enthalten ebenfalls einfache Kohlenhydrate, doch diese haben nur so wenige Kalorien, dass das Kauen allein wahrscheinlich mehr Kalorien verbrennt, als durch den Verzehr in den Körper gelangt.)

Obst für die Gesundheit

Obst wird von fast allen aus dem medizinischen Bereich als »gesund« angesehen. Ein für die Ernährung zuständiger Leiter des Olympischen Teams der USA nannte Obst einmal die »Zauberspeise«. Alle wichtigen Gesundheitsorganisationen, öffentlich oder privat, national oder international, von der Deutschen Gesellschaft für Ernährung über die Deutsche Adipositas Gesellschaft und die Deutsche Gesellschaft für Kardiologie bis hin zur Weltgesundheitsorganisation empfehlen, den Obstkonsum zu erhöhen.

Darüber hinaus ist Obst das am wenigsten mit Giften belastete Nahrungsmittel. Es lässt sich fast vollständig verdauen und hinterlässt nur Wasser als Abfallstoff, das der Körper leicht ausscheiden kann. Ich sehe keinen gesundheitlich triftigen Grund dafür, eine andere Kalorienquelle zu suchen. Die Ergebnisse, die eine auf Obst basierende, fettarme, rohe und vegane Ernährung in den Bereichen Gesundheit, Nahrung, Energie und Leistungsfähigkeit erzielt, stellt auch die bewährten Vorteile von fettarmen, stärkebasierten Ernährungsweisen in den Schatten.

UNSER KÖRPER IST FÜR TROPISCHE FRÜCHTE GESCHAFFEN

Die Spezies Mensch entstammt einem warmen Klima und breitete sich zunächst innerhalb des »tropischen Gürtels« aus, einer warmen Klimazone, die den größten

Die Zeit ist reif für Obst als Grundnahrungsmittel

So viel Obst zu essen, dass es eine komplette Mahlzeit ergibt, ist den meisten von uns fremd. Dennoch ist es eine Idee, deren Zeit gekommen ist. Obst ist dafür geschaffen, unser Grundnahrungsmittel zu sein. Es enthält alles, was wir brauchen, um uns vollwertig zu ernähren.

Wir haben gelernt, Obst als Snack zu betrachten, etwas, was wir nach einer Mahlzeit oder als kleine Zwischenmahlzeit essen, wenn es nichts anderes gibt. Ich möchte Sie aber dazu ermuntern, frische Früchte als richtige Lebensmittel anzusehen, bzw. als etwas, was allein eine vollwertige Mahlzeit ausmacht.

Wenn Obst eine Hauptnahrungsquelle für uns werden soll, müssen wir beginnen, mental neue Wege zu beschreiten und uns neue Fragen zu stellen, wie z.B. die unten stehenden. Als Konsument muss man viel lernen, da so ein Konzept bisher völlig neu für uns ist. Jetzt ist die Zeit gekommen, damit zu beginnen. In diesem Buch beantworte ich viele der folgenden Fragen, und noch einige mehr.

- Wie erkenne ich, dass Obst frisch ist?
- Wie viele Blaubeeren (oder Orangen, Mangos oder Bananen) ergeben eine ganze Mahlzeit?
- Woher weiß ich, dass ich genug Obst esse?
- Ist es möglich, zu viel Obst zu essen?
- Welche Früchte haben den höchsten Kohlenhydratgehalt?
- Welche haben den geringsten?
- Welche Früchte sind zu welcher Jahreszeit am besten?
- Wo kommt das Obst her?

80% unserer Kalorien in Form ungekochter, einfacher Kohlenhydrate zu uns zu nehmen, kann ein ganz einfaches und natürliches Unterfangen werden, wenn wir gleichzeitig beginnen, in Maßen Nüsse und Samen, so viel grünes Blattgemüse, wie wir nur wollen, und große Mengen ganzer, frischer, reifer Früchte, die gerade Saison haben, zu essen.

Teil der sich vom Äquator aus je 1000 Meilen nach Norden und Süden erstreckenden Zone umfasst. In dieser Umgebung gibt es Früchte in Hülle und Fülle. Einige Leute schlagen vor, man solle nur die Lebensmittel essen, die man lokal auch anbauen kann, da dies »logischerweise« ja am besten sei. So jedenfalls haben sie es gehört. In den USA und in Europa argumentieren Menschen oft, dass sie nur Lebensmittel aus ihren Breitengraden verzehren sollten, da sie in einer nördlichen Klimazone leben.

Aber ich frage Sie: Wenn Sie einen Goldfisch, eine Katze oder einen Hund haben, passen Sie deren Futter auch jedes Mal an, wenn Sie umziehen? Bekommen Zootiere vollkommen verschiedene Arten von Futter, je nachdem in welchem Breitengrad sich der Zoo befindet, der sie hält? Aus dieser Perspektive wird deutlich, dass wir die verschiedenen Nahrungsbedürfnisse jeder Art, die sich aus ihrer jeweiligen Verdauungsphysiologie ergeben, respektieren müssen.

Darüber hinaus leben viele Menschen in Klimazonen, in denen im Verlauf eines gesamten Jahres nur einige Monate lang Lebensmittel wachsen. Wovon sollten sie den Rest des Jahres über leben? Menschen sind anatomisch und physiologisch an Lebensmittel aus den Tropen, hauptsächlich Obst, angepasst, so wie die meisten anderen Lebewesen aus den Tropen auch. In Mittelamerika z. B. fressen alle Säugetiere mit Ausnahme von Flussottern und Jaguaren Früchte, wie auch die meisten Vögel, viele Amphibien und sogar einige Reptilien.

Es gibt keinen logischen oder wissenschaftlichen Grund dafür, anzunehmen, dass wir unsere natürliche Nahrung, von der wir uns in unserer Zeit auf der Erde bisher am längsten ernährt haben, ändern müssen, nur weil wir nicht mehr alle in den Tropen leben. Egal, wohin es uns auf diesem Planeten auch verschlägt (und auch wenn wir unseren Planeten auf der Suche nach anderen Welten verlassen sollten), bleiben tropische Früchte unsere natürliche Nahrung und die einzige Kost, an die wir perfekt angepasst sind.

Unsere eigene tropische Welt

Aus historischer Perspektive ist die Bevölkerungsexplosion nach dem Verwenden erster Werkzeuge, dem Jagen und besonders dem Beginn des Ackerbaus daran schuld, dass Menschen begannen, in Gegenden zu siedeln, die zuvor unwirtlich, wenn nicht sogar unbewohnbar erschienen. Wir haben die Tropen einfach mit an diese Orte genommen, als ob wir keine andere Wahl hätten.

Jeder von uns lebt in fast jeder Minute seines Lebens in einer kleinen Miniaturtropenwelt: Wir halten uns mit Kleidung, Decken und Heizungswärme angenehm warm. Sogar die Inuit tragen genug Kleidung und halten ihr Heim warm genug, dass auch sie fast die gesamte Zeit über in einem »tropischen« Klima leben.

Schon in früher Kindheit lernen wir, was uns später häufige Erfahrungen bestätigen: Es ist äußerst unangenehm und kann mitunter gefährlich, ja sogar tödlich sein, wenn wir den sicheren Bereich unserer eigenen kleinen tropischen Welt verlassen.

Diese Weisheit und die in ihr liegende Warnung beherzigen wir von klein auf, und verbringen damit den Rest unseres Lebens, ganz ohne groß darüber nachzudenken, dass wir die Wärme einer tropischen Umgebung zum Überleben brauchen.

Obst ist perfekt für uns

Glücklicherweise lieben die meisten Menschen Obst. Kinder haben eine natürliche Neigung dazu, Obst zu essen. Unser immer präsentes Verlangen nach Süßem ist ein Signal der Natur, das uns dazu bringt, genug Obst zu essen, um jede Zelle unseres Körpers mit einfachen Kohlenhydraten, ihrem natürlichen Brennstoff, zu versorgen. Immer wenn ich Leuten eine köstliche tropische Frucht anbiete, die sie zuvor noch nie gegessen haben, probieren sie sie mit Vergnügen. Es scheint keinen Unterschied zu machen, um welche Frucht es sich dabei handelt. Die Leute finden sie sofort köstlich. Fast ohne Ausnahme höre ich Sätze wie:

- »Wow, das ist das Beste, was ich je gegessen habe!«
- »Ich habe gerade meine neue Leibspeise entdeckt!«
- »Ich könnte nur davon leben!«
- »Wo kann ich das zu Hause bekommen?«
- »Kennst du vielleicht Kataloge, über die man das bestellen kann?«
- »Ist das teuer? Ich will jede Menge davon kaufen!«
- »Wo finde ich mehr über ähnliche Früchte wie diese heraus?«

Diese gesamte Unterhaltung weist auf die Tatsache hin, dass Menschen Obst nicht einfach nur lieben, sondern für seinen Verzehr geschaffen sind. Egal an welchen Ort auf dieser Erde es Menschen verschlagen hat, ihre Vorliebe für süße tropische Früchte haben sie überallhin mitgenommen. Menschen, die in gemäßigten Klimazonen leben, benötigen trotzdem die Lebensmittel, an die sie angepasst sind, genauso wie Zootiere, die geografisch Tausende Kilometer entfernt von ihrer natürlichen Heimat leben und nichtsdestotrotz ihre körperlichen Bedürfnisse beibehalten.

Vermutlich ist es für die Menschen, die in einer kälteren Umgebung leben, noch wichtiger, tropische Früchte zu essen, da sie außerhalb der Tropen bereits auf viele andere für die Gesundheit wichtige Faktoren verzichten müssen, wie z.B. warme Temperaturen, saubere Luft, ein ländliches Leben, ganzjährigen Sonnenschein, natürliche Geräusche, reines Wasser etc. Wenn Sie in einer Gegend leben, in der es kaum tropische Früchte gibt, sollten Sie überprüfen, welche anderen unverzichtbaren Umweltfaktoren Ihnen ebenfalls fehlen, und sich diese, soweit möglich, zugänglich machen.

Uns wieder an das Essen von Obst zu gewöhnen – eine Praxis, die uns jahrtausendlang einen guten Gesundheitszustand garantierte –, ist gleichermaßen gut für die Gesundheit und köstlich.

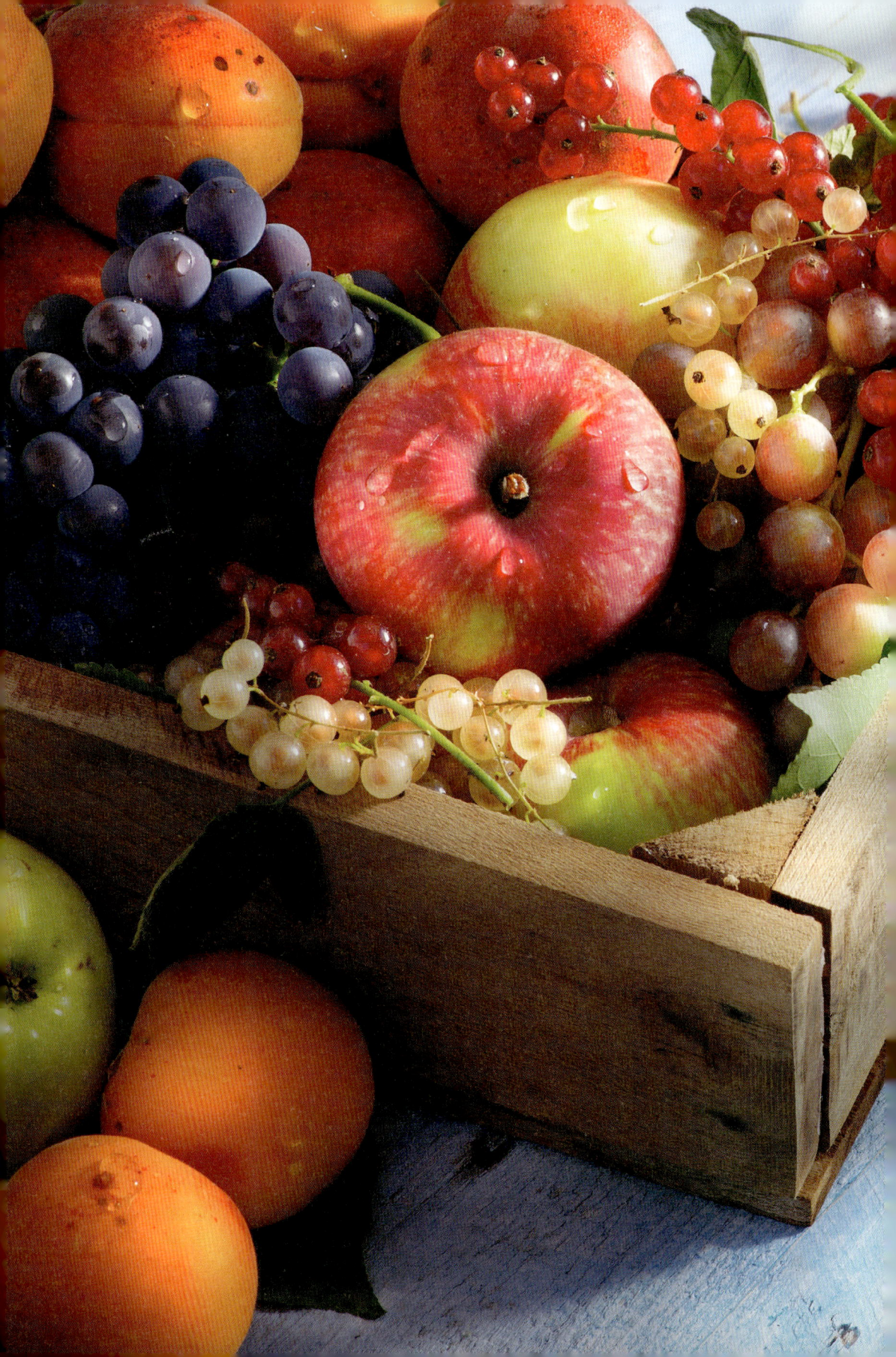

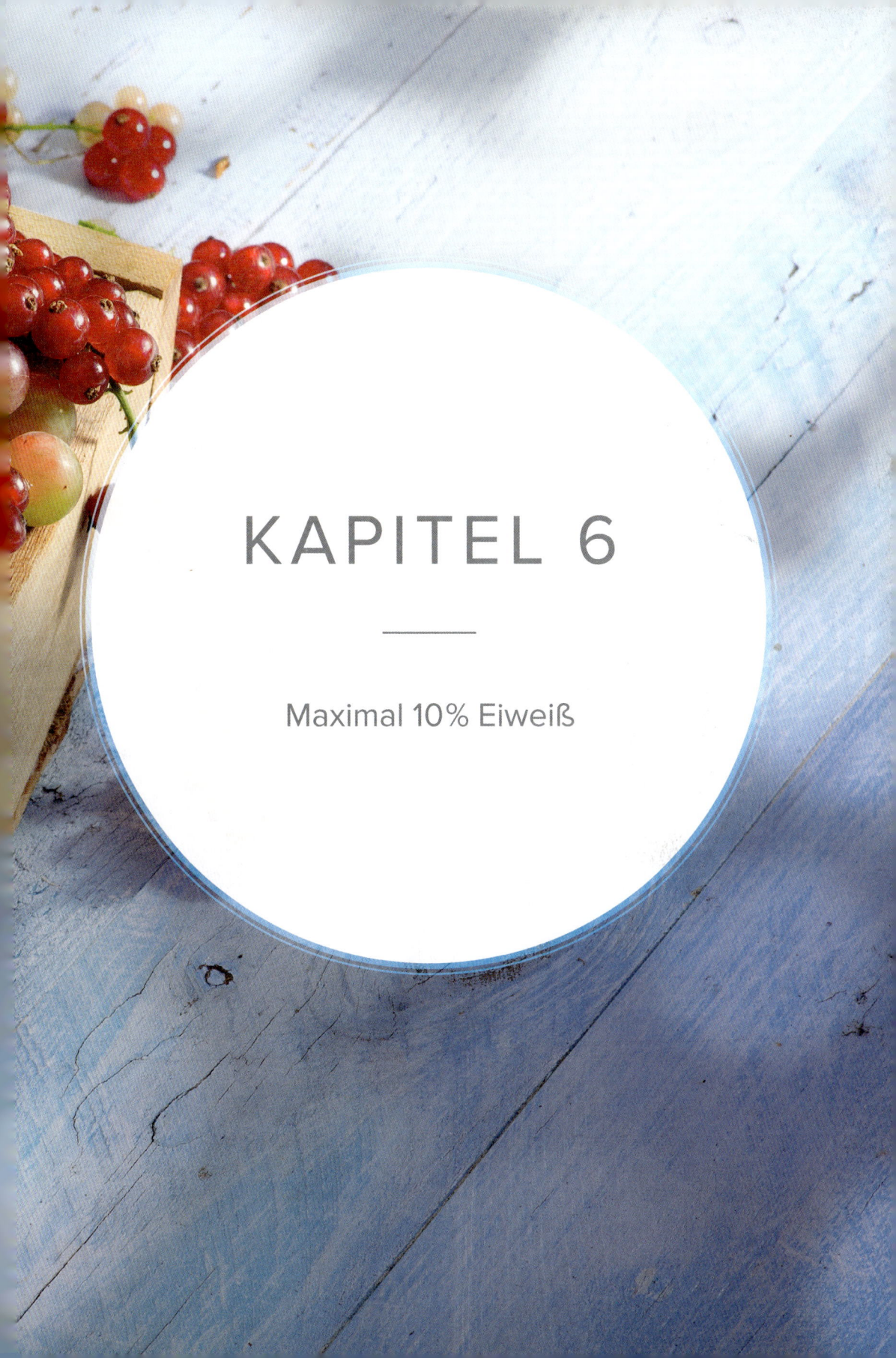

KAPITEL 6

—

Maximal 10% Eiweiß

*Von den drei verschiedenen Kaloriennährstoffen ist
Eiweiß der umstrittenste und am häufigsten falsch in-
terpretierte. Um etwas Klarheit in die Angelegenheit zu
bringen, werde ich mit einer genaueren Erläuterung
zum Thema Eiweiß beginnen, um es dann in diesem
Buch damit bewenden zu lassen.*

*Der Eiweißbedarf wurde von den Marktkräften ext-
rem aufgebauscht und seine Wirkung verzerrt dargestellt. Dieses Kapitel widmet sich der Frage, warum
wir Eiweiß brauchen und wie wir es im Rahmen einer
fettarmen 80/10/10-Ernährung bekommen. Nach
Abschluss dieses Kapitels legen wir das Eiweiß ad acta
und wenden uns dem Kernpunkt von 80/10/10 zu: Kohlenhydraten und Fett.*

WIE VIEL EIWEISS BRAUCHEN WIR?

Auf die Frage »Woher bekommen Sie Ihr Eiweiß?« antworte ich oft mit mehreren Gegenfragen: »Was glauben Sie, wie viel Eiweiß wir brauchen?«, »Was schätzen Sie, wie viel Eiweiß Sie momentan zu sich nehmen?«, »Welche Funktion hat Eiweiß genau?« oder »Haben Sie schon einmal jemanden mit Eiweißmangel getroffen?«. Obwohl ich viele Menschen kenne, die ihre Ernährung bereits ohne tierische Produkte gestalten oder auf dem Weg dahin sind, ist mir selten jemand begegnet, der diese Fragen vernünftig beantwortet hat. Oft höre ich, dass wir große Eiweißmengen für unseren Energiebedarf benötigen, oder um stark zu bleiben und nicht krank zu werden. Nichts ist falscher als das. Die Hauptfunktion von Eiweiß ist Wachstum, was bei Erwachsenen nebensächlich ist, sowie die Heilung von Verletzungen und das Ersetzen verbrauchter Zellen.

Anders als Kinder, die schnell wachsen, brauchen Erwachsene nur sehr wenig Eiweiß.

OFFIZIELLE RICHTLINIEN EMPFEHLEN 10% EIWEISS

Manchmal frage ich mich, ob offizielle Ernährungsempfehlungen zum Kalorien- und Nährstoffverbrauch absichtlich vage und verwirrend formuliert werden, um einflussreichen Marktkräften behilflich zu sein. Nach mehr als 100 Jahren des Forschens und Testens ist uns schließlich ziemlich eindeutig klar, welche Lebensmittel am nahrhaftesten für uns sind. Und dennoch empfiehlt die US-Regierung offiziell, dass unser Eiweißkonsum irgendwo zwischen 10 und 35 % unseres gesamten Kalorienverbrauchs liegen sollte. Es ist extrem schwierig, mehr als 25 % aller Gesamtkalorien in Form von Eiweiß aufzunehmen, es sei denn, Sie verfolgen eine strenge Diät mit Eiweißpulvern und Hühnereiweiß. Gegenwärtig verzehren die Deutschen im Durchschnitt 15 bis 16 % ihrer Gesamtkalorien in Form von Eiweiß. Einen Wert von über 20 % zu erzielen, ist nicht nur sehr selten, sondern auch ziemlich schwierig.

Auch wenn die Werbebotschaften der Fleisch- und Milchindustrie lautstark etwas anderes behaupten, benötigen Menschen für ihre Ernährung nur einen sehr geringen Eiweißanteil. Viele offizielle Verbände, einschließlich der Weltgesundheitsorganisation[38], des US-amerikanischen National Academies' Institute of Medicine[39] und des National Research Council[40], legen nahe, dass es ausreicht, wenn nur 10 % unseres gesamten Kalorienbedarfs aus Eiweiß bestehen.

Der Eiweißgehalt von Muttermilch für wachsende und sich entwickelnde Säuglinge beträgt durchschnittlich 6 %.[41] Das sollte der beste Beweis dafür sein, dass Erwachsene nicht wesentlich mehr Eiweiß brauchen als Kinder, die aufgrund des Heranwachsens den höchsten Eiweißbedarf pro Kalorie unter uns Menschen haben.

Eiweiße, oder fachgerechter ausgedrückt Aminosäuren, sind die Bausteine lebender Zellen. Wenn unser Wachstum abgeschlossen ist, haben wir kaum mehr Bedarf für die baulichen Rohstoffe, aus denen wir bestehen. Denken Sie einmal vergleichend an ein Haus: Während des Baus brauchen Sie Unmengen an Bausteinen. Wenn das Haus aber fertig ist und Sie immer noch Bausteine geliefert bekommen, haben Sie ein Problem. Dasselbe gilt für Eiweiß bei der menschlichen Ernährung: Zu viel davon ist schädlich und sorgt im Körper für einen Zustand ständiger Vergiftung.

> *Ist unser Haus (Körper) einmal gebaut, brauchen wir fast keine Bausteine (Eiweiß) mehr.*

Diejenigen, die ihren Eiweißbedarf eher in Gramm oder in Kalorien abhängig von ihrem Körpergewicht ermitteln, können die folgende Empfehlung der in den USA empfohlenen Tagesmenge von 2003 in Betracht ziehen, die bei 0,8 Gramm pro Kilogramm Körpergewicht liegt. Diese Werte werden auf der Grundlage »typischer« (vorrangig weniger aktiver) Frauen und Männer, die täglich 1.600 bzw. 2.200 Kalorien zu sich nehmen, veranschlagt. Daraus ergibt sich ein empfohlener Wert von 44 Gramm für Frauen und 55 Gramm für Männer. Im Infokasten »Berechnung des Eiweißkonsums« auf Seite 131 in diesem Kapitel sind einige Beispielberechnungen angegeben.

10% EIWEISS SIND MEHR ALS GENUG

Alle Organisationen, die Nährstoffrichtlinien herausgeben, bauen in ihre Berechnungen einen Sicherheitsspielraum ein, wodurch die empfohlenen Werte oft weitaus höher ausfallen oder sich fast verdoppeln. Die 1989 in den USA empfohlene Eiweißmenge lag z.B. bei 0,8 g pro kg pro Tag und war dafür ausgelegt, die Bedürfnisse von 97,5% einer normal verteilten Bevölkerung zu erfüllen. Der Wert wurde folgendermaßen berechnet:[42]

- Durchführung von Stickstoffbilanzstudien, um die durchschnittlich benötigte Menge an Eiweiß zu ermitteln, die benötigt wird, um den täglichen Eiweißverlust durch Schweiß, Urin, Fäkalien und abgestorbene Haut, Haare und Nägel auszugleichen
- Addition von zwei Standardabweichungen (25%) zum Mittelwert
- Spielraum für Eiweißverdaulichkeit und -qualität hinzurechnen

In seinem Buch *China Study* erklärt der renommierte emeritierte Professor für Biochemie an der Cornell University T. Colin Campbell, dass wir nur 5-6% unseres gesamten Kalorienbedarfs in Form von Eiweiß benötigen, um all das Eiweiß zu ersetzen, das wir ständig verlieren. Außerdem konstatiert er, dass »in den letzten 50 Jahren circa 9-10 % Eiweiß empfohlen wurden, um sicherzustellen, dass die meisten Menschen wenigstens die ›erforderlichen‹ 5-6 % zu sich nehmen«.[43]

Zusätzlich zu diesem Sicherheitspuffer geht diese Empfehlung davon aus, dass die meisten ihr Eiweiß gekocht zu sich nehmen. Da Eiweiß und andere Nährstoffe durch das Kochen teilweise zerstört werden, nehmen wir weitaus weniger pflanzliches Eiweiß zu uns und können trotzdem sicher sein, keinem Mangel entgegenzusteuern. (Maximal) 10 % Eiweiß sind daher sowohl ausreichend als auch vernünftig.

Die durch den Sicherheitspuffer höhere Eiweißmenge ist an sich kein Problem. Allerdings kann ein übermäßig hoher Eiweißkonsum zu Gesundheitsproblemen führen, auf die ich später in diesem Kapitel noch eingehe. Die größere Gefahr besteht im *relativen* übermäßigen Eiweißkonsum: Wenn wir zu viel von einem der drei Kaloriennährstoffe zu uns nehmen, heißt das unweigerlich, dass wir zu wenig von einem oder beiden anderen bekommen.

Die Tatsache, dass unser Eiweißbedarf im einstelligen Bereich (unter 10 %) liegt, erstaunt viele. Die meisten von uns sind unwissentlich der Propaganda der Fleischindustrie auf den Leim gegangen, die uns anderes glauben machen will. Die Werbung hat unsere Wahrnehmung der Realität so tief greifend beeinflusst, dass der Gedanke, auf jeden Fall »genug Eiweiß« essen zu müssen, tief in unserer Kultur verankert ist.

ATHLETEN UND BODYBUILDER: 10% SIND REICHLICH

Bodybuilder nehmen seit mehreren Jahrzehnten besonders viel Eiweiß zu sich, während sie ihren Kohlenhydratkonsum einschränken. Der Grund dafür liegt bei dem Missverständnis, dass nur durch eine eiweißreiche Ernährung Muskeln aufgebaut werden. Tatsächlich lassen sich Muskeln aber nur durch Gewichtheben aufbauen. Wenn der Körper nicht genügend Kohlenhydrate bekommt, erhöht sich tatsächlich der Eiweißbedarf, da der Körper dann in einem energiezehrenden Verfahren Eiweiße in Kohlenhydrate umwandelt, um diese als Brennstoff zu nutzen. Das führt schlussendlich aber nicht zu dem gewünschten Ergebnis.

Bodybuilder, die das 80/10/10-Programm befolgen, haben bemerkt, dass ihr Eiweißbedarf sich drastisch verringert, wenn sie genug Kalorien in Form von Kohlenhydraten zu sich nehmen, und sowohl ihre Energie als auch ihr Muskelwachstum dadurch zunimmt.

Lisa O'Borne (siehe Seite 347), seit vielen Jahren professionelle Bodybuilderin in Kanada, beschreibt, dass sie mit 80/10/10 die besten Ergebnisse ihrer

Bodybuilder mag es vielleicht interessieren, dass das US-amerikanische *Institute of Medicine/Food und Nutrition Board* in einer
umfangreichen Studie über den Eiweißbedarf festgestellt hat,
dass auch bei einer erhöhten sportlichen Aktivität der Wert der
empfohlenen täglichen Eiweißmenge nicht erhöht werden muss:
»Es gibt kaum Beweise dafür, dass eine erhöhte Muskelaktivität
den Eiweißbedarf erhöht, *abgesehen von der kleinen Menge, die
für den Muskelaufbau während des Trainings benötigt wird.* (Torun et
al., 1977). Eine sehr intensive körperliche Aktivität, die zu starkem Schwitzen
führt, wie bspw. bei schwerer körperlicher Arbeit und herausfordernden Sportarten sowie hohe Temperaturen, führen zu einer erhöhten Stickstoffabgabe
über die Haut. Mit zunehmender Akklimatisierung an eine warme Umgebung
wird dieser übermäßige Verlust der Haut [Verlust durch Transpiration der Haut
– Anm. d. Autors] aber reduziert und teilweise durch eine geringere Abgabe
über die Nieren ausgeglichen (WHO, 1985). *Angesichts der Sicherheitsspanne
in den Empfehlungen zum täglichen Bedarf ist weder für Arbeit noch für Sport
eine Erhöhung dieser Menge notwendig.*«[44]

bisherigen Karriere und gleichzeitig ein Muskelwachstum erzielt hat, das keiner
ihrer Trainer je in dieser Form gesehen hat.

ALLE PFLANZLICHEN LEBENSMITTEL ENTHALTEN EIWEISS

Wenn man genug isst, um seinen täglichen Kalorienbedarf zu decken, lässt es
sich kaum vermeiden, wenigstens 5 % aller Kalorien in Form von Eiweiß zu sich
zu nehmen. Alle pflanzlichen Lebensmittel enthalten Eiweiß. Sogar wenn Sie sich
ausschließlich von weißem Reis ernährten (nicht empfohlen!), kämen Sie täglich
immer noch auf 8 % Eiweiß! Aber wäre das die »richtige Art« Eiweiß?

Eiweiße sind komplizierte Moleküle, die aus einfachen Bausteinen (Aminosäuren) bestehen, die Polypeptidketten bilden. Ungefähr 20 verschiedene Aminosäuren werden verwendet, um Eiweiße künstlich herzustellen. Acht bis neun dieser
Aminosäuren werden als essenziell bezeichnet (je nach Informationsquelle). Auf
unsere Ernährung bezogen bedeutet der Begriff »essenziell«, dass der jeweilige
Nährstoff über das Essen oder in anderer Art und Weise aufgenommen werden
muss, da unser Körper ihn nicht selbst herstellen kann.

Der Mythos »vollständiger Eiweiße«

In den 70er-Jahren machten sich viele Leute Gedanken über die richtige Kombination von Eiweißen, da sie sichergehen wollten, dass jede ihrer Mahlzeiten die wichtigen essenziellen Aminosäuren enthielt. Spätere Forschungen haben bewiesen, dass dies gar nicht nötig ist. Frances Moore Lappe, die Begründerin der Theorie »unvollständiger Eiweiße«, widerrief ihre Glaubenssätze 20 Jahre später und erklärte, sie habe sich vollkommen geirrt. Wir brauchen zwar alle essenziellen Aminosäuren, aber wir müssen sie nicht ausnahmslos zusammen und genauso wenig täglich zu uns nehmen.

Eiweißquellen

Eiweiß aus unserer Nahrung ist nicht die einzige Quelle, aus der wir schöpfen, um die von uns benötigten Eiweiße aufzubauen. Tatsächlich »recycelt« unser Körper täglich zwischen 100 bis 300 Gramm unserer körpereigenen Eiweiße auf eine sehr effektive Weise. Wir verfügen also bereits über einen Grundstock an Aminosäuren, um neue Eiweiße aufzubauen. Unser Gesamtbestand an Aminosäuren wird bei der Aufspaltung der Eiweiße, die wir essen, sowie aus denen unseres Körpers gebildet. Bei einer veganen Ernährung kann der Eiweißbedarf daher auf einfache Weise gedeckt werden, ohne dass bei jeder Mahlzeit besonderer Wert auf die richtige

Eiweißgehalt üblicher Nahrungsmittel[45]
(Kalorien in %)

Nahrungsmittel	Eiweiß	Nahrungsmittel	Eiweiß
Aprikosen	10%	Spargel	27%
Bananen	4%	Brokkoli	20%
Kirschen	6%	Kohl	15%
Gurken	11%	Möhren	6%
rote Trauben	4%	Mais	10%
Orangen	7%	Grünkohl	16%
Pfirsiche	8%	Kopfsalat	22%
Erdbeeren	7%	Spinat	30%
rote Tomaten	12%	Cheddarkäse-Käse	26%
Wassermelonen	7%	Vollmilch	23%
Backkartoffeln	7%	Pochierte Eier	37%
weißer Reis	8%	Schokoladeneis	8%
Spaghetti	14%	Rinderhack (durchschnittl.)	50%

Kombination von Eiweißen oder auf eine strenge Auswahl von Lebensmitteln gelegt werden muss.

Die folgende Tabelle zeigt zum Vergleich den prozentualen Kaloriengehalt aus Eiweiß von 21 üblichen Obst- und Gemüsesorten und 5 tierischen Produkten.

Eine weitere Übersicht, die sich speziell an 80/10/10 ausrichtet, ist auf Seite 391 zu finden. In dieser werden nicht nur die Werte für Eiweiß, sondern auch für Kalorien, Kohlenhydrate, Fett, Wasser und Ballaststoffe für ausgewählte vollwertige pflanzliche Nahrungsmittel aufgelistet. Daraus wird ersichtlich, dass Obst in der Regel zwischen 4 bis 8 % Eiweiß enthält, je nach Sorte sogar mehr. Überraschenderweise enthält das Gemüse, das üblicherweise auf unserem Speiseplan steht, zwischen 10 bis 30 % Eiweiß. (Gemüse hat jedoch so wenig Kalorien, dass auch sehr große Mengen kaum zum Gesamtwert der täglichen prozentualen Eiweißmenge beitragen.) Dennoch, wenn man das Kalorien-Nährstoff-Verhältnis von Lebensmitteln für eine Woche berechnet, die ausschließlich aus frischem rohem Obst und Gemüse, ohne Zusatz konzentrierter Eiweiße, bestehen, sind davon nur knapp 5 % der gesamten Kalorien besonders hochwertiges Eiweiß. Einige Gramm Nüsse oder Samen erhöhen den Wert auf circa 8 % – den genau angemessenen und gesunden Bereich.

Die Mainstream-Ernährungswissenschaft definiert die Qualität von Eiweiß danach, wie effizient das Körperwachstum davon beeinflusst wird, und nicht ausgehend davon, wie gesund es ist. Deshalb wird Eiweiß aus Milch und Eiern als besonders hochwertig eingestuft. Doch wie schon T. Colin Campbell festgestellt hat, gibt es »eine riesige Menge an eindeutigen wissenschaftlichen Beweisen dafür, dass ›minderwertiges‹ pflanzliches Eiweiß [...] die gesündeste Art von Eiweiß ist.«[46]

Auch wenn viele Menschen davon zunächst überrascht sind, erschließt sich ihnen die Logik schnell, wenn sie darüber nachdenken, was Primaten in freier Wildbahn fressen: Nahrung, die hauptsächlich aus Obst und Gemüse besteht. Bisher hat noch niemand gehört, das Schimpansen oder Orang-Utans, die typischerweise fünfmal so stark wie Menschen sind, mehr Eiweiß benötigen, als sie durch ihre pflanzlich basierte Ernährung zu sich nehmen.

DEUTSCHE VERZEHREN DURCHSCHNITTLICH 15 % EIWEISS

Bei einer durchschnittlichen amerikanischen Ernährung, die jede Menge Fleisch, Milchprodukte und Eier enthält, liegt der prozentuale Kalorienanteil aus Eiweiß im zweistelligen Bereich. Wie bereits zuvor erwähnt liegt der Eiweißkonsum des Großteils der Bevölkerung zwischen 11 und 21 % der Gesamtkalorien. Die Ausreißer am unteren Ende der Kurve bestehen aus dem kleinen Anteil von Menschen, die eine fettarme vegane Ernährung befolgen, und diesen Wert auf einfache und gesunde Weise wieder einstellig werden lassen können. Das obere Ende der Kurve wird von denjenigen gebildet, die absichtlich eine besonders eiweißreiche Kost zu sich nehmen und bis zu 30 % ihrer Kalorien aus Eiweiß beziehen. Nur Bodybuilder und Hochleistungssportler, die extrem hohe Mengen an Hühnereiweiß und speziellen Eiweißpulvern zu sich nehmen, schaffen es auf 40 oder über 50 % Eiweißkalorien.

Deutsche verzehren durchschnittlich nur 15 % Eiweiß. 10 % sind kein unerreichbares Ziel.

Viele Leute sind zunächst skeptisch, wenn sie erfahren, wie gering der Eiweißanteil an ihrer Ernährung tatsächlich ist. Ich habe mir diese Zahlen allerdings nicht ausgedacht. Laut den *Centers for Disease Control and Prevention* lag der durchschnittliche US-amerikanische Eiweißkonsum im Jahr 2000 bei Männern bei 15,5 % und bei Frauen bei 15,1%. Diese Werte sind seit Jahren relativ konstant: 1970 lagen sie bei 16,5 % bzw. 16,9 %.[47] In Deutschland liegt der Wert zwischen 15 und 16 %.

Eine wirklich eiweißreiche Ernährung gibt es nicht.

In der 10. Ausgabe der offiziell empfohlenen Ernährungsrichtwerte für die USA von 1989 steht, dass »die Daten zum Lebensmittelkonsum aus den Erhebungen von 1977-1978 und 1985 darauf hinweisen, dass 14 bis 18 % der gesamten Energieaufnahme aus der Nahrung von Eiweiß stammen. Trotz großer Unterschiede bei der Ernährung und Energieaufnahme bleibt dieser Wert bei beiden Geschlechtern und Altersgruppen mit der Ausnahme von Kleinkindern relativ konstant. Auch Faktoren wie Haushaltseinkommen, Wohnort oder Rasse haben einen kaum nennenswerten Einfluss darauf. Lebensmittel, die in Umfragen oft unterschlagen werden, wie z. B. Alkohol oder Süßwaren, sind zwar Energielieferanten, enthalten aber wenig Eiweiß. Daher ist der bisher angenommene prozentuale Anteil an Energie, der von Eiweiß stammt, mit großer Wahrscheinlichkeit zu hoch angesetzt.«[48]

Wie ist es dann möglich, dass wir große Mengen eiweißreicher Lebensmittel verzehren, aber trotzdem weniger als 20 % unserer Kalorien von Eiweiß stammen? Weil der Großteil unserer »Eiweißlieferanten« – Fleisch, Eier und Milchprodukte, ebenso wie alle Nüsse und Samen – eine solch hohe Menge an Fett enthalten, dass der Eiweißanteil an den Gesamtkalorien relativ gering ausfällt. Zur Veranschaulichung:

- Eier enthalten mehr als 60 % Fett.
- »Mageres« Rinderhack enthält ebenso 60 % Fett.
- Cheddarkäse-Käse bringt es auf 72 % Fett, Frischkäse sogar auf 88 %.
- Mandeln und Sonnenblumenkerne enthalten jeweils 73 % Fett.

Tatsächlich gibt es so etwas wie eine wirklich eiweißreiche Ernährung nicht, jedenfalls nicht so, dass Eiweiß den Großteil der von einer Person aufgenommenen Kalorien ausmacht. Die typischerweise verzehrten Mengen eiweißreicher »Superfoods« erhöhen den Eiweißanteil am täglichen Kalorienverbrauch nur sehr eingeschränkt. So können 10 Gramm Spirulina, das es immerhin auf 7 Gramm Eiweiß bringt, den Eiweißanteil von z. B. 16 auf 17,2 % erhöhen. Auch mit einer hohen Menge Eiweißpulver zur Nahrungsergänzung wäre es für die meisten Menschen immer noch extrem schwierig, ihren Eiweißkonsum nachhaltig auf ein Drittel ihres gesamten Kalorienverbrauchs zu steigern.

Das sind meiner Ansicht nach gute Nachrichten, da die 10 % Eiweiß, die ich als Gesamtanteil der täglichen Kalorienmenge empfehle, tatsächlich auch das Maximum sind, das als gesund betrachtet werden kann.

DIE RISIKEN EINES EIWEISSKONSUMS ÜBER 10 %

Hört man auf die Warnungen der Fleischindustrie, möchte man fast glauben, dass wir einer ständigen Krankheits-, wenn nicht sogar Todesgefahr ausgesetzt sind, wenn wir nicht dreimal pro Tag Fleisch essen. Mitnichten: Das Essen von Fleisch führt erst zur Entstehung all der Krankheiten, vor denen wir uns in Acht nehmen sollen. Das überrascht die meisten, denen fälschlicherweise eingetrichtert wurde, dass wir große Mengen an Eiweiß benötigen, um gesund zu bleiben. Tatsächlich ist das Gegenteil der Fall: Die meisten Menschen leiden an einem täglich verzehrten Eiweißüberschuss, der eine große Mitschuld an unserem schlechten Gesundheitszustand trägt.

Eine zu eiweißreiche Ernährung geht mit allen möglichen Gesundheitsproblemen einher, einschließlich solcher Symptome wie Verstopfung oder andere Verdauungsbeschwerden, die oft zu Toxinämie (Vergiftung von Blut und Gewebe) und letztendlich zu Krebs führen können. Autoimmunstörungen, Arthritis und alle weiteren Autoimmunerkrankungen, vorzeitiges Altern, Nierenfunktionsstörung oder -insuffizienz, Osteoporose und viele weitere Erkrankungen rühren von einem übermäßigen Eiweißkonsum her.

Generell gilt, dass eiweißbasierte Nahrungsmittel im menschlichen Körper stark säurebildend wirken. Dies schließt sogar pflanzliche Eiweißlieferanten wie Hülsenfrüchte ein. Dies ist der Fall, weil die überwiegend vorkommenden Mineralien wie Chlor, Phosphor und Schwefel saure Mineralien sind. Um im Gleichgewicht zu bleiben, muss der Körper die durch den übermäßigen Eiweißverzehr verursachte Übersäuerung ausgleichen. Das tut er leider unter Verwendung eines wertvollen alkalischen Minerals aus unserer Blutbahn: Kalzium. Um den Kalziumgehalt in der Blutbahn konstant zu halten, entzieht es unser Körper unseren Knochen und Zähnen, wodurch Karies und Osteoporose begünstigt werden.

Berechnung des Eiweißkonsums

Die folgenden Beispiele zeigen, wie sich der persönliche Eiweißkonsum berechnen lässt und wie Grammangaben in Prozentangaben für Kalorien umgerechnet werden können. Die Berechnungen basieren auf der offiziellen US-Verzehrempfehlung von 0,36 Gramm Eiweiß pro Pfund Körpergewicht, der *Obergrenze* des von 80/10/10 empfohlenen Wertes.

Meine Empfehlungen weichen etwas davon ab, da sie auf den insgesamt aufgenommenen Kalorien und nicht auf dem persönlichen Körpergewicht basieren. Ich finde, dass dieses System sich weitaus besser eignet, weil es individuelle Unterschiede erlaubt, z.B. wenn es sich um wenig aktive oder sehr aktive Menschen mit gleichem Körpergewicht handelt.

FRAU (125 PFUND/56,5 KG): 45 G

- 0,36 Gramm Eiweiß auf 125 Pfund = 45 Gramm Eiweiß täglich.
- 45 Gramm Eiweiß enthalten durchschnittlich 180 Kal. (45x4 = 180).
- Ist diese Frau wenig aktiv und verzehrt täglich circa 1.800 Kalorien, entspricht diese Eiweißmenge 10% ihrer gesamten Kalorienaufnahme am Tag.
- Ist diese Frau sehr aktiv und nimmt etwa 2.300 Kalorien pro Tag zu sich, bilden 180 Kalorien aus Eiweiß ungefähr 8% der Gesamtkalorien am Tag.

MANN (175 PFUND/80 KG): 63 G

- 0,36 Gramm Eiweiß auf 175 Pfund = 63 Gramm Eiweiß täglich.
- 63 Gramm Eiweiß enthalten durchschnittlich 252 Kal. (63x4 = 252).
- Ist dieser Mann wenig aktiv und verzehrt täglich circa 2.400 Kalorien, entspricht diese Eiweißmenge einem Wert von etwas über 10% der insgesamt am Tag aufgenommenen Kalorien.
- Ist dieser Mann sehr aktiv und nimmt 3.000 Kalorien am Tag zu sich, bilden 252 Kalorien aus Eiweiß etwa 8% der täglichen Gesamtkalorien.

Da die empfohlene Tagesmenge zur Sicherheit fast doppelt so hoch ausfällt, mache ich mir keine Sorgen, wenn einige meiner Klienten im Verhältnis zu ihrem Körperbau weniger als die oben angegebene Menge zu sich nehmen. Meiner Erfahrung nach ist ein Anteil von ungefähr 5% Eiweiß an den täglichen Gesamtkalorien angemessen und gesund, insbesondere dann, wenn es sich um hochwertiges Eiweiß handelt, das nicht erhitzt und verändert wurde.

Es ist kein Zufall, dass Obst und Gemüse genau die richtigen Mengen an Eiweiß enthalten, die unserem Körper guttun, ihn aufbauen und gesund halten. Zudem sind die in Obst und Gemüse enthaltenen Mineralien – Kalzium, Natrium, Magnesium und Kalium – vorwiegend alkalisch.

Die Aussage, dass 5 % Eiweißkalorien angemessen und gesund sind, ist alles andere als ein radikaler Denkansatz. Wenn Sie sich Gedanken darüber machen, wie viel Eiweiß Sie benötigen, um gesund zu bleiben, oder stichhaltige Beweise für die Giftigkeit einer sehr eiweißreichen Ernährung brauchen, sollten Sie unbedingt T. Colin Campbells herausragendes Buch »China Study« lesen[49], das ich Ihnen nur wärmstens ans Herz legen kann.

Dr. Campbell, ein äußerst erfahrener Ernährungswissenschaftler, leitete die umfangreichste Studie zu Gesundheit und Ernährung, die bislang durchgeführt wurde. Sein Buch, das schnell zum Kassenschlager wurde, zeigt eindrücklich, dass 5 % Eiweiß, *das ausschließlich aus pflanzlichen Lebensmitteln stammt*, mehr als genug ist.

EIWEISS ALLEIN AUS OBST UND GEMÜSE

Bei einer Ernährung, die nur aus Obst und Gemüse besteht, ist es wahrscheinlich, dass die tägliche Eiweißmenge bei durchschnittlich 5 % der Gesamtkalorien oder geringfügig unter diesem Wert liegt. Eine kleine Menge an Nüssen oder Samen führt zu einer leichten Erhöhung des Prozentwertes. Folgende Beispiele verdeutlichen den Eiweißgehalt von Obst und Gemüse:

- Eine Mahlzeit aus 10 Pfirsichen (420 Kalorien) enthält 7 Gramm Eiweiß.
- Eine weitere Mahlzeit aus 10 Bananen (1.085 Kalorien) enthält 12 Gramm Eiweiß.
- Eine pürierte Suppe aus 3 Tomaten und 2 Gurken (150 Kalorien) enthält mehr als 7 zusätzliche Gramm Eiweiß.
- Ein knapper halber Liter frisch gepresster Orangensaft (225 Kalorien) enthält fast 3,5 Gramm Eiweiß.
- Ein halber Kopfsalat (circa 50 Kalorien) enthält circa 5,5 Gramm Eiweiß.
- Obwohl wir es bisher auf nur 1.930 Kalorien gebracht haben, liegt der Eiweißanteil bereits bei 35 Gramm (über 6 % der gesamten Kalorienmenge).

Der von mir empfohlene Wert für die tägliche Kalorienmenge ist etwas höher als der, der von den meisten offiziellen Empfehlungen herausgegeben wird. Das liegt nicht daran, weil ich gerne möchte, dass Sie zunehmen und dick werden, sondern weil ich weiß, dass eine höhere Kalorienaufnahme, wenn sie von einer entsprechenden höheren körperlichen Aktivität begleitet wird, zu einer besseren Fitness und Gesundheit führt. Die gesteigerte Kalorienaufnahme, die sich aus einem größeren Verzehr von Obst und Gemüse ergibt, garantiert eine ausgewogene und in allen Bereichen ausreichende Ernährung.

In der freien Natur müssten wir fit sein, um zu überleben. Wir würden ebenfalls von Obst und Gemüse leben, den nährreichsten aller Lebensmittel. Um entsprechend gut genährt zu sein, wurden wir von der Natur so ausgelegt, dass wir große Mengen an Obst und Gemüse verzehren können – so wie es ein fitter und aktiver Mensch tut.

EIWEISSMANGEL EXISTIERT NICHT

Eine vollwertige Ernährung, die ausreichend Kalorien enthält, weist keinen Eiweißmangel auf. Eine Broschüre der *Vegetarian Society of Colorado* erklärt: »Wissenschaftliche Studien, bei denen Menschen sich ausschließlich von Brot oder Kartoffeln, Mais oder Reis ernährt haben, zeigten, dass alle diese Pflanzen nicht nur genug Eiweiß, sondern auch alle nötigen essenziellen Aminosäuren enthalten, die bei Erwachsenen für das Wachstum und den Erhalt der Gesundheit notwendig sind.«[50]

Ein Artikel einer Fachzeitschrift aus dem Jahr 1999 mit dem Titel »*Optimal Intakes of Protein in the Human Diet*« (Optimale Eiweißmengen bei der menschlichen Ernährung) bestätigt dies und erklärt, dass »... der tatsächliche Mindestbedarf [an Eiweiß] wahrscheinlich niedriger ist, als Eiweiß mit natürlichen Ernährungsweisen, welche genügend Energie und Nährstoffe liefern, aufgenommen wird, weshalb der genaue Mindestwert an sich eigentlich nur aus wissenschaftlicher Sicht wirklich interessant ist.«[51]

In Entwicklungsländern, wo es nicht genug Nahrung gibt und Menschen buchstäblich verhungern, existieren zwar Eiweißmangelerkrankungen wie Marasmus und Kwashiorkor, in entwickelten Ländern kommen diese aber nicht vor. Die Symptome – extreme Abmagerung, Apathie und Muskelschwund – verschwinden sowohl durch eine kohlenhydrat- oder fettreiche Ernährung wie auch durch die Verabreichung von konzentriertem Eiweiß, normalerweise aber schneller bei Ersterem. Die Ursache des Problems ist nicht Eiweißmangel, sondern fehlende Nahrung im Allgemeinen, d. h. eine chronische Unterversorgung mit Kalorien, die dazu führt, dass die eigene Muskelmasse abgebaut wird, um Energie freizusetzen.

Es ist daher viel wahrscheinlicher, dass man mit einer ganzen Reihe anderer sozialer, gesundheitlicher und ernährungsbedingter Probleme konfrontiert wird, als mit einem schwerwiegenden Eiweißmangel. Eiweißmangel ist schlicht und einfach kein Teil unserer (westlichen A. d. Ü.) Realität. Das ist der Hauptgrund, warum sich dieses Buch vorrangig auf nur zwei der drei Kaloriennährstoffe konzentriert: Fett und Kohlenhydrate. Nur diese beiden variieren erheblich. Sobald der eine steigt, sinkt mit extremer Wahrscheinlichkeit der andere.

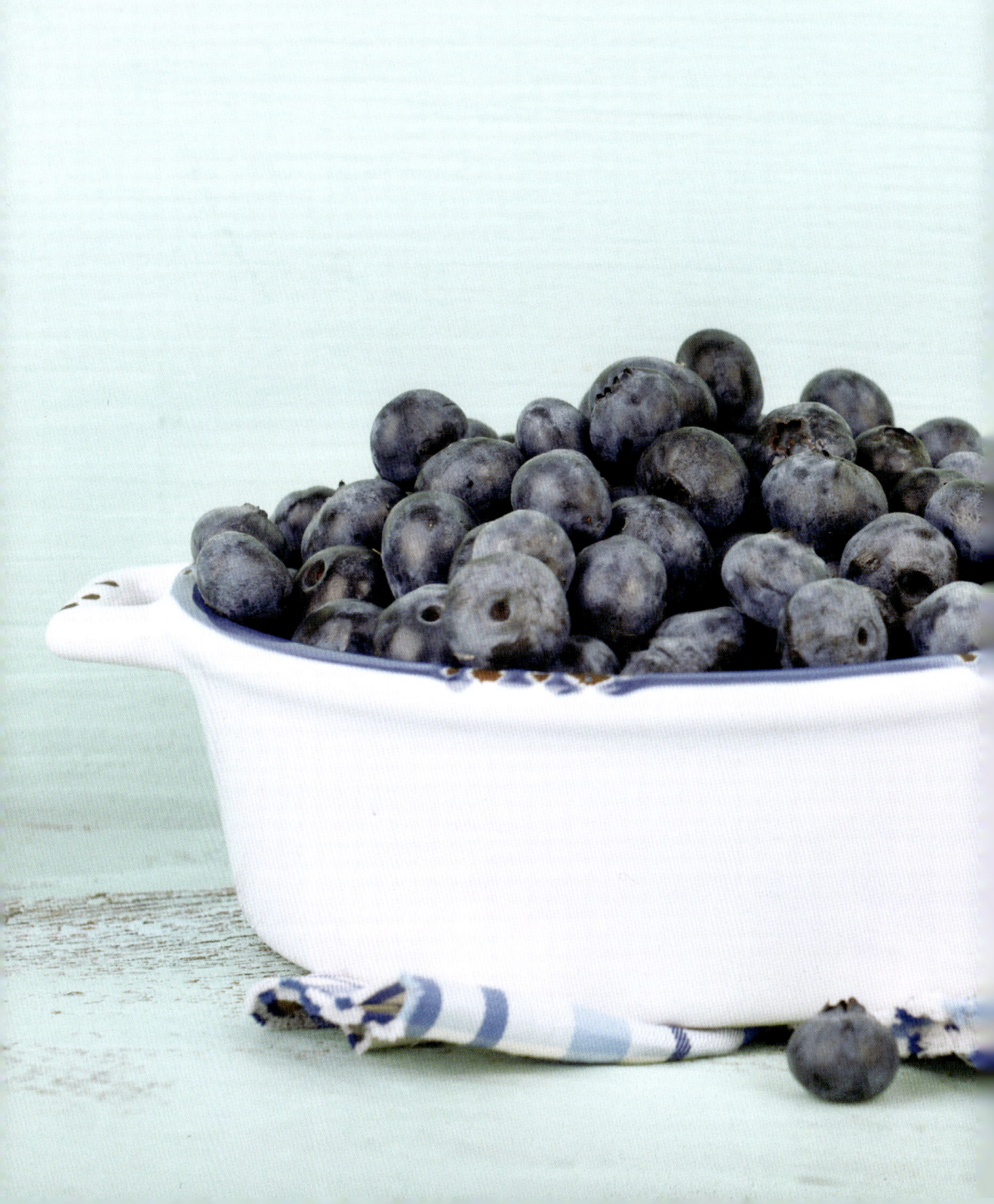

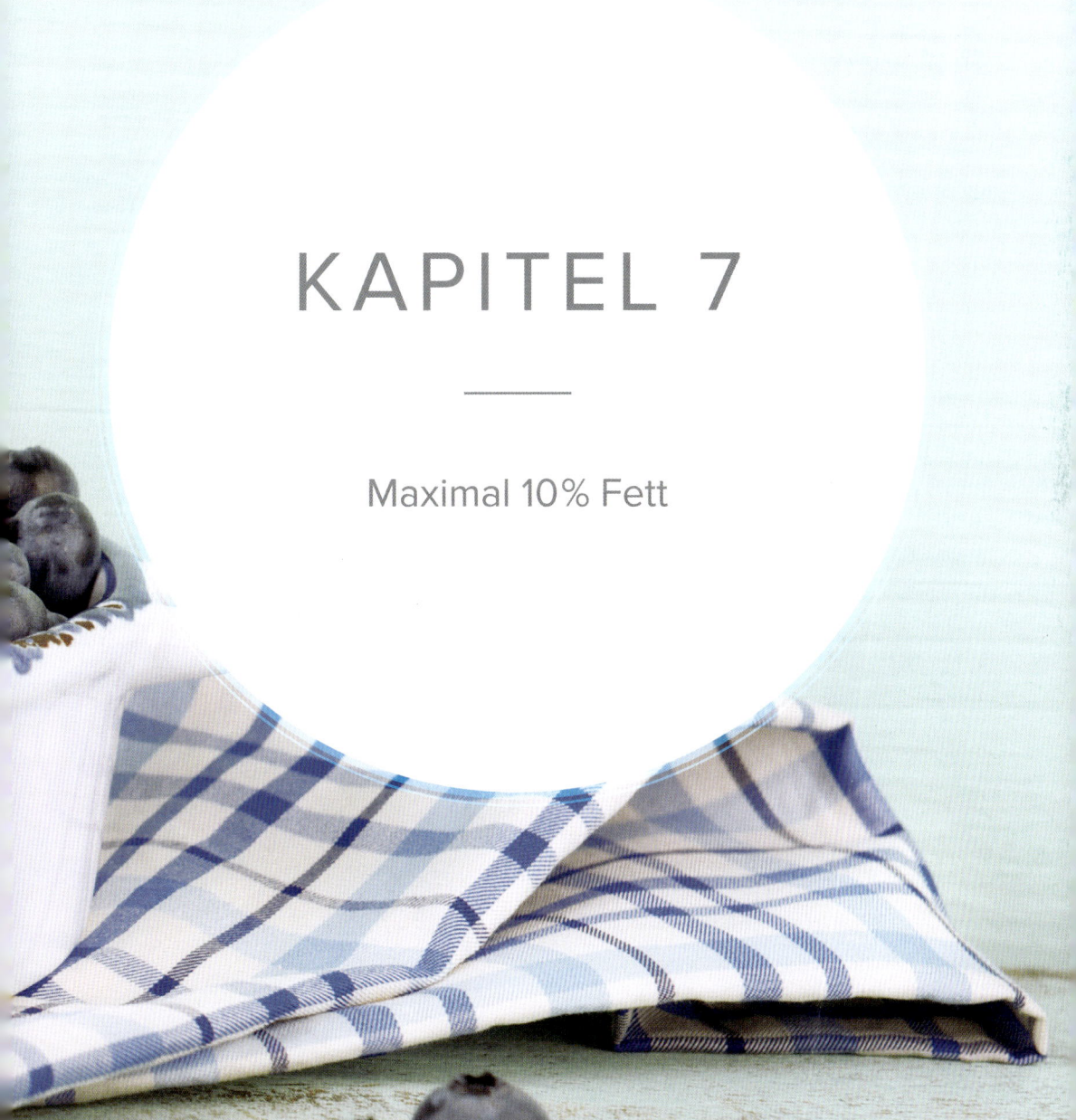

KAPITEL 7

———

Maximal 10% Fett

Ernährungswissenschaftler haben bereits deutlich gemacht, was wir tun müssen, um gesünder zu leben: Mehr Kohlenhydrate und weniger Fett essen. Zu wissen, was gut ist, bedeutet aber natürlich noch lange nicht, dass man es auch tut. Rauchen ist ein wunderbares Beispiel dafür. Seit Jahrzehnten wissen wir, dass Rauchen tödlich ist. Dennoch frönen laut Weltgesundheitsorganisation noch mehr als eine Milliarde Menschen diesem Laster. Um langfristig und erfolgreich unser Leben zu verändern, müssen wir nicht nur an unser ultimatives Ziel einer blühenden Gesundheit denken, sondern mit der Veränderung auch glücklich sein.

Offenbar haben wir es noch nicht geschafft, mit weniger Fett glücklich zu sein. Auf jeden Fall haben wir diese relativ einfache Veränderung unserer Ernährungsgewohnheiten noch nicht in die Tat umsetzen können. Sogar die seit jüngster Zeit sehr ernst zu nehmenden Bedrohungen namens morbide Adipositas, die Epidemie Diabetes, bovine Leukämie und sogar Rinderwahn haben nicht zu einer deutlichen Einschränkung unseres Konsums von Fleisch, Milchprodukten, Geflügel, Fisch, Ölen oder Fetten geführt.

WIE VIEL FETT BRAUCHEN WIR?

Die Empfehlung des *U.S. Department of Agriculture* von 2002 gibt an, dass wir zwischen 20 bis 35 % unserer Gesamtkalorien in Form von Fett verzehren sollten.[52] Dieser Richtwert wurde durch den Einfluss der mächtigen Lobby der Erzeuger von Fleisch- und Milchprodukten beträchtlich nach oben »korrigiert«.

In seinem Buch *China Study* betrachtet Dr. T. Colin Campbell dieses Problem etwas genauer. 1982, zur selben Zeit, als er als Experte in einem US-amerikanischen Wissenschaftsgremium vertreten war, veröffentlichte Campbell als Koautor einen Bericht namens *Diet, Nutrition and Cancer* (Diät, Ernährung und Krebs). Dies war das erste wissenschaftliche Gremium, das die Allgemeingültigkeit bestimmter allgemein akzeptierter Ernährungsrichtlinien infrage stellte. Das Gremium empfahl unter anderem eine beträchtliche Verringerung des Fettverzehrs.

Campbell schreibt: »*Die erste Richtlinie des Berichts stellte unzweifelhaft klar, dass ein hoher Fettkonsum mit der Entstehung von Krebs zusammenhängt, und empfahl eine Reduzierung des Fettkonsums von 40 % auf 30 % der aufgenommenen Kalorien.*« Der Bericht erklärte, dass das Ziel von 30 % eine willkürlich gewählte Grenze sei, die ein »angemessenes und umsetzbares Ziel« darstelle. Die Untersuchungsergebnisse hätten aber problemlos auch eine größere Reduzierung des empfohlenen Fettverzehrs rechtfertigen können.

Eine gesündere »weitreichendere Reduzierung« aber ließ sich nicht durchsetzen. Campbell erinnert sich, dass »der Direktor des *USDA Nutrition Laboratory* erklärte, dass eine Empfehlung, die Verbrauchern zu weniger als 30 % Fett rate, das Ende des gesamten Berichts bedeuten würde.«[53]

Trotz weiteren Drucks vonseiten der Industrie haben es einige öffentliche Institutionen geschafft, Richtlinien mit niedrigeren empfohlenen Werten herauszubringen. Ein Bericht aus dem Jahr 2003 zum Thema Ernährung und chronische Krankheiten z. B., der von der Weltgesundheits- und Welternährungsorganisation in Auftrag gegeben wurde, empfiehlt eine Ernährung mit 15 bis 30 % Fett.

Private Quellen haben eine sogar noch konservativere Sicht, was einen gesunden Fettanteil bei der Ernährung anbelangt:

Udo Erasmus, Autor von »Fette die heilen – Fette die töten«, hat sich eingehend mit der Thematik von Fettkonsum und Gesundheit auseinandergesetzt. Darüber hinaus verdient er seinen Lebensunterhalt mit dem Verkauf von Ölen. Nichtsdestotrotz empfiehlt er in seinem Buch, nicht mehr als 15-20 % der Gesamtkalorien in Form von Fett zu sich zu nehmen.[54]

Das Pritikin Longevity Center, eine Einrichtung, die die größten Erfolge bei der Heilung von Herzkrankheiten in den USA vorweisen kann, empfiehlt einen Fettanteil von nur 10 %.[55]

Dr. Dean Ornish, ein anerkannter Kardiologe und Autor, legt seinen Patienten zur Verbesserung ihrer Gesundheit und zur Heilung von Krankheiten eine fast komplett vegetarische Ernährung nahe, die nicht mehr als 10 % Fett enthält.[56]

Dr. Caldwell Esselstyn, Chirurg in der berühmten Cleveland Clinic und Autor von *Essen gegen Herzinfarkt,* empfiehlt ebenfalls eine fettarme vegane Ernährung, deren Fettanteil circa 10 % der Gesamtkalorien ausmacht.[57]

Dr. Neal Barnard, Vorsitzender des *Physicians Committee for Responsible Medicine* und Autor mehrerer Bücher zum Thema vegane Ernährung, ist ein weiterer Verfechter von gesunden etwa 10 % Fett.[58]

Viele andere ernährungswissenschaftlich renommierte Ärzte und Experten, wie u. a. John McDougall, Michael Klaper, Alan Goldhamer, William Harris, Ruth Heidrich, Michael Greger sowie Matthew Lederman und Alona Pulde, haben gleichermaßen ausführlich über die gesundheitlichen Vorteile berichtet, die eine erhebliche Fettreduktion bei der Ernährung mit sich bringt. All diese Fachleute und auch viele weitere Ernährungs- und Sportwissenschaftler sowie andere Gesundheitsexperten sind sich einig, dass der Fettanteil allerhöchstens 20 % und nicht mehr betragen sollte. Allein von der Industrie beeinflusste öffentliche Einrichtungen empfehlen, unser Fettkonsum solle 30 % unserer Gesamtkalorien ausmachen. Ich würde um jeden »Gesundheitsexperten« oder Diätplan einen großen Bogen machen, der behauptet, dass 20 % Fett oder mehr gesund oder akzeptabel seien.

Vor einigen Jahren las ich in einem Magazin einer Fluggesellschaft ein Interview mit der damaligen leitenden Ernährungsberaterin des US-Olympiateams. Darin erklärte sie, dass die relative Prozentverteilung von Fett, Eiweiß und Kohlenhydraten bei der Ernährung von Sportlern nicht variieren sollte, ganz unabhängig davon, ob es sich um Kurzstrecken- oder Marathonläufer, Gewichtheber, Tischtennisspieler oder Sportschützen handele. Sie meinte außerdem, dass sie bei der Ernährung der verschiedenen Sportler nur bei der Kalorienmenge, nicht aber bei der Auswahl der Lebensmittel oder dem Kalorien-Nährstoff-Verhältnis einen Unterschied machen würde. Schließlich versicherte sie, dass Obst bei Sportlern wahre Wunder bewirken würde. Das Internationale Olympische Komitee bestätigt in seiner Publikation *Food, Nutrition and Sports Performance* aus dem Jahr 2004, dass eine Ernährung, die auf Obst und Gemüse basiert, für Sportler nicht nur am gesündesten ist, sondern auch zu Bestleistungen führt.[59]

DIE FUNKTION VON FETT

Fett hat eine Reihe wichtiger Aufgaben bei unserer Ernährung und in unserem Körper. Dass Fett generell schlecht ist, ist ein Denkfehler. Fett ist eine konzentrierte Quelle von Treibstoff und enthält pro Gramm mehr als doppelt so viele Kalorien wie Kohlenhydrate oder Eiweiß. Fett spielt eine bisher noch nicht vollständig geklärte Rolle bei der Sättigung – vermutlich deshalb, weil es so schwer verdaulich ist. Das Fett in Lebensmitteln dient als Träger und Quelle unserer fettlöslichen Vitamine. Mit der Nahrung aufgenommenes Fett ist außerdem auch die Quelle der oftmals missverstandenen Nährstoffe namens essenzielle Fettsäuren.

Fett hat viele wichtige Funktionen. Doch schon mit wenig Fett erreicht man viel.

Fett spielt bei der Regulierung verschiedener Körperfunktionen eine wichtige Rolle. Für die Hormonproduktion ist es unverzichtbar, auch wenn zu viel Fett einen negativen Einfluss auf unsere Hormone ausübt. Darüber hinaus hilft es unseren Zellen bei der Nährstoffaufnahme und ebenso bei der Ausscheidung von Stoffwechselendprodukten. Es schützt uns vor Kälte und Hitze, hält den Strom, der durch unsere Nervenzellen fließt, auf Kurs, und schützt unsere lebenswichtigen Organe vor Erschütterungen und anderen Arten physikalischer Schocks und Stöße.

FETTARTEN

Fett ist Fett, wird sich so mancher denken. Tatsächlich gibt es aber viele verschiedene Arten von Fett. Einige werden als gut, andere als schlecht angesehen, und wiederum andere sind ein Mix aus beidem. Manche Fette sind bei Raumtemperatur fest, andere flüssig. Viele sind unverdaulich und können von unserem Körper nicht verwertet werden, während andere unverzichtbar sind. Es gibt offene und versteckte, kurz-, mittel- und langkettige, gesättigte, einfach ungesättigte und mehrfach ungesättigte Fette. Manchmal sind sie erhitzt, manchmal roh, und ja, das macht einen erheblichen Unterschied. Ein weiterer großer Unterschied besteht darin, ob sie von Tieren oder Pflanzen stammen, vor allem was unsere Gesundheit anbelangt.

Trotz der Vielfalt von Fetten, die über die Nahrung aufgenommen werden können, hätte es ein Mensch,

Nüsse direkt vom Baum und in ihrer Schale ergeben nicht wirklich eine tolle Mahlzeit.

der durch den Dschungel läuft und nur seine eigenen Hände zur Verfügung hat, extrem schwer, an eine auch nur sehr geringe Menge Fett zu gelangen, und auch nur dann, wenn zufälligerweise gerade die richtige Saison wäre. Tiere, die dem Menschen ähnlich sind, ernähren sich von sehr fettarmer Nahrung. Ihr Kalorienbedarf wird durch Obst und Gemüse, nicht aber durch Fette gedeckt. Schauen wir uns das Thema Fett einmal etwas genauer an.

Fettsäuren bilden die Grundbausteine aller »Lipide« – ein Fachbegriff für ölige, wasserunlösliche Substanzen, die Fette, Öle, Wachse, Sterole und Triglyceride umfassen. Fettsäuren sind die Bausteine, aus denen Fett besteht. Sie lassen sich in dieser Form in allen naturbelassenen Lebensmitteln finden. Wenn bestimmte Fettsäuren zu anderen, komplexeren Lipidstrukturen hinzugefügt werden, bestimmen sie die Eigenschaften des jeweiligen Fetts bzw. Lipids.

Offene und versteckte Fette

Offene Fette kann man in Lebensmitteln entweder deutlich sehen oder anderweitig erkennen. Da unsere Geschmacksknospen Fette nicht identifizieren können, erspüren wir sie wegen des fettigen Gefühls auf unseren Händen oder Lippen. Fett hat für uns Menschen keinen Geschmack. Wenn eine Speise fettig ist, muss man es uns oft vorher sagen. Die meisten Leute sind sehr erstaunt darüber, wie viel Fett ihre Nahrung tatsächlich enthält.

Fleisch, Fisch, Geflügel und Wildbret sowie Eier und Milchprodukte, Nüsse und Samen, Oliven, Avocados und Öle bilden den Löwenanteil der Lebensmittel mit offenen Fetten. Frittierte Speisen aller Art sind extrem fettreich und zählen ebenso zu den offenen Fetten. Viele Desserts sind »offen« fetthaltig, wie bspw. Käsekuchen, Eiscreme, Gebäck und nusshaltige Süßwaren. Dennoch machen all

Typischer Fettgehalt einiger ausgewählter Nahrungsmittel
(Prozentualer Kalorienanteil)

- Nüsse und Samen: 60 bis 90% Fett
- Wiener Würstchen und andere Wurstarten: 70 bis 85% Fett
- Rinderrippchen: 65 bis 80% Fett
- Hamburger-Frikadellen: 55 bis 65% Fett
- Gegrilltes Hühnchen mit Haut: 36 bis 63% Fett
- Pommes frites: 45% Fett
- Kekse mit Schokoladenstückchen: 45% Fett
- Apfelkuchen: 40% Fett
- gegrillter Schwertfisch: 30% Fett
- Backkartoffel mit 60 ml fettreduziertem Sauerrahm: 20% Fett
- gegrillte Hühnerbrust ohne Haut: 20% Fett

diese Lebensmittel nur weniger als die Hälfte des Fetts aus, das typischerweise von allen mit einer durchschnittlichen Ernährungsweise verzehrt wird.

Der Rest wird oftmals als »unsichtbares« oder »verstecktes« Fett bezeichnet. Versteckte Fette sind nicht zu erkennen. Gemüse, süße Früchte und nicht süße Früchte wie Tomaten und Gurken enthalten genug Fett, dass, sollte man sich ausschließlich davon und in solchen Mengen ernähren, dass der Kalorienbedarf gedeckt ist, bereits zwischen 3 bis 5 % ihrer Gesamtkalorien aus Fett bestehen.

Wenn wir hauptsächlich fettarme Früchte und Gemüse und dazu eine sehr kleine Menge von Nüssen, Samen und fettreichen Früchten verzehren, sodass der Gesamtfettanteil an unseren mit der Nahrung aufgenommenen Kalorien 10 % nicht überschreitet, bekommen wir alle Nährstoffe, die wir benötigen.

Feste und flüssige Fette

Festes Fett lässt sich leicht erkennen, z. B. wenn es in Form von Fettaugen auf einer kalt gewordenen Suppe schwimmt. Genauso eindeutig als Fett identifizierbar ist ein Stück Butter oder der weiße Rand an einem Steak. Für viele Menschen ist es allerdings schwieriger, Flüssigkeiten als Fette wahrzunehmen.

Alle Öle sind Fette, aber nicht alle Fette sind Öle. Worin besteht der Unterschied? Öle sind Fette, die bei Raumtemperatur in der Regel flüssig sind. Ob fest oder flüssig – ernährungsphysiologisch funktionieren beide als Fett. In Walnüssen und Avocados sind sowohl Öle als auch Fette enthalten. Das flüssige Öl in einem Pinienkern lässt sich erspüren, das in einem Salatblatt jedoch nicht. Das 80/10/10-Programm rät vom Konsum verarbeiteter Öle, sprich solcher, die aus Nahrungsmitteln gewonnen werden, ab, und empfiehlt stattdessen, ganze und vollwertige Lebensmittel zu essen, die Öle enthalten, besonders eher als solche, die feste Fette enthalten.

Die Annahme, dass alle tierischen Fette fest und alle pflanzlichen flüssig sind, stimmt nicht ganz, auch wenn sie meistens zutrifft. Die hauptsächlichen Ausnahmen sind flüssige Fischöle bei tierischen und Kokosfett bei pflanzlichen Produkten.

Essenzielle und nicht essenzielle Fettsäuren

Essenzielle Fettsäuren[60] (abgekürzt EFS) heißen so, weil sie nicht synthetisch hergestellt werden können und über die Nahrung aufgenommen werden müssen. Sie spielen eine immens wichtige Rolle für die Gesundheit unserer Haut, unser Wachstum und unsere Entwicklung, einen stabilen Herzschlag und das Gerinnen und Fließen unseres Bluts. Zu viel, zu wenig oder das falsche Verhältnis dieser lebenswichtigen Nährstoffe können ernste Folgen für unsere Gesundheit haben. Gegenwärtig werden zwei Fettsäuren als essenziell betrachtet: Alpha-Linolensäure (ALA), eine Omega-3-Fettsäure, und Linolsäure (LA), eine Omega-6-Fettsäure. Omega-3- und Omega-6-Fettsäuren gelten gemeinhin als Synonyme für den Oberbegriff »EFS«. Tatsächlich werden aber zwölf verschiedene Fettsäuren aus ALA und

Vielleicht haben Sie schon einmal gehört, dass fettreduzierte Milch alles andere als fettarm ist. Die meisten von uns, die nicht die Zeit haben, Verpackungsangaben genau zu studieren, finden das ziemlich widersprüchlich. Wie ist das möglich? Durch den Unterschied, der zwischen einem prozentualen Gewichts- und einem prozentualen Kalorienanteil liegt. Die folgende Aufschlüsselung zeigt ein Beispiel dafür und demonstriert, wie irreführend das Lebensmittelmarketing sein kann.

100 Gramm Vollmilch enthalten 60 Kalorien.

Das Gewicht (100 Gramm) verteilt sich folgendermaßen:

88,3 Gramm Wasser
0,7 Gramm feste Rückstände
4,5 Gramm Kohlenhydrate (4 Kalorien pro Gramm = 18 Kohlenhydratkalorien)
3,2 Gramm Eiweiß (4 Kalorien pro Gramm = 13 Eiweißkalorien)
3,3 Gramm Fett (9 Kalorien pro Gramm = 30 Fettkalorien)
100 Gramm insgesamt

88% des Gewichts der Milch – Wasser – enthält dementsprechend keine Kalorien. Nur 3,3 Gramm der insgesamt 100 Gramm bestehen aus Fett, weshalb die Verpackung mit »3,25% Milchfett« gekennzeichnet ist.
Doch haben Eiweiß, Fett und Kohlenhydrate nicht denselben Energiegehalt. Fett enthält doppelt so viele Kalorien wie Kohlenhydrate oder Eiweiß. Grob gerechnet entspricht jedes Gramm Fett circa 9 Kalorien, während die 3,2 Gramm Eiweiß und die 4,5 Gramm Kohlenhydrate nur 4 Kalorien pro Gramm enthalten. Betrachtet man die Kalorien, stammen 30 der 60 Kalorien bei Vollmilch aus Fett – eine Tatsache, die die Milchindustrie nur zu gern verschweigt. Die folgende Tabelle gibt eine Übersicht über den Fettgehalt typischer flüssiger Milchprodukte:

Produkt (100 Gramm)	Kalorien	Fettkalorien	% Fett
Vollmilch (»3,25% Milchfett«)	60	30	50%
Fettreduzierte Milch (»2% Milchfett«)	50	17	35%
Fettarme Milch (»1% Milchfett«)	42	9	20%
Fettfreie Milch	35	0,7	2%

Interessanterweise enthält also die »fettfreie« Milch die 2% Fett, die laut Milchindustrie eigentlich die fettreduzierte »2%«-Variante haben soll.

LA hergestellt. Alle Fettsäuren, die diese Herkunft haben, werden als Omega-3 und Omega-6 bezeichnet. Per Definition sind also nicht alle Säuren der Omega-3- und Omega-6-Familie essenziell. Nur die mehrfach ungesättigten Fette ALA und LA müssen aus externen Quellen bezogen werden. Zu den Omega-3-Fettsäuren, die aus ALA hergestellt werden, zählen wichtige Vertreter wie EPA (Eiocosapentaensäure) und DHA (Docosahexaensäure). Die wichtigsten Fettsäuren aus der Omega-6-Familie sind Arachidonsäure (A A) und Gamma-Linolensäure (GLA).

Interessanterweise hinterfragen die neuesten ernährungswissenschaftlichen Untersuchungen, ob ALA tatsächlich eine essenzielle Säure ist, da es Beweise dafür gibt, dass unser Körper in der Lage ist, sie selbst herzustellen. Das muss uns aber kein großes Kopfzerbrechen bereiten, da sowohl Linol- als auch Alpha-Linolen-Säuren recht oft in pflanzlichen Lipiden vorkommen.

Es gibt keine fundierten Mindestempfehlungen für EFS, doch es ist bekannt, dass das Verhältnis der Säuren zueinander wichtig ist, vermutlich noch wichtiger als die Menge, die wir konsumieren. Wissenschaftler gehen davon aus, dass die Frühmenschen Omega-6- und Omega-3-Säuren etwa in einem 1:1-Verhältnis zu sich nahmen. Das scheint dasselbe Verhältnis von Fettsäuren zu sein, das auch im menschlichen Gehirn vorgefunden wurde.[61]

Im Laufe der Zeit, als der Konsum von Getreide explodierte und der Gebrauch von Omega-6-reichen Ölen weitverbreiteter Usus wurde, begann sich dieses Verhältnis zu verändern. Gegenwärtige Empfehlungen geben an, dass das ideale Verhältnis von Omega-6- zu Omega-3-Säuren zwischen 1:1 und 4:1 liegt. Trotz dieses »idealen« Spielraums liegt das Verhältnis bei einer durchschnittlichen westlichen Ernährung mittlerweile bei 10 bis zu 30:1, wodurch entzündliche Erkrankungen und andere ernst zu nehmende gesundheitliche Probleme in unserer Gesellschaft weit verbreitet sind. Dieses erheblich verzerrte Verhältnis beeinträchtigt die Fähigkeit unseres Körpers, ALA in längerkettige Fettsäuren wie EPA und DHA umzuwandeln.

Es gibt zwar keine allgemein anerkannte Mindestmenge für essenzielle Fettsäuren, aber einige richtungsweisende Daten. Im November 2008 beriefen die Ernährungs- und Landwirtschaftsorganisation der Vereinten Nationen und die Weltgesundheitsorganisation eine Expertenkommission ein, um die wichtigsten Entwicklungen im Bereich der Fettsäuren und ihrer Bedeutung für die menschliche Ernährung einzuschätzen. Der Abschlussbericht war bei der Erstellung dieses Buchs noch nicht veröffentlicht, aber in einer vorausgehenden Zusammenfassung war zu lesen, »die vorliegenden Erkenntnisse weisen darauf hin, dass 0,5 bis 0,6 %E [Prozentanteil von Energie oder Kalorien] Alpha-Linolensäure (ALA) am Tag dazu beiträgt, Mangelerscheinungen vorzubeugen.«[62] 2002 empfahl das *Food and Nutrition Board of* des *U.S. Institute of Medicine (IOM)* eine »ausreichende

Omega-3 und Omega-6 sind Zwischenprodukte Dutzender anderer Fettsäuren.

Einnahme«, was keine Mindesteinnahme ist, von täglich 1,1 Gramm Omega-3 für Frauen und 1,6 Gramm für Männer.[63] Würde diese Menge in Form von Öl (nicht empfohlen) aufgenommen, wäre sie außerordentlich klein: 1,6 Gramm entsprechen in etwa einem Drittel Teelöffel oder einigen Dutzend Tropfen, und sogar dieser geringe Wert ist möglicherweise bereits deutlich überhöht.[64]

All diese Informationen weisen uns gesammelt daraufhin, welche Ernährungsbedürfnisse wir haben. Bei einem täglichen Konsum von 2000 Kalorien entsprechen 0,5 % ALA oder Omega-3-Fettsäuren einem Wert von 10 Kalorien. Dies wiederum sind ungefähr 1,1 Gramm ALA, was der Empfehlung des IOM entspricht, wenn auch im unteren Bereich. Diese Menge lässt sich mit dem Verzehr von ganzen frischen Früchten und von Gemüse mit einer gelegentlichen Ergänzung durch Nüsse und Samen erreichen. Die folgende Übersicht zeigt den ALA- und LA-Gehalt ausgewählter ganzer und vollwertiger Lebensmittel.

EFS-Gehalt verschiedener Lebensmittel (Gramm)	30 g fettreiche Früchte/Nüsse	ALA (Omega-3)	LA (Omega-6)
	Avocado	0,04	0,47
	Leinsamen	6,45	1,67
	Olive	0,02	0,24
	Pinienkerne	0,22	7,03
	Walnüsse	2,57	10,76
	240 g Obst & Gemüse	**ALA (Omega-3)**	**LA (Omega-6)**
	Banane	0,06	0,10
	Heidelbeere	0,13	0,20
	Kohl	0,08	0,06
	Feige	0,00	0,33
	Grünkohl	0,41	0,31
	Kiwi	0,10	0,56
	Mango	0,08	0,03
	Orange	0,02	0,04
	Papaya	0,01	0,06
	Pfirsich	0,00	0,19
	Ananas	0,04	0,05
	Romanasalat	0,26	0,11
	Erdbeeren	0,15	0,20
	Tomaten	0,01	0,18

Auf Grundlage der oben aufgeführten Werte könnten wir bei einer 80/10/10-Ernährung mit täglich 2000 Kalorien die empfohlene Menge an essenziellen Fettsäuren folgendermaßen erreichen:

- Frühstück: 700 g Mango (circa 3 Stück) und 350 g Heidelbeeren
- Mittagessen: 1,2 kg Bananen (circa 1l).
- Abendessen: 500 g Orangen, 500 g Romanasalat und 200 g Tomaten

Gemäß der Nährstoffdatenbank der USDA liefert dieser Ernährungsplan mit insgesamt 2048 Kalorien 1,3 Gramm ALA und 1,4 Gramm LA. Das 1:1-Verhältnis bleibt intakt und versorgt den Körper mit ausreichend essenziellen Fettsäuren, und zwar gänzlich ohne offene Fette. Das gesunde zeitweise Hinzufügen sehr kleiner Mengen an offenen Fetten stellt sicher, dass alle körperlichen Bedürfnisse gestillt werden. Da die meisten von uns eine höhere Menge an Omega-6- als an Omega-3-Fettsäuren zu sich nehmen, werden wir mit Ernährungsratschlägen bombardiert, die zu Omega-3-Ergänzungsmitteln raten. Die Idee, man könne durch das verstärkte Verzehren eines bestimmten Nährstoffes ein Ungleichgewicht mit einem anderen ausgleichen, ist genauso abwegig, wie Vitamin-C-Tabletten zu schlucken, um die gesundheitlichen Folgen des Rauchens zu minimieren. Das Ergebnis eines erhöhten Fettkonsums, ob »gutes« Fett oder nicht, ist eine gesteigerte Fettaufnahme. Wir müssten nicht zu Nahrungsergänzungsmitteln greifen, wenn wir unseren Körper nicht vorher durch unseren Lebensstil und unsere Ernährungsgewohnheiten gefährdet hätten. Bei einer natürlichen Ernährungsweise sind unsere Lebensmittel automatisch ausbalanciert und so aufeinander abgestimmt, dass unsere körperlichen Bedürfnisse gestillt werden.

Cholesterin

Cholesterin, ein Sterin (chemisch ein Steroidalkohol) und Lipid, findet sich in der Struktur jeder einzelnen Zellwand wieder und wird bei allen Tieren über die Blutbahn transportiert. Als Vorläufer der fünf Hauptklassen von Steroidhormonen (Progestagene, Glukokortikoide, Mineralokortikoide, Androgene und Östrogene) ist Cholesterin nicht schädlich, sondern für den Menschen lebenswichtig. Einige seiner Funktionen umfassen die Produktion von Vitamin D und die Bildung von Gallensalzen, den Geschlechtshormonen Testosteron und Progesteron und der Myelinschutzhülle, die unsere Nerven umgibt.

Cholesterin wurde erstmals Ende des 18. Jahrhunderts in Gallensteinen entdeckt und wird bis heute weiter erforscht. Wir wissen, dass Cholesterin kein für Menschen essenzieller Nährstoff ist (wir müssen es nicht essen). Unsere Leber kann das von uns benötigte Cholesterin selbst produzieren. Wenn wir jedoch auf regelmäßiger Basis tierische Produkte verzehren, die Cholesterin oder gesättigte Fette enthalten, nehmen wir Mengen zu uns, die unsere physiologischen Bedürfnisse überschreiten, und gefährden damit ernsthaft unsere Gesundheit. Überschüssiges

*Brauchen wir
Laurinsäure aus
naturbelassenem
Kokosöl?*

Laurinsäure ist erst vor Kurzem in den Fokus der Forschung gerückt. Diese mittelkettige Fettsäure kommt vor allem in Muttermilch, Kokosnüssen und Kokosöl, Kakaobutter, Palmöl und Palmkernöl vor. Die letzten drei sind hoch gesättigte Pflanzenfette. Unbehandeltes und unerhitzt verzehrtes Kokosöl mag weniger gesundheitliche Risiken bergen als erhitzte gesättigte Fette, aber es bleibt ein teilweise die Arterien verstopfendes, raffiniertes gesättigtes Fett, das unser Verdauungssystem nicht verwerten kann.[65] Später in diesem Kapitel gehe ich genauer darauf ein, warum Öle generell ungesund sind (siehe »Öl ist nicht gesund« auf Seite 152).

Die antibakteriellen und antimikrobiellen Eigenschaften von Laurinsäure sind nicht so wünschenswert, wie die Werbeindustrie es darstellt. Antibiotisch (wörtlich: gegen Leben) ist nichts, was mit Essen in Verbindung stehen sollte. Im Körper eines gesunden Erwachsenen, der sich fett- und giftarm ernährt, finden sich keine Massen schädlicher Bakterien.[66] Wenn wir eine gesunde Lebensweise verfolgen, hat unser Körper alle Ressourcen, die er benötigt, um sich gesund zu halten.

Cholesterin wird vom Körper nicht ausgeschieden und bildet Ablagerungen an Gefäßwänden, die zu Arteriosklerose führen, einer Verhärtung der Schlagadern.

Dadurch wird die Fähigkeit des Blutes, Sauerstoff zu transportieren, vermindert, das hormonelle Gleichgewicht gestört und mitunter die Zelldurchlässigkeit verringert.

Gesättigte und ungesättigte Fette

Gesättigte Fette haben ihren Namen aufgrund ihrer langen Ketten von Kohlenstoffatomen, die die höchstmögliche Anzahl von Wasserstoffatomen an sich binden. Sie sind, anders gesagt, also mit Wasserstoff *gesättigt*. Diese Fettsäuren haben den höchsten Schmelzpunkt und sind bei Raumtemperatur fest. Gesättigte Fette sind stabile Moleküle und lassen sich nur schwer verändern, weshalb unser Körper damit nicht viel Konstruktives anfangen kann.

Ja, unser Gehirn weist eine hohe Menge gesättigter Fette auf. Doch das Essen gesättigter Fette kann die Leistung unseres Gehirns weder verbessern noch dessen Degeneration verlangsamen. Unser Körper ist schlichtweg nicht in der Lage, gesättigte Fette zu verwerten. Im besten Falle werden die gesättigten Fette als Körperfett gespeichert; im schlimmsten Falle lagern sie sich an den Gefäßwänden unserer Arterien ab.

Die Mehrheit der pflanzlichen Fette sind ungesättigte Fettsäuren. Einfach ungesättigte Fettsäuren enthalten eine Doppel- oder Dreifachbindung, mehrfach ungesättigte Fettsäuren zwei oder mehr Doppelbindungen. Dort wo Doppelbindungen entstehen, werden Wasserstoffatome eliminiert. Unser Körper fügt dann Wasserstoff hinzu und sättigt bei diesem Prozess das Fett. Die ungesättigten Fettmoleküle sind also verformbar und lassen sich im Körper verändern. Unser Körper kann damit arbeiten, es verwerten und die selbst hergestellten gesättigten Fette so in unsere Körperstruktur einbauen, wie sie gerade benötigt werden.

Einfach ungesättigte Fettsäuren haben noch Platz für ein einzelnes Paar Wasserstoffatome, das sie an sich binden können. Sie haben außerdem einen niedrigeren Schmelzpunkt als gesättigte Fettsäuren. Pflanzliche Quellen einfach ungesättigter Fettsäuren sind u. a. Avocados, Mandeln und andere Nüsse und Samen sowie die aus ihnen hergestellte Butter.

Mehrfach ungesättigte Fettsäuren sind am wenigsten gesättigt und haben noch Platz für zwei oder mehr Paare von Wasserstoffatomen. Mehrfach ungesättigte Öle haben einen noch niedrigeren Schmelzpunkt und sind bei Raumtemperatur flüssig. Pflanzliche Quellen für mehrfach ungesättigte Fettsäuren sind z. B. Walnüsse und andere Nüsse und Samen sowie deren Butter, und auch grünes Blattgemüse.

Generell gilt: Je weniger gesättigt eine Fettsäure ist, umso besser kann sie vom Körper verwertet werden.

WIE VIEL FETT ESSEN WIR EIGENTLICH?

Viele Menschen aus wohlhabenden Industrienationen konsumieren ein Drittel bis die Hälfte der von ihnen aufgenommenen Kalorien in Form von Fett. Aus meiner eigenen beruflichen Erfahrung liegt der Wert bei einem durchschnittlichen Fast-Food-Liebhaber bei circa 42 %. Offizielle Erhebungen gehen von einem niedrigeren Wert aus, da sie Menschen mit hineinrechnen, die fettarme Diäten befolgen, riesige Mengen an raffiniertem Zucker zu sich nehmen oder alle möglichen anderen denkbaren Diätprogramme anwenden.

2004 gaben die *U. S. Centers for Disease Control and Prevention* einen Bericht mit dem Titel *»Trends in Intake of Energy and Macronutrients – United States,*

Bereits vor 50 Jahren haben Ernährungswissenschaftler damit begonnen, ein gesundes Verhältnis von gesättigten zu ungesättigten Fetten zu empfehlen. Dieses Verhältnis wird auch als »P/S-Quotient« bezeichnet. Das empfohlene Verhältnis liegt bei 20/80 (20% gesättigt zu 80% ungesättigt). Das ist ein im Bereich der Ernährungswissenschaft flächendeckend anerkannter Standard. Der P/S-Quotient der meisten Pflanzen ist bereits ideal und liegt bei 20/80 oder sehr nah an diesem Wert. Das Verhältnis von gesättigten zu mehrfach ungesättigten Fettsäuren in den meisten tierischen Produkten liegt bei 80/20, dem exakten Gegenteil des von uns benötigten Verhältnisses.

Wenn wir die gesundheitlichen Wirkungen verschiedener Fetttypen erörtern, ist es wichtig, den P/S-Quotienten im Hinterkopf zu behalten. Die Struktur des von uns verzehrten Fetts hat eine erhebliche Auswirkung auf unsere Körperfunktionen. Wenn unsere Nahrung zu viele gesättigte Fette enthält, kann dies einen Anstieg von Arteriosklerose und Herzerkrankungen zur Folge haben – beides Krankheiten, die in der westlichen Welt etliche Todesopfer fordern. Es ist praktisch unmöglich, einen gesunden P/S-Quotienten zu erreichen, wenn unsere Ernährung tierische Produkte enthält.

1971-2000,«[67] heraus, der einen wichtigen Unterschied deutlich macht: Obwohl der durchschnittliche prozentuale Fettanteil an den Gesamtkalorien von 1971 bis 2000 um einige Prozentpunkte gesunken ist (um 4% bei Männern von 37 auf 33% der Gesamtkalorien, und um 3% bei Frauen von 36 auf 33%), ist das Ergebnis beim Gesamtfettkonsum ein anderes.

Im Durchschnitt ist die Gesamtfettaufnahme (in Gramm) bei Frauen um 6,5 g angestiegen und bei Männern um 5,3 g gesunken, was eine kaum bemerkbare Gesamtveränderung bedeutet. Das ergibt sich aus einem statistisch bedeutsamen Anstieg der durchschnittlichen Energieaufnahme (in Kalorien), der während dieses Zeitraums stattfand: Die Kalorienaufnahme bei Männern stieg von 2.450 auf 2.618 und die bei Frauen von 1.542 auf 1.877 Kalorien am Tag. (Dieses Datenmaterial enthält Zahlen von Männern und Frauen zwischen 20 und 74 Jahren. Jüngere Menschen essen mehr und ältere Menschen weniger, als die oben angegebenen Werte anzeigen.) Der Großteil dieser Kalorien stammt von Kohlenhydraten, da der Konsum von Desserts mit hohen Mengen an raffiniertem Zucker, verschiedenen

Brotsorten, Crackern, Backwaren, Erfrischungsgetränken und Alkohol ins Unermessliche gestiegen ist.

Darüber hinaus verwenden Menschen üblicherweise mehr Fett als sie benötigen, und zwar auf eine der folgenden drei Arten:

- Einige Leute halten ihre Kalorienaufnahme konstant, während sie übermäßig Fett verzehren. Dafür essen sie notgedrungen viel zu wenig Kohlenhydrate. Die direkten Folgen so einer Ernährung können zu Lethargie, Heißhunger, Essattacken und emotionaler Unausgeglichenheit führen.
- Andere Leute essen zu viel Fett, während sie insgesamt zu wenig Kalorien zu sich nehmen. Eine solche Ernährungsweise führt zu Gewichtsverlust, aber auch zu einem Mangel an bestimmten Nährstoffen, während andere in potenziell lebensgefährlich großen Mengen aufgenommen werden. Wenn wir die Versorgung mit einem der Kaloriennährstoffe (Kohlenhydrate) erheblich drosseln, nehmen wir natürlich ab und senken unsere Kalorienaufnahme erheblich. Die Kehrseite davon ist ständiges Verlangen nach Süßem und anderen kohlenhydrathaltigen Lebensmitteln.
- Schließlich gibt es noch die Gruppe von Menschen, die sowohl zu viel Fett als auch zu viele Kalorien verzehren. Das Ergebnis dieser Ernährungsweise ist bestens bekannt. Neben all den schädlichen Folgen, die eine zu fettreiche Ernährung mit sich bringt, führt eine überhöhte Kalorienaufnahme neben anderen Erkrankungen zu Übergewicht, Fettleibigkeit, Lethargie, Verdauungsbeschwerden und einer verkürzten Lebensdauer.

Die meisten Menschen tendieren unabhängig von ihrer spezifischen Ernährungsweise zu einer Aufnahme von 42 % Fett, ob es ihnen bewusst ist oder nicht.

Vegetarier

Viele Menschen halten sich für Vegetarier, auch wenn sie ab und an noch tierisches Fleisch essen. Sie beschränken sich dabei auf Fisch und Geflügel, von der falschen Annahme geleitet, dass dies eine gesündere Wahl sei. Sie glauben, sie seien »Fast-Vegetarier«, und dass sie im Vergleich zu ihren früheren Essgewohnheiten nur äußerst selten Fleisch verzehren.

Ovo-Lakto-Vegetarier essen kein Fleisch, gleichen dies aber bei ihrer Ernährung durch einen erhöhten Konsum von Eiern und Milchprodukten aus. Vegetarische Alternativen wie Käsebrote, Pommes frites, in Öl und Käse schwimmende Pastagerichte und so reich- wie fetthaltige Desserts sind bei ihrer veränderten Ernährungsweise oft beliebte Speisen.

Vegetarier lernen schnell, ethisch akzeptable Ersatzmöglichkeiten für ihre früheren Lieblingsgerichte zu finden. Eine vegetarische Pizza mag kein Fleisch enthalten, dafür aber oftmals eine doppelte Portion Käse und jede Menge Fett.

Vegetarier sind in der Regel glücklich darüber, dass sie ihnen vertraute Speisen essen können, ohne das Gefühl von Verzicht zu haben. In der abschließenden Analyse bringt es die vegetarische Ernährungsweise auf ungefähr 42 % Fett.

Veganer

Veganer verzichten nicht nur auf Fleisch und Meeresfrüchte, sondern auch auf Milchprodukte, Eier, Honig sowie generell auf alle tierischen Produkte. Vegane Alternativen zu den meisten konventionellen Nahrungsmitteln haben es mittlerweile in die Supermärkte geschafft. Ebenso gehören sie zum Warenbestand von Reformhäusern und Naturkostläden. Vegane Lasagne mit Sojakäse und veganer Milchreis auf Basis von Soja, Mandeln oder Reis sind nichts Ungewöhnliches mehr. Es wimmelt vor veganen Chefköchen, und Großstädte wie Los Angeles, New York, Seattle und Berlin locken mit veganen Restaurants mit internationaler Küche – sei es indisch, chinesisch, jamaikanisch, italienisch, thailändisch oder etwas anderes.

Margarine, ein veganes Produkt (der gesundheitliche »Wert« von Margarine, sogar im Vergleich zu Butter, steht auf einem ganz anderen Blatt) enthält prozentual gesehen genauso viele Fettkalorien wie Butter, nämlich 100 %. Öl spielt bei einer veganen Ernährung eine größere Rolle als bei einer durchschnittlichen Ernährungsweise, da es viele tierische Fette ersetzt. Veganer verzehren außerdem oftmals mehr Nüsse, Samen, Avocados und Oliven.

Dementsprechend verfolgen auch Veganer nur ihre eigene Variante der durchschnittlichen amerikanischen Ernährungsweise, indem sie einfach auf die veganen Varianten der Lebensmittel umsatteln, die sie zuvor gegessen haben. Es überrascht daher nicht, dass das Kalorien-Nährstoff-Verhältnis bei einer Analyse kaum unterschiedlich ausfällt.

Veganer verzehren meist sogar mehr Fett als der Durchschnitt, da sie glauben, sie müssten ihren Fettkonsum nicht begrenzen – schließlich, so glauben sie, waren die tierischen Produkte bei ihrer früheren Ernährung die einzigen »Übeltäter«. Auch wenn die Fettaufnahme sich nicht verändert, sinkt meist die Gesamtkalorienaufnahme, wenn Veganer tierische mit pflanzlichen Produkten ersetzen, da diese weniger Kalorien pro Happen haben. Dementsprechend steigt der prozentuale Fettanteil bei einer veganen Ernährung.

Im Durchschnitt hält sich der Wert jedoch auch bei 42 %, da viele Veganer zusätzlich »fettarm« essen. Nichtsdestotrotz ist eine vegane Ernährung wegen des erhöhten Verzehrs von Obst und Gemüse und ihres wesentlich besseren P/S-Quotienten eine weitaus gesündere Alternative als die Essgewohnheiten von Durchschnittsamerikanern oder Vegetariern. Dennoch: Zu viel Fett bleibt zu viel Fett.

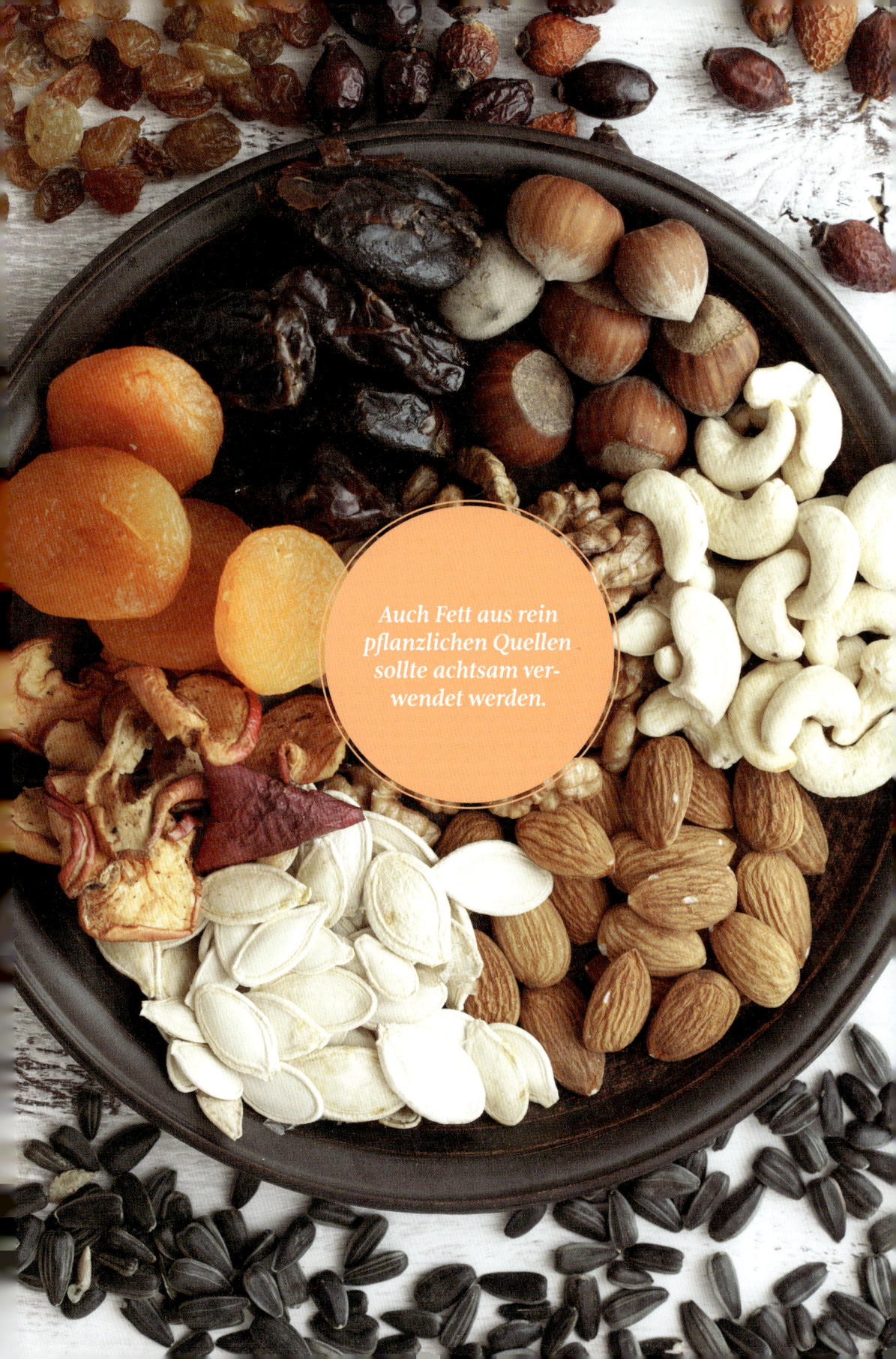

Auch Fett aus rein pflanzlichen Quellen sollte achtsam verwendet werden.

IST FETT GUT ODER SCHLECHT FÜR UNS?

Viel Fett in unserer Nahrung hilft nicht viel, sondern ist schädlich. Je mehr Fett wir essen, umso weniger decken wir unseren Nährstoffbedarf. Immer wieder zeigen Forschungsergebnisse, dass eine fettreiche Ernährung mit fast jeder Art von Verdauungsbeschwerden, Blut- und degenerativen Erkrankungen zusammenhängt. Viel davon wird dadurch verursacht, dass unser Körper nur begrenzt dazu in der Lage ist, Sauerstoff aufzunehmen, zu transportieren und den Billionen Zellen in unserem Körper zur Verfügung zu stellen. (Wir sind bereits genauer in Kapitel 2 darauf eingegangen.) Darüber hinaus reduziert zu viel Fett die tatsächliche Anzahl von funktionsfähigen weißen Blutkörperchen. Ein übermäßiger Fettkonsum mag an der Tagesordnung sein, ist aber aus ernährungswissenschaftlicher Sicht mehr als verhängnisvoll.

Eine fettreiche Ernährung ruiniert nicht nur unsere Gesundheit, sondern lässt uns auch schneller altern. Da wir Fett nicht erschmecken können, tendieren wir dazu, unseren fettreichen Mahlzeiten mit reichlich Stimulantien und Würzmitteln Geschmack zu verleihen. Genau dies aber beschleunigt den Alterungsprozess. Für jedes »Hoch« bezahlen wir mit einem darauf folgenden »Tief«. Alle von vormals ganzen Lebensmitteln isolierten Substanzen haben diese Wirkung auf unseren Körper, auch dann, wenn sie als Nahrungsergänzungs-, Schönheits- oder Verjüngungsmittel oder andere Art »Gesundheitsverbesserer« beworben werden. Der Einfluss dieser Ergänzungsmittel in Kombination mit der zusätzlichen Arbeit, die unser Körper leisten muss, um fettreiche Mahlzeiten zu verdauen, und der Beeinträchtigung der Blutfunktion, die Menschen in Kauf nehmen müssen, wenn sie sich schwer und fettreich ernähren, ist das perfekte Rezept für eine frühzeitige Alterung und einen gesundheitlichen Niedergang.

ÖL IST NICHT GESUND

Auf den vorangehenden Seiten habe ich detailliert erläutert, warum ganze, vollwertige Lebensmittel die einzige Quelle einer ausgewogenen Ernährung sind. Dennoch gibt es Gesundheitsberater, die weiterverarbeitete, isolierte Fette und Öle als gesund bezeichnen. Wie zur Bestätigung verkaufen sie alle möglichen Arten »lebensmittelverträglicher« Öle. Sollen wir diesen offensichtlichen Widerspruch einfach ignorieren?

Einige Verkäufer preisen den Verzehr von Öl als Teil eines internen »Reinigungsprogramms« an. Ich habe sogar schon gehört, dass Öl als »Saft« bezeichnet wird, der als Teil eines täglichen Gesundheitsrituals getrunken werden sollte. Genau solche Behauptungen ziehen den Spott der meisten (Ernährungs-)Wissenschaftler magisch an und sind, zumindest laut einiger Gesundheitsexperten, der Grund dafür, weshalb die Rohkostbewegung buchstäblich aus der Wissenschaftsgemeinschaft herausgelacht wird.

Öle: bestenfalls leere Kalorien, schlimmstenfalls krebserregendes Junk Food

Raffinierte Öle (einschließlich Kokos-, Leinsamen-, Oliven-, Hanf-, Mandel-, Borretschöl und ähnliche, die wegen ihrer Quelle oder Herstellungsart als »naturbelassen« oder »rein« angepriesen werden) sind nichts anderes als leere Kalorien und nicht für die menschliche Ernährung geeignet. Alle Ballaststoffe, Eiweiße und Kohlenhydrate wurden beim Gewinnungsprozess aus den ganzen Lebensmitteln, aus denen sie stammen, entfernt, bis ein unausgewogenes Teilprodukt übrig bliebt, das zu 100% aus Fett besteht.

Demgegenüber liefern selten gegessene Fette aus ganzen Früchten (frische Nüsse, Samen, Avocados oder junges Kokosfleisch) nützliche Nährstoffe und sind nicht automatisch schlecht für die Gesundheit. Das Verwenden solcher intakter Fettquellen mit ihrer ganzen Bandbreite an Makro- und Mikronährstoffen in Salatdressings oder anderen Gerichten ist dem Gebrauch von raffinierten Ölen in jedem Fall vorzuziehen.

Auch wenn Ölverkäufer eine ganze Reihe von gesundheitlichen Vorteilen aufzählen, die den Phytochemikalien zu verdanken sind, die kalt gepresste Öle enthalten, lässt sich nicht darüber streiten, dass die empfindlichen Mikronährstoffe eine bessere Wirkung entfalten, wenn sie unberührt und unverändert in ganzen Früchten verbleiben. Den höchsten Nährwert erhalten wir, wenn unsere Zähne das erste sind, was auf die natürliche Verpackung einer Frucht trifft, und kein Küchengerät, Messer oder gar eine Maschine.

Darüber hinaus verhindern die Ballaststoffe in ganzen Früchten das Ranzigwerden der in ihnen enthaltenen Fette. Kurz nachdem jedes Öl aus seiner Quelle gewonnen wird und alle seine Ballaststoffe entfernt werden, setzt, auch wenn wir es nicht bemerken, ein frühzeitiges Ranzigwerden ein, das potenziell krebserregend sein kann. Sobald ein Öl ranzig wird, verliert es auch an Nährstoffen.

Wenn es Ihnen missfällt, dass ich Öl als »leere Kalorien« bezeichne, verdanken Sie das dem Einsatz der Werbeindustrie, denn Öl (reines Fett) ist der Inbegriff leerer Kalorien – genauso wie Eiweißpulver (reines Eiweiß) und Tafelzucker (reine Kohlenhydrate). Das schließt den unter Rohköstlern beliebten Rapadura-Vollrohrzucker und auch Hanfprotein mit ein. Leere Kalorien haben ausnahmslos einen geringeren Nährwert als ihre ganzen, vollwertigen Gegenstücke.

> *Eine fettreiche Diät zerstört nicht nur unsere Gesundheit, sondern lässt uns auch schneller altern.*

Wenn wir nur im Rahmen von Symptomen denken, können wir dem Verzehr von Öl tatsächlich einige Vorteile abgewinnen. Wenn wir dieses Öl jedoch aus Nüssen und Samen gewinnen, um erfolglos krebsbekämpfende Eigenschaften und die Konzentration von Nährstoffen zu erhöhen, kreieren wir ein oftmals nicht zu entdeckendes Ungleichgewicht in unserem Körper, das unweigerlich zu unbeabsichtigten gesundheitlichen Problemen führt. Das gezielte Benutzen von Öl bei der Ernährung, um Symptome wie trockene Haut, Ekzeme, Schuppen, Candida, Gelenkschmerzen u. Ä. zu behandeln, was nicht durch einen Ölmangel hervorgerufen wurde (kein Symptom entsteht durch einen Mangel an Öl), ist absolut widersinnig.

Anstatt Symptome zu behandeln oder zu unterdrücken, ist es immer eine gesündere Strategie, die Ursachen eines bestimmten Zustands zu beseitigen. Wahre Gesundheit entsteht von innen und zeigt sich außen, und wird nicht mit einem Zaubertrank, Wundercremes oder anderen Mittelchen erreicht. Ein verstärktes Essen von Obst und Gemüse mit einem hohen Wasseranteil und das Reduzieren von Fett in der Nahrung auf ein gesundes Maß ist die Grundlage für ein gesundes Leben.

Um sich gesund zu essen, ist ein Umdenken notwendig: Von der Frage »Ist das gut für mich?« zu »Wofür bin ich von Natur aus geschaffen?«. Wie wir es auch drehen und wenden, Öl ist nichts, was für unsere Ernährung absolut notwendig ist, und sollte weder als gesund noch meiner Meinung nach als Lebensmittel angesehen werden.

GESUNDE 10% FETT

Wenn Sie Ihr Kalorien-Nährstoff-Verhältnis bisher noch nicht kontrolliert haben, ist es ein sehr gutes Ausgangsziel, einen Gesamtfettkonsum von unter 20 % zu erreichen. Das schaffen Sie, indem Sie nur das Fett aus den von Ihnen verzehrten Nüssen, Samen, Avocados etc. miteinrechnen, das versteckte Fett aus fettarmem Obst und Gemüse aber nicht mit beachten. Diese Lebensmittel addieren eine zu vernachlässigende Menge an Fett zu Ihrem täglichen Gesamtkonsum, d. h. nur einige wenige Prozentpunkte.

Sobald es Ihnen leichterfällt, große Mengen an Obst und Gemüse zu essen, möchten Sie vielleicht auch die versteckten Fette in Ihre Berechnungen mit einbeziehen, um einen realistischeren Überblick über Ihren Gesamtfettkonsum zu erhalten. Zumindest anfangs werden Sie feststellen, dass Sie bei der Kontrolle Ihres

Fettkonsums aufpassen müssen, da Fettkalorien konzentrierter als Kohlenhydrat- oder Eiweißkalorien sind, und sich daher auch schnell übersehen lassen.

DIE KALORIEN-NÄHRSTOFF-WAAGE

Eine wirklich gesunde Ernährung zeichnet sich durch ein ausgewogenes Gleichgewicht an Nährstoffen aus. Diese Art der Ernährung wurde uns aber leider nicht beigebracht. 80 % oder mehr an Kalorien von Kohlenhydraten sowie Fett und Eiweiß im hohen einstelligen Bereich sind genau das, was ich eine gut ausbalancierte Kalorien-Nährstoff-Waage nennen würde.

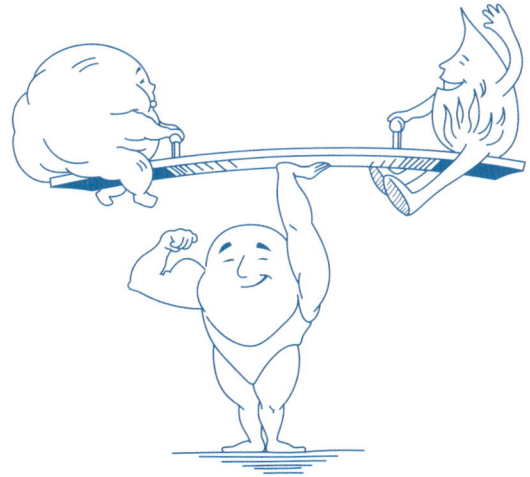

In der obigen Abbildung fungiert Eiweiß als Hebelpunkt, und Fett hat bereits solch ein Gewicht, das es fast schon das ganze System aus dem Gleichgewicht bringt. Eine ausgeglichene Kalorien-Nährstoff-Waage hätte 80 %+ Kohlenhydrate und einstellige Werte bei Eiweiß und Fett (weniger als 10 %). Wenn dieses Verhältnis durch den Verzehr von ganzen, frischen, reifen, rohen und biologisch erzeugten Pflanzen zustande kommt, werden alle für die menschliche Ernährung wichtigen Nährstoffe in ihrer optimalen und gesunden Menge aufgenommen.

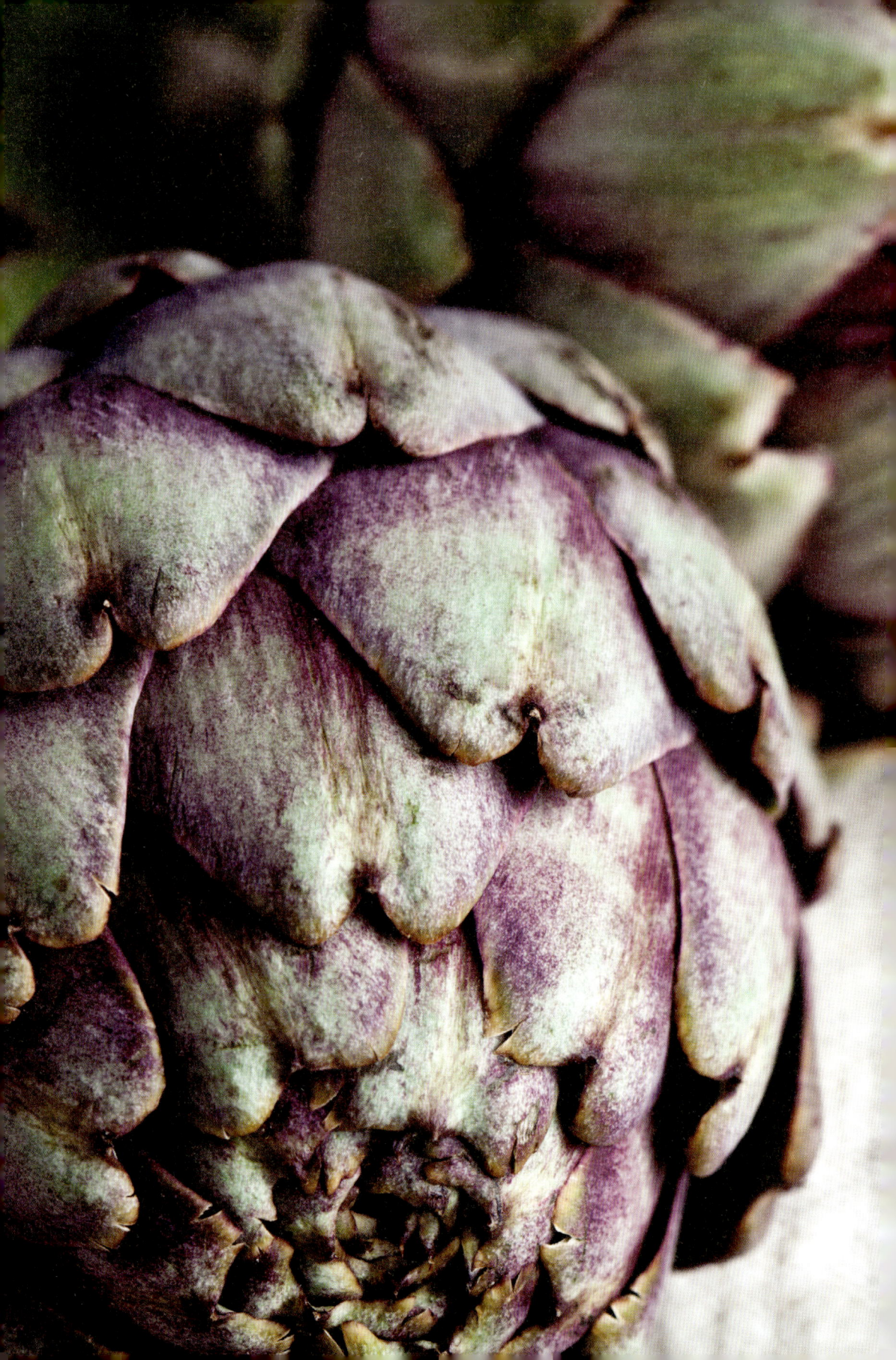

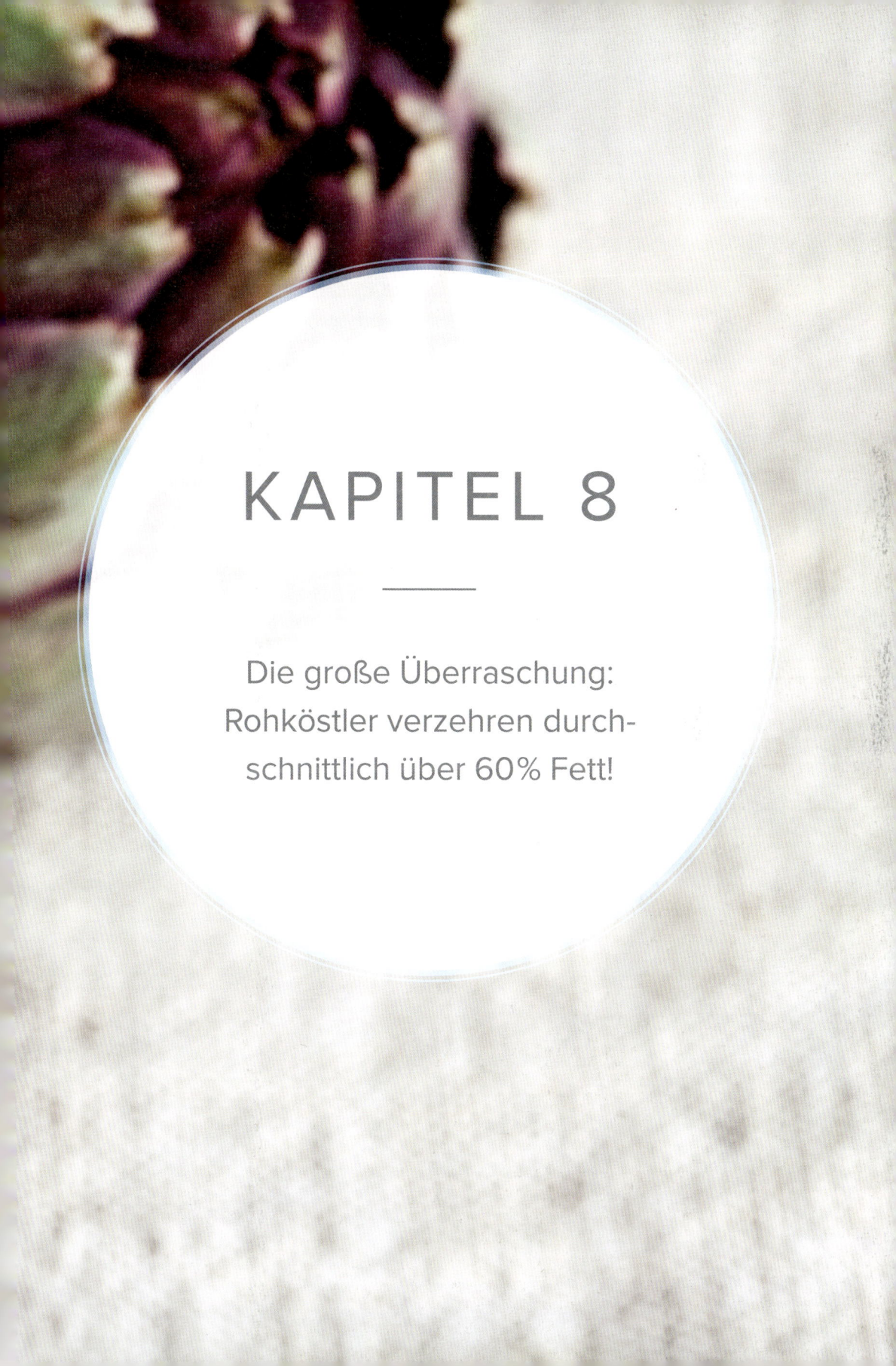

KAPITEL 8

———

Die große Überraschung:
Rohköstler verzehren durchschnittlich über 60% Fett!

Genau wie Neu-Vegetarier und -Veganer neigen auch Menschen, die auf Rohkost umsteigen, fast automatisch dazu, den altbekannten ähnliche Gerichte mit rohen Zutaten zuzubereiten, um sich satt und befriedigt zu fühlen. Mit Hingabe schwelgen sie im Genuss der von ihnen zubereiteten reichhaltigen und schwer verdaulichen Leckereien, überzeugt davon, dass sie das »kulinarische Paradies« erreicht haben. Sie haben zwar noch im Hinterkopf, dass manche dies als »Übergangs-« oder »Belohnungsessen« bezeichnen, aber schließlich sind sie immer noch dabei, ihren Übergang zu feiern – und zwar richtig!

Kann man rohe Pizza zubereiten? Natürlich, das ist ganz einfach. Auf den zahlreichen Rohkost-Internetseiten und in Rohkost-Kochbüchern finden sich Hunderte Pizzarezepte. Fast jedes Gericht jeder Kochrichtung kann mit rohen Zutaten kopiert werden.

Praktisch jede rohe »Gourmet-köstlichkeit«, der Sie begegnen, ist extrem fetthaltig.

In einigen Gegenden der USA und auch in anderen Ländern wird es immer einfacher, Teil der Rohkostbewegung zu werden. Rohkostinteressierte können aus einem überwältigenden Angebot an Rohkost-Picknicks, Rohkost-Kochkursen, Kochabenden mit Küchenchefs und Rohkostverkostungen von Rohkost-Köchen, Rohkost-Verkäufern und Vortragenden zum Thema Rohkost wählen. Abgepackte Rohkost-Snacks, Desserts und kleine Mahlzeiten werden in vielen Reformhäusern und Bioläden immer beliebter. Einige haben sogar spezielle Rohkostabteilungen mit mehreren Regalreihen voller verschiedener Geschmackserlebnisse. Auch scheint es so, als würde fast täglich irgendwo in den USA ein neues Rohkost-Restaurant oder wenigstens ein Café mit Rohkostangebot eröffnet werden.

Wer viel am Computer sitzt, kann sich über eine Vielzahl an Internetgemeinschaften und Diskussionsgruppen sowie über jede Menge hilfreiche Unterstützung (und verwirrende Informationen) bei der Umsetzung des neuen Lebensziels freuen. Wer genug Geld zum Reisen hat, dem öffnet sich eine ganze Welt von Rohkost-Seminaren, -festivals und -schulungen, die weltweit und zu jeder Jahreszeit stattfinden.

Was frisch gebackene Rohkost-Enthusiasten nicht wissen, ist, dass praktisch jeder Vortrag, den sie hören, und jede Kostprobe, die sie probieren werden, sie in Richtung einer rohköstlichen Ernährung dirigiert, die, was den prozentualen Kalorienanteil anbelangt, den gleichen Fettgehalt einer durchschnittlichen westlichen Ernährung hat oder ihn sogar noch übertrifft.

Ja, Sie haben richtig gelesen: Wenn es um den Fettverzehr geht, stehen Rohköstler fast durch die Bank auf einer Stufe mit der Hamburger-und-Pommes-Fangemeinschaft und nehmen 50 % ihrer Kalorien in Form von Fett zu sich, üblicherweise sogar weit mehr als das. Ich sehe es immer wieder: Rohköstler, die sich zum Frühstück einen Schoko-Kokos-Mandel-Shake oder einen Obst-Leinsamen-Smoothie, zum Mittagessen eine Nusspastete mit einem öligen, mit Avocadostücken überladenen Salat, zwischendurch Snacks mit reichhaltigen Müsliriegeln oder Obstscheiben mit Nussbutter, und zum Abendessen einen Salat mit Tahini-Dressing, Sprossen und mehr Avocado nebst einem Extrateller mit Nusskäse auf Leinsamencrackern gönnen.

Eine solche Diät kann schnell mehr als 75 % Fett enthalten und wird langjährigen Rohköstlern viel zu schwer erscheinen. Nach und nach verfeinern die meis-

Eine fettreiche rohe Ernährung entzieht uns Wasser, Sauerstoff und Nährstoffe.

ten, die sich roh ernähren, ihre Essgewohnheiten, und essen »einfache Mahlzeiten«, die mehr Obst und Gemüse und weniger Fett enthalten. Dennoch reichen schon kleinere Mengen an Nüssen und Samen aus, um die Fettmenge oder sogar mehr zu verzehren, als für eine durchschnittliche Ernährung typisch ist. Auch erfahrene Rohköstler, die ihre Essgewohnheiten im Vergleich zu ihrer Anfangszeit erheblich vereinfacht haben, sind oft erstaunt, wenn sie herausfinden, dass sie immer doch durchschnittlich zwischen 40 und 50 % Fett verzehren!

»Keine Angst, es ist roh!«

Viele bekannte Verfechter der Rohkostbewegung schreiben rohen Lebensmitteln fast übernatürliche Kräfte zu und predigen, dass Fett uns nicht schadet, »solange es rohes Fett ist«. Sie behaupten, dass die empfindlichen Fette in Nüssen und Samen der andauernden Hitze einer langen Trocknung und einer anschließenden Lagerung bei Raumtemperatur standhalten können, ohne Nährstoffe zu verlieren oder ranzig zu werden. Das allerdings ist das Wunschdenken von Leuten, die von dem fettreichen Rohkosttrend profitieren wollen, während sie Leinsamencracker, Energieriegel und andere gedörrte und weiterverarbeitete Produkte verkaufen. Solche Speisen innerhalb von Stunden nach dem Dörren zu verzehren ist am sichersten, aber natürlich bei Weitem nicht das Gleiche wie frische, unverarbeitete, ganze und vollwertige Fette zu sich zu nehmen, wie sie in der Natur vorkommen. Einige sind sogar stolz darauf, 80 % oder mehr ihrer Kalorien aus Fett zu beziehen, und behaupten, so eine Ernährung sei vollkommen sicher, was sie aber keineswegs ist.

Die fettreichen Rohkostprodukte, die gutmeinende Rohkost-Köche, -Lehrer und -Autoren bewerben, können bei Rohköstlern sehr wahrscheinlich genau die gleichen Gesundheitsprobleme provozieren, mit denen Menschen zu kämpfen haben, die gekochte Nahrung essen. Das schließt Candida, chronische und zeitweilige Erschöpfung und sogar Herzerkrankungen mit ein. Diese Krankheiten stammen zum Großteil von einer übermäßig großen Menge an Fett in der Blutbahn, ein Zusammenhang, der in Kapitel 2 erläutert wird.

Leider kenne ich sogar persönlich zwei Rohköstler, die eine Operation am offenen Herzen vornehmen lassen mussten. Ihre fettreiche Ernährung führte zu einer kompletten Verstopfung ihrer Herzkranzgefäße.

Rohe Fette sind fraglos weitaus gesünder für uns als erhitzte Fette, vor allem dann, wenn sie von ganzen, unversehrten Pflanzen und nicht von extrahierten Ölen oder gekochten tierischen Produkten stammen. Lassen Sie sich nicht täuschen: Der gewohnheitsmäßige Verzehr fettiger Speisen ist keine gesunde Angewohnheit.

Ob roh oder erhitzt, zu viel Fett bleibt zu viel Fett

Ob Sie nun erhitztes tierisches Fett, kalt gepresstes Pflanzenöl oder Fette aus ganzen rohen Lebensmitteln zu sich nehmen: Zu viel Fett bleibt zu viel Fett und kann potenziell die Gesundheit gefährden. (Siehe »Kochen zerstört Nährstoffe« auf

Seite 68 für detailliertere Informationen darüber, welche Gesundheitsprobleme durch das Erhitzen von Fetten entstehen.)

- Ob erhitzt oder roh, eine nicht mehr gesunde Menge an Fett in der Blutbahn lagert sich ab und bleibt an den Arterienwänden haften, was zu Arteriosklerose führt. Bluthochdruck, Aneurysmen, Arteriosklerose, Embolie (Thrombose), Herz- oder Hirninfarkt und andere Gefäßkrankheiten hängen allesamt mit einem übermäßigen Fettkonsum zusammen.

- Ob erhitzt oder roh, zu viel Fett in der Blutbahn verringert ebenso die Fähigkeit der roten Blutkörperchen, Sauerstoff zu transportieren und erleichtert dadurch das Entstehen von Krebs. Ein verringerter Sauerstoffgehalt im Blut hat darüber hinaus negative Auswirkungen auf die Zellfunktion, auch in Muskeln und Gehirn. Ein verminderter Sauerstofftransport zum Gehirn führt zu beeinträchtigter geistiger Klarheit, fehlerhaften Entscheidungen und einem vernebelten Kopf. Einige Forscher sind sogar der Meinung, dass ein verminderter Sauerstofftransport der Ausgangspunkt für das Entstehen von Senilität, Gedächtnisstörungen und Lernschwächen ist.

- Ob erhitzt oder roh, zu viel Fett in der Blutbahn erfordert einen erhöhten Epinephrin-Spiegel (Adrenalin), um die Bauchspeicheldrüse zur Produktion von mehr Insulin anzuregen. Nach einer übermäßigen Stimulierung setzt bei den Nebennieren ein Erschöpfungszustand ein – genau wie es das Prinzip der Doppelwirkung besagt. Erschöpfte Nebennieren können zu Erkrankungen wie Drüsenfieber, Epstein-Barr-Virus-Erkrankung, chronischem Erschöpfungssyndrom / Myalgischer Encephalomyelitis (ME), postviralem Erschöpfungssyndrom, Lupus und myofaszialem Schmerzsyndrom führen, um nur einige zu nennen.

- Ob erhitzt oder roh, zu viel Fett in der Blutbahn führt zu einem höheren Insulinbedarf, auch Insulinresistenz genannt. Wie in Kapitel 2 beschrieben führt die andauernde Überlastung der Nebennieren schließlich zu deren Erschöpfung und zu einem chronisch hohen Blutzuckerspiegel. Dadurch sind wir leichter anfällig für folgende (Fett-)Stoffwechselstörungen, die oft fälschlicherweise als »Zuckerstoffwechselstörungen« oder »Zuckerkrankheit« bezeichnet werden: Hyper- und Hypoglykämie, Hyperinsulinismus, Candida-Infektionen, Diabetes und andere.

- Ob erhitzt oder roh, ein übermäßiger Fettkonsum hängt unbestreitbar mit der Entstehung von Krebs, Herzerkrankungen und Diabetes zusammen. Zukünftige Forschungsergebnisse werden diese Annahme noch bestätigen, wie bereits Tausende Untersuchungen zuvor, wie bspw. die »Framingham-Herz-Studie« und die »China Study«, beides die größten und am langfristigsten angelegten Untersuchungen, die jemals durchgeführt wurden. Wenn andere Faktoren bei der Lebensweise sich nicht unterscheiden, schlägt sich ein höherer Fettkonsum bei den Probanden in höheren Erkrankungsraten mit den zuvor genannten

Krankheiten nieder. Zudem wurde gezeigt, dass ein übermäßiger Fettkonsum automatisch zu einer zu geringen Kohlenhydrataufnahme führt. Eine ungenügende Kohlenhydrataufnahme kann wiederum das Gefühl von Erschöpfung, Kraftverlust, vermindertes sexuelles Verlangen und eine allgemein verringerte Energie und Vitalität zur Folge haben.

»Das betrifft mich nicht«, meinen Sie?

Wenn Sie sich von Rohkost ernähren, sind Sie wahrscheinlich überzeugt davon, dass Sie keinesfalls 60 % Fett oder mehr zu sich nehmen. »Ich liebe Salat! Ich esse jede Menge grüne Blattsalate!«, werden Sie sich vielleicht denken, oder aber: »Im Vergleich zu den meisten Menschen esse ich sehr viel Obst. Dass ich so viel Fett zu mir nehme, ist schlicht unmöglich!« Dennoch hat das Fett einen Weg gefunden, sich in Ihre Nahrung einzuschleichen, ob nun erhitzt oder roh, und es fällt Ihnen einfach nicht auf – nicht solange Sie nicht verstehen, wo es herkommt.

Ich analysiere ständig das Essen anderer Menschen. Zwar treffe ich ab und zu auf jemanden, der sich laut eigener Angabe fettarm ernährt, was gemäß der Analyse dann für den Moment auch zutrifft. Die meisten Leute sind jedoch geschockt, wenn sie ihre Analyseergebnisse in der Hand halten. In fast allen Fällen entdecken sie plötzlich, dass die Rohkosternährung, die sie für die gesündeste überhaupt halten, zu einer sehr fettreichen Ernährungsweise mutiert ist.

WARUM ROHKÖSTLER SO VIEL FETT VERZEHREN

So wie der Rest der Bevölkerung haben auch Rohköstler gelernt, Angst vor Zucker und deshalb auch Angst vor Obst zu haben. Doch wenn wir nur viel Grünzeug mit wenig Kalorien essen und Obst verdammen, sind wir dazu gezwungen, Fett zu konsumieren, um uns befriedigt zu fühlen und unseren Kalorienbedarf zu decken.

Während durchschnittliche Mischköstler zwischen einem Drittel bis zur Hälfte ihrer Gesamtkalorien in Form von Fett verzehren, liegt der Wert bei Rohköstlern bei der wenigstens anderthalbfachen Menge. Nüsse, Samen, Öle, Kokosnüsse, Oliven, Avocados und andere Früchte gehören zum normalen Bestandteil ihrer täglichen Ernährung. Auch wenn es kleine Mengen sein mögen, summieren sich die verzehrten Kalorien sehr schnell. Das Ergebnis ist eine Ernährungsweise, die 50, 60 und sogar bis zu 70 % Fett enthält. Die Gründe sind folgende:

Nüsse und Samen anstatt Fleisch und Milchprodukten

Rohes Nuss- und Samenbrot, Nussaufstriche und -käse sind in jeder rohen Gourmet-Küche vorhanden und besonders beliebt in Rohkost-Restaurants. Nüsse und Samen schnüren allerdings ein Kalorienpaket zusammen, an das nicht einmal die fettigsten Fleischsorten heranreichen.

Fettarm & gekocht
vs. fettreich & roh

Viele Menschen fragen sich, ob es besser ist, anstatt einer rohen und fettreichen eine gekochte und fettarme Ernährung vorzuziehen. Die Frage ist: Was ist schlimmer? Es ist wichtig, zu unterscheiden, ob es nur darum geht, auf dem Rohkost-Kurs zu bleiben, oder ob man sich wirklich gesund ernähren will. Das 80/10/10-Programm stellt ein Ideal dar und zeigt die Ernährungsweise, die in jeder erdenklichen Weise optimal ist, auch für die Gesundheit. Wenn Sie vor der Wahl stehen, sich entweder in den Fuß oder in die Hand zu schießen, dann entscheiden Sie sich hoffentlich für keines von beiden.

Bei 80/10/10 geht es nicht darum, das kleinere von zwei Übeln zu wählen. Jede Situation erfordert eine intelligente Herangehensweise. Sie werden oft Entscheidungen treffen müssen, bei denen es um die Qualität Ihres Essens geht. Das Ideal zu kennen – ganze, frische, reife, rohe, biologisch erzeugte und fettarme Pflanzen –, wird Ihnen dabei gute Dienste leisten.

Dennoch muss ich an dieser Stelle nochmals betonen, dass ein langfristiges Verfolgen einer fettreichen rohen Ernährungsweise Ihrem Körper extrem schaden kann. Sie tun sich keinen Gefallen damit, das Ganze nach dem Motto »Ich weiß schon, dass so viel Fett nicht gut für mich ist, aber wenigstens ernähre ich mich weiter von Rohkost« wegzurationalisieren. Stünde ich vor der (eher unwahrscheinlichen) Wahl, zwischen ausschließlich fettreichen rohen und fettarmen gekochten Essensmöglichkeiten wählen zu müssen, würde ich folgendermaßen handeln: Entweder würde ich ganz auf das Essen verzichten und eine Mahlzeit auslassen oder aber das fettreiche rohe Mahl genießen und anschließend zwei Tage lang ganz auf offene Fette verzichten. Gelegentliche fettreiche Mahlzeiten (bestenfalls circa sechs, aber allerhöchstens zwölf pro Jahr) sind Ausnahmen, die durchaus erlaubt sind, wenn das Ziel darin besteht, sich ansonsten so nah wie möglich an die 80/10/10-Vorgaben zu halten.

Mir ist jedoch klar, dass es einige Menschen aus verschiedenen Gründen nicht schaffen, genug Obst zu essen, um sich auf lange Sicht fettarm, roh und vegan zu ernähren. Diesen Menschen rate ich, auf jeden Fall das 80/10/10-Verhältnis beizubehalten, anstatt ständig fettreiche Rohkost zu verzehren, wie es bei Picknicks, in Restaurants, bei Festivals, Seminaren und Workshops beliebte Mode ist. Wenn Ihre einzigen Optionen in fettreicher Rohkost oder fettarmer gekochter Kost bestehen, entscheiden Sie sich lieber *immer* für die fettarme Variante.

Wenn Sie während Ihrer Übergangszeit einige Gourmet-Rohkost-Monate brauchen, nur zu. Behalten Sie aber immer das 80/10/10-Ziel im Auge, wenn es Ihnen um Ihre Gesundheit geht. Die leichteste Umstellung auf diese Ernährung ist auf jeden Fall die kürzeste, wie es die vielen Menschen beweisen, die diesen Weg vor Ihnen gegangen sind.

Produkt	Kal.	Fettkal.	% Fett
Nussbrot: 230 g Walnüsse	1.480	1.240	83%
Veganes Nussbrot: 115 g Mandeln, 115 g Möhre	705	520	74%
Hamburger: 230 g Rinderhack (nicht fettarm)	660	410	62%

Samen anstatt Getreide

Leinsamen, Sonnenblumenkerne, Sesam- und Hanfsamen und einige andere Samenarten sind zum beliebten »Mehl« für gedörrte Cracker geworden. Einige sind klebriger und gelatineartiger als andere, doch in der Regel sind alle anhaftend genug, um auch nach dem Dörren nicht auseinanderzufallen, was sie zu einem guten Cracker-Ersatz macht.

Diese rohen Snacks haben das Aussehen, die Konsistenz und auch fast den Geschmack von echten Crackern. Man kann sie genauso gut zum Dippen verwenden. Im Gegensatz zu Crackern aus Getreide, deren Kalorien nur zu einem kleinen Teil von Fett stammen, besteht die Mehrzahl der rohen Varianten, auch wenn sie einen großen Gemüseanteil enthalten, zum großen Teil aus Fettkalorien. Prozentual gesehen liegt der Wert zwischen 50 und 70 %. Sie erinnern uns aber nun einmal so sehr an »echte« Cracker, dass wir ungern daran denken, dass sie zu mehr als der Hälfte aus Fett bestehen. Und was essen wir mit ihnen? Nun, leckere fettige Nuss-Gemüse-Dips, Nuss- oder Samenkäse, und natürlich Guacamole.

Nüsse als Gebäckersatz

Rohkost-Köche lassen die Finger von Brot, weil es gebacken wird. Trotzdem lieben sie es, Gebäck, Kuchen, Kekse und andere Speisen zuzubereiten, die normalerweise aus Teig gemacht werden. Sie haben gelernt, Teig aus zerkleinerten Nüssen und sogar flockiges »Brotmehl« aus den Überresten von Nussmilch-Trester herzustellen. Beides funktioniert außerordentlich gut – wenn es darum geht, köstliches Essen zuzubereiten, ohne dabei auf die Gesundheit zu achten.

Geschmacklich ist rohes Gebäck ein Traum. Das Kalorien-Nährstoff-Verhältnis gleicht aber eher einem Albtraum. Wie die folgende Tabelle zeigt, lässt allein das Fett eines rohen Kuchenbodens sogar das Michelin-Männchen schlank aussehen.

Sicher, rohe Tortenböden enthalten in der Regel süße Früchte wie Datteln oder Rosinen, und viele Füllungen sind aus frischem Obst gemacht, das den Fettgehalt des Rezepts insgesamt senkt, doch auch im besten Fall auf nicht weniger als 40 % der Gesamtkalorien. Lassen Sie sich von diesen Prozentangaben nicht täuschen. Eine rohe Obsttorte mit einem Boden aus Nüssen ist extrem fetthaltig, und zwar

- 66%: Sonnenblumen-Leinsamen-Cracker (halb Sonnenblumenkerne, halb Leinsamen)
- 58%: Leinsamencracker (ausschließlich Leinsamen)
- 49%: Gemüse-Leinsamen-Cracker (10 Teile Gemüse, 2 Teile Leinsamen)*
- 47%: traditionelle Ritz-Cracker (9 Ritz = 140 Kalorien)
- 40,4%: TUC Cracker Classic (8 TUC = 140 Kalorien)
- 21%: ener BIO Dinkel-Kräcker-Sesam (7 Kräcker = 140 Kalorien)
- 0%: Reiswaffeln (4 Waffeln = 140 Kalorien)

* Der Gemüse-Leinsamen-Cracker entstammt einem Rezept aus dem neuesten Kochbuch eines beliebten Rohkost-Chefkochs. Mit aller Wahrscheinlichkeit ist dieser mit »nur« 49% Fett unter den weltweit fettärmsten nuss-/samenbasierten Crackern, da Leinsamen unter allen Nüssen und Samen mit 58% den geringsten Fettanteil haben, und das Rezept sehr viel Gemüse verwendet. Herkömmliche Leinsamen-Cracker, wie es sie bei Messen oder auf Festivals gibt, haben generell immer einen weitaus höheren Fettgehalt.
Dieses »fettarme« Rezept ergibt circa hundert Cracker (etwa 7x7 cm groß) und enthält pro Cracker 18,4 Kalorien.

Kuchenbodenvergleich

Schauen wir uns einmal die häufig verwendeten fettreichen Zutaten roher Desserts an. Viele Rezepte für rohen Kuchen- oder Tortenboden erfordern etwa 250 g gehackte Nüsse oder 200 g Kokosraspel, oder manchmal einen Mix aus beidem.

Produkt	Kal.	Fettkal.	% Fett
Mandeln: 250 g	1.640	1.300	79%
Pekannüsse: 250 g	1.490	1.310	88%
Kokosraspel: 200 g	1.320	1.085	82%
Herkömmlicher Teig (zum Vergleich)	900	495	55%

Fettreiche rohe Kuchenfüllungen und -glasuren

Oft stammt das köstlich cremige »Gaumengefühl« roher Obsttorten von Avocados, die dafür mitverwendet werden. Cashewcreme ist eine weitere Zutat, die gern für Füllungen und Verzierungen für Kuchen, Torten und andere rohe Desserts verwendet wird.

Produkt	Kal.	Fettkal.	% Fett
Avocado: 150 g	380	290	77%
Cashews: 130 g	720	480	66%

bereits ohne Füllung und Glasur. Für einen realistischen Gesamtüberblick ist es wichtig, sowohl die Kalorien als auch das Kalorien-Nährstoff-Verhältnis im Blick zu behalten.

Und immer wieder Kokosnuss

Kreative Rohkost-Köche haben eine ganze Reihe an Verwendungsmöglichkeiten für Kokosfleisch und getrocknete Kokosraspel kreiert. Kokosfleisch taucht in allen möglichen rohen Gerichten auf – in Glasuren, Soßen, Suppen, Smoothies, Käse und Cremes, während Raspel in allen möglichen Müsliriegeln, Kuchen, Süßwaren, Keksen, Tortenböden und mehr verwendet werden.

Viele Rohköstler vernichten mehrere Kokosnüsse pro Woche, manche sogar mehrere täglich. Abgesehen vom hohen Fettgehalt, den diese Angewohnheit mit sich bringt, werden importierte Kokosnüsse in Fungiziden gebadet, was sowohl Fruchtfleisch wie auch Kokoswasser vergiftet.

Abgepackte oder in Masse hergestellte Kokosraspel sind wie alle ähnlich produzierten Waren, die dehydriert werden, bis sie knusprig sind, keine Lebensmittel im eigentlichen Sinne mehr, sondern bestenfalls Partysnacks. Wenn getrocknete Kokosraspel auf Ihrer Liste akzeptabler Lebensmittel stehen, verwenden Sie sie bitte sparsam, vielleicht nur ein- oder zweimal jährlich zu besonderen Anlässen, und greifen Sie nur zu ungesüßten Raspeln, die von biologisch erzeugten Kokosnüssen stammen. Alle anderen Kokosprodukte enthalten oft Sulfit, um ein Braunwerden zu verhindern, sowie teilweise auch andere Konservierungs- und Zusatzstoffe. Der Großteil der erhältlichen Kokosprodukte wird bei Temperaturen zwischen 76 und 82°C luftgetrocknet.

Der Kokosnuss werden alle möglichen Arten von gesundheitlichem Nutzen zugeschrieben, doch ich rate stark davon ab, sie als Therapiemittel zu verwenden. Kokosfleisch ist fast reines Fett, wovon der größte Teil (80 %) gesättigt ist. Wenn Sie sich gesund fettarm, roh und vegan ernähren und außerdem eine gesunde Lebensweise verfolgen, brauchen Sie weder die »besonderen Kräfte« der Kokosnuss noch die irgendeines anderen Lebensmittels.

Wenn Sie gerade in den Tropen sind, sollten Sie natürlich frisches Kokoswasser trinken und frisches Kokosfleisch essen. Andernfalls sollten Sie es allerdings nur als gelegentlichen Genuss tun. Abgesehen von frischem, unbehandeltem Kokosgelee oder Kokoswasser ist der Rest der Kokosnussprodukte weder die beste Wahl für Ihre Gesundheit noch für Ihre schlanke Linie.

Öl statt Lebensmittel

Viele Rohköstler glauben, dass ein großer Salat eine fettarme Mahlzeit sei. Das ist jedoch nur der Fall, wenn dieser kein Dressing mit Öl oder andere fettreiche Zutaten enthält. Nur 2 Esslöffel Öl jedes Salatöls verwandeln einen unschuldigen,

Fakten über Kokosnüsse

Kokosnüsse sind ein sehr vielseitiges Lebensmittel mit einem köstlichen und einzigartigen Geschmack. Sie haben eine grüne oder gelb-braune faserige Hülle, in der sich die eigentliche Nuss befindet, die eine sehr harte Schale und weißes Fruchtfleisch hat.

Bei jungen, »grünen« Kokosnüssen ist das Fruchtfleisch weich und geleeartig, und der Großteil des Inneren besteht aus Kokoswasser. Je länger die Kokosnuss reift, umso mehr »wächst« und verhärtet sich das Kokosfleisch, während der Wasseranteil abnimmt. Zum Verzehr sind nur das Kokosfleisch und das Kokoswasser geeignet.

Es folgt eine kleine Übersicht, in welcher Weise Kokosnüsse als Lebensmittel verwendet werden, sowie Informationen zu ihrem Fettgehalt (aus der USDA Nährstoffdatenbank).

Kokosfleisch: festes weißes Fleisch einer reifen Kokosnuss
Kokosgelee: sehr junges, noch halb flüssiges Kokosfleisch
Kokoswasser: durchsichtige Flüssigkeit in einer Kokosnuss
Kokosmilch: Flüssigkeit aus mit Wasser ausgepressten Kokosraspeln
Kokoscreme: Flüssigkeit aus ausgepressten Kokosraspeln
Kokosöl: weich, aber fest bei Raumtemperatur, verflüssigt sich leicht
Getrocknete Kokosnuss: luftgetrocknete Flocken oder Raspeln aus reifem Kokosfleisch

Produkt (100 Gramm)	Kal.	Fettkal.	% Fett
Kokosfleisch (reif)	355	285	80%
Kokosgelee enthält zwischen 20% und 85% Fett: je reifer, desto mehr Fett.			
Kokoswasser	20	1,8	9%
Kokosmilch	230	200	87%
Kokoscreme	330	290	88%
Getrocknete Kokosnuss	660	545	82%
Kokosöl	862	862	100%

Produkt	Kal.	Fettkal.	% Fett
Salat: 1 kleiner Kopf (circa 200 g)	35	4	15%
Tomaten: 3 mittelgroße (350 g)	70	6	9%
Gurke: 1 mittelgroße (300 g)	45	3	6%
Gesamtkalorien aus Gemüse	**150**	**13**	**9%**
Olivenöl: 2 Esslöffel	240	240	100%
Zitronensaft: 2 Esslöffel	7	0	0%
Gesamtkalorien Salat mit Dressing	**397**	**253**	**64%**

Ein fett-reicher grüne Salat

Produkt	Kal.	Fettkal.	% Fett
Salat: 1 großer Kopf (400 g)	70	8	15%
Tomaten: 3 große (550 g)	100	9	9%
Gurke: 2 mittelgroße (600 g)	90	5	6%
Gesamtkalorien aus Gemüse	**260**	**22**	**9%**
Himbeeren: 300 g	155	14	10%
Sellerie: 3 Stangen (200 g)	25	3	10%
Gesamtkalorien Salat mit Dressing	**440**	**39**	**9%**

Salat Nummer 2: Die fettarme Variante

gesund scheinenden Salat in eine Fettbombe, was weder eine gesunde noch eine Diätmahlzeit ist.

Das einfache Salatbeispiel unten hat 150 Kalorien aus Gemüse und wird mit einem Dressing gekrönt, das 2 Esslöffel enthält. Diese geringe Menge erhöht die Kalorienzahl auf fast 400 und den prozentualen Fettanteil auf 64 %. Ein Salat ohne Dressing oder mit einem Dressing aus pürierten Früchten hat demgegenüber nur 10 % seiner Kalorien aus Fett, was genau die richtige Menge ist.

Viele Rohköstler verzehren bei ihren »typischen« Salaten mehr Gemüse *und* mehr Öl. Außerdem geben sie oft noch Nüsse, Samen, Avocados, Oliven und andere fettreiche Zutaten hinzu, was sowohl die Menge der Gesamtkalorien als auch den Fettanteil erhöht.

Es gibt glücklicherweise eine einfache Alternative: Wir können unsere Salatmenge verdoppeln und das Fett mit einem fruchtbasierten Dressing, z. B. pürierten Himbeeren und Sellerie, ersetzen. Durch das Obst werden dem Salat genug substanzielle Kalorien hinzugefügt, um ihn zu einer richtigen Mahlzeit zu machen, während die von Fett stammenden Kalorien in dem von uns gewünschten Bereich bleiben. Dieses einfache Dressing bringt frische Farbe in den Salat, und ich habe dafür schon viel begeistertes Feedback bekommen.

Fettfrüchte in rohen Mengen

Die meisten Früchte haben nur sehr wenig Fett, in der Regel unter 10 % ihrer Gesamtkalorien. Einige wenige »fettige« Früchte, besonders Avocados und Oliven, bestehen aber aus über drei Vierteln ihrer Gesamtkalorien aus Fett.

Die Verfechter einer kohlenhydratarmen Ernährung und viele Rohkost-Diätprogramme empfehlen aber, genau diese Früchte in unbegrenzten Mengen zu verzehren, weil sie so wenig Kohlenhydrate enthalten. Es wird behauptet, dass beide den richtigen P/S-Quotienten hätten und deshalb »gut für die Gesundheit« wären.

Wenn wir solch große Mengen fettreicher Früchte essen, nehmen wir aber viel zu wenig Kohlenhydrate auf. Wenn Sie es mögen, von Ihrem Essen in einen Zustand der körperlichen und geistigen Lethargie versetzt zu werden, dann verwöhnen Sie sich unbegrenzt mit diesen Fettfrüchten. Wenn Sie sich aber lieber voller Energie und geistig wach fühlen möchten, greifen Sie stattdessen zu süßen Früchten. Wenn Sie an bestimmten Tagen fettreiche Früchte essen, können Sie sich sicher sein, dass diese allein bereits Ihren täglich empfohlenen Fettkonsum abdecken.

Fettfrüchte im Überblick

Produkt	Kal.	Fettkal.	% Fett
Avocado, Kalifornien (1 große = 200 g)	380	290	77%
Avocado, Florida (1 mittelgroße = 300 g)	375	265	70%
Oliven aus der Dose (klein bis groß, 200 g)	260	200	78%*
Durian (½ bis ⅓ einer ganzen Frucht, 200 g)	335	100	20-30%**
Akipflaume (cremige exotische Frucht, 200 g)	340	290	84%

* Oliven vom Baum sind ungenießbar – ein Hinweis darauf, dass sie nicht von Menschen gegessen werden sollten. Frisch geerntet enthalten sie den Bitterstoff Oleuropein. Oliven müssen in Öl, Wasser, Salzlake, Salz oder Lauge eingelegt werden, um ihnen die Bitterstoffe zu entziehen.

** USDA-Daten geben für Durians einen Fettgehalt von 30% an. Andere Quellen, z.B. das thailändische *Chanthaburi Horticultural Research Center*, nennen einen Fettgehalt von 20%. In beiden Fällen ist dieser Fettgehalt weit höher als der der meisten süßen Früchte, der zwischen 2 und 10% liegt.

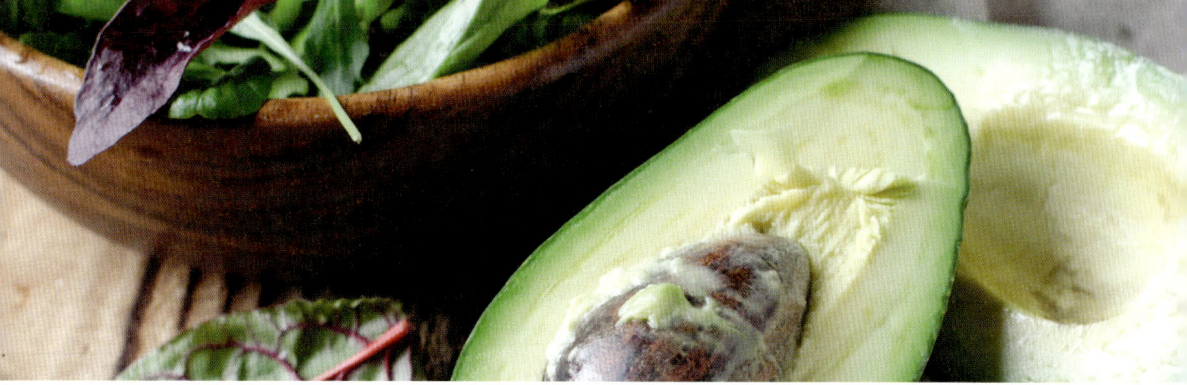

Erwähnenswert ist auch die mäßig fetthaltige Durian oder Stinkfrucht wegen ihrer steigenden Beliebtheit bei Rohköstlern. Sie bringt es auf 20 bis 30 % Fett, je nachdem welchen Berechnungen Sie Glauben schenken, und kann in Maßen genossen eine wunderbare Ergänzung des 80/10/10-Programms sein, z. B. wenn man sie allein als köstliche und befriedigende Mahlzeit verzehrt. Diese exotische, große, stachlige und aromatische Frucht erinnert in ihrem Geschmack an Vanillecreme und ist eine der köstlichsten Delikatessen Südostasiens.

Ab und zu gegessen, kann sie den Fettzeiger an ein oder zwei Tagen etwas nach oben schnellen lassen – nichts, was Sie beunruhigen müsste. Als gelegentlichen Genuss könnten Sie eine viel schlechtere Wahl treffen.

Bei einem regelmäßigeren Verzehr aber wäre ich schon eher besorgt, und zwar mehr wegen der fehlenden Frische und möglicher chemischer Rückstände als wegen ihres Fettgehalts. Die meisten Durians, die bei uns erhältlich sind, werden gefroren aus Thailand importiert und können daher nicht als frisches Lebensmittel angesehen werden. Leider sind Durians auch für ihre recht ausgiebige Behandlung mit unnötigen Agrochemikalien berüchtigt.

Wirklich frische und unbehandelte Durians finden Sie in Südkalifornien, Florida oder den Tropen, wenn Sie auf einen Anbauer stoßen, der Ihnen zu seinen Kultivierungsmethoden Rede und Antwort steht.

WAS ROHKÖSTLER WIRKLICH ESSEN

Bei dem *International Festival of Raw and Living Foods* 2004 in Portland, Oregon, analysierten wir für eine neugierige junge Teilnehmerin aus Hawaii bei einem meiner Vorträge, was sie an einem durchschnittlichen Tag aß. Da sie aus einer tropischen Region stammte, glaubte sie, dass sie wahrscheinlich mehr Obst (und daher weniger) Fett als andere Rohköstler aß, die sie kannte. Dennoch vermutete sie, dass sie mehr Fett zu sich nahm, als ihr bewusst war.

Das bestätigten auch die Ergebnisse: Bei der Auswertung sahen wir, dass sie an einem durchschnittlichen Tag insgesamt 2.400 Kalorien zu sich nahm, von denen 45 % von Fett stammten. Sie gab an, an einem »typischen« Tag 2 Orangen,

Produkt	Kal.	Fettkal.	% Fett
Frühstück			
2 Orangen	126	6	5%
2 Bananen	200	6	3%
1 EL Olivenöl	120	120	100%
50 g Walnüsse	371	309	83%
Frühstück insgesamt	**817**	**441**	**54%**
Mittagessen			
1 Papaya	119	4	3%
4 Bananen	420	13	3%
Mittagessen insgesamt	**539**	**16**	**3%**
Abendessen			
500 g Salat	96	13	13%
2 Tomaten	44	4	9%
250 g Avocado	454	344	75%
30 g Sonnenblumenkerne	205	150	73%
Abendessen insgesamt	**799**	**502**	**63%**
Tag insgesamt:	**2.155**	**959**	**45%**

6 Bananen, 1 Papaya und zwei Salate zu essen. Das Öl, die Nüsse, Samen und Avocado, die Teil dieser Mahlzeiten waren, erhöhten ihre Fettaufnahme um mehr als das Vierfache des Höchstziels von 10 %. Hier der Überblick:

EIN SALAT MIT 75% FETT IST KEINE SELTENHEIT!

Die meisten Leute erzählen mir, dass sie mindestens einen »gesunden« Salat pro Tag essen. Sie wollen unbedingt glauben, dass sie wirklich nicht zu viel Fett zu sich nehmen. Ein »großer« grüner Salat aus einem mittelgroßen Kopf Romana-Salat, drei mittelgroßen Tomaten und einer Gurke enthält 169 Kalorien, von denen 17 von

Fett stammen (unserer Berechnung zufolge besteht Gemüse zu etwa 10 % seiner Kalorien aus Fett, was durch dieses Beispiel bestätigt wird.).

Ein Dressing, bei dem drei Esslöffel Öl (360 Kalorien), 40 g Pinienkerne, etwas Koriandergrün, Salz und Zitronensaft miteinander vermischt werden, bringt es auf 590 Kalorien – 555 davon allein aus Fett. Zusammen mit etwas über 150 g Avocadowürfeln ergibt dies eine Mahlzeit mit 1.042 Kalorien, bei der 194 Kalorien von Kohlenhydraten, 61 Kalorien von Eiweiß und 791 Kalorien – mehr als 75 % der Gesamtkalorien – von Fett stammen! Das Kalorien-Nährstoff-Verhältnis läge ungefähr bei 18/6/76, dem exakten Gegenteil des von uns angestrebten Ziels. Eine Mahlzeit mit so viel Fett kann unmöglich ausgewogen und nährreich sein.

Nehmen wir an, dieser Salat mit 75 % Fett macht die Hälfte der von Ihnen am Tag aufgenommenen Kalorien aus, und die andere Hälfte stammt von zwei kleineren Mahlzeiten und Snacks. Falls alle Ihre anderen Mahlzeiten 0 % Fett enthalten (theoretisch unmöglich), hätten Sie am Ende des Tages 38 % all ihrer Kalorien in Form von Fett verzehrt. Wahrscheinlicher ist es aber, dass Sie, wenn Sie sich roh ernähren, hier und da eine Handvoll Nüsse essen, ein bisschen Öl zu einem Smoothie oder Avocado zu einer rohen Suppe geben, ein paar Oliven oder etwas Durian naschen oder sogar eine Kokosnuss öffnen. All diese Lebensmittel machen Ihren Tag noch fettreicher, sodass Sie am Ende 60 % oder sogar noch (viel) mehr Ihrer Gesamtkalorien als Fett verzehren – und das jeden Tag.

Auch wenn Sie täglich acht bis zehn Stück Obst essen, liegen Sie bei einer Aufnahme von insgesamt 2.000 Kalorien pro Tag immer noch bei einem Fettanteil von 50 % oder mehr.

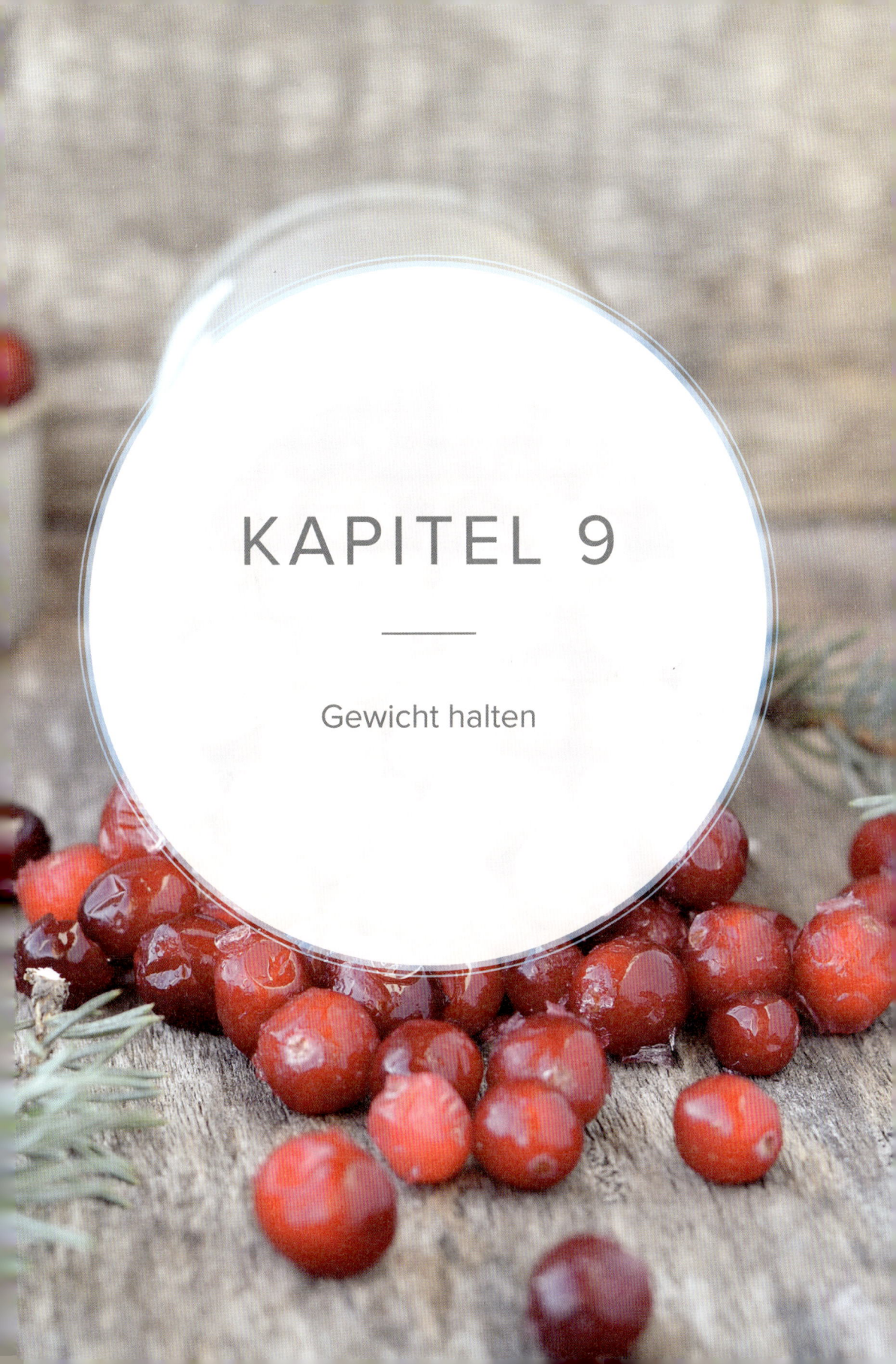

KAPITEL 9

Gewicht halten

Seit Archimedes vor ungefähr 2.000 Jahren nackt »Heureka!« schreiend durch die Straßen rannte, weil ihm beim Baden eine geeignete Pyknometrie-Methode zum Messen und Vergleichen der Dichte und spezifischen Masse von Flüssigkeiten oder Festkörpern einfiel, können wir unseren prozentualen Körperfettanteil ziemlich genau bestimmen. Interessant wurde dies aber erst in den letzten Jahrzehnten, als dieses Thema plötzlich nicht mehr nur für Hochleistungssportler wichtig war.

Heute ist das Wiegen zu einer beliebten Freizeitbeschäftigung geworden, und immer mehr Menschen erkennen, dass es einen Zusammenhang zwischen ihrem Körperfett und ihrem Körpergewicht gibt. Dennoch gibt es viele weitverbreitete Irrtümer und Missverständnisse darüber, wie unser Körper aufgebaut ist.

KÖRPERAUFBAU: WAS VIELE NICHT WISSEN

Natürlich ist eine Gewichtskontrolle wichtig. Fettleibigkeit hat unzählige unerwünschte Begleiterscheinungen, die sich auf alle Bereiche unseres privaten und sozialen Lebens auswirken. Sobald wir schwerer sind, als gesund und normal für uns ist, werden unsere geistige Gesundheit, unser Selbstbild, unsere Fitness, unsere Körperhygiene, unsere berufliche Leistungsfähigkeit, unsere Beziehungen und viele andere Bereiche in Mitleidenschaft gezogen. Wie aber setzt sich unser Körpergewicht zusammen, und wie kann uns ein besseres Verständnis davon helfen, unser angestrebtes Gewichtsziel zu erreichen?

In den letzten Jahren wurde Fettleibigkeit von einer Seltenheit zu einer Epidemie.

Unser Körpergewicht setzt sich aus drei Hauptelementen zusammen: Wasser, fettfreiem Gewebe und Fett. Wasser macht ganze 70 % unseres Gesamtgewichts aus.[68] Fettfreies Gewebe sind unsere Knochen, unsere Muskeln und andere fettfreie Körperbestandteile. Der Rest unseres Gewichts stammt von Fett. Fettfreies Gewebe speichert mehr Wasser und hat eine größere Dichte als Fett. Das in großen Mengen in fettfreiem Gewebe enthaltene Wasser überträgt elektrische Impulse sehr gut, was bei der Bioimpedanzmessung, einer Methode zur Bestimmung des Körperfettanteils, genutzt wird.[69] Vor nicht allzu langer Zeit, als praktisch alle Menschen noch einen relativ geringen Körperfettanteil hatten, war das Körpergewicht ein ziemlich guter Indikator für die körperliche Form. Heute sind in den USA mehr als die Hälfte aller Einwohner stark übergewichtig, und das Körpergewicht allein ist kein angemessener Ausgangspunkt mehr dafür, wie wir eigentlich aussehen sollten.

Um besser zu verstehen, wie sich unser Körper zusammensetzt und wie Wasser, fettfreies Gewebe und Fett miteinander in Verbindung stehen, müssen wir uns etwas genauer anschauen, wie wir ab- und wie wir zunehmen. Schauen wir uns folgenden Fall an:

Fett verbrennen und durch Wasser zunehmen

Eine fettreiche Ernährung behindert die Nährstoffaufnahme.

Beim Verbrennen von Fett verliert man typischerweise an Gewicht – aber nicht immer. Es ist möglich, Muskelmasse aufzubauen und/oder mehr Wasser einzulagern, während gleichzeitig Fett verbrannt wird. Es ist sehr leicht, Fett zu verlieren und dabei mehr Wasser zu speichern, was insgesamt zu einem erhöhten Gewicht führt. Der Grund dafür ist, dass Wasser bei gleichem Volumen viel mehr wiegt als Fett. Ein bisschen mehr Wasser kann also einen beträchtlichen Fettverlust gewichtsmäßig ausgleichen oder zu einem insgesamt erhöhten

Gewicht führen. Auch wenn Sie beständig Fett verbrennen, kann ein bisschen mehr Salz in Ihrem Essen eine negative Auswirkung auf Ihren angestrebten Gewichtsverlust haben. Die große Menge an Wasser, die Ihr Körper aufnehmen muss, um die Toxine aus dem Salz herauszulösen, führt zu einem erhöhten Gewicht (siehe »Kann ich Meersalz essen?« auf Seite 304).

Fett verbrennen und Muskelmasse aufbauen

Es ist auch möglich (wenn auch nicht sehr häufig, da Muskeln nur langsam wachsen), genug zu trainieren, sodass man mehr Muskelmasse aufbaut als Fett verbrennt, was ebenfalls zu einem höheren Gewicht führt. Wenn alle anderen Faktoren aber gleich bleiben, führt ein Fett- auch zu einem Gewichtsverlust.

»Zu dünn« und trotzdem zu viel Körperfett

Wenn dünne Menschen zunehmen möchten, übersehen sie meist, dass sie mehr *Muskelmasse* und nicht mehr Körperfett brauchen. Fast alle Patienten, die zu mir kamen, um ihren Gewichtsverlust zu bremsen, weil sie Angst hatten, »zu dünn« zu werden, mussten tatsächlich noch etwas überschüssiges Fett verlieren. In über 20 Jahren beratender Tätigkeit in Sachen Gesundheit, Ernährung und sportliche Leistungsfähigkeit sind mir nur zwei Menschen begegnet, die ihr Körperfett erhöhen wollten *und* mussten.

Wenn die Leute beginnen, gesund zu essen, und plötzlich sehr viel Fett verlieren, glauben sie, dass sie an Muskelmasse verlören, weil ihnen nicht bewusst war, wie wenig Muskelmasse sie tatsächlich haben. In so einem Fall muss Muskelmasse aufgebaut und gleichzeitig weiter Fett verbrannt werden. Dafür braucht es das richtige Training.

Eine Patientin, die mich konsultierte – ein erfolgreiches Fotomodell – erklärte, sie würde alles tun, wozu ich ihr rate, um ihre jugendliche Schönheit zu erhalten, doch könne sie es sich nicht leisten, noch mehr Gewicht zu verlieren. Sie war groß, hatte lange Glieder und sah wirklich sehr dünn aus, aber sie hatte nicht genug Muskelmasse. Als wir ihr Körperfett maßen, war sie geschockt, dass es bei fast 29 % lag – mehr als 10 % über dem Wert, den ich für gesund erachte. Sie musste nicht abnehmen, sondern Fett verlieren und gleichzeitig Muskeln aufbauen. Genau das tat sie dann und war noch viele weitere Jahre mit ihrer Modelkarriere erfolgreich.

Viel Fett ist keine gute Zunehm-Strategie

Viele Menschen, die viel Fett essen, nehmen auch viel ab. Wie ist das möglich? Eine fettreiche Ernährung, die wenig Kohlenhydrate enthält, führt zu einem gebremsten Appetit und daher zu einer verringerten Kalorienaufnahme.[70] Auch wenn einige Leute Fett relativ effizient verwerten können und weiterhin viele Kalorien zu sich nehmen, können die meisten von uns es nicht verdauen oder anderweitig für uns nutzen. Das heißt, dass wir schlussendlich weniger verwertbare Kalorien zu uns nehmen, auch wenn wir scheinbar genauso viele Gesamtkalorien über fettreiches Essen zu uns nehmen, wie andere mit einer fettarmen Ernährung. Der hohe Fettgehalt blockiert zudem die Nährstoffaufnahme, und das Problem potenziert sich, da eine fettreiche Ernährung bereits sehr nährstoffarm ist.

Fettleibig mit Nährstoffmangel

Wenn wir sprichwörtlich zu fett sind, können wir nicht gesund sein, denn eine solche große Schwachstelle ist unserer Gesundheit auf keinen Fall zuträglich. Oftmals stimmt der Grad der Fettleibigkeit mit dem Grad der nährstofflichen Mangelernährung überein: Je fetter, umso weniger mit Nährstoffen versorgt. Von einer fettleibigen Person, die sich nur von Obst und Gemüse ernährt, habe ich noch nie gehört. Wir setzen Fett an, wenn wir Lebensmittel verzehren, die keine optimale Nährstoffdichte haben – Lebensmittel, die selbst einen schlechten Nährwert haben und die Nährstoffaufnahme darüber hinaus behindern. Fettleibigkeit und Mangelernährung hängen also eng miteinander zusammen.

Fettleibige Menschen können nicht »kerngesund« sein

Wir glauben gern von uns selbst, dass wir kerngesund sind – auch wenn wir wissen, dass es nicht stimmt. Wir sagen Dinge wie »Abgesehen von meiner Diabetes geht es mir blendend« oder »Das blöde Asthma und seine 40 Kilo zu viel nicht eingerechnet, ist er kerngesund«. Wir sind schockiert, wenn jemand, den wir für kerngesund halten, urplötzlich an einem Herzinfarkt oder einem Schlaganfall stirbt. Aber kerngesunde Menschen *fallen nicht einfach so tot um.* Gesund zu sein ist etwas ganz Natürliches, aber dieser Zustand stellt sich nur ein, wenn wir gut auf uns Acht geben.

WIE VIEL KÖRPERFETT IST GESUND?

Um unser Leben lang gesund zu sein, müssen wir lernen, sowohl unser Gewicht als auch unseren Körperfettanteil konstant zu halten. Bei Männern liegt ein gesunder Körperfettanteil im einstelligen Bereich, bei Frauen etwa zehn Prozentpunkte höher. (Es kann durchaus passieren, dass Frauen zu wenig Körperfett haben – auch wenn Modemagazine uns etwas anderes glauben lassen möchten. Frauen können unfruchtbar werden oder Osteoporose, Essstörungen, Hormonschwankungen oder andere ernstzunehmende Probleme entwickeln, wenn ihr Körperfettanteil in den einstelligen Bereich rutscht.)

Die meisten verbreiteten Empfehlungen von Ärzten oder Fitnessprofis nennen deutlich höhere Werte, wie folgende Tabelle zeigt.[71]

Empfohlener Körperfettanteil für Männer und Frauen

Männer (üblicherweise)	Männer (Graham)	Frauen (üblicherweise)	Frauen (Graham)
zu wenig Fett 0-13%	gesund/sportlich 3-9%	zu wenig Fett 0-24%	gesund/sportlich 13-19%
gesund 8-25%	grenzwertig/bewegungsarm 10-14%	gesund 21-36%	grenzwertig/bewegungsarm 20-24%
zu viel Fett 19-30%	ungesund 15%+	zu viel Fett 33-42%	ungesund 25%

Dieser Unterschied rührt daher, dass ich Gesundheit mit körperlicher Fitness und Sportlichkeit gleichsetze und beides als untrennbar erachte. Regierungs-, Fitness- und Gesundheits»experten« hingegen sehen gesunde Menschen und Sportler als getrennte Klassifikationen an – als ob es möglich sei, gesund, aber nicht fit zu sein. Wenn wir uns nicht viel bewegen, werden wir, auch wenn wir uns einige Jahre lang gut und symptomfrei fühlen, irgendwann Probleme bekommen. Wir sollten uns nicht einreden, dass eine stabile und wetterfeste Gesundheit ohne regelmäßige und anstrengende sportliche Betätigung möglich ist.

STRATEGIEN FÜR DEN MUSKELAUFBAU

Der Aufbau von Muskelmasse ist eine Methode, um den Körperfettanteil zu senken. Bei wachsendem fettfreiem Gewebe nimmt der prozentuale Anteil von Fettgewebe automatisch ab. Gerade wenn Sie schlank sind, aber zu viel Körperfett haben, ist das eine großartige Möglichkeit, ihre ideale körperliche Zusammensetzung zu erreichen, da wachsendes Muskelgewebe zu Fettabbau führt. Wie passiert das? Wenn wir Muskeln aufbauen, steigt der Kalorienbedarf unseres Körpers. Viele von uns brauchen etwas Zeit, um sich daran zu gewöhnen, mehr zu essen. Während dieser Umstellung verwertet unser Körper das gespeicherte Fett, um die fehlenden Kalorien auszugleichen. So verringert sich unser Körperfettanteil.

Leider bauen sich Muskeln aber schnell ab. Um ihre Größe beizubehalten oder zu wachsen, müssen sie ständig zum Einsatz kommen. Bei Gewichtsschwankungen von einem Tag auf den anderen hat Muskelverlust einen Anteil von gerade einmal einem Hundertstel. Wenn ein aktiver Mensch sich aber plötzlich gar nicht mehr bewegt, wie bspw. bei einer sehr langen Bettruhe nach einer schweren Krankheit oder einem Unfall, kann es einen beträchtlichen Gewichtsverlust durch den Abbau von Muskelmasse geben. Muskelschwund lässt sich bereits 24 Stunden nach dem Beginn eines vollständigen Ruhezustandes messen. Glücklicherweise finden Muskeln zu ihrer vorherigen Form und Größe zurück, wenn wir unsere normalen Aktivitäten wieder aufnehmen – sogar nach einem monatelangen Genesungsprozess oder wochenlangem Fasten. Wenn wir aktiv sind, uns aber irgendwann plötzlich nicht mehr viel bewegen, dabei aber genauso viel oder mehr als vorher essen, wächst unser Körperfettanteil, da unser Körper überschüssige Kalorien als Fett und nicht in Form von Muskeln speichert.

Muskelaufbau ist der einzige wirklich gesunde Weg, zuzunehmen und den Körperbau zu verändern, ohne Hormonschwankungen zu riskieren, die durch zu viel Körperfett entstehen. Die einzige Möglichkeit, Muskeln aufzubauen, besteht darin, den Körper durch ein kraftstärkendes Training darum zu »bitten«. Reines Krafttraining wird auch als »one repetition maximum« oder »1R M« bezeichnet. Das heißt, dass man ein bestimmtes Gewicht maximal einmal heben kann, bevor die Muskeln erschöpft sind. Meist wird ein Training absolviert, bei dem Gewichte in nicht mehr als vier Übungsabläufen mit jeweils ein bis fünf Wiederholungen gehoben werden. Einige Male Krafttraining pro Woche ist alles, was es braucht, um einen strafferen Körper zu bekommen.

> *Es ist unmöglich, wirklich gesund, aber nicht fit zu sein.*

FETT VERLIEREN ODER GEWINNEN: RICHTIG UND FALSCH

Der einfachste Weg, Fett zu verlieren, ist es, täglich weniger Kalorien zu sich zu nehmen, als man verbraucht. Das Schätzen der selbst aufgenommenen und verbrauchten Kalorien ist eine gute Methode für das Bestimmen des potenziellen eigenen Gewichtsverlusts. (siehe Anhang D »Ressourcen für die Nahrungsanalyse« auf Seite 385.) Ein Pfund Fett enthält 3.500 Kalorien. Wenn Sie 115 Kalorien mehr pro Tag verbrennen, als Sie aufnehmen, werden Sie ziemlich verlässlich ein Pfund pro Monat abnehmen. Solche Berechnungen müssen Sie nicht ständig durchführen. Anfangs müssen Sie nur herausfinden, wie viele Kalorien Sie aufnehmen und wie viele Sie verbrennen, um dafür ein Verständnis und eine Routine zu entwickeln. Sobald Sie Ihre Ernährung auf gesunde Essgewohnheiten umgestellt haben, gehört die Überwachung Ihres Essens und Trainings der Vergangenheit an.

Ein anderer Weg, Kalorien zu verbrennen und abzunehmen, ist das Einbauen eines regelmäßigen Trainingsprogramms in ihren Alltag. Dafür braucht es jedoch Geduld, denn auch wenn Sie täglich einen Kilometer in schnellem Tempo laufen, verlieren Sie monatlich nur etwa ein Pfund. Das setzt aber voraus, dass alle anderen Faktoren, auch die Kalorienaufnahme, während dieser Zeit relativ konstant bleiben.

Die Wahrheit über Entgiftung

Die Tendenz von Rohköstlern, Lebensmitteln magische, z.B. »reinigende« Kräfte zuzuschreiben, ist irreführend. Rohe Lebensmittel entgiften nicht. Sie sind schlicht und einfach Lebensmittel, für die unser Körper geschaffen ist. Ihr Verzehr liefert dem Körper die nötige Energie, um sich von Giftstoffen zu befreien, die er in Wasser gelöst gespeichert hat. Der Körper tut dies auf seine ganz normale Weise, nämlich mittels der Organe, die für Ausscheidung und Entgiftung zuständig sind.

> Schnelle Gewichts-änderungen bedeuten immer Wassereinlagerung oder -verlust.

Unsere Leber und unsere Nieren sind ständig dabei, uns zu entgiften. Ernähren wir uns wie der Durchschnitt, arbeiten diese Organe am Limit, um unseren Körper am Laufen zu halten, da wir ständig so viele oder mehr Giftstoffe aufnehmen wie ausgeschieden werden können. Sobald wir unsere Ernährung auf Rohkost umstellen, haben Leber und Nieren die Möglichkeit, wieder aufzuholen. Sie können den Körper endlich wieder richtig entgiften und alles Schädliche loswerden.

Ein Liter Wasser wiegt ungefähr ein Kilo. Es kann also zu einem erheblichen Gewichtsverlust kommen, wenn unser Körper durch das Entgiften viel Wasser ausscheidet. Ich habe Menschen getroffen, die 5 bis zu sogar 18 kg allein in der ersten Woche nach ihrer Umstellung auf ausschließlich Rohkost verloren haben. Sehr selten ist mehr als ein Pfund davon tatsächlich Fett. Schnelle Gewichtsveränderungen bedeuten in der Regel immer entweder eine Wassereinlagerung oder einen Wasserverlust. Egal welche Ernährungsweise man verfolgen mag, ein Pfund Fett pro Tag kann niemand abnehmen. Diäten, die einen Gewichtsverlust von »bis zu 5 kg in den ersten 48 Stunden« versprechen, sind trügerisch. Es ist möglich, bis zu 5 kg Wasser in nur einigen Stunden loszuwerden, aber nur ein außerordentlich aktiver Mensch kann tatsächlich mehr als ein Pfund Fett pro Woche verlieren.

Plötzlicher Gewichtsverlust bei Rohkost-Neulingen

Viele Menschen, die ihre Ernährung von vorrangig gekochten Speisen auf Rohkost umstellen, machen dieselben Erfahrungen. Die erste große Veränderung ist zumeist ein schneller und erheblicher Gewichtsverlust. Das ist nicht immer der Fall, passiert aber ziemlich häufig. Normalerweise freuen sich die Leute darüber, weil sie überschüssige Pfunde loswerden. Nachdem sie in den ersten ein oder zwei Wochen mit Rohkosternährung viel Gewicht durch Wasserausscheidung verlieren, bemerken sie, dass sie danach zwar weiter abnehmen, aber wesentlich langsamer als zuvor. Es ist wahrscheinlich, dass der spätere Gewichtsverlust auch ein Fettverlust ist. Natürlich muss das Abnehmen ab einem gewissen Punkt aufhören, bevor der- oder diejenige ganz verschwindet.

»Ich dachte, ich hätte mehr Muskeln!«

Die meisten Menschen sind nach einigen Wochen oder Monaten Rohkost davon überzeugt, dass sie wegen ihrer Ernährung Muskeln einbüßen. Noch nie zuvor waren sie so dünn. Doch was während des Abnehmens verloren geht, ist die Fettpolsterung um die Muskeln herum und die Fettmarmorierung in den Muskeln. Darüber hinaus wird viel Wasser ausgeschieden, das der Körper für die Auflösung von Giftstoffen gespeichert hatte. Dieses Wasser ließ auch die Muskeln größer wirken. Viele Menschen nehmen irrtümlich an, dass dieses überschüssige Fett und Wasser Teil ihrer Muskeln sei.

Oft erzählen mir Leute, dass sie nach einer oder zwei Wochen Rohkosternährung all ihre Muskeln verloren hätten. Das ist physiologisch unmöglich. Egal welche Mythen auch kursieren mögen: Es gibt keine Ernährungsform, die zu nachweisbarem Muskelschwund oder aber zu Muskelwachstum führt. Wäre dies der Fall, würden Bodybuilder ihre gesamte Zeit in der Küche, nicht aber im Fitness-Studio verbringen. Wir bauen Muskeln je nach unserer sportlichen Betätigung auf oder ab, und nicht durch den Wechsel unserer Ernährungsweise. Entgegen dem, was uns erzählt wird, hilft der Verzehr von Eiweiß (oder einem anderen Nährstoff) nicht beim Muskelaufbau.[72] Wenn Sie diesen Behauptungen glauben, lassen Sie sich einen Bären aufbinden.

Wenn die oben genannten Leute mehr über den Aufbau ihres Körpers wüssten und ehrlicher mit sich selbst wären, würden sie sagen: »Ich dachte, ich hätte viel mehr Muskeln, als es tatsächlich der Fall ist. Als ich das ganze überschüssige Wasser verlor, das meine Muskeln zuvor aufschwemmte, musste ich der Tatsache ins Auge sehen, dass ich nicht so muskulös bin, wie ich immer dachte.«

DEHYDRATION UND GEWICHT

Dehydration trägt mehr als jeder andere Einzelfaktor (außer Fett) zu Krankheiten bei, die mit unserer Lebensweise zusammenhängen. Wenn das Giftstoff-Wasser-Verhältnis in unserem Körper kippt, ist die Funktion unserer Zellen in Gefahr. Eine Vergiftung wirkt sich auf praktisch alle Körperfunktionen aus. Nach einer Rehydrierung aber lösen sich dank des ausgeglichenen Wasserhaushalts oft auch Abnehmprobleme in Luft auf, da sich die Leistungsfähigkeit der Organe und des gesamten Körpers bemerkenswert verbessern.

Keine Ernährungsweise kann Muskeln aufbauen oder verschwinden lassen.

Dehydration kann von zwei Seiten aus betrachtet werden: entweder als ein Zustand »fehlenden Wassers« oder als eine »Überladung mit Giftstoffen«. Beides ist richtig. Wenn ein Mensch an Wassermangel stirbt, haben die Giftstoffe in seinem Körper eine so starke Konzentration, dass sein Organismus nicht mehr damit fertig wird. Die Menge der Giftstoffe steigt zwar nicht, aber sie sind nicht mehr in Wasser gelöst und wesentlich höher konzentriert.

Nur wenige Leute würden bestreiten, dass gebackene, gegrillte, gebratene und ähnlich zubereitete Speisen (sofern sie nicht gedämpft oder in Wasser gekocht wurden) einen sehr geringen Wasseranteil haben. Wenn Sie Toast in einen Entsafter stecken, kommt bestimmt keine Flüssigkeit heraus. Wenn Sie einen Topf mit Wasser eine Stunde lang bei 200°C in den Backofen stellen, wird das meiste Wasser danach verdunstet sein. Dasselbe passiert mit dem Wasser in Lebensmitteln, wenn sie ähnlich zubereitet werden. Der Ofen funktioniert wie ein Dörrautomat. Die meisten von uns verstehen aber nicht, wie stark sich dies auf unsere Gesundheit auswirkt.

VIER ARTEN, WIE WIR WASSER VERLIEREN

Genügend Wasser ist für alle Aspekte unserer Gesundheit wie auch unser Gewicht sehr wichtig. Bei einer Körperfettmessung mittels Bioimpedanz müssen wir wissen, wie es darum bestellt ist. Wassermangel und Wasserüberschuss verzerren die Ergebnisse. Eine ausreichende Hydrierung ist aber mehr als bloße Wasseraufnahme, da eine Dehydration viele verschiedene Gründe haben kann.

Erhöhte Giftstoffkonzentration im Körper

Die häufigste Art der Dehydration entsteht, wenn die Giftstoffaufnahme im Vergleich zur Wasseraufnahme steigt. Beim Kochen entstehen viele Giftstoffe, für die der Körper zusätzliches Wasser benötigt. Zu den giftigsten zählen Akrolein, das beim Frittieren entsteht, und polyzyklische aromatische Kohlenwasserstoffe, die beim Grillen und anderen Zubereitungsarten, bei denen Lebensmittel schwarz werden oder verkohlen, freigesetzt werden. Zwei Grundzutaten, die in den allermeisten Haushalten benutzt werden, gehören zu den giftigsten, sehr häufig verwendeten Giftstoffen: Einfaches Kochsalz ist so giftig, dass es sogar extrem verdünnt, wie z. B. in Meerwasser, immer noch tödlich ist. Alle Seefahrer wissen, dass das Trinken von Meerwasser zum Tod durch Verdursten führt. Salz muss erheblich mit Wasser verdünnt werden, bevor der Körper damit umgehen kann. Alkohol, das zweite tödliche Haushaltsgift, ist ähnlich giftig. Es wirkt harntreibend und führt zu einem beträchtlichen Wasserverlust. Es gibt nur wenige

> **Menschen müssen von Natur aus kein Wasser trinken. Es ist bereits in unseren natürlichen Lebensmitteln enthalten.**

andere Substanzen, die uns so viel Wasser entziehen und uns so sehr schaden wie Alkohol.

Geringe Wasseraufnahme und Giftstoffkonzentration

Eine andere Art der Dehydration entsteht, wenn unsere Wasseraufnahme im Vergleich zu unserer Giftstoffaufnahme zu gering ist. Gehen wir davon aus, dass unsere frischen pflanzlichen Lebensmittel vor dem Zubereiten genau die richtige Wassermenge enthalten, können wir sicher sein, dass nach dem Zubereiten nicht genug davon übrig ist.

Menschen verursachen ihren Durst selbst.

Beim Zubereiten geht Wasser verloren. Deshalb wiegt eine Backkartoffel viel weniger als eine gleich große rohe Kartoffel. (Manchmal wird getrockneten Lebensmitteln beim Kochen zwar Wasser zugefügt, wie bspw. bei Reis oder Linsen, aber das ist die Ausnahme, nicht die Regel.) Durch das Verdunsten von Wasser wird das Wasser-Giftstoff-Verhältnis im Essen zugunsten der Giftstoffe verschoben, und sogar noch mehr Giftstoffe kommen hinzu. Kochen bzw. Backen und Braten ist also doppelt schädlich: Dem Essen wird nicht nur Wasser entzogen, sondern es entstehen bei der Zubereitung auch noch viele Giftstoffe, die unseren Wasserbedarf erhöhen.

Das Wassertrinken gehört nicht zu unserer menschlichen Natur. Wir müssen es lernen. Warum? In der freien Natur gibt es viele Tiere, die mehrmals täglich die Wasserstelle zum Trinken aufsuchen. Einige dieser Tiere, vor allem Grasfresser, sind bekannt dafür, sehr große Mengen Wasser zu trinken. Menschenaffen hingegen werden selten beim Wassertrinken beobachtet, auch wenn sie es können, wenn es nötig ist. Ihre Zungen sind nicht wie die von Fleischfressern geformt, also müssen sie Wasser saugen, wenn sie trinken müssen. Dadurch wären sie an der Wasserstelle natürlichen Feinden ausgeliefert, da sie Kopf und Schultern senken und ihre Hinterteile schutzlos nach hinten strecken müssten.

Menschenaffen müssen nicht notwendigerweise trinken – abgesehen von den zu den Menschenaffen zählenden Menschen, die ihren Durst selbst verursachen. Affen führen weder Aktivitäten durch, die Durst erzeugen, noch fressen sie Futter, das zu Durst führt. Sie leben zwar in den Tropen, bei oft extrem warmen Temperaturen, und sind äußerst bewegungsfreudig, aktiv und fit, wie z.B. beim mühelosen Klettern und Springen auf und in Bäumen und Lianen. Man könnte also meinen, sie müssten reichlich Wasser trinken. Tatsächlich sind Affen fast fünfmal so stark wie Menschen. Sie verbringen den größten Teil des Tages im Schatten und ruhen während der Mittagshitze. Ihre Nahrung besteht aus fettarmem ganzem, frischem, reifem, unbehandeltem Obst und Gemüse. (Nur circa 1% der Nahrung von Menschenaffen besteht aus Insekten, kleinen Reptilien und anderen tierischen Bestandteilen.)

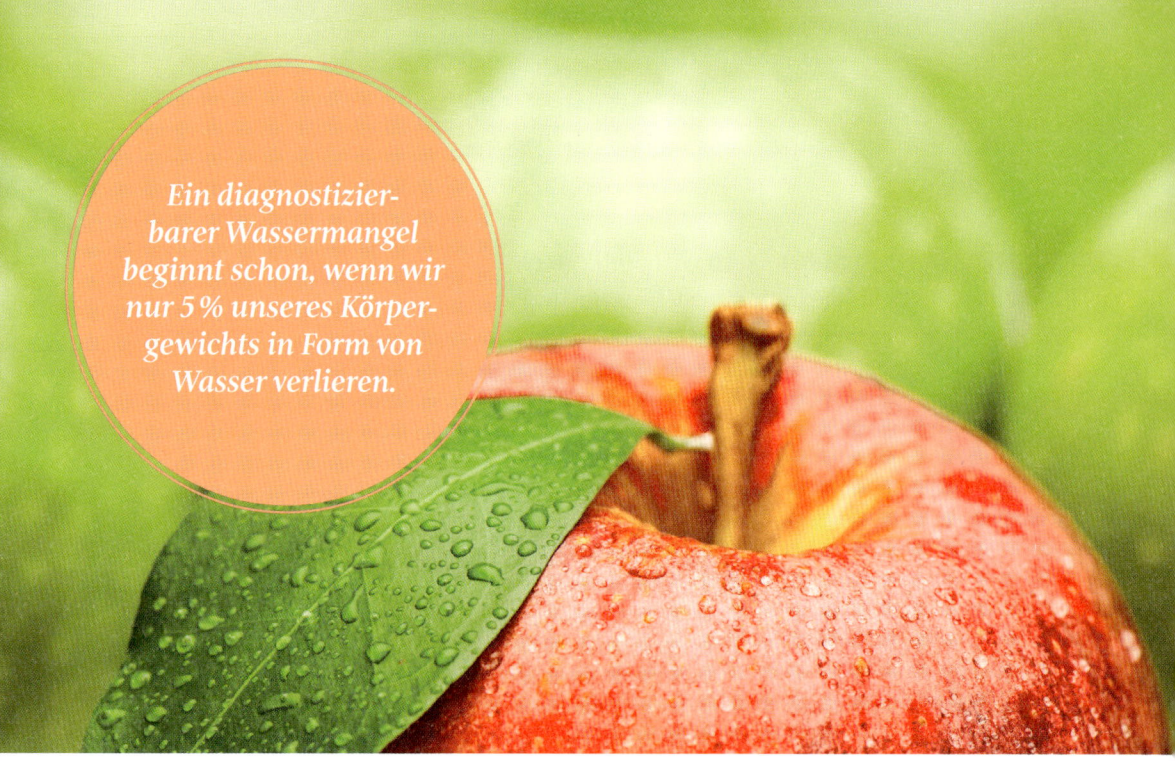

Ein diagnostizierbarer Wassermangel beginnt schon, wenn wir nur 5 % unseres Körpergewichts in Form von Wasser verlieren.

Erhöhte endogene Giftstoffproduktion

Die dritte Art der Dehydration entsteht, wenn unsere »endogene« Giftstoffproduktion zunimmt, unsere Wasseraufnahme aber nicht. Jede Körperzelle produziert während ihres Stoffwechsels Abfallprodukte. Dasselbe gilt für viele Gewebearten, Drüsen und Organe. Diese vom Körper selbst produzierten Giftstoffe werden als endogen bezeichnet. Giftstoffe, die von außen stammen, nennt man exogen. Sie sind in unserem Essen, der Luft und anderen Bestandteilen unserer Umwelt enthalten. Mit steigender körperlicher Aktivität oder Stress erhöht sich auch die Menge der endogenen Giftstoffe, da die Zellen mehr Stoffwechselabfallprodukte ausscheiden. Aus diesem Grund wird uns geraten, vor, während und nach dem Training und anderen körperlichen Anstrengungen Wasser zu trinken, um die Giftstoffe, die wir produzieren, aufzulösen.

Hohe Wasserausscheidung

Wenn wir schneller Wasser verlieren, als wir es ersetzen können, dehydrieren wir ebenfalls. Große Höhenlagen, Hitze, Sonne, Wind, Feuchtigkeit und körperliche Anstrengungen sind die Hauptgründe dafür, dass wir Wasser verlieren. Manchmal merken wir es nicht einmal. Bei großer Hitze mit wenig Luftfeuchtigkeit und Wind z. B. verdunstet unser Schweiß so schnell, wie er austritt – das ganze Gegenteil zu einem Klima mit hoher Luftfeuchtigkeit, wenn der Schweiß geradezu fließt. Bei einer geringen Luftfeuchte bleiben Haut und Kleidung jedoch trocken, auch wenn wir – unbewusst – weiter schwitzen.

Im Flugzeug, wo die Luft auf gefühlte 2000 Meter oder mehr komprimiert wird und extrem trocken ist, verlieren wir mehr Wasser, als uns bewusst ist. Ein solcher schleichender Wasserverlust ist manchmal gefährlicher als intensives Schwitzen infolge körperlicher Anstrengung bei hoher Luftfeuchtigkeit. In beiden Fällen müssen wir das verlorene Wasser ersetzen.[73]

Wir haben bei unserem Wasser-Giftstoff-Verhältnis keinen großen Spielraum. Ein durchschnittlicher Mensch hat bereits nach dem Verlust von nur 1 % seines Gewichts in Form von Wasser (circa 2 % des normalen Wasservolumens) erste Dehydrationssymptome.[74]

Bei einem Mann mit 100 kg wäre das nur 1 kg bzw. 1 Liter Wasser. Eine medizinisch diagnostizierbare milde Dehydration beginnt bei einem Flüssigkeitsverlust von 5 %, während 15 % bereits schwerwiegend sind.[75]

Bei vielen größeren Fitnesswettkämpfen werden die Teilnehmer regelmäßig während des Wettkampfs gewogen. Da alle schnellen Gewichtsveränderungen für eine Veränderung des Wasseranteils stehen, lässt sich allein schon durch das Wiegen feststellen, ob eine Dehydration vorliegt und wie stark sie ist. Wenn ein Sportler 5 % seines Gewichts verliert, wird er als so stark dehydriert erachtet, dass er vom Wettkampf ausgeschlossen wird. Bei einer Triathletin, die 45 kg wiegt, schlägt sich ein Wasserverlust von 5 % bei gerade einmal 2,25 kg nieder.

Mediziner empfehlen, täglich 8 bis 12 Gläser Wasser (mit je circa 250 ml) zu trinken. Auch wenn sie es nicht so formulieren, ist das die Menge, die wir brauchen, um die durch die Giftstoffe in unserem Essen verursachte Dehydration auszugleichen. Interessanterweise zeigt uns aber das obige Beispiel, dass ein Sportler vom Wettkampf ausgeschlossen wird, wenn er so dehydriert wie ein Durchschnittsamerikaner ist! Wenn ein derartiger Wassermangel für abgehärtete Sportler – Menschen, die einen Großteil ihres Lebens damit verbringen, sich an Extreme anzupassen – so gefährlich ist, können Sie sich vorstellen, was das für einen weniger fitten Menschen bedeutet.

Es ergibt viel mehr Sinn, die Ursache des Problems zu beheben, als es beizubehalten und eine Kur dafür einzuführen. Erst eine extreme Dehydration herbeizuführen und diese dann mit dem Trinken großer Mengen Wasser zu bekämpfen, ist nicht gerade die gesündeste Wahl. Es ist egal, ob der Grund dafür gekochtes und reichlich gesalzenes, extrem trockenes oder mit Giftstoffen überladenes Essen ist. Auch wenn die Zuführung von Wasser hilft, ist es weitaus besser, eine Dehydration von Anfang an zu vermeiden.

Wenn Menschen ihre Ernährung umstellen, können sie sehr leicht dehydrieren, wenn sie sich dieses Problems nicht bewusst sind. Verstörenderweise enthalten einige Diäten dehydrierende Praktiken wie einen übermäßigen Salzverzehr und nur eine Mindestmenge an Wasser. Ein Wassermangel ist gefährlich und wirkt sich negativ auf alle Körperfunktionen aus. Sie sollten jede Diät strengstens vermeiden, die einen Zustand der Dehydration herbeiführt.

Physiologische Auswirkungen einer Dehydration

% Körpergewicht (Verlust als Schweiß)	Auswirkung
2%	Verminderte Leistungsfähigkeit
4%	Muskelleistung schwindet
5%	Hitzekollaps
7%	Halluzinationen
10%	Kreislaufzusammenbruch und Hitzschlag

SIND SIE DEHYDRIERT?

Circa 75 % der meisten Menschen mit einer westlichen Ernährungsweise sind chronisch dehydriert, ohne es zu wissen, weil sie ihre Symptome für normal halten.[76] Nachdem sie so lange damit gelebt haben, wissen sie gar nicht, wie sich ein ausgeglichener Wasserhaushalt anfühlt. Sobald sie nach einer Verbesserung ihrer Lebensweise diesen normalen und gesunden Zustand erreichen, glauben viele, dass sie ein Problem hätten, da sie nie zuvor einen Zustand gesunder Hydrierung erlebt haben.

Dehydration hat viele Symptome, doch das typischste ist Abgeschlagenheit. Natürlich können viele Faktoren zu Abgeschlagenheit führen. Doch wenn Sie sich erschöpft fühlen, sollten Sie abklären, ob Sie vielleicht dehydriert sind. Andere deutliche Anzeichen für eine Dehydration sind folgende:

- dunkelgelber oder dunkler statt fast farbloser Urin
- Sie müssen seltener als sechsmal in 24 Stunden urinieren. Acht- bis zwölfmal täglich wird als gesunde Häufigkeit angesehen.
- Sie würden Ihre Urinmenge eher als »spärlich« denn als »zufriedenstellend« beschreiben.

Wenn Sie gern wissen möchten, welche Auswirkungen eine chronische Dehydration auf den Körper hat, finden Sie einige davon in oben stehender Tabelle:[77]

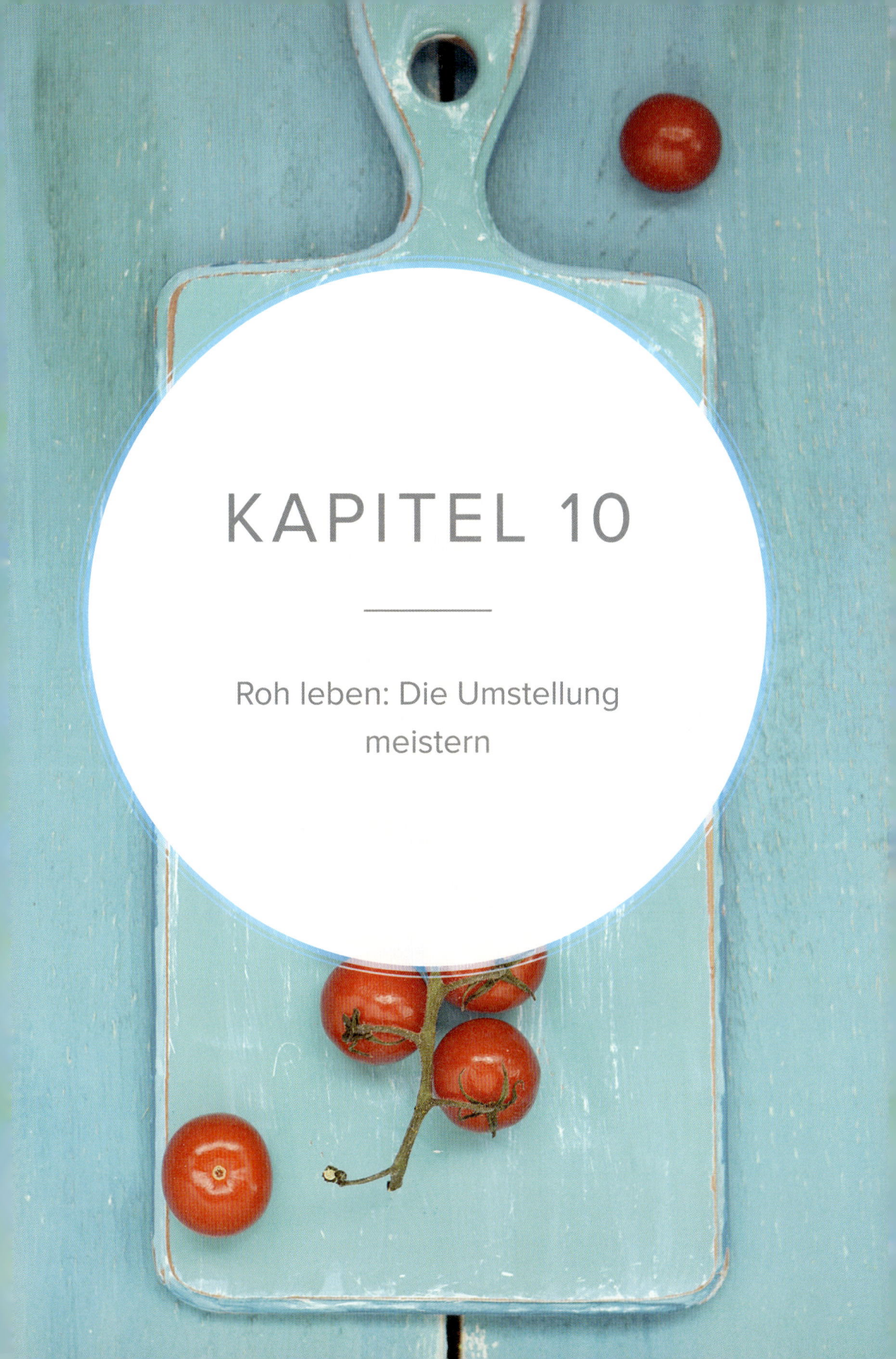

KAPITEL 10

———

Roh leben: Die Umstellung meistern

Nur wenige Menschen ernähren sich ununterbrochen über Jahre oder Jahrzehnte hinweg komplett von Rohkost. Für viele ist es ein Experiment, das schnell scheitert. Die anfänglichen Ergebnisse sind grundsätzlich positiv, wenn jemand abnehmen muss. Wer aber bereits schlank ist, macht wegen des schnellen Gewichtsverlusts und der anschließenden Erschöpfung anfangs eine sehr schlechte Erfahrung. Natürlich schieben alle der Ernährung die Schuld zu, ohne zu beachten, wie sie sie überhaupt umgesetzt haben. Das alte Sprichwort »Übung macht den Meister« scheint hier zu passen, aber noch besser wäre »Die richtige Übung macht den Meister«, denn alle, die früh scheitern, geben eher auf, anstatt hartnäckig bei der Stange zu bleiben.

KALORIENDICHTE

Ein für den Erfolg einer gesunden rohköstlichen Ernährung entscheidender Punkt ist das Verstehen des Konzepts der Kaloriendichte, der »Kalorien pro Bissen«. Rohes Obst oder Gemüse hat pro Bissen weit weniger Kalorien als gekochte oder fettige Speisen – also müssen wir mehr davon essen, um genügend Kalorien aufzunehmen. Genauso, wie ein Bodybuilder trainiert, um schwerere Gewichte heben zu können, oder ein Läufer, um längere Strecken zu laufen, müssen wir für einen Erfolg mit 80/10/10 nach und nach unseren Körper und unseren Geist trainieren, um die Menge zu essen, die wir auch in der freien Natur zu uns nehmen würden.

Hin und wieder gibt es einzelne Informationen darüber, was ein Tier in freier Wildbahn frisst. Die Menge erscheint uns oft überwältigend viel. Seeotter z.B. fressen täglich eine Menge, die 30 % ihres eigenen Gewichts ausmacht.[78] Löwen sollen bis zu 35 kg bei nur einer Mahlzeit verschlingen.[79] Ich habe kleine Kapuzineräffchen (die Art, die Leierkastenmänner früher dabeihatten) dabei beobachtet, wie sie eine Banane nach der anderen in sich hineinstopften. Unsere Auffassung von einer »normalen« Menge wurde durch die fettreichen, aber wasser- und ballaststoffarmen Mahlzeiten verfälscht, die wir unser ganzes Leben lang gegessen haben.

Kochen verkleinert das Volumen

Da gekochte Speisen weniger Wasser und Ballaststoffe enthalten, sind wir daran gewöhnt, kleinere Mengen zu essen. Da wir dies bereits unser ganzes Leben lang tun, hat unser Magen nie seine potenzielle Dehnbarkeit entwickeln können.[80] Aber es ist noch nicht zu spät. Bei Rohkostneulingen fühlt sich der noch nicht dehnbare Magen nach dem Essen einer relativ kleinen Portion bereits sehr voll an. Zu Beginn einer rohköstlichen Ernährung versuchen deshalb viele Leute dieses Problem durch einen höheren Fettverzehr zu lösen. Sie wollen damit die Mahlzeit sättigender machen und die Kaloriendichte erhöhen. Öl in den Obst-Smoothie, Nüsse und Samen auf Obstdesserts und Avocados und andere Fette in Salaten sind die gängigsten Methoden.

Um den gigantischen Unterschied zwischen der Kaloriendichte gekochter und roher Lebensmittel zu verdeutlichen, führe ich einmal ein recht extremes Beispiel an. Ein Stück Salamipizza mit reichlich Käse und extra Fleischstückchen hat ungefähr 350 Kalorien. Besteht ein Stück aus ungefähr sechs Bissen, sind das 60 Kalorien pro Bissen – circa die gleiche Menge, die ein 350 g schwerer Salatkopf hat. Wenn vier Stück Pizza Sie satt machen, bräuchte es etwa dieselbe (sehr kleine Menge) an Salat, damit Sie sich voll fühlen. Der Salat würde Sie aber nicht wirklich sättigen, da er nur ein Hundertstel der Pizza-Kalorien enthält. Um dieselbe Kalorienmenge durch Salat aufzunehmen, die Sie mit vier Stück Pizza

Wasser verdünnt, aber es reinigt oder entgiftet nicht. Diese Arbeit übernimmt allein unser Körper.

verzehren, müssten Sie pro Pizzastück sechs Salatköpfe essen, oder aber einen ganzen Salatkopf pro Pizzabissen! Rechnen wir das Ganze hoch: Um dieselbe Kalorienmenge aufzunehmen, die vier Stück Pizza enthalten, müssten wir ganze 24 Salatköpfe essen!

Gedörrte Lebensmittel

Einer der Gründe, warum Menschen gekochtes Essen vorziehen, ist der durch die Zubereitung intensivierte Geschmack. Viele Rohkostneulinge tendieren daher zu gedörrten Lebensmitteln, da ein Dörrautomat ähnlich wie ein Ofen funktioniert und sich damit Speisen zubereiten lassen, die an im Ofen Gebackenes erinnern. Ohne ihren natürlichen Wassergehalt haben diese Lebensmittel eine höhere Kaloriendichte und einen intensiveren Geschmack als die rohen Varianten.

Gedörrte Lebensmittel nehmen weniger Platz weg als ganze, rohe Lebensmittel. Wie bei gekochten Speisen überlistet ihre kompakte Form unser natürliches Sättigungsgefühl, das (zum Teil) auf Menge reagiert. Gedörrte Lebensmittel lassen sich wegen ihrer Komplexität und Trockenheit weniger leicht verdauen. Aus diesen beiden Gründen neigen wir dazu, viel zu viel davon zu essen, bevor wir merken, dass wir satt sind. Ähnliches passiert bei Trockenobst, das nicht nur ein viel kleineres Volumen hat, sondern dessen Zucker auch viel langsamer freigesetzt wird. Also essen wir zu viel davon – etwas, das Menschen, die nur ganze und frische Früchte essen, nicht passiert.

Wir verschlimmern das Ganze, wenn wir zusätzliches Fett zugeben (Öle, Avocados, Nüsse, Samen, Oliven, Kokosfleisch u. Ä.). Gerade Rohköstler tun dies häufig, um ihre gedörrten Gerichte so schmecken und aussehen zu lassen wie die gekochten Varianten dieser Speisen. Wird es zu kalorienarmen Speisen hinzugefügt, übernimmt Fett als einer der Kaloriennährstoffe das Zepter über das gesamte Gericht. Viele gedörrte rohe Speisen wie Lasagne, Pizza und Chili bestehen zu 50 bis 80 % (oder sogar mehr) ihrer Gesamtkalorien aus Fett.

Gedörrtes Gemüse bleibt »nur Gemüse« und macht uns nicht satt.

Speisen, die sich schwer verdauen lassen und lange im Magen liegen, geben uns das Gefühl, »voll« zu sein. Wir haben gelernt, das als Sättigung anzusehen, obwohl unser Magen nicht die Menge an Essen enthält, mit der er eigentlich umgehen könnte. Die meisten Leute verzehren ihr Essen in einer extrem komprimierten Form – gekocht, gedörrt und fettig – und essen weit kleinere Mengen, als eigentlich gesund ist. Diese konzentrierte Form unserer Nahrung ist ein Grund dafür, warum wir zu viele Gesamtkalorien zu uns nehmen.

Entgegen der gängigen Meinung gibt es keinen Grund anzunehmen, dass gedörrtes Obst oder Gemüse einen »besonderen« Nährwert hat. Es ist auf keinen Fall so nährreich wie in seiner rohen, frischen Form, egal in welcher Menge. Verkäufer von Nahrungsergänzungsmitteln veröffentlichen überzeugende Informationsbroschüren, die Sie glauben lassen sollen, dass ihre grünen Pulver oder »naturbelassenen« Ergänzungsmittel einen konzentrierten Nährwert enthalten, den Sie so niemals in frischem Obst und Gemüse finden. Doch wenn Sie diese nehmen, bringen Sie Ihren Körper ins Ungleichgewicht, denn sogar bei einem Mangelzustand brauchen wir nicht mehr von einem bestimmten Nährstoff, als wir bereits in einer Auswahl an ganzen, frischen, reifen und rohen Pflanzen finden, die in richtiger Menge verzehrt unser Gewicht konstant halten.

Natürlich gehen durch ein Dörren mit niedrigeren Temperaturen weniger Nährstoffe verloren als beim Kochen. Lebensmittel, denen Wasser entzogen wurde, haben aber generell einen weitaus geringeren Nährwert als frische Lebensmittel, egal auf welche Art sie schlussendlich verarbeitet werden. Doch nicht nur das: Wenn wir sie essen, verlieren auch wir Wasser, die Giftstoffkonzentration im Körper wird erhöht, und wir benötigen noch mehr Wasser, um ausreichend hydriert zu sein. Die acht bis zwölf Glas Wasser pro Tag sind ein guter Indikator dafür, wie wenig Wasser unsere Nahrung eigentlich enthält.

Größere Mengen und Erfolg mit Rohkost

Die größeren Mengen an Essen sind oft eine Herausforderung, auf die viele nicht vorbereitet sind. Dies wird durch den erheblichen Gewichtsverlust von Rohkostneulingen bestätigt. Wenn jemand nach dem anfänglichen Wasserverlust immer noch beständig abnimmt, nimmt er nicht genug Gesamtkalorien zu sich. (Auch Probleme mit der Verdauung, der Nährstoffaufnahme oder -assimilation können ein Grund dafür sein, bilden aber die Ausnahme und nicht die Regel.) Auch wenn ein großer Teil der Bevölkerung der westlichen Welt an Verdauungsproblemen und einer eingeschränkten Nährstoffaufnahme leidet,[81] lassen sich diese Beschwerden heilen, wenn die Ursachen dafür – fettreiche, gekochte, weiterverarbeitete, giftstoffreiche Nahrungsmittel, die physiologisch nicht für uns gemacht sind – beseitigt werden.

Ab einem gewissen Punkt ist es für die meisten nicht mehr schwer, größere Mengen zu essen, sondern ein willkommener Vorteil einer gesunden Ernährungsweise. 80/10/10 ist eine von nur einer Handvoll Ernährungsweisen, bei der es erlaubt ist, so viel der empfohlenen Lebensmittel zu essen, wie Sie nur wollen.

Wie schaffe ich es, so viel Obst zu essen?

Vor dem Hintergrund des 80/10/10-Ansatzes wollen wir jetzt anschauen, wie wir all die Kalorien aufnehmen, die wir benötigen, nun da fettreiche, ballaststoff- und wasserarme Nahrungsmittel vom Speiseplan gestrichen sind. Um 80 % Ihrer Gesamtkalorien von Kohlenhydraten in Früchten zu beziehen, müssen Sie Ihre Essgewohnheiten grundlegend ändern, wahrscheinlich sogar tiefer gehend,

> *Amerikaner nehmen pro Tag durchschnittlich nur 50 bis 100 Bissen zu sich.*

als Sie es bisher im Rahmen irgendeiner anderen Diät oder Ernährungsweise jemals getan haben. Sobald Sie Ihren Fettkonsum extrem gesenkt haben, müssen Sie gleichzeitig Ihren täglichen Verzehr von Obst und Gemüse beträchtlich steigern. Es braucht Zeit, bevor dies zur Gewohnheit wird. Ihre Gesundheit und Ihre Taille werden Ihnen dafür aber sofort zeigen, dass Sie auf dem richtigen Weg sind.

Eine Strategie, mehr zu essen, um eine ausreichende Kalorienaufnahme zu sichern, sind mehrere Mahlzeiten am Tag, am besten ungefähr vier. Mit der Zeit und abhängig von Ihrem Trainingsprogramm und Ihrer Lebensweise werden Sie diese Anzahl auf drei und später wahrscheinlich sogar auf nur zwei reduzieren können. Darüber hinaus sollten Sie pro Mahlzeit nur ein oder zwei Bissen mehr als gewöhnlich essen. Ihr Magen ist dehnbar genug, um diese Extrabissen aufzunehmen – so wie alle Muskeln dehnbarer werden, wenn Sie z. B. regelmäßig Yoga praktizieren. Ich betone, dass das Ziel nicht darin besteht, zu essen, bis es wehtut, sondern Ihr Verdauungssystem auf sanfte Weise dazu zu ermuntern, seine Flexibilität zurückzuerlangen.

Sie müssen diese Umstellung auch nicht von heute auf morgen durchführen. Wenn Sie noch nicht so weit sind, nur Obst zum Frühstück und Mittagessen zu essen, ist es völlig in Ordnung, wenn Sie Ihre Mahlzeiten mit Obst beginnen. Sie können zu Beginn der Mahlzeit mit jeder erdenklichen Obstsorte anfangen und nach dem Obst andere Lebensmittel essen. Mit der Zeit werden Sie immer mehr Obst zu Beginn der Mahlzeit essen wollen. Irgendwann werden Sie es schaffen, eine sättigende Mahlzeit mit ausreichend Kalorien nur aus Obst zu essen, die Sie so lange satt sein lässt, bis es Zeit für die nächste Mahlzeit ist.

SÄTTIGUNG: HUNGER UND APPETIT STILLEN

Hunger ist ein Gefühl, das wir alle kennen, aber es wird oft mit anderen Aspekten des Essens vermischt. Das Ziel von Hunger besteht darin, ein Nahrungsbedürfnis nach Kohlenhydraten, Fett, Eiweiß, Vitaminen, Mineralstoffen, Enzymen, Coenzymen und allen anderen Nährstoffen zu befriedigen. Unser Körper bringt uns dazu, dieses Bedürfnis zu stillen, was mit einem Wohlgefühl belohnt wird. Da Hunger ein allgemeines Verlangen nach Nahrung ist, ist für den wirklich Hungrigen jede Art von Essen akzeptabel.

Appetit hingegen ist etwas Spezielles: Wir haben Lust auf ein bestimmtes Lebensmittel. Appetit ist auch ein allgemein akzeptiertes Synonym für Verlangen, was wiederum ein Synonym für Abhängigkeit sein kann. Ein Beispiel erklärt den Unterschied zwischen Hunger und Appetit folgendermaßen: Wenn eine Person sagt »Ich habe Hunger!«, und Sie bieten ihr Blattsalat an, erwidert sie wahrscheinlich »Ich habe keinen Hunger auf Salat, sondern Appetit auf Schokolade. Hast du vielleicht Schokolade?«. Wäre die Person wirklich hungrig, würde sie den Salat annehmen. Die Wortwahl stimmt also genau: Statt Hunger ist es Appetit, oder, wie ich behaupten würde, ein Abhängigkeitsgefühl.

Mangelernährung ist ebenfalls ein mächtiger Appetitauslöser.[82] Wenn uns bestimmte Nährstoffe fehlen, bekommen wir Heißhunger auf Essen. Leider essen mangelernährte Menschen aber oftmals die falschen Lebensmittel und versuchen vergeblich, so ihren Appetit zu kontrollieren. Stark übergewichtige Menschen z. B., die aufgrund ihrer ungesunden Ernährungsweise immer mangelernährt sind, versuchen ihre Gelüste in der Regel mit den Speisen zu befriedigen, die ihren Zustand herbeigeführt haben, und zwar immer und immer wieder. Die Nährstoffdichte von Obst ist ein weiterer Faktor, der es so sättigend und es dabei unmöglich macht, viel zu viel davon zu essen.

Eine Sättigung im Sinne einer vollständigen Befriedigung ist, was wir uns wirklich von unserem Essen erhoffen. Sich selbst bei einer Mahlzeit vollständig zu sättigen ist herausfordernder, als Sie glauben, da dabei viele Faktoren eine Rolle spielen. Sprechen wir nur über Ernährung, oder beziehen wir emotionale Aspekte mit ein? Hat Sättigung nur mit der Menge oder aber auch mit der Qualität des Essens zu tun?

Eines wissen wir sicher: Egal ob Sie in einem Restaurant, bei einem Freund oder zu Hause essen, normalerweise gibt es zum Abschluss einer Mahlzeit immer ein Dessert. Desserts sind sehr befriedigend: Reichlich Kohlenhydrate garantieren diesen Effekt.[83] Durch die Wahl der richtigen Lebensmittel aus dem richtigen Grund – wirklichem Hunger – können wir Heißhungerattacken vermeiden.

Können Fette befriedigen?

Fett ist ein sehr schwer verdaulicher Nährstoff. Es passiert den Magen und den Verdauungstrakt langsamer als andere Nährstoffe. Deswegen ist es so leicht, zu viel Fett zu essen, und damit an die Grenzen der Belastbarkeit unseres Verdauungssystems zu stoßen. Im besten Fall haben Sie ein Völlegefühl. In schlimmeren Fällen werden Sie mit Verdauungsstörungen verschiedener Grade zu kämpfen haben. Fast alle Verdauungsbeschwerden rühren von einem übermäßigen Fettverzehr her.

Wenn es um die Sättigung geht, gibt es einige Faktoren, die gegen Fette sprechen. Erstens packen Fette viele Kalorien in klitzekleine Päckchen. Da die Menge einer der Schlüsselfaktoren für ein Sättigungsgefühl ist, ist es schwer, eine große Menge fettreicher Lebensmittel bis zu einer gefühlten Sättigung zu essen, ohne dass einem vorher schlecht wird.

Zweitens überwacht das Gehirn ständig den Blutzuckerspiegel, um eventuellen Hunger festzustellen. Bei einem steigenden Blutzuckerwert sinkt normalerweise der Hunger. Sinkt das Blutfett, läuft keine solche Reaktion ab, und auch wenn dies

Eine der häufigen Arten, mit der wir auf schmerzhafte Emotionen reagieren, ist sogenanntes Frustessen mit reichhaltigen, schwer verdaulichen Speisen, bis wir nichts mehr spüren. Das funktioniert dank der Arbeitsweise unseres Nervensystems. Unser Körper hat eine endliche Menge an Nervenenergie zur Verfügung. Beides, das Verdauen wie auch das Erzeugen von Emotionen, nimmt so viel Energie in Anspruch, dass es nicht zeitgleich ausgeführt werden kann.

Ein klassisches Beispiel dafür ist eine Beerdigung: Manche Leute trauern so sehr, dass sie nichts essen können, während andere nicht mit dem Essen aufhören können.

Wenn wir unsere Ernährung auf vegetarisch, vegan und schließlich roh umstellen, wird uns unser emotionales Selbst eher bewusst. Überzeugte Rohköstler machen sich über fettreiche Lebensmittel her, wenn sie sich emotional betäuben wollen, da die meisten frischen Früchte nicht genug beruhigende Substanzen enthalten, um emotionale Belastungen zu bewältigen. Dies führt meist zum Verzehr exorbitanter Mengen an Nüssen oder Samen, an denen man sich schnell überessen kann, weil sie kein schnelles Sättigungsgefühl hervorrufen. Dieses Verhalten ruft aber Verdauungsbeschwerden und übermäßiges Leiden hervor. Die Lösung liegt nicht beim Essen, sondern darin, ein emotionales Gleichgewicht zu finden und die Fähigkeit zu entwickeln, unsere Gefühle wirklich zuzulassen.

der Fall wäre, braucht Fett ziemlich lang, um in die Blutbahn zu gelangen, d. h. in der Regel 12 bis 24 Stunden ab dem Zeitpunkt der Nahrungsaufnahme. Wenn Sie also eine Mahlzeit mit ausschließlich fettreichen Lebensmitteln essen, werden Sie sich trotzdem nicht gesättigt fühlen. Sehr wahrscheinlich werden Sie sie danach noch mit einem süßen Dessert abschließen, um Ihren Appetit endgültig zu stillen. Die Annahme, dass der Verzehr von Fett sättigt, ist einfach falsch.

Süßes Obst ist immer besser!

Wenn wir süßes Obst essen, das reich an Einfachzuckern ist, steigt der Blutzuckerspiegel sanft und fast sofort an, so wie bereits in Kapitel 2 beschrieben. Die Süße dieser sehr nährreichen Lebensmittel macht es schwer, zu viel davon zu essen. Wegen ihres hohen Wasser- und Ballaststoffgehalts haben solche Früchte ein großes Volumen, aber wenig Kalorien – noch ein Grund dafür, dass man nur schwer zu viel davon essen kann. Wir haben alle gelernt, dass Süßes uns sättigt, und haben aufgrund dieser Tatsache begonnen, unsere Mahlzeiten mit süßen Desserts abzuschließen.

Wenn wir nach unseren Mahlzeiten süße Desserts essen, deutet das auf zwei Dinge hin:

- Egal wie viel wir zuvor gegessen haben, es scheint unseren Appetit nicht befriedigt zu haben, sonst hätten wir keine Lust mehr auf ein süßes Dessert.
- Wir haben bei der Hauptmahlzeit zu wenig einfache Kohlenhydrate aufgenommen und deshalb nach dem Essen ein Verlangen danach. Das ist ein Beweis für unser natürliches und substanzielles Bedürfnis nach einfachen Kohlenhydraten.

Hätten wir unsere Mahlzeit mit Obst begonnen, wäre danach ein Verlangen nach anderem Essen vermutlich gar nicht erst entstanden. Keine andere Art von Lebensmitteln eignet sich so sehr wie Obst, um uns zu sättigen.

Sollte ich mich voll fühlen?

Wenn es nährstoffreiche Lebensmittel mit einem großen Volumen und einfachen Kohlenhydraten sind, die dafür sorgen, dass wir uns gesättigt fühlen und die richtige Kalorienmenge aufnehmen, welche Lebensmittel genau sollten wir dann vorrangig essen? Die Fähigkeiten des menschlichen Körpers sind beschränkt. Es ist natürlich möglich, sich angemessen und nährstoffreich von vielen verschiedenen Lebensmitteln zu ernähren, aber einige Lebensmittel eignen sich dafür besser als

Monomahlzeiten: Nur ein Lebensmittel pro Mahlzeit

Mahlzeiten mit nur einer einzigen Zutat – einer Obstsorte – sind eine sehr genussvolle Erfahrung, weil sie so befriedigend, sättigend und gleichzeitig so unkompliziert sind. Dieser kulinarische Minimalismus ist das Gegenteil unserer üblichen Ernährungsgewohnheit, möglichst viel zu kombinieren und alle unsere Geschmacksknospen zu reizen, wodurch wir eine Abhängigkeit von dieser Überstimulation entwickeln und uns überessen.

So wie die meisten Menschen essen, wage ich zu behaupten, dass diese Abhängigkeit von einer zu hohen Vielfältigkeit herrührt. Weil eine Mono-Obst-Mahlzeit den Körper nicht überreizt und leicht verdaulich ist, fühlen wir uns danach nicht voll und müde, sondern voller Energie, geistig wach, angenehm gesättigt und mental ausgeglichen.

Beim ersten Mal mag eine Monomahlzeit langweilig scheinen, da wir so sehr an die Stimulation durch Mahlzeiten mit vielen Zutaten gewöhnt sind. Mit der Zeit verbessert die Schlichtheit einer Mono-Obst-Mahlzeit die Verdauung und schärft die Sinne, sodass Sie schon beim ersten Biss in frische pflanzliche Lebensmittel alle Geschmacksnuancen erspüren werden. Darüber hinaus werden Sie schneller merken, wann Sie wirklich satt sind.

andere. Salat z. B. ist sehr nährstoffreich, was die Nährstoffe pro Kalorie betrifft, aber es wäre extrem schwierig, um nicht zu sagen unmöglich, mit unserem größen- und leistungsmäßig begrenzten Verdauungssystem genug Salat zu essen, um unseren Kalorienbedarf zu decken. (Ein circa 300 g schwerer Salatkopf hat ungefähr 50 Kalorien. Wir müssten also bei einem Tagesbedarf von 2.000 Kalorien täglich 40 Salatköpfe essen.)

Andersherum ist es möglich, alle nötigen Mikronährstoffe, die wir täglich für die Deckung unseres Nährstoffbedarfs benötigen, in eine einzige kleine Pille zu pressen. (Makronährstoffe wie Wasser, Ballaststoffe, Kohlenhydrate, Eiweiß und Fett lassen sich natürlich nicht in eine Pille pressen.) Wenn Sie solch eine Pille äßen, würde das fehlende Volumen bzw. die winzige Menge dazu führen, dass Sie ein unbändiges Hungergefühl entwickeln, das nur durch den Verzehr einer großen Nahrungsmenge gestillt werden könnte.

Wie können wir die richtige Menge sowie gleichzeitig ausreichend Nährstoffe und einfache Kohlenhydrate aufnehmen? Indem wir süßes Obst essen. Wegen des hohen Wasser- und Ballaststoffgehalts kombiniert Obst mehr Volumen mit weniger Kalorien als jede andere Kategorie von Lebensmitteln außer Gemüse. Daher können wir unseren Kalorienbedarf decken, ohne zu viel zu essen, während wir unserem angeborenen Bedürfnis folgen, Essen in großen Mengen zu verzehren. Wegen seines großen Volumens, seiner geringen Kalorien und seiner Fülle an Nährstoffen, insbesondere Einfachzuckern, ist eine Mahlzeit, die vorrangig aus süßem Obst besteht, jedes Mal sättigend und befriedigend.

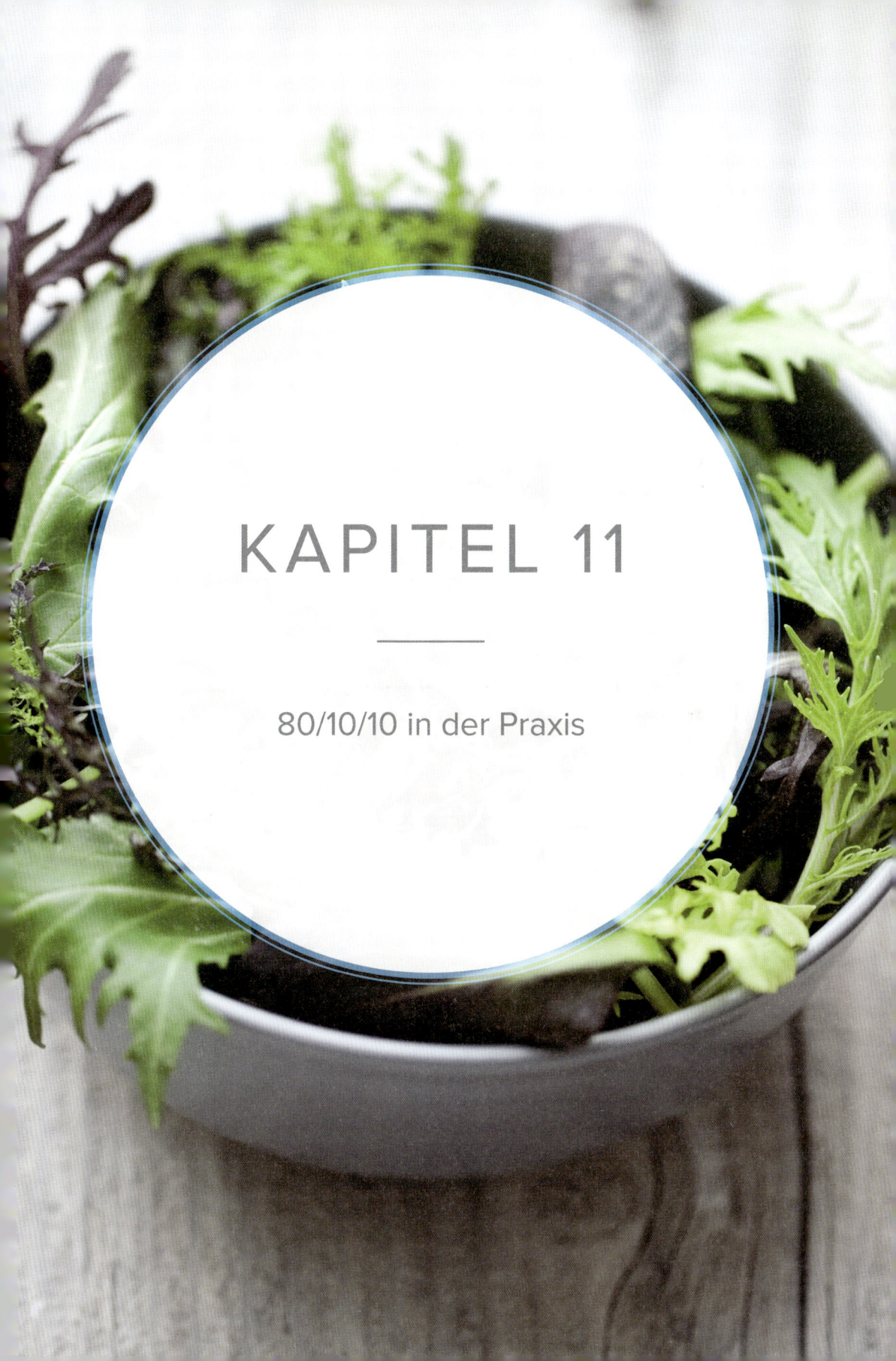

KAPITEL 11

—————

80/10/10 in der Praxis

Wie ändert sich Ihre Ernährung, wenn Sie beginnen, fettarm, roh und vegan zu essen? An den meisten Tagen werden Sie saftiges Obst zum Frühstück, sehr süßes Obst zum Mittagessen und so viel saures Obst wie Sie nur möchten vor einem auf Gemüse basierenden Abendessen essen. So einfach ist es.

Die meisten Rohköstler und alle diejenigen, die gelernt haben, auf Obst zu verzichten oder es in begrenzten Mengen zu essen, sind angesichts dieser Methode anfänglich entgeistert. Die Reaktionen reichen von »Ich könnte das nie!« bis zu dem üblichen Fragenkatalog zu ernährungsbezogenen Themen, die wir bereits diskutiert haben.

Für Menschen, die sich zuvor eher durchschnittlich ernährt haben, ergibt das Konzept einer Ernährung von Obst und Gemüse Sinn. Obst und Gemüse ist schließlich wirklich gesund. Ist es nicht angesichts des Gesundheitszustands der breiten Masse höchste Zeit, dass wir anfangen, Obst und Gemüse zu essen, als ob unser Leben davon abhänge?

Auch wenn viele Menschen intuitiv spüren, dass eine fettarme Ernährung logisch und sinnvoll ist, ist der Gedanke, sich komplett vegan zu ernähren, zunächst mental wie emotional eine ziemliche Herausforderung. Mit der Zeit ergibt es aber immer mehr Sinn, und die Zahl der Veganer steigt täglich.

LANGSAM UND STETIG

Sobald sich jemand über ein neues, positives Verhalten informiert hat und es mit Überzeugung in sein oder ihr Leben integrieren möchte, rate ich immer dazu, es so schnell wie möglich zu tun. Dennoch können Sie die 80/10/10-Methode in Ihrem eigenen Rhythmus umsetzen. Wenn Sie mit einer ganzen Ansammlung von mentalen, emotionalen oder gewohnheitsbestimmten Blockaden zu tun haben, die eine plötzliche und vollständige Umstellung erschweren, ist ein schrittweises Einführen für Sie wahrscheinlich der beste Weg.

Wenn es um eine erfolgreiche Umstellung geht, ist für die meisten die Richtung wichtiger als die Geschwindigkeit. Wer sich unnötigem Druck nach dem Motto »Alles oder nichts!« aussetzt, gibt oft bald frustriert auf. Wenn man sich zu sehr bemüht, verfällt man schnell wieder in alte Verhaltensmuster.

Wenn Sie den täglichen prozentualen Fettanteil Ihres Essens pro Woche um einen Prozentpunkt senken, erreichen Sie das 80/10/10-Ziel mitsamt seiner positiven Wirkung in weniger als einem Jahr. Danach haben Sie den ganzen Rest Ihres Lebens Zeit, die beneidenswerte Gesundheit zu genießen, die Frucht dieser Anstrengung war. Dies ist kein Diätprogramm für eine gewisse Zeit, sondern ein gesundes Essverhalten für das ganze Leben.

Ich habe dieses Buch geschrieben, um Menschen dazu anzuleiten, eine fettarme, pflanzlich basierte, *rohe* Ernährung zu verfolgen. Dafür gibt es bisher noch kein anderes Programm. Es existieren aber viele andere (eher) fettarme und pflanzlich basierte Ernährungsprogramme. Einige Leute entscheiden sich dafür, schrittweise vorzugehen und Obst zum Frühstück und Mittagessen zu essen, während Sie abends eine einfache fettarme gekochte Mahlzeit nebst einem rohen Salat zu sich nehmen. Über mehrere Monate hinweg wird der gekochte Teil des Essens vom Salat und anderen rohen Komponenten verdrängt, bis das 100%-roh-Ziel erreicht ist. Wenn diese Methode Ihnen zusagt, vergessen Sie Ihre Schuldgefühle. Geben Sie sich selbst die Erlaubnis, aus einer Unzahl von Möglichkeiten zu wählen und Ihre Gesundheit in der für Sie zu diesem Moment am passendsten erscheinenden Weise zu unterstützen.

Für einige Menschen besteht zuweilen eine größere Dringlichkeit, besonders wenn sie unter großen gesundheitlichen Beschwerden leiden. Ist dies bei Ihnen der Fall, probieren Sie, den Umstieg so schnell wie möglich zu schaffen. Ein schneller Wechsel auf 80/10/10 ist nicht gefährlich. Ein 89-Jähriger, den ich beriet, wechselte über Nacht zu 80/10/10 und hat es seitdem nie bereut.

Sie müssen sich nicht als Vegetarier, Veganer oder Rohköstler neu definieren, um dem 80/10/10-Programm zu folgen. Reduzieren Sie bei Ihrer Ernährung einfach nach und nach das Fett und erhöhen Sie die Menge an Obst und Gemüse.

Hier sehen Sie einige aus Platzgründen leicht redigierte Nachrichten meines VegSource-Diskussionsforums.

Von: turtle (dialup-4.243.137.125.dial1.sanfrancisco1.level3.net)
Betreff: Umstellung von roh&fettreich auf roh&fettarm
Datum: 17. Dezember 2004, 8:40 Uhr

Bisher war es bei mir fettreich und roh, mit vielen Nüssen, Samen und Ölen. Ich würde gern mit dem fettarmen obstbasierten 811 anfangen. Wie wechsle ich am besten? Ich wüsste gern, welche Erfahrungen andere damit gemacht haben. Wer Tipps hat, immer her damit!
Ich weiß, dass ich viel zu viele Nüssen und Samen esse und das nicht gut für mich ist. Es fällt mir aber schwer, bei jeder Mahlzeit darauf zu verzichten. Danke für eure Hilfe.

Von: Janie (66.180.141.217)
Betreff: Re: Umstellung von roh & fettreich auf roh & fettarm
Datum: 17. Dezember 2004, 19:39 Uhr

Weil du scheinbar schon versucht hast, sofort und vollständig zu wechseln, das aber nicht geklappt hat, scheint ein langsamer Umstieg besser für dich zu sein. Ich habe meinen Umstieg so gestaltet, dass ich zuerst meine offenen Fette auf 10% oder weniger meiner Gesamtkalorien gesenkt habe, wodurch ich circa 20% weniger Kalorien zu mir nahm. Dann habe ich den gesamten Fettanteil auf 10% oder etwas darunter gesenkt.
Wenn ich du wäre, würde ich für eine Fettreduktion zuerst folgende zwei Dinge tun:
- mehr Obst mit einer hohen Kaloriendichte essen
- Nüsse und Samen nur zum Abendessen zugeben

Danach würde ich nach und nach Versuchen, das Fett von den Nüssen und Samen immer öfter weiter zu reduzieren, bis die 10% (oder weniger) erreicht sind, und dann dabei bleiben.
Ich würde es als langsamen Umstieg betrachten und psychologisch nicht zu hart wegen der einen oder anderen Sünde (falls es passiert) mit mir ins Gericht

gehen, sondern einfach nach vorn schauen, weil jede nächste Mahlzeit eine neue Chance ist, das gesteckte Ziel zu erreichen. Vielleicht geht es dir wie mir, und der Umstieg auf 100% roh und fettarm geht viel schneller als gedacht. ;-) Aloha!

Von: Jaime (ip68-4-209-131.oc.oc.cox.net)
Betreff: Re: Umstellung von roh & fettreich auf roh & fettarm
Datum: 17. Dezember 2004, 12:20 Uhr

Ich dachte zunächst, mein Ideal sei ein Umstieg von heute auf morgen, aber dann habe ich es Schritt für Schritt gemacht, weil es bei 811 meiner Meinung nach um mehr als nur die Ernährung geht.

Meine Umstellung begann schon Monate, wenn nicht sogar Jahre zuvor. Ich las die Nachrichten von anderen in diesem Forum, beobachtete, wie mein Körper auf bestimmte Lebensmittel reagierte, schaute, was ging und was nicht, und machte dann das, was immer besser zu funktionieren begann. Ich strich Ergänzungsmittel, fettreiche Rohkost, gedörrte und gefrorene Lebensmittel, Gewürze und Salz, Zwiebeln und Knoblauch, rohe Milchprodukte und Saft (sogar rohen, frisch gepressten) von meinem Speiseplan.

Ich dachte früher, frischer Saft wäre gar nicht so schlecht, doch nach dem Trinken fühlte ich mich so unausgeglichen, dass ich gleich rohes veganes Sushi oder Rohmilchkäse aß, bis ich dann vollkommen von 811 abkam. Dieses Hin und Her habe ich mir ungefähr ein Jahr oder länger angetan. Ich war überzeugt, 811 würde nicht funktionieren, dabei hatte ich es nur nicht vollständig angewandt.

Also begann ich, mehrere Dinge zu befolgen, von denen ich sicher war, dass sie funktionieren würden: Viel Schlaf (bis zu 12 Stunden pro Nacht), da dies bei 811 extrem hilfreich ist, Sport vor dem Essen (vorher trainierte ich danach), nur eine oder zwei Mahlzeiten am Tag und die erste nicht vor 11 oder 12 Uhr, nur eine Obstsorte pro Mahlzeit, gefolgt von grünem Gemüse wie Sellerie oder Kopfsalat, kein roher Saft, nur vegane Rohkost, keine Datteln oder Bananen, es sei denn sie sind reif und frisch geerntet, und nur ganze, naturbelassene Lebensmittel.

Alle diese Dinge habe ich nicht auf einmal befolgt. Ich habe ungefähr einen Monat dafür benötigt und sehe mich immer noch in der Umstiegsphase. Was ich eigentlich damit sagen will, ist, dass es bei 811 um mehr als nur Prozente, sondern um vollständige Lebensmittel, genug Erholung, Sport, frische Luft, Sonnenlicht usw. geht. Als ich mich dazu entschloss, 811 auf meine Weise zu befolgen, brauchte ich danach Zeit, um alles umzusetzen. Außerdem lerne ich ständig, was mir nützt und was nicht, und passe meine Lebensweise dem an. Das Ganze ist ein Prozess, bei dem »von jetzt auf gleich« nicht funktioniert, jedenfalls nicht bei mir.

Von: Dr. Doug Graham (http://forum.foodnsport.com)
Betreff: Eine andere Herangehensweise
Datum: 17. Dezember 2004, 13.17 Uhr
(Anmerkung des Autors: Ich habe folgende Nachricht als Antwort auf Jaimes Post geschrieben, in dem der Verzicht auf bestimmte Lebensmittel betont wird. 80/10/10 mit einer Einstellung zu begegnen, die einen Gewinn an Lebensmitteln und anderen Verhaltensweisen im eigenen Leben unterstreicht, anstatt einen Verzicht darin zu sehen, kann einen großen Unterschied für den Erfolg und das Genießen des 80/10/10-Programms bedeuten.)
Ich empfehle folgenden Umstieg von einer durchschnittlichen auf die 811-Ernährung:

- den Anteil ganzer, frischer, reifer, roher, naturbelassener pflanzlicher Lebensmittel bei jeder Mahlzeit erhöhen
- den Obstanteil zu Beginn jeder Mahlzeit nach und nach erhöhen
- den Anteil von Kohlenhydraten bei jeder Mahlzeit erhöhen
- die Menge frischer, ganzer, roher und naturbelassener Blattgemüse erhöhen, bis sie 3% oder etwas mehr der täglichen Gesamtkalorien beträgt
- die Schlafmenge erhöhen, bis Sie ehrlich sagen können, dass Sie jede Nacht genug Schlaf bekommen
- die körperliche Aktivität erhöhen, bis Sie mindestens $\frac{2}{5}$ (40%) Ihrer aufgenommenen Gesamtkalorien dadurch verbrauchen

Ich hoffe das hilft, Dr. D.

*Durch-
schnittliches
Kalorien-Nähr-
stoff-Verhältnis je
nach Lebensmit-
telgruppe*

Dies ist eine grobe Schätzung des jeweiligen Kalorien-Nährstoff-Verhältnisses verschiedener Kategorien ganzer roher
Früchte, angegeben mit den jeweiligen Prozent an Kalorien
aus Kohlenhydraten, Eiweiß und Fett (K/E/F):

- Obst (durchschnittlich) 90/5/5
- Gemüse (durchschnittlich) 70/20/10
- Nüsse (durchschnittlich) 10/10/80
- Samen (durchschnittlich) 18/12/70
- Avocados (durchschnittlich) 20/5/75

DIE FORMEL

Was heißt das für unser Essen? 80/10/10 funktioniert problemlos und ganz natürlich, wenn die aufgenommenen Kalorien ungefähr folgendermaßen verteilt sind:

- 90 bis 97% von süßen und nicht süßen Früchten
- 2 bis 6% von zartem grünen Blattgemüse und Sellerie
- 0 bis 8% andere Lebensmittel (Gemüse wie Kohl oder Brokkoli, fettreiche
  Früchte, Nüsse und Samen)

Sie erreichen das normalerweise mit zwei bis drei großen Obstmahlzeiten tagsüber
und einem großen Salat am Abend. Zwar überwiegt eindeutig das Obst, aber Sie
können trotzdem so viel Gemüse essen, wie Sie möchten.

WIE VIEL OFFENES FETT?

Wenn Sie Ihren Fettverzehr auf 10% oder weniger Ihrer aufgenommenen Gesamtkalorien senken wollen, müssen Sie beachten, dass etwa 5% Ihrer Kalorien auf
jeden Fall von Fett stammen, auch wenn Sie ausschließlich Obst und Gemüse essen.
Als Faustregel sollte daher gelten, dass Sie circa 5% Ihrer Kalorien von Nüssen,
Samen, Avocados, Nussbutter oder Ähnlichem beziehen. Bei einer Ernährung mit
2.000 Kalorien pro Tag sollte der Anteil der offenen Fette also bei ungefähr 100
Kalorien liegen.

Was heißt das für unser Essen? Dass eine durchschnittliche Person, die 80/10/10
anwendet, an einem Tag z. B. etwa Folgendes essen könnte:

- ⅓ mittelgroße Avocado (170 g Avocadofleisch) oder
- 15 g Mandeln (circa 13 Stück) oder
- 20 mittelgroße Oliven oder
- weniger als 1 Esslöffel Öl.

Es gibt aber noch eine andere Möglichkeit. Sie könnten einen oder zwei Tage lang ganz auf offene Fette verzichten und nur eine ausreichende Menge an Obst und Gemüse verzehren, um Ihren Kalorienbedarf zu decken. Dadurch machen Sie einen Tag wett, an dem Sie vielleicht etwas mehr fettreiche Lebensmittel zu sich nehmen oder etwas von 80/10/10 abweichen, ohne sich schuldig zu fühlen. Ihre durchschnittliche wöchentliche Kalorienaufnahme sollte auf diese Weise immer noch im Bereich 80/10/10 liegen.

Wenn Sie es mit den fettreichen Lebensmitteln allerdings übertreiben, werden Sie es sofort merken und vermutlich sogar noch am nächsten Morgen spüren. Die Müdigkeit, das unangenehme Gefühl im Mund, die verlangsamte Verdauung und Ausscheidung sowie andere Gefühlswahrnehmungen sind zu intensiv, als dass Sie sie ignorieren könnten. Gleichzeitig werden Sie dadurch prima dazu motiviert, wieder dem Genuss einer strikteren Version von 80/10/10 zu folgen.

WIE VIELE KALORIEN?

Anfangs essen viele Leute nicht genug rohe Lebensmittel, um Ihren täglichen Kalorienbedarf zu decken, weil sie noch stark an den Verzehr konzentrierter gekochter Speisen gewöhnt sind. Wie in Kapitel 10 beschrieben, müssen Sie weit größere Mengen an frischem Obst und Gemüse essen, um die gleiche Kalorienmenge zu sich zu nehmen, die Sie sich früher über Fleisch und Stärke zugeführt haben, da Obst und Gemüse eine viel geringere Kaloriendichte hat. Stattdessen enthält es viel Wasser und Ballaststoffe – beides äußerst wichtige Nährstoffe, die unseren Lebensmitteln allerdings auch ein sehr großes Volumen bescheren.

Ein weiteres Hindernis, das viele Menschen überwinden müssen, um mit 80/10/10 Erfolg zu haben, ist die Angst davor, den Großteil ihrer Kalorien in Form von Obst zu essen. Obst hat generell immer mehr Kalorien als Gemüse und Blattsalate. Es ergibt also durchaus Sinn, dass der Großteil einer Rohkosternährung aus Obst besteht und durch große Salate ergänzt wird, um die Versorgung mit essenziellen Mineralien wie Natrium, Kalium, Kalzium und Magnesium sicherzustellen.

Das Bestimmen des Kalorienbedarfs ist keine exakte Wissenschaft. Es gibt immer Raum für Flexibilität und tägliche Schwankungen. Auf ein ganzes Jahr betrachtet wird uns aber auffallen, dass Menschen, die ihr Gewicht halten, in einem vorhersagbaren Bereich liegen, was ihren Kalorienbedarf betrifft, der abhängig ist von ihrer Körpergröße, ihrem Muskelanteil und dem Grad ihrer körperlichen Aktivität.

20 x Körpergewicht = BMR

Unten zeige ich Ihnen zwei Richtlinien, wie Sie Ihren täglichen Kalorienbedarf ermitteln können. Beide beginnen mit der Multiplikation Ihres Gewichts (oder idealen/angestrebten Gewichts) mal 20. Dies liefert Ihnen einen sehr groben Wert für Ihren Grundumsatz (oder BMR – *basal metabolic rate*), der nötig ist, damit Ihr Körper (Ihr Gehirn, Ihre Organe und alle wichtigen Körperfunktionen) im Ruhezustand funktioniert.

Wenn Sie z. B. 75 kg wiegen, liegt Ihr Grundumsatz bei einem völligen Ruhezustand bei ungefähr 1.500 Kalorien pro Tag, plus oder minus 10 %. Je nach dem Grad Ihrer körperlichen Aktivität empfehle ich die folgenden Rechenmodelle:

Kalorienrichtlinien für gesunde (sportliche) Menschen

Meine Empfehlungen in puncto optimaler Kalorienkonsum weichen von den sonst zu findenden gängigen Empfehlungen ab und sind etwas höher als der typische Durchschnitt. Der Grund dafür ist, dass ich meine Empfehlungen auf der Grundlage eines gesunden, also hohen Grads körperlicher Aktivität erstelle – eines Aktivitätsgrads, den Menschen bräuchten, um in einer natürlicheren Umgebung genügend Nahrung zu finden.

Die Natur hat uns Menschen dafür ausgelegt, lange Strecken zu Fuß zurückzulegen, auf Bäume zu klettern und sogar zu schwimmen, falls dies nötig wird, um an Nahrung oder eine warme Unterkunft zu gelangen. Der darauf basierende Aktivitätsgrad ist wesentlich höher als der eines Durchschnittsamerikaners – ebenso wie der Kalorienverbrauch. Weil mehr Nahrung verzehrt würde, wäre auch eine größere Menge an Nährstoffen verfügbar. Eine gute Ernährung hängt auch davon ab, ob wir fit genug sind, um gesund zu sein.

Daher empfehle ich, dass eine gesunde, sportliche Person mindestens noch einmal so viele Kalorien für die sportliche Betätigung aufnehmen sollte, wie sie bereits für den Grundumsatz in völligem Ruhezustand benötigt. (Dieser entspricht dem idealen Körpergewicht in kg mal 20). Das bedeutet, dass ein Mann mit 75 kg, der 1.500 Kalorien als Basis veranschlagt, mindestens weitere 1.500 Kalorien für seine tägliche sportliche Aktivität hinzurechnen sollte, und daher pro Tag insgesamt mindestens 3.000 Kalorien benötigt.

Mit 80/10/10 wäre die komplette Nährstoffaufnahme erheblich besser als mit einer durchschnittlichen amerikanischen Ernährung. Natürlich müsste der Körper erst in Form gebracht werden, um diesen Aktivitätsgrad zu erreichen, aber auch das lässt sich Schritt für Schritt erreichen.

Kalorienrichtlinien für weniger aktive Menschen

Ich möchte es an dieser Stelle noch einmal eindringlich betonen: Eine gute Ernährung lässt sich nur dann bewerkstelligen, von wir fit genug sind, um gesund zu sein. Ich meine damit, dass auch die »perfekteste« Ernährungsweise nicht zu wirklicher Gesundheit führt, wenn sie nicht von einem hohen Maß körperlicher Aktivität und allen anderen wichtigen Faktoren eines gesunden Lebens (siehe »Grundlegende Voraussetzungen für eine stabile Gesundheit« auf Seite 12) begleitet wird. Ich kann Ihnen nicht genug raten, genauso viel Zeit und Energie in die Verbesserung Ihrer Fitness wie in das Lernen über und das Umsetzen einer optimalen Ernährung zu investieren.

Wenn Sie also eine weniger aktive Person sind, die ihre Fitness und ihre Gesundheit verbessern will, schauen Sie sich die folgenden Richtlinien zur Ermittlung Ihres Kalorienbedarfs an.

Wenn Sie bei der Arbeit und auch den Rest des Tages eher sitzen, addieren Sie 200 weitere Kalorien zu Ihrem oben beschriebenen Grundumsatz hinzu. Jetzt kommen die Kalorien für sportliche Betätigung hinzu, vielleicht 300-600 Kalorien pro Trainingseinheit. Es kann mehr oder weniger sein, je nachdem wie oft, wie intensiv und wie lange Sie jeweils trainieren bzw. Sport treiben.

Wenn Sie einen körperlich anstrengenden Beruf haben, brauchen Sie eventuell weitere 800 bis 1.600 Kalorien.

Eine weniger aktive Frau mit 65 kg muss also circa 1.300 Kalorien aufnehmen, nur um ihr Gewicht zu halten. Nehmen wir an, dass sie weitere 260 Kalorien (zusätzliche 20 %) pro Tag für Ihre Aktivitäten benötigt, z. B. für das Herumhantieren im Haus, zum Treppensteigen, um zum Briefkasten zu gehen etc. Diese (hypothetische) Frau müsste täglich etwa 1.560 Kalorien verzehren.

Ein großer Mann mit 140 kg, der fit und nicht übergewichtig ist, der Sport treibt und Bauarbeiter ist, bräuchte für seinen Grundumsatz im Ruhezustand etwa 2.800 Kalorien. Dazu kommen etwa 1.500 Kalorien, die er bei der Arbeit verbrennt, und 2.000 weitere für sein tägliches Sportprogramm. Dieser aktive Mann müsste ungefähr 6.250 Kalorien mit seiner Nahrung aufnehmen. Er muss also viermal so viele Kalorien zu sich nehmen wie die weniger aktive Frau aus unserem ersten Beispiel.

WIE VIEL KANN MAN ESSEN?

Um beispielhaft zu zeigen, wie viel Obst und Gemüse man über den Tag verteilt essen sollte, gehen wir einmal davon aus, dass Sie täglich 2.000 Kalorien benötigen. Eine mittelgroße Banane hat 105 Kalorien, eine große Honigmelone 461 Kalorien, ein mittelgroßer Pfirsich 39 Kalorien und ein großer einfacher Salat vielleicht 175 Kalorien (ein großer Salatkopf liegt bei circa 96 Kalorien und ein Pfund nicht süßer Früchte bei ungefähr 75 Kalorien).

Um 2.000 Kalorien aus rohen Lebensmitteln zu verzehren, bräuchten Sie bspw. eine große Honigmelone zum Frühstück (461 Kalorien), einen Smoothie aus 12 Bananen zum Mittagessen (1.260 Kalorien), 4 Pfirsiche als Zwischenmahlzeit (153 Kalorien) und einen großen Salat zum Abendessen (175 Kalorien). Damit hätten Sie 2.026 Kalorien mit einem Kalorien-Nährstoff-Verhältnis von 90/6/4 (90 % Kohlenhydrate, 6 % Eiweiß und 4 % Fett) zu sich genommen. Wenn Sie sich

Kalorienvergleich: 220 g verschiedener Lebensmittel

Diese Tabelle verdeutlicht den extremen Unterschied der Kaloriendichte zwischen wasserreichen und fettreichen Lebensmitteln des 80/10/10-Programms. Jedes aufgeführte Lebensmittel wiegt 220 g. (Sie müssten 42 Portionen mit je 220 g Salat oder 21 große Salatköpfe essen, um genau so viele Kalorien aufzunehmen, wie eine Portion mit 220 g Macadamianüssen enthält!)

Salat	39 Kalorien (1 kleiner Kopf Romanasalat)
Gurke	27 Kalorien (½ mittelgroße)
Tomate	41 Kalorien (2 mittelgroße)
Pfirsich	89 Kalorien (2 mittelgroße)
Apfel	109 Kalorien (2 kleine)
Mango	147 Kalorien (1 mittelgroße)
Banane	202 Kalorien (2 mittelgroße)
Avocado	362 Kalorien (1 große)
Cashews	1.254 Kalorien
Sonnenblumenkerne	1.293 Kalorien
Mandeln	1.318 Kalorien
Walnüsse	1.483 Kalorien
Macadamianüsse	1.628 Kalorien

an diesem Tag nur wenig bewegt hätten, würden Sie zwei Bananen und einen Pfirsich weniger essen.

Wenn der Tag Sie aber körperlich gefordert hat, könnten Sie Ihren Salat mit einer halben Avocado (circa 90 g) vervollkommnen bzw. mit zusätzlichen 145 Kalorien, von denen 111 Fettkalorien wären. Das Kalorien-Nährstoff-Verhältnis läge dann bei 86/6/9. Eine ganze Avocado würde den Fettanteil des Tages auf 13 % anheben – keine große Sache, aber dennoch wäre es besser, stattdessen etwas mehr Obst hinzuzufügen, um den erhöhten Kalorienbedarf wegen des regelmäßigen Trainings zu decken.

Die richtige Ernährung für das ganze Leben

Leben ist Wachsen – so wie die Jahresringe bei einem Baum – und bedeutet oftmals auch Veränderungen. Die 80/10/10 –Ernährungsweise mag Ihnen zunächst wie eine riesige Veränderung all Ihrer Lebensgewohnheiten vorkommen. Je mehr Sie aber merken, wie Sie dafür belohnt werden, auf Ihren Körper zu achten, umso deutlicher werden Sie erkennen, dass die Vorteile dieser Lebensweise die Nachteile bei Weitem übertreffen. 80/10/10 als Ihre neue Lebensweise anzunehmen, wird jeden Moment Ihres zukünftigen Lebens aufwerten. Ich beglückwünsche Sie zum ersten Schritt hin zu Ihrem neuen Selbst.

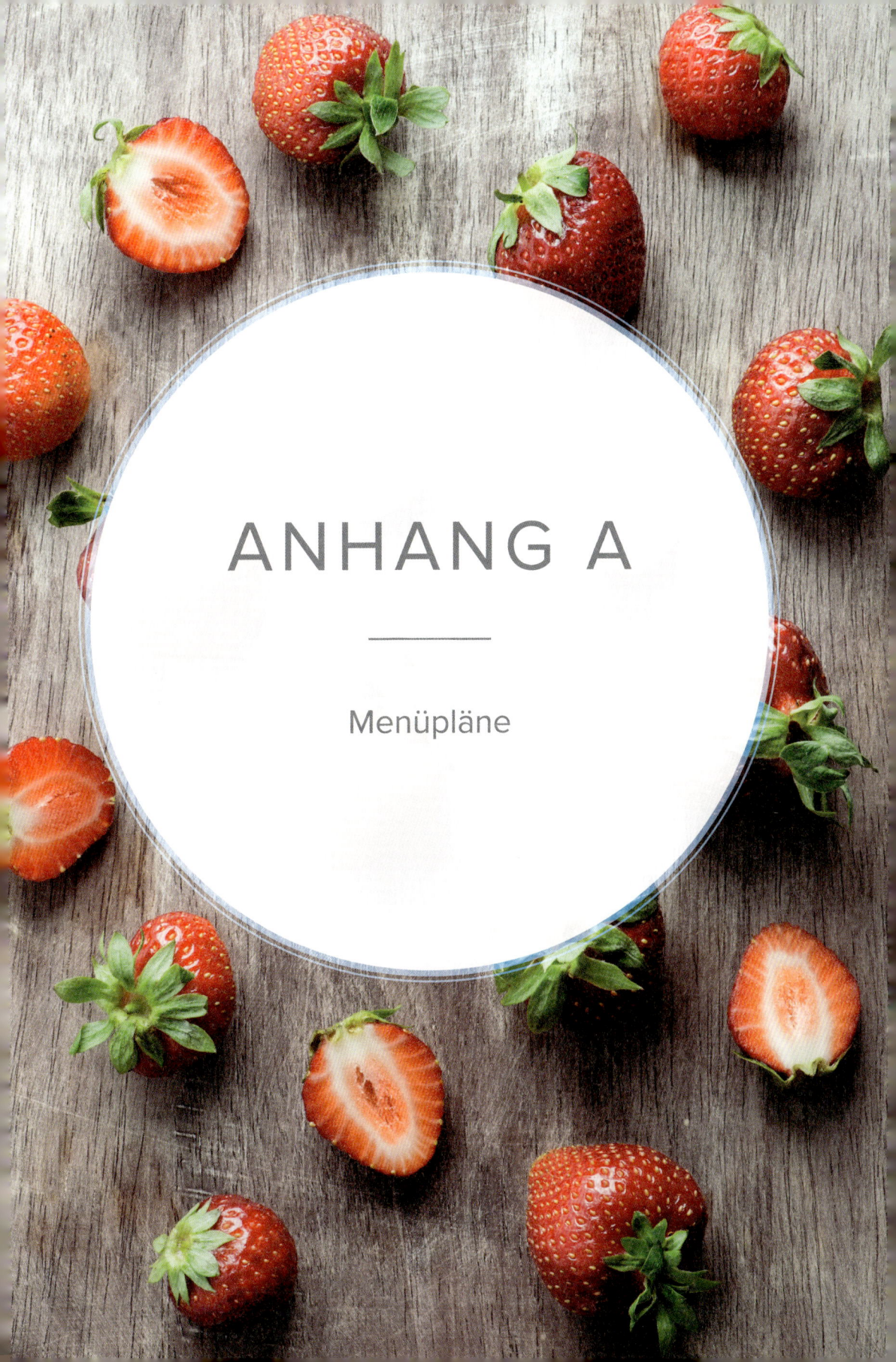

ANHANG A

———

Menüpläne

Dieser Anhang enthält 80/10/10-Menüpläne für alle Jahreszeiten mit Ganztags-Vorschlägen für jeweils eine ganze Woche (jeweils sieben Tage mit drei Mahlzeiten für Sommer, Herbst, Winter und Frühling). Jede Doppelseite enthält Rezepte für einen Tag und eine Analyse des Kalorien-Nährstoff-Verhältnisses.

Jeder Menüplan beinhaltet Frühstück, Mittagessen und ein dreigängiges Abendessen, das entsprechend der Saison zusammengestellt wurde und insgesamt ungefähr 2.000 Kalorien enthält. Um die Rezepte an die von Ihnen gewünschte Kalorienaufnahme anzupassen, können Sie die Menge aller Zutaten beliebig erhöhen oder verkleinern.

Abwechslungsreiche Smoothies, Obstsalate, Suppen, Dressings, Gemüse- und Krautsalate zeigen die große Auswahl an verschiedenen Obst- und Gemüsemahlzeiten, die das 80/10/10-Programm bietet. Dabei werden vor allem Lebensmittel verwendet, die gerade Saison haben und dann am frischesten und erschwinglichsten sind. Das Motto von 80/10/10 ist »unkomplizierte Mahlzeiten und Abwechslung das ganze Jahr über«. Je mehr Sie sich an diese Lebensweise gewöhnen, umso mehr werden Sie es genießen, sich den Jahreszeiten entsprechend zu ernähren, und sich auf jede neue Saison freuen, die eine Vielfalt typischer Früchte und ihren ganz eigenen, wunderbaren Geschmack mit sich bringt. Experimentieren Sie! Verwenden Sie dieses Handbuch als Inspirationsquelle dafür, Ihre eigenen Lieblingskombinationen zu entdecken.

Einige Rezepte enthalten zusätzliche Informationen, die mit dem Sternsymbol (*) gekennzeichnet sind. Sie sollen dabei helfen, Fragen zu beantworten und den Umstieg zu erleichtern, und enthalten wissenswerte Fakten über verschiedene Obstsorten und ihre Verfügbarkeit, Ideen zu Rezeptvariationen und Tipps zum Kaufen, Zubereiten und Essen bestimmter Lebensmittel.

Machen Sie sich nicht bei jeder Mahlzeit oder jeden Tag Gedanken über Ihr Kalorien-Nährstoff-Verhältnis. Die 80/10/10-Richtlinie (mindestens 80 % Kalorien von Kohlenhydraten und höchstens 10 % Fett und Eiweiß) ist eine durchschnittliche Angabe und ein Ziel, das Sie mit der Zeit anstreben sollten. Daher werden Sie, wenn Sie durch den Menüplan blättern, Tage mit etwas mehr und Tage mit etwas weniger Fett entdecken. Auf die gesamte Woche gerechnet pegeln sich die Werte allerdings wieder bei 80/10/10 ein.

Am besten können Sie das Nährstoff-Kalorien-Verhältnis und den Fettanteil Ihrer Ernährung nachvollziehen, wenn Sie Ihr Essen wiegen und Ihre Werte circa eine Woche lang bei einem Online-Nahrungsanalyseprogramm eingeben. Für die Erstellung unserer Rezeptvorschläge haben wir Nutridiary.com verwendet.

Es gibt keine Früchte, die ernährungstechnisch gesehen identisch sind. Jede Frucht (manchmal sogar jedes Stück derselben Sorte) hat ein anderes Kalorien-Nährstoff-Verhältnis, das abhängig vom Reifegrad, der Bodenqualität, der Lagerung während des Transports und dem Erntezeitpunkt ist.

Jeder Versuch, Obst wie z. B. »einen Apfel« oder »einen Salatkopf« zu standardisieren (auch wenn es in den Tabellen notgedrungen so dargestellt wird), ist subjektiv, da sich alle Lebensmittel aufgrund ihres unterschiedlichen Herkunftsorts unterscheiden. Der einzige Weg, Lebensmittel akkurat zu vergleichen, erfolgt daher über deren Gewicht und nicht über die Stückzahl. Alle Gewichtsangaben beziehen sich allein auf die essbaren Teile, also entfernen Sie nicht essbare Schalen, Kerne, Samen und Steine, bevor Sie Ihre Lebensmittel wiegen.

Die Leistungsfähigkeit des Verdauungssystems unterscheidet sich von Mensch zu Mensch, genauso wie der Aktivitätsgrad. Beide Faktoren beeinflussen, wie gut wir Nährstoffe aufnehmen können. Je mehr Sie Ihre Lebensweise verbessern, umso besser wird auch Ihre Verdauung arbeiten.

Aus all diesen und weiteren Gründen sind die Angaben in den folgenden Tabellen nur grobe Schätzungen und dafür gemacht, dass Sie Ihre Ernährung in die richtige Richtung steuern können. Schauen Sie also auf das Gesamtbild und verzweifeln Sie nicht über Details.

SAISONALE VERFÜGBARKEIT VON FRÜCHTEN

Die folgende Tabelle präsentiert einen Überblick über die Verfügbarkeit von häufig verwendetem Obst und Gemüse. Es ist eine lange, generelle Liste, die zeigt, in welchen Monaten bestimmte Lebensmittel normalerweise erhältlich sind, unabhängig von ihrer Verschiedenartigkeit und ihrer Herkunft.

So wird Papaya beispielsweise als ganzjährig erhältlich angegeben, auch wenn es je nach Herkunftsland verschiedene Sorten gibt, die zu unterschiedlichen Zeiten Saison haben. Moderne Transport- und Lagerungstechnologien erlauben es uns, die meisten dieser Lebensmittel das gesamte Jahr über zu erhalten – wenn auch manchmal zu einem hohen Preis für unser Portemonnaie, unsere Gesundheit und unsere Umwelt.

Während der Vor- und Nachsaison werden Sie immer noch einige Lebensmittel aus regionalem Anbau finden, doch sind diese dann meist teurer und von geringerer Qualität. Um nur die frischesten Zutaten zu verwenden, lege ich Ihnen ausdrücklich ans Herz, zu regionalen Bio-Produkten zu greifen, die gerade Saison haben.

OHNE WAAGE

Die Zutaten in den Menüplänen sind für ein akkurates Kalorien-Nährstoff-Verhältnis in Gramm und Milliliter angegeben. Wenn Sie keine Küchenwaage zu Hause haben, können die folgenden Tabellen Ihnen dabei helfen, die benötigten Mengen abzumessen. Irgendwann werden Sie Profi darin sein, das Gewicht und den durchschnittlichen Kaloriengehalt bestimmter Lebensmittel zu bestimmen – eine Fähigkeit, mit der Sie immens viel Zeit in der Küche sparen werden.

Saisonale Verfügbarkeit von Früchten

Frucht	Hauptsaison	Vor-/Nachsaison
Süße Früchte		
Ananas	Juni–August	Mai/September
Äpfel	September-Oktober	August/November
Aprikosen	Juli	Juni/August
Avocado	Mai-November	April/Dezember
Bananen	Januar–Dezember	
Birnen	August–September	Juli/Oktober
Brombeeren	Juli–August	Mai–Juni/September
Datteln	September–Oktober	August/November
Erdbeeren	April–Mai/Oktober	März/Juni, September/November
Feigen	Juli–September	Juni/Oktober
Granatäpfel	Oktober-November	September/Dezember
Heidelbeeren	Juli–August	Juni/September
Himbeeren	Juli–August	Juni/September
Kaki	Oktober–November	September/Dezember
Kirschen	Juni	Mai/Juli
Kiwi	Dezember–Februar	November/März
Mandarinen	November–März	Oktober/April
Mango	Mai–August	April/September
Melone	Juni–August	Mai/September
Nektarinen	Juli/August	Juni–September
Orangen	Dezember–April	November/Mai
Papayas	Januar–Dezember	
Pfirsiche	Juli–September	Juni/Oktober
Pflaumen	August–September	Juli/Oktober
Weintrauben	Juli–September	Juni/Oktober
Fruchtgemüse		
Gelbe Zucchini	Juli–August	Juni/September
Gemüsepaprika	September-Oktober	August/November
Grüne Zucchini	Juli–August	Juni/September
Gurken	Juli–August	Juni/September
Tomaten	Juli–Oktober	Juni/November

Portions- angaben

Portionsangaben: Süße Früchte (etwa 500 g) 1 Tasse = 250 ml	
Ananas	1 mittelgroße
Äpfel	3 ½ mittelgroße
Aprikosen	13 mittelgroße
Bananen	4 mittelgroße
Birnen	2 ½ mittelgroße
Brombeeren	3 Tassen
Cantaloupe-Melone	2 ¾ Tassen
Casaba-Melone	2 ½ Tassen
Datteln	19 Medjool oder 56 herkömmliche
Erdbeeren	2 ½ Tassen (38 mittelgroße)
Feigen	9 mittelgroße
Grapefruit	2 mittelgroße
Heidelbeeren	3 Tassen
Himbeeren	3 ½ Tassen
Honigmelone	2 ¾ Tassen
Kaki	3 kleine
Kiwis	6 mittelgroße
Mangos	2 mittelgroße
Nektarinen	3 mittelgroße
Orangen	3,5 mittelgroße
Papayas	1 ½ mittelgroße
Pfirsiche	4 ½ mittelgroße
Pflaumen	7 mittelgroße
Rosinen	3 Tassen
Süßkirschen	4 Tassen
Weintrauben	3 Tassen
Mandarinen	2 mittelgroße
Wassermelone	¼ einer großen Melone

Portions-angaben

Portionsangaben: Gemüse (etwa 500 g)	
Blumenkohl	1 Kopf
Brokkoli	1 Kopf
Cherrytomaten	3 Tassen
Gemüsepaprika	4 mittelgroße
Grüner / roter Blattsalat	1 großer Kopf
Gurken, geschält	2 ½ mittelgroße
Kohl	½ mittelgroßer Kopf
Kopfsalat	1 großer Kopf
Romana-Salat	1 großer
Sellerie	11 mittelgroße Stangen
Spinat	1 großer Bund
Tomaten	3 ½ mittelgroße
Portionsangaben: Offene Fette	
Avocado (etwa 180 g)	1 mittelgroße
Hanfsamen (30 g)	4 Esslöffel
Macadamianüsse (30 g)	10-12 Stück
Mandeln (30 g)	23 Stück
Pecannüsse (30 g)	20 Nusshälften
Pinienkerne (30 g)	140 Stück
Pistazien (30 g)	49 Stück
Sesamsamen (30 g)	3 ½ Esslöffel
Sonnenblumenkerne (30 g)	5 Esslöffel
Tahini (30 g)	2 Esslöffel
Walnüsse (30 g)	14 Nusshälften

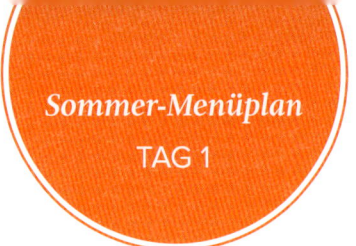

FRÜHSTÜCK: Wassermelone

2 kg Wassermelone

Zubereitung: Melone halbieren, draußen sitzen und den Sonnenschein genießen, während Sie genussvoll mit einem Löffel diese wunderbare Frucht genießen.

MITTAGESSEN: Pfirsich-Genuss

1 Pfund Bananen, 1 Pfund Pfirsiche

Zubereitung: Mit 500 ml Wasser zu einem leckeren Smoothie pürieren. Je nach gewünschter Konsistenz mehr Wasser zugeben.

ABENDESSEN

ERSTER GANG: Mango-Limette-Traum

1 Pfund Mangos, Saft einer halben Limette

Zubereitung: Mangos schälen, grob würfeln und in eine Schüssel geben. Mit Limettensaft beträufeln.

ZWEITER GANG: Süße Tomaten

200 g Mango, 200 g Tomaten (alte Sorten)

Zubereitung: ¾ der Mango mit ¾ der Tomaten pürieren. Den Rest würfeln, in die süße Suppe geben und umrühren.

DRITTER GANG: Mango-Paprika-Salat

1 Pfund Romana-Salat, 100 g Tomaten und je 200 g Gurken, Mango und rote Paprika

Zubereitung: Salat klein schneiden und in eine große Schüssel geben. Gurke auf Wunsch schälen und in dünne Scheiben schneiden. Tomate vierteln. Beides zum Salat geben und vermengen. Mango schälen, Fruchtfleisch vom Stein schneiden und grob würfeln. Paprika entsamen und in grobe Stücke schneiden. Beides im Mixer zu einem Dressing pürieren und über den Salat geben.

Sommer-Menüplan: Tag 1

Wassermelone	Kohl.	Eiweiß	Fett
Gramm	137	11	3
Kalorien	483	39	22
% Gesamtkalorien	89	7	4
Gesamtkalorien dieser Mahlzeit			**544**

Pfirsich-Genuss	Kohl.	Eiweiß	Fett
Gramm	147	9	3
Kalorien	527	33	21
% Gesamtkalorien	90	6	4
Gesamtkalorien dieser Mahlzeit			**581**

Mango-Limette-Traum	Kohl.	Eiweiß	Fett
Gramm	79	2	1
Kalorien	283	9	10
% Gesamtkalorien	94	3	3
Gesamtkalorien dieser Mahlzeit			**302**

Süße Tomaten	Kohl.	Eiweiß	Fett
Gramm	49	3	1
Kalorien	173	11	11
% Gesamtkalorien	88	6	6
Gesamtkalorien dieser Mahlzeit			**195**

Mango-Paprika-Salat	Kohl.	Eiweiß	Fett
Gramm	77	11	3
Kalorien	269	39	27
% Gesamtkalorien	80	12	8
Gesamtkalorien dieser Mahlzeit			**335**

Tagesgesamtwerte	Kohl.	Eiweiß	Fett
Gramm	489	36	11
Kalorien	1735	131	91
Tages-Kalorien-Nährstoff-Verhältnis	**89**	**7**	**5**
Tagesgesamtkalorien			**1957**

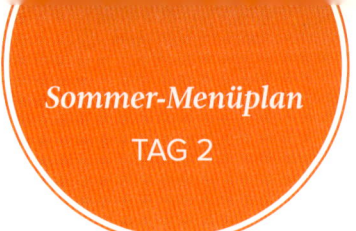

FRÜHSTÜCK: Wassermelone

2 kg Wassermelone

Zubereitung: Die zweite Hälfte der Wassermelone wartet auf Sie! Löffeln Sie das Fruchtinnere in einen Mixer, pürieren Sie es und genießen Sie die morgendliche Erfrischung!

MITTAGESSEN: Nur Bananen!

1 kg Bananen

Zubereitung: Mit 500 ml Wasser in einem Mixer zu einem Smoothie pürieren oder so wie sie sind genießen.

*Wenn es Ihnen schwerfällt, so viele Bananen auf einmal zu essen, haben diese vermutlich nicht den richtigen Reifegrad. Die meisten Bananen sind dann reif, wenn ihre Schale mit vielen braunen Pünktchen gesprenkelt ist und sie süß duften. Vorher enthalten sie noch viel Stärke und lassen sich schwerer verdauen. Der richtige Reifegrad ist für die bestmögliche Nährstoffaufnahme und -verwertung immens wichtig.

ABENDESSEN

ERSTER GANG: Sommerbeerensalat

100 g Heidelbeeren, 100 g Himbeeren, 100 g Pfirsiche

Zubereitung: In einer Schüssel vermischen und genießen!

ZWEITER GANG: Pfirsich-Tomaten-Suppe

200 g Pfirsiche, 200 g Tomaten (alte Sorten)

Zubereitung: ¾ der Pfirsiche mit ¾ der Tomaten pürieren. Den Rest in dünne Scheiben schneiden und als Einlage zur Suppe geben.

DRITTER GANG: Brombeeren-Sesam-Salat

1 Pfund Kopfsalat, 100 g Tomaten, 200 g Brombeeren, 2 TL rohe geschälte Sesamsaat

Zubereitung: Kopfsalat klein schneiden und in eine Schüssel geben. Tomate vierteln und mit dem Salat vermischen. Dressing aus Brombeeren und Sesamsaat darübergeben.

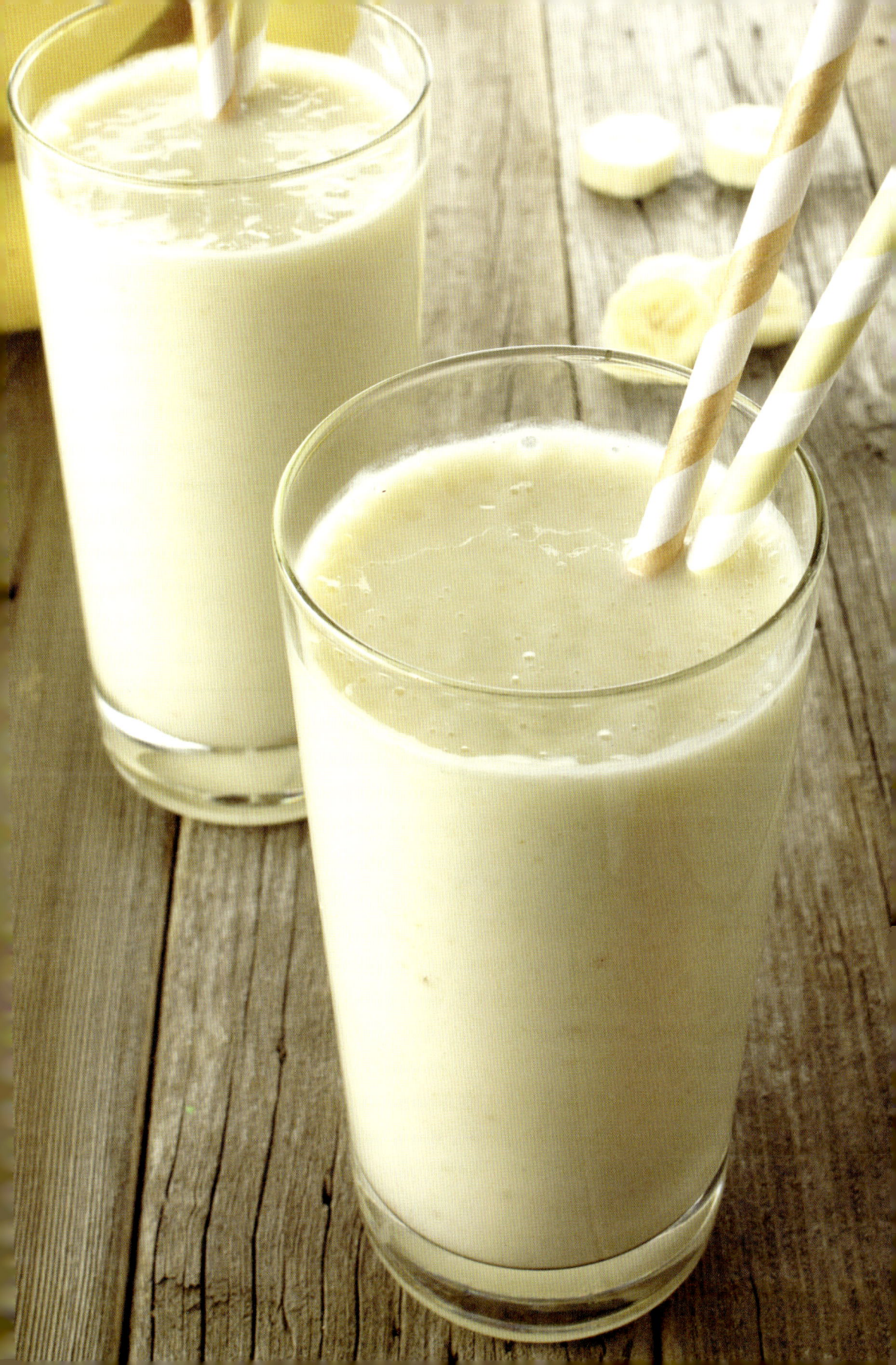

Sommer-Menüplan: Tag 2			
Wassermelone	**Kohl.**	**Eiweiß**	**Fett**
Gramm	137	11	3
Kalorien	483	39	22
% Gesamtkalorien	89	7	4
Gesamtkalorien für diese Mahlzeit			**544**
Nur Bananen!	**Kohl.**	**Eiweiß**	**Fett**
Gramm	207	10	3
Kalorien	747	36	24
% Gesamtkalorien	93	4	3
Gesamtkalorien für diese Mahlzeit			**807**
Sommerbeerensalat	**Kohl.**	**Eiweiß**	**Fett**
Gramm	52	4	2
Kalorien	184	15	13
% Gesamtkalorien	87	7	6
Gesamtkalorien für diese Mahlzeit			**212**
Pfirsich-Tomaten-Suppe	**Kohl.**	**Eiweiß**	**Fett**
Gramm	32	4	1
Kalorien	112	14	10
% Gesamtkalorien	83	10	7
Gesamtkalorien für diese Mahlzeit			**136**
Brombeeren-Sesam-Salat	**Kohl.**	**Eiweiß**	**Fett**
Gramm	48	15	19
Kalorien	171	53	149
% Gesamtkalorien	46	14	40
Gesamtkalorien für diese Mahlzeit			**373**
Tagesgesamtwerte	**Kohl.**	**Eiweiß**	**Fett**
Gramm	476	44	28
Kalorien	1697	157	218
Tages-Kalorien-Nährstoff-Verhältnis	**82**	**8**	**11**
Tagesgesamtkalorien			**2072**

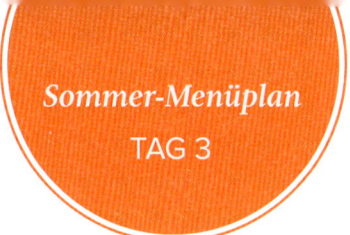

FRÜHSTÜCK: Honigmelone
1,5 kg Honigmelone

MITTAGESSEN: Feigenmärchen
1 Pfund Feigen, 1 Pfund Bananen
Zubereitung: Mit 500 ml Wasser zu einem Smoothie oder der gewünschten Konsistenz pürieren.

ABENDESSEN
ERSTER GANG: Mangos und Himbeeren
200 g Mango, 200 g Himbeeren
Zubereitung: Mango in Scheiben schneiden oder würfeln, in eine Schüssel geben und Himbeeren darüberstreuen.

ZWEITER GANG: Erfrischende Gurken-Mango-Suppe
200 g Mango, 200 g Gurken
Zubereitung: ¼ der Gurke in dünne Scheiben schneiden. Den Rest mit der Mango pürieren. Gurkenscheiben zur Suppe geben und genießen!

DRITTER GANG: Himbeersalat
1 Pfund grüner Blattsalat, 200 g Gurke, 200 g Mango, 200 g Himbeeren
Zubereitung: Salat ggf. klein schneiden und in eine Schüssel geben. Gurke schälen, in Scheiben schneiden und unter den Salat mengen. Mango schälen, Fruchtfleisch vom Stein schneiden und mit den Himbeeren zu einem Salatdressing pürieren.
*Als Alternative Mango in kleine Scheibchen schneiden und mit den ganzen Himbeeren auf den Salat geben.

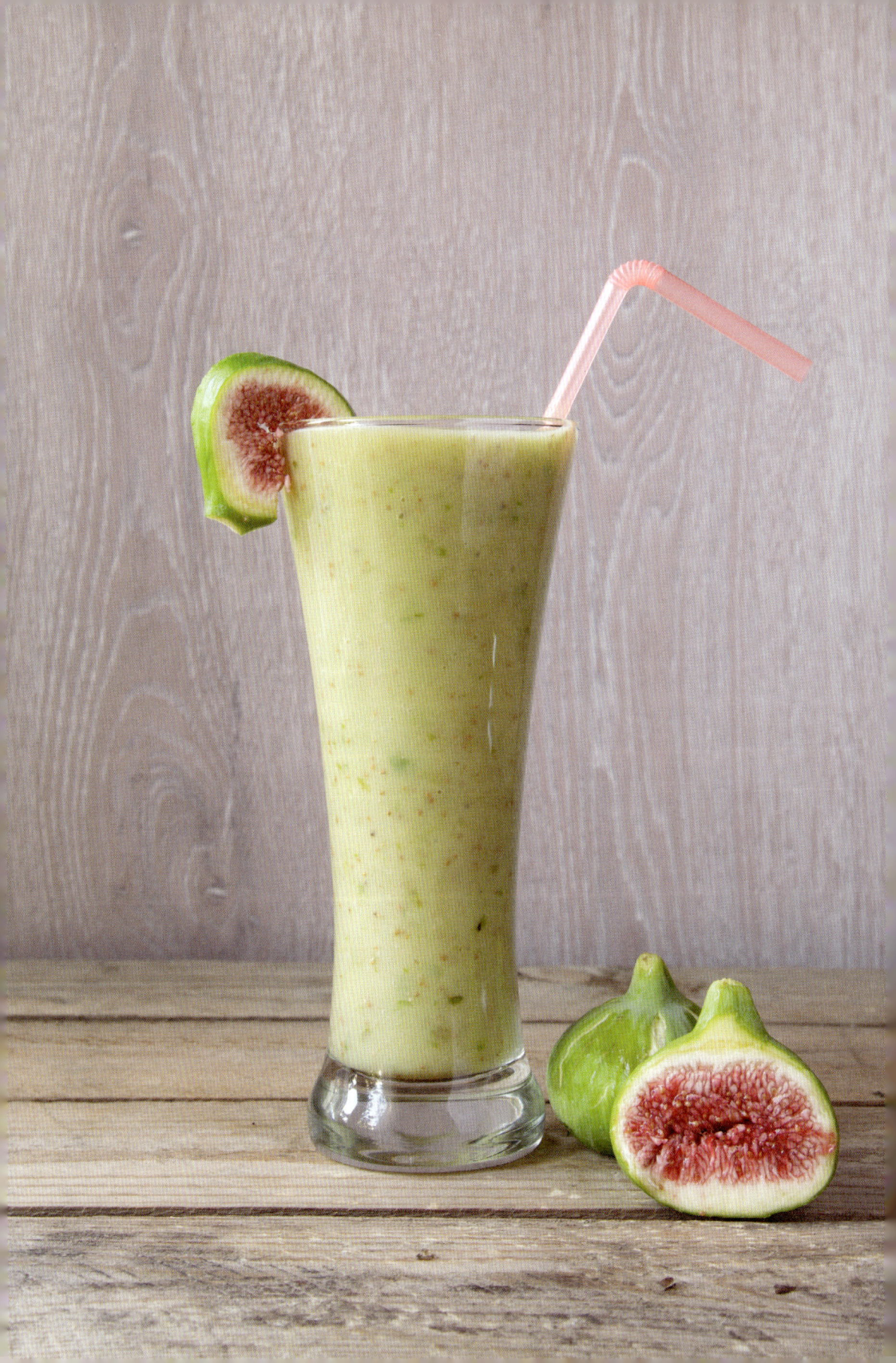

Sommer-Menüplan: Tag 3

Honigmelone	Kohl.	Eiweiß	Fett
Gramm	124	7	2
Kalorien	447	27	16
% Gesamtkalorien	91	6	3
Gesamtkalorien für diese Mahlzeit			**490**

Feigenmärchen	Kohl.	Eiweiß	Fett
Gramm	191	8	3
Kalorien	686	30	23
% Gesamtkalorien	93	4	3
Gesamtkalorien für diese Mahlzeit			**739**

Mangos und Himbeeren	Kohl.	Eiweiß	Fett
Gramm	66	4	2
Kalorien	234	14	17
% Gesamtkalorien	89	5	6
Gesamtkalorien für diese Mahlzeit			**265**

Erfrischende Gurken-Mango-Suppe	Kohl.	Eiweiß	Fett
Gramm	43	2	1
Kalorien	158	9	8
% Gesamtkalorien	90	5	5
Gesamtkalorien für diese Mahlzeit			**175**

Himbeersalat	Kohl.	Eiweiß	Fett
Gramm	83	11	3
Kalorien	296	40	25
% Gesamtkalorien	82	11	7
Gesamtkalorien für diese Mahlzeit	**361**		

Tagesgesamtwerte	Kohl.	Eiweiß	Fett
Gramm	507	32	4
Kalorien	1821	120	89
Tages-Kalorien-Nährstoff-Verhältnis	**90**	**6**	**4**
Tagesgesamtkalorien			**2030**

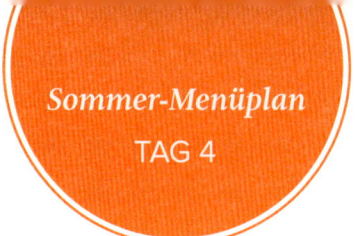

FRÜHSTÜCK: Kirschen

1 kg Süßkirschen

MITTAGESSEN: Süßer Pfirsichsalat

1 Pfund Bananen, 1 Pfund Pfirsiche, 200 g Heidelbeeren

Zubereitung: Bananen und Pfirsiche in Scheiben schneiden und in eine Schüssel geben. Heidelbeeren darüberstreuen und genießen.

ABENDESSEN

ERSTER GANG: Aprikosen-Heidelbeer-Salat

1 Pfund Aprikosen, 200 g Heidelbeeren

Zubereitung: Aprikosen in große Stücke schneiden und in eine Schüssel geben. Heidelbeeren zu einer Soße pürieren und über die Aprikosen gießen.

ZWEITER GANG: Mango-Fenchel-Suppe

1 Pfund Mangos, 1 große Fenchelknolle mit grünem Zweig

Zubereitung: ¾ der Mangos und die Fenchelknolle ohne Zweig im Mixer pürieren. Restliche Mango klein würfeln und in die Suppe geben. Mit dem Fenchelzweig garnieren. Köstlich!

DRITTER GANG: Aprikosen-Sellerie-Salat

1 Pfund Kopfsalat, 100 g Tomaten, 100 g Selleriestange, 1 Pfund Aprikosen

Zubereitung: Kopfsalat klein schneiden und in eine Schüssel geben. Tomate in Scheiben schneiden und mit dem Kopfsalat vermengen. Aprikosen und Sellerie zu einem Dressing pürieren und über den Salat geben.

Sommer-Menüplan: Tag 4			
Kirschen	**Kohl.**	**Eiweiß**	**Fett**
Gramm	145	10	2
Kalorien	522	35	15
% Gesamtkalorien	91	6	3
Gesamtkalorien für diese Mahlzeit			**572**
Süßer Pfirsichsalat	**Kohl.**	**Eiweiß**	**Fett**
Gramm	180	11	3
Kalorien	644	39	27
% Gesamtkalorien	91	5	4
Gesamtkalorien für diese Mahlzeit			**710**
Aprikosen-Heidelbeer-Salat	**Kohl.**	**Eiweiß**	**Fett**
Gramm	83	8	3
Kalorien	298	29	20
% Gesamtkalorien	86	8	6
Gesamtkalorien für diese Mahlzeit			**347**
Mango-Fenchel-Suppe	**Kohl.**	**Eiweiß**	**Fett**
Gramm	77	2	1
Kalorien	277	8	10
% Gesamtkalorien	94	3	3
Gesamtkalorien für diese Mahlzeit			**295**
Aprikosen-Sellerie-Salat	**Kohl.**	**Eiweiß**	**Fett**
Gramm	69	14	3
Kalorien	241	49	26
% Gesamtkalorien	76	16	8
Gesamtkalorien für diese Mahlzeit			**316**
Tagesgesamtwerte	**Kohl.**	**Eiweiß**	**Fett**
Gramm	554	45	12
Kalorien	1982	160	98
Tages-Kalorien-Nährstoff-Verhältnis	**89**	**7**	**4**
Tagesgesamtkalorien			**2240**

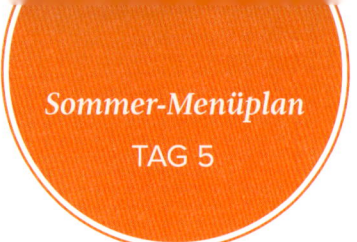

FRÜHSTÜCK: Cantaloupe-Melone

1,5 kg Cantaloupe-Melone

MITTAGESSEN: Mangos und Bananen

1 Pfund Bananen, 1 Pfund Mangos

Zubereitung: Klein schneiden, in eine Schüssel geben und wegputzen!

ABENDESSEN

ERSTER GANG: Aprikosen

1 Pfund Aprikosen

ZWEITER GANG: Orange Paprika-Tomaten-Suppe

200 g Romana-Salat, 200 g Tomaten, 200 g gelbe oder rote Gemüsepaprika, 1 Zweig Petersilie

Zubereitung: Salat, ¾ der Tomate und ¾ der Gemüsepaprika im Mixer pürieren. Eine Tomate würfeln und in die Suppe geben. Restliche Paprika in Ringe schneiden und unter die Suppe rühren. Mit Petersilienzweig garnieren und genießen.

DRITTER GANG: Avocado-Salat

200 g Romana-Salat, 200 g Gurke, 350 g Tomaten, 170 g Avocado, 2 Zweige Koriandergrün

Zubereitung: Geschälte und klein geschnittene Gurke zusammen mit dem klein geschnittenen Salat in einer Schüssel vermischen. Tomaten und Avocado würfeln und vorsichtig mit fein geschnittenem Koriandergrün vermengen. Über den Salat geben.

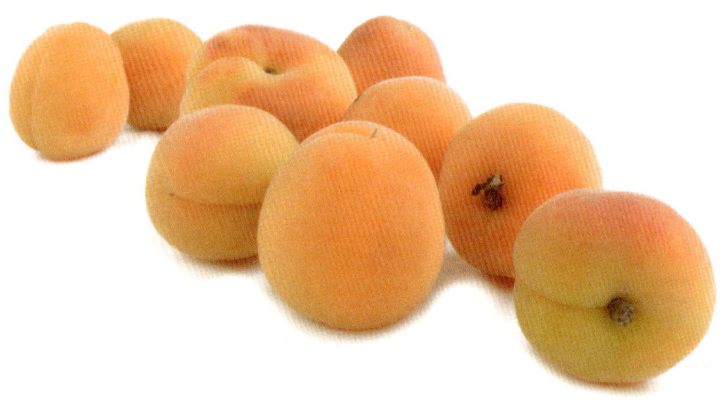

Sommer-Menüplan: Tag 5

Cantaloupe-Melone	Kohl.	Eiweiß	Fett
Gramm	111	11	3
Kalorien	401	41	21
% Gesamtkalorien	86	9	5
Gesamtkalorien für diese Mahlzeit			**463**

Mangos und Bananen	Kohl.	Eiweiß	Fett
Gramm	181	7	3
Kalorien	651	26	21
% Gesamtkalorien	93	4	3
Gesamtkalorien für diese Mahlzeit			**698**

Aprikosen	Kohl.	Eiweiß	Fett
Gramm	50	6	2
Kalorien	181	23	14
% Gesamtkalorien	83	11	6
Gesamtkalorien für diese Mahlzeit			**218**

Orange Paprika-Tomaten-Suppe	Kohl.	Eiweiß	Fett
Gramm	32	7	2
Kalorien	109	24	14
% Gesamtkalorien	74	16	10
Gesamtkalorien für diese Mahlzeit			**147**

Avocado-Salat	Kohl.	Eiweiß	Fett
Gramm	43	10	28
Kalorien	155	38	229
% Gesamtkalorien	37	9	54
Gesamtkalorien für diese Mahlzeit			**422**

Tagesgesamtwerte	Kohl.	Eiweiß	Fett
Gramm	417	41	38
Kalorien	1497	152	299
Tages-Kalorien-Nährstoff-Verhältnis	**77**	**8**	**15**
Tagesgesamtkalorien			**1948**

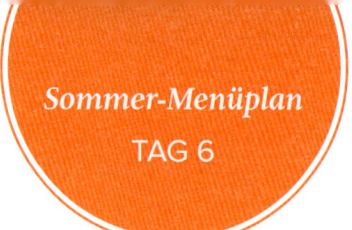

FRÜHSTÜCK: Aprikosen

1 Pfund Aprikosen

MITTAGESSEN: Bananen-Salat-Smoothie

1 kg Bananen

200 g Romana-Salat

Zubereitung: Diese Menge entspricht ungefähr 8 mittelgroßen Bananen, ohne Schale gewogen. Pürieren und trinken. Ein überraschend leckerer Smoothie!

ABENDESSEN:

ERSTER GANG: Pfirsiche mit Brombeersoße

200 g Pfirsiche, 200 g Brombeeren

Zubereitung: Pfirsiche klein schneiden und in eine Schüssel geben. Brombeeren zu einer Soße pürieren und darübergießen.

ZWEITER GANG: Beeren-Salat-Suppe

200 g Heidelbeeren, 200 g Brombeeren, 200 g Himbeeren, 200 g Romana-Salat

Zubereitung: Alle Zutaten im Mixer pürieren und in eine Schüssel gießen.

*Für mehr Textur einige Beeren ganz lassen und zur Suppe geben.

DRITTER GANG: Spinatsalat mit zerdrückten Beeren

200 g Babyspinat, 100 g Tomate, 100 g Gurke, 100 g Brombeeren, 100 g Himbeeren, 100 g Pfirsiche

Zubereitung: Babyspinat in eine Schüssel geben. Gurke schälen, zusammen mit der Tomate würfeln oder in Scheiben schneiden und mit dem Spinat vermischen. Beeren in eine weitere Schüssel geben und mit einer Gabel zerdrücken. Pfirsich klein schneiden und mit den Beeren verrühren. Über den Salat geben.

Sommer-Menüplan: Tag 6

Aprikosen	Kohl.	Eiweiß	Fett
Gramm	101	13	4
Kalorien	360	46	29
% Gesamtkalorien	82	11	7
Gesamtkalorien für diese Mahlzeit			**435**

Bananen-Salat-Smoothie	Kohl.	Eiweiß	Fett
Gramm	215	13	4
Kalorien	770	46	30
% Gesamtkalorien	91	5	4
Gesamtkalorien für diese Mahlzeit			**846**

Pfirsiche mit Brombeersoße	Kohl.	Eiweiß	Fett
Gramm	43	5	2
Kalorien	154	19	13
% Gesamtkalorien	83	10	7
Gesamtkalorien für diese Mahlzeit			**186**

Beeren-Salat-Suppe	Kohl.	Eiweiß	Fett
Gramm	89	10	4
Kalorien	314	37	32
% Gesamtkalorien	82	10	8
Gesamtkalorien für diese Mahlzeit			**383**

Spinatsalat mit zerdrückten Beeren	Kohl.	Eiweiß	Fett
Gramm	51	12	3
Kalorien	177	42	23
% Gesamtkalorien	73	17	10
Gesamtkalorien für diese Mahlzeit			**242**

Tagesgesamtwerte	Kohl.	Eiweiß	Fett
Gramm	499	53	17
Kalorien	1775	190	127
Tages-Kalorien-Nährstoff-Verhältnis	**85**	**9**	**6**
Tagesgesamtkalorien			**2092**

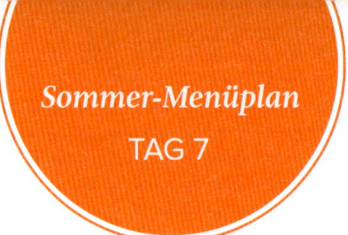

FRÜHSTÜCK: Casaba-Melone

2 kg Casaba-Melone

MITTAGESSEN: Mangosalat

1 kg Mango, 200 g Kopfsalat

Zubereitung: Salat klein schneiden und in eine Schüssel geben. Mango würfeln und auf den Salat schichten.

*Für etwas Abwechslung und eine säuerliche Note einen Spritzer Zitronensaft untermischen.

ABENDESSEN

ERSTER GANG: Tropischer Pfirsich-Smoothie

350 g Mangos, 350 g Pfirsiche

Zubereitung: Mit 250 ml Wasser pürieren.

*Mangos werden manchmal als tropische Pfirsiche bezeichnet, oder Pfirsiche umgekehrt als die Mangos gemäßigterer Klimazonen. Beide Obstsorten haben im Sommer Saison und sind in ihren Herkunftsländern absolute Favoriten. Zusammen ergeben beide die perfekte Mischung. Wenn Sie möchten, können Sie statt eines Smoothies auch einen Salat daraus zubereiten.

ZWEITER GANG: Tomaten-Basilikum-Suppe

1 Pfund Tomaten, 5 sonnengetrocknete Tomatenhälften, frisches Basilikum nach Belieben

Zubereitung: Sonnengetrocknete Tomaten 10 Minuten in Wasser einweichen. ¾ der frischen Tomaten, Basilikum und sonnengetrocknete Tomaten im Mixer pürieren und in eine Schüssel geben. Restliche Tomaten würfeln und als Einlage in die Suppe geben. Mit einem frischen Basilikumblättchen garnieren.

DRITTER GANG: Tomaten-Paradies

1 Pfund Tomaten (alte Sorten), 250 g Babyspinat, 2 EL Hanfsamen

Zubereitung: Babyspinat in eine Schüssel geben. Tomaten in Spalten schneiden und unter den Spinat heben. Hanfsamen über den Salat streuen.

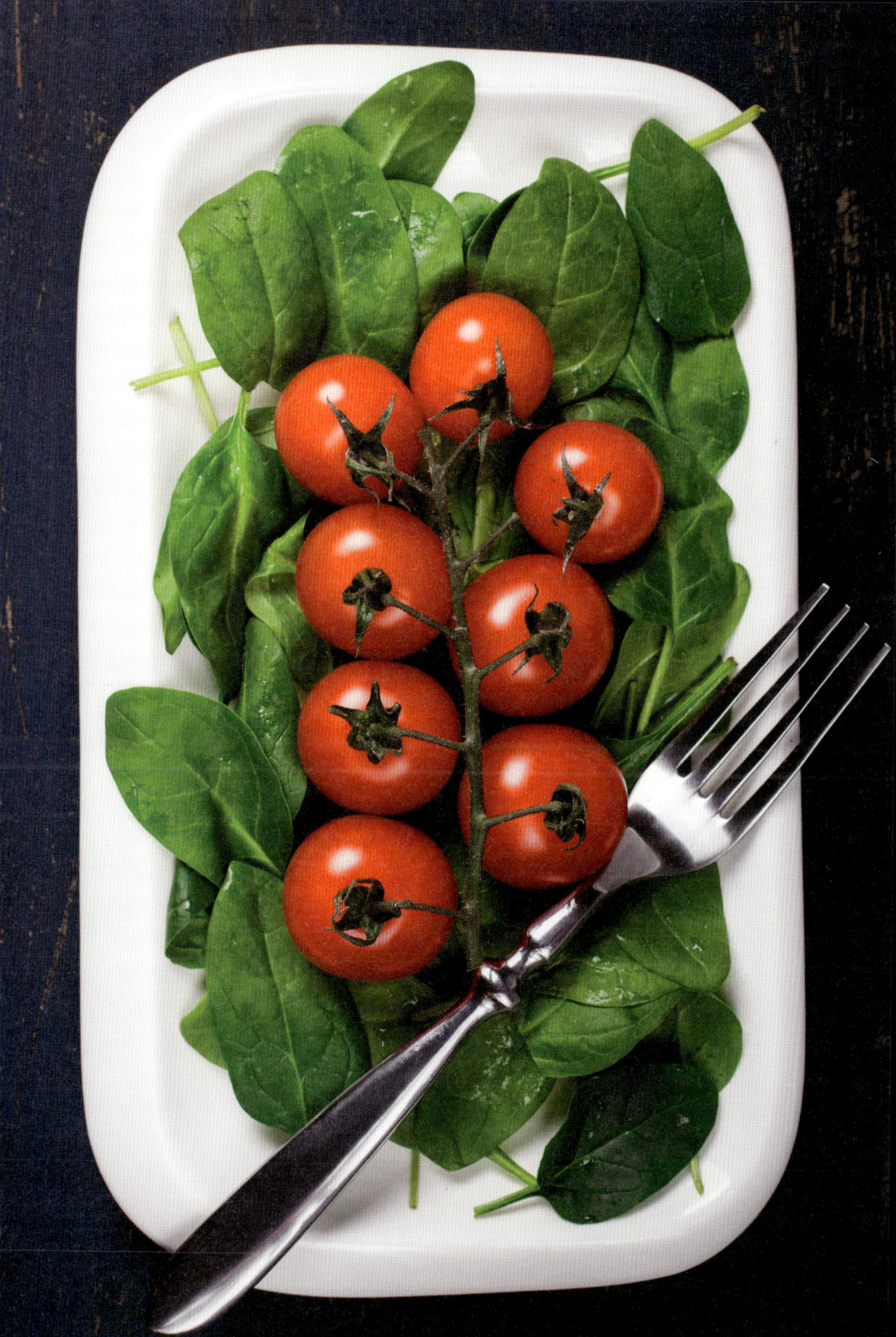

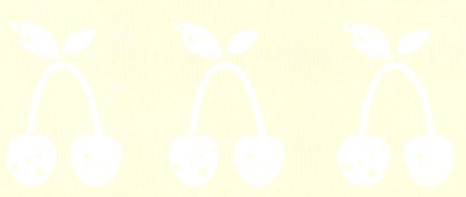

Sommer-Menüplan: Tag 7			
Casaba-Melone	**Kohl.**	**Eiweiß**	**Fett**
Gramm	119	20	2
Kalorien	423	71	14
% Gesamtkalorien	83	14	3
Gesamtkalorien für diese Mahlzeit			**508**
Mangosalat	**Kohl.**	**Eiweiß**	**Fett**
Gramm	159	8	3
Kalorien	568	27	24
% Gesamtkalorien	92	4	4
Gesamtkalorien für diese Mahlzeit			**619**
Tropischer Pfirsich-Smoothie	**Kohl.**	**Eiweiß**	**Fett**
Gramm	90	5	2
Kalorien	323	17	14
% Gesamtkalorien	91	5	4
Gesamtkalorien für diese Mahlzeit			**354**
Tomaten-Basilikum-Suppe	**Kohl.**	**Eiweiß**	**Fett**
Gramm	29	6	2
Kalorien	97	20	15
% Gesamtkalorien	74	15	11
Gesamtkalorien für diese Mahlzeit			**132**
Tomatenparadies	**Kohl.**	**Eiweiß**	**Fett**
Gramm	36	18	12
Kalorien	127	67	107
% Gesamtkalorien	42	22	36
Gesamtkalorien für diese Mahlzeit			
Tagesgesamtwerte	**Kohl.**	**Eiweiß**	**Fett**
Gramm	433	52	21
Kalorien	1538	202	174
Tages-Kalorien-Nährstoff-Verhältnis	**80**	**11**	**9**
Tagesgesamtkalorien	**1914**		
Wochenwerte	**Kohl.**	**Eiweiß**	**Fett**
Kalorien-Nährstoff-Verhältnis der Woche	84	8	8

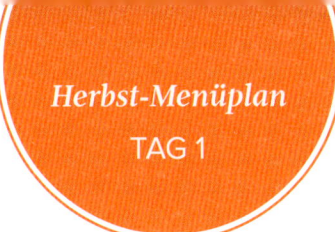

FRÜHSTÜCK: Weintrauben

750 g dunkle Weintrauben

MITTAGESSEN: Bananen mit Feigensoße

1 Pfund Bananen, 1 Pfund Feigen

Zubereitung: Feigen mit ausreichend Wasser im Mixer pürieren, um eine dicke Soße zu erhalten. Bananen in Scheiben schneiden und mit Feigensoße übergießen.

ABENDESSEN

ERSTER GANG: Granatapfel-Orangen-Saft

500 ml frischer Orangensaft, 250 ml frischer Granatapfelsaft

Zubereitung: Orangen und Granatäpfel halbieren und mit einer manuellen oder elektrischen Zitronenpresse auspressen. Saft mischen und genießen.

ZWEITER GANG: Tomaten-Gurken-Suppe

200 g Tomaten, 200 g Gurken, 200 g gelbe Gemüsepaprika

Zubereitung: Gurke schälen und mit ¾ der Tomaten und ¾ der Gemüsepaprika pürieren. Restliche Tomaten und Paprika würfeln und als Einlage und Garnierung in die Suppe geben.

DRITTER GANG: Pistazien-Gurken-Salat

1 Pfund roter Blattsalat, 200 g Tomaten, 200 g Gurken, 30 g Pistazien

Zubereitung: Salat klein schneiden und in eine Schüssel geben. ½ Gurke schälen, klein schneiden und unter den Salat heben. Die Hälfte der Tomaten würfeln und zum Salat geben. Den Rest zusammen mit der halben Gurke und den Pistazien im Mixer zu einem Dressing pürieren.

Herbst-Menüplan: Tag 1

Dunkle Weintrauben	Kohl.	Eiweiß	Fett
Gramm	123	5	1
Kalorien	442	18	9
% Gesamtkalorien	94	4	2
Gesamtkalorien für diese Mahlzeit			**469**

Bananen mit Feigensoße	Kohl.	Eiweiß	Fett
Gramm	191	8	3
Kalorien	686	30	23
% Gesamtkalorien	93	4	3
Gesamtkalorien für diese Mahlzeit			**739**

Granatapfel-Orangen-Saft	Kohl.	Eiweiß	Fett
Gramm	91	6	2
Kalorien	342	21	14
% Gesamtkalorien	90	6	4
Gesamtkalorien für diese Mahlzeit			**377**

Tomaten-Gurken-Suppe	Kohl.	Eiweiß	Fett
Gramm	30	6	2
Kalorien	104	19	13
% Gesamtkalorien	76	14	10
Gesamtkalorien für diese Mahlzeit			**136**

Pistazien-Gurken-Salat	Kohl.	Eiweiß	Fett
Gramm	34	15	15
Kalorien	126	56	123
% Gesamtkalorien	42	18	40
Gesamtkalorien für diese Mahlzeit			**305**

Tagesgesamtwerte	Kohl.	Eiweiß	Fett
Gramm	469	40	23
Kalorien	1700	144	182
Tages-Kalorien-Nährstoff-Verhältnis	**84**	**7**	**9**
Tagesgesamtkalorien			**2026**

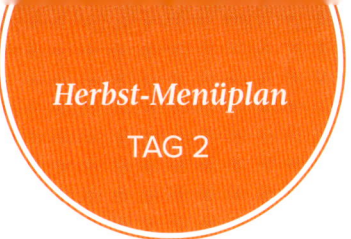

FRÜHSTÜCK: Pflaumen

2 Pfund Pflaumen

MITTAGESSEN: Kakis

1 kg Kaki (Hana Fuyu)

Zubereitung: Kaki ist eine Frucht, die sich je nach ihrem Reifegrad relativ hart oder schon weich essen lässt, je nachdem was Sie bevorzugen. Die Schale ist essbar, aber viele Leute schälen Kakis vor dem Verzehr lieber.

*Kakis sind verzehrfertig, wenn der Stilansatz mit den vier Kelchblättern sich ganz leicht ablösen lässt, ohne dass die Blätter einreißen. Hana-Fuyu-Kakis sind kleiner als die mit ihnen verwandten Hachiya-Kakis, weshalb man mehr davon essen muss, um die gleiche Menge an Kalorien aufzunehmen.

ABENDESSEN

ERSTER GANG: Pürierte Weintrauben

1 Pfund rote kernlose Weintrauben

Zubereitung: Weinbeeren von der Traube lösen, in den Mixer geben und zu einem Trauben-Smoothie pürieren.

*Für eine salzige Note eine oder zwei Stangen Sellerie verwenden. Dabei den Sellerie zuerst pürieren und die Trauben danach zugeben, um sicherzustellen, dass die Selleriefasern vorher gründlich zerkleinert werden. Das Püree wird besonders glatt, wenn Sie den Sellerie vorher in kleine Stücke schneiden.

ZWEITER GANG: Kiwi-Gurken-Suppe

1 Pfund Kiwis, 200 g Gurken, 60 g Granatapfelkerne

Zubereitung: Kiwi und Gurke schälen. Circa 300 g der Kiwis und die gesamte Gurke zu einer Suppenbasis pürieren. Restliche Kiwis klein schneiden und unter die Suppe rühren. Granatapfelkerne für mehr Farbe, Geschmack und Biss darüberstreuen.

DRITTER GANG: Kiwi-Erdbeer-Salat

1 Pfund roter Blattsalat, 200 g Gurken, 200 g Erdbeeren, 200 g Kiwi

Zubereitung: Salat und Gurke klein schneiden und in eine Schüssel geben. Kiwi schälen und Erdbeeren von grünem Blütenkelch befreien (wenn gewünscht, oder so wie sie sind verwenden). Kiwi und Erdbeeren zu einem Dressing pürieren und über den Salat geben.

Herbst-Menüplan: Tag 2			
Pflaumen	**Kohl.**	**Eiweiß**	**Fett**
Gramm	104	6	3
Kalorien	373	23	21
% Gesamtkalorien	89	6	5
Gesamtkalorien für diese Mahlzeit			**417**
Kakis	**Kohl.**	**Eiweiß**	**Fett**
Gramm	169	5	2
Kalorien	602	19	14
% Gesamtkalorien	95	3	2
Gesamtkalorien für diese Mahlzeit			**635**
Pürierte Weintrauben	**Kohl.**	**Eiweiß**	**Fett**
Gramm	82	3	1
Kalorien	295	12	6
% Gesamtkalorien	94	4	2
Gesamtkalorien für diese Mahlzeit			**313**
Kiwi-Gurken-Suppe	**Kohl.**	**Eiweiß**	**Fett**
Gramm	81	7	3
Kalorien	293	25	24
% Gesamtkalorien	86	7	7
Gesamtkalorien für diese Mahlzeit			**342**
Kiwi-Erdbeer-Salat	**Kohl.**	**Eiweiß**	**Fett**
Gramm	66	11	3
Kalorien	242	42	27
% Gesamtkalorien	77	14	9
Gesamtkalorien für diese Mahlzeit			**311**
Tagesgesamtwerte	**Kohl.**	**Eiweiß**	**Fett**
Gramm	502	32	12
Kalorien	1805	121	92
Tages-Kalorien-Nährstoff-Verhältnis	**89**	**6**	**5**
Tagesgesamtkalorien			**2018**

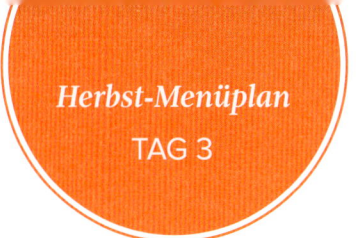

FRÜHSTÜCK: Papaya

1 kg Papaya

MITTAGESSEN: Bananen-Romana-Salat-Smoothie

1 kg Bananen, 200 g Romana-Salat

Zubereitung: Bananen und Romana-Salat mit gewünschter Menge Wasser (je nach bevorzugter Smoothie-Konsistenz) pürieren.

ABENDESSEN

ERSTER GANG: Erdbeeren

1 kg Erdbeeren

Zubereitung: Frisch essen oder in einen köstlichen Smoothie verwandeln.

ZWEITER GANG: Sellerie-Paprika-Suppe

200 g Sellerie, 200 g rote Gemüsepaprika, 200 g Tomaten

Zubereitung: Sellerie und rote Paprika zu einer Suppenbasis pürieren. Tomaten würfeln und als Einlage in die Suppe geben.

DRITTER GANG: Erdbeer-Fenchel-Salat

200 g Romana-Salat, 200 g Fenchelknolle, 1 kg Erdbeeren

Zubereitung: Salat klein schneiden und in eine Schüssel geben. Fenchel und Erdbeeren in dünne Scheiben schneiden und mit dem Salat vermischen.

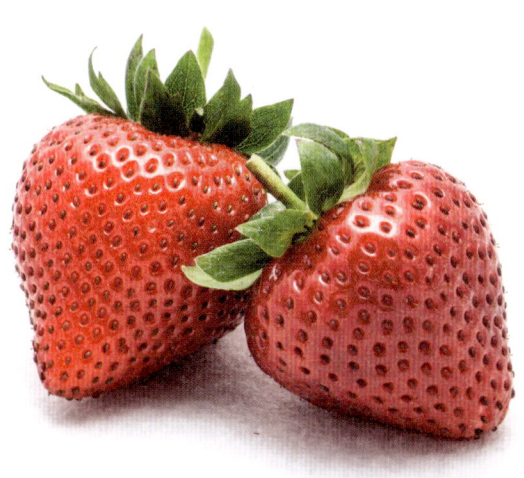

Herbst-Menüplan: Tag 3			
Papaya	**Kohl.**	**Eiweiß**	**Fett**
Gramm	89	6	1
Kalorien	324	20	10
% Gesamtkalorien	91	6	3
Gesamtkalorien für diese Mahlzeit			**354**
Bananen-Romana-Salat-Smoothie	**Kohl.**	**Eiweiß**	**Fett**
Gramm	215	13	4
Kalorien	770	46	30
% Gesamtkalorien	91	5	4
Gesamtkalorien für diese Mahlzeit			**846**
Erdbeeren	**Kohl.**	**Eiweiß**	**Fett**
Gramm	70	6	3
Kalorien	246	22	22
% Gesamtkalorien	84	8	8
Gesamtkalorien für diese Mahlzeit			**290**
Sellerie-Paprika-Suppe	**Kohl.**	**Eiweiß**	**Fett**
Gramm	31	6	2
Kalorien	105	19	14
% Gesamtkalorien	76	14	10
Gesamtkalorien für diese Mahlzeit			**138**
Erdbeer-Fenchel-Salat	**Kohl.**	**Eiweiß**	**Fett**
Gramm	94	12	4
Kalorien	328	41	30
% Gesamtkalorien	82	10	8
Gesamtkalorien für diese Mahlzeit			**399**
Tagesgesamtwerte	**Kohl.**	**Eiweiß**	**Fett**
Gramm	499	43	14
Kalorien	1773	148	106
Tages-Kalorien-Nährstoff-Verhältnis	**87**	**7**	**5**
Tagesgesamtkalorien			**2027**

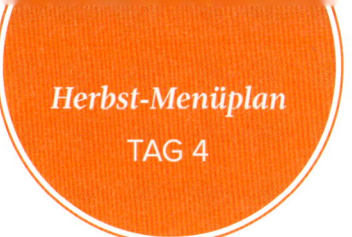

FRÜHSTÜCK: Bananenmilch

600 g Bananen

Zubereitung: Bananen mit genügend Wasser zu milchähnlicher Konsistenz pürieren.

*Mit einem Esslöffel rohem Carobpulver zu einem besonderen süßen Genuss werden lassen.

MITTAGESSEN: Hachiya-Kaki

1 kg Hachiya-Kaki

Zubereitung: Hachiya-Kaki lässt sich am besten genießen, wenn man das obere Kelchblatt herauslöst und das Innere heraussaugt. Die Schale ist essbar und dünner als die der Fuyu-Kaki. Hachiyas müssen bzw. können daher gar nicht geschält werden.

*Anders als die Fuyu-Kaki ist die Hachiya adstringent. Das heißt, dass ihre Tannine ein pelziges Gefühl und einen leicht bitter-sauren Geschmack erzeugen, wenn sie noch nicht reif ist. Die Hachiya ist dann wirklich reif, wenn sie sich so weich anfühlt, dass man meint, sie würde gleich in der Hand zerfallen. Es kann einige Wochen bis zu einigen Monaten dauern, bis diese Frucht ihren perfekten Reifegrad erreicht hat. Mein Tipp ist immer: Zum Erntedankfest kaufen und über Weihnachten essen. Manche Hachiya-Kakis haben schwarze Punkte auf ihrer Schale. Diese entstehen durch die Sonneneinstrahlung, haben aber keine Auswirkung auf die Qualität der Frucht.

ABENDESSEN

ERSTER GANG: Pflaumen

700 g Pflaumen

ZWEITER GANG: Rotkohl-Paprika-Suppe

200 g Rotkohl, 200 g rote Paprika, 200 g Gurke

Zubereitung: Gurke schälen. Zutaten im Mixer zu einer Suppe pürieren und genießen.

DRITTER GANG: Tomaten-Fenchel-Salat

200 g Rotkohl, 1 Pfund Tomaten, 1 Zweig Fenchelgrün zum Garnieren und für den Geschmack

Zubereitung: Alle Zutaten klein schneiden und in einer Schüssel vermischen.

*Wenn Sie Fenchel nicht mögen, ersetzen Sie ihn einfach mit einem anderen milden Kraut, wie z.B. frischem Basilikum oder Koriander.

Bananenmilch	Kohl.	Eiweiß	Fett
Gramm	207	10	3
Kalorien	747	36	24
% Gesamtkalorien	93	4	3
Gesamtkalorien für diese Mahlzeit			**807**

Hachiya-Kaki	Kohl.	Eiweiß	Fett
Gramm	169	5	2
Kalorien	602	19	14
% Gesamtkalorien	95	3	2
Gesamtkalorien für diese Mahlzeit			**635**

Pflaumen	Kohl.	Eiweiß	Fett
Gramm	78	5	2
Kalorien	281	17	15
% Gesamtkalorien	90	5	5
Gesamtkalorien für diese Mahlzeit			**313**

Rotkohl-Paprika-Suppe	Kohl.	Eiweiß	Fett
Gramm	35	7	1
Kalorien	121	24	11
% Gesamtkalorien	78	15	7
Gesamtkalorien für diese Mahlzeit			**156**

Tomaten-Fenchel-Salat	Kohl.	Eiweiß	Fett
Gramm	38	7	2
Kalorien	128	24	14
% Gesamtkalorien	78	14	8
Gesamtkalorien für diese Mahlzeit			**166**

Tagesgesamtwerte	Kohl.	Eiweiß	Fett
Gramm	527	34	10
Kalorien	1879	120	78
Tages-Kalorien-Nährstoff-Verhältnis	**90**	**6**	**4**
Tagesgesamtkalorien			**2077**

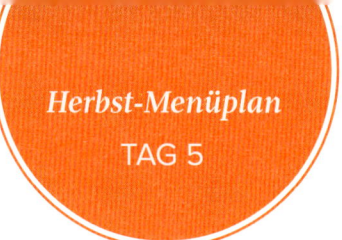

FRÜHSTÜCK: Weintrauben
1 kg grüne Weintrauben

MITTAGESSEN: Süße Bananen
1 Pfund Bananen, 100 g Datteln
Zubereitung: Datteln entsteinen und in einen Mixer geben. Nur so viel Wasser zugeben, dass sich die Datteln zu einer Paste pürieren lassen. Bananen schälen und mit der Dattelpaste im Mixer pürieren. Je nach gewünschter Konsistenz Wasser zugeben.

ABENDESSEN
ERSTER GANG: Frisch gepresster Orangensaft
500 ml frisch gepresster Orangensaft

ZWEITER GANG: Orange Paprika-Gurken-Suppe
200 g orangefarbene Gemüsepaprika, 200 g Gurken, 100 g Erdbeeren
Zubereitung: Paprika und Gurke im Mixer zu einer Suppe pürieren. Erdbeeren in Scheiben schneiden und für mehr Farbe, Geschmack und Textur in die Suppe geben.

DRITTER GANG: Orangen-Pecannuss-Salat
1 Pfund Babyspinat, 100 g Brokkoliröschen, 100 ml frisch gepresster Orangensaft, 30 g Pecannüsse
Zubereitung: Spinat in eine Schüssel geben. Brokkoli in kleine Röschen schneiden und mit dem Salat mischen. Für das Dressing die Pecannüsse mit dem Orangensaft im Mixer pürieren, über den Salat geben und genießen.

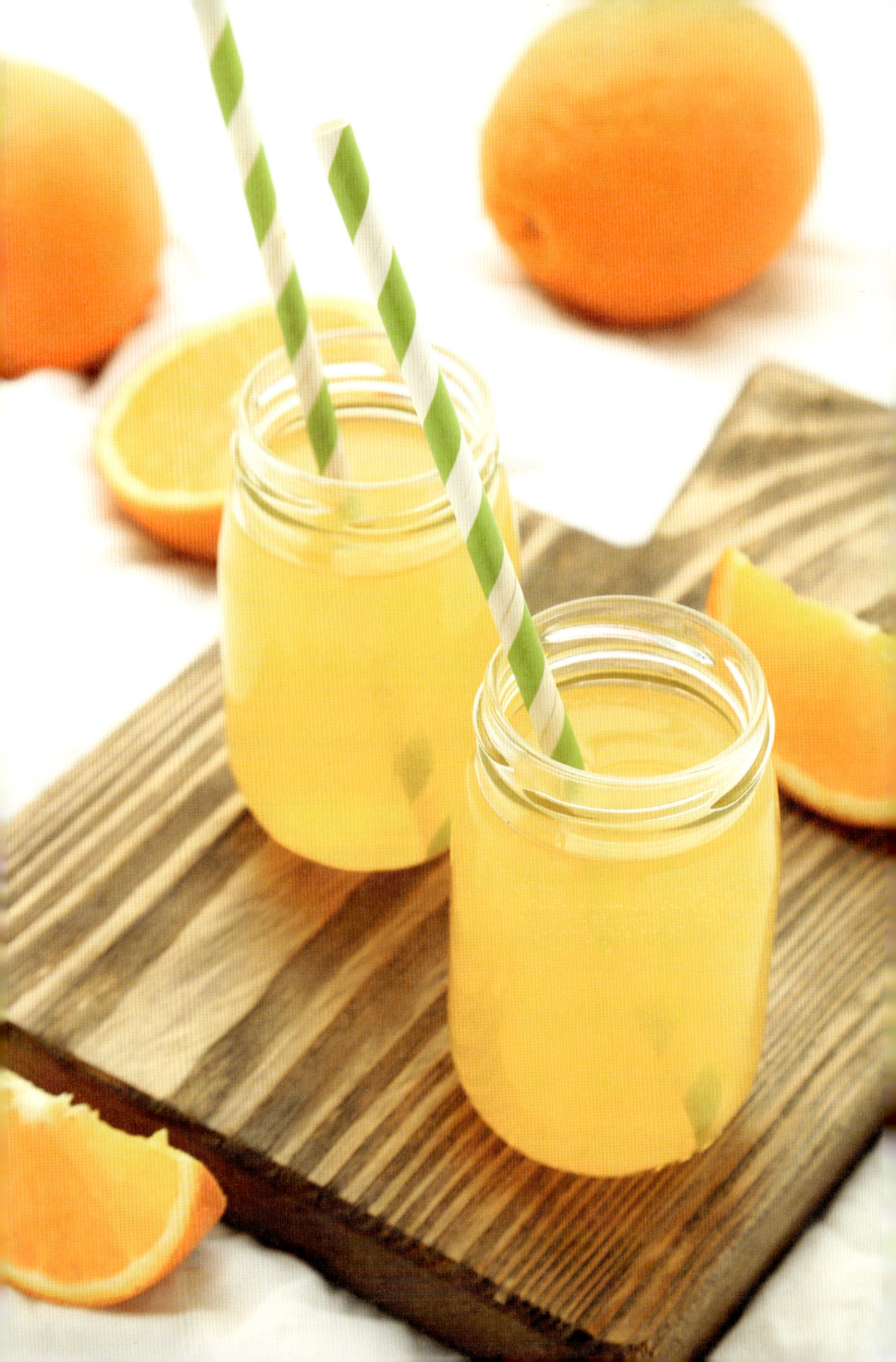

Grüne Weintrauben	Kohl.	Eiweiß	Fett
Gramm	164	7	1
Kalorien	591	23	12
% Gesamtkalorien	94	4	2
Gesamtkalorien für diese Mahlzeit			**626**

Süße Bananen	Kohl.	Eiweiß	Fett
Gramm	189	7	2
Kalorien	679	25	14
% Gesamtkalorien	95	3	2
Gesamtkalorien für diese Mahlzeit			**718**

Frisch gepresster Orangensaft	Kohl.	Eiweiß	Fett
Gramm	47	3	1
Kalorien	184	12	8
% Gesamtkalorien	90	6	4
Gesamtkalorien für diese Mahlzeit			**204**

Orange Paprika-Gurken-Suppe	Kohl.	Eiweiß	Fett
Gramm	28	4	1
Kalorien	100	16	9
% Gesamtkalorien	80	13	7
Gesamtkalorien für diese Mahlzeit			**125**

Orangen-Pecannuss-Salat	Kohl.	Eiweiß	Fett
Gramm	40	20	23
Kalorien	138	70	177
% Gesamtkalorien	36	18	46
Gesamtkalorien für diese Mahlzeit			**385**

Tagesgesamtwerte	Kohl.	Eiweiß	Fett
Gramm	468	41	28
Kalorien	1692	146	220
Tages-Kalorien-Nährstoff-Verhältnis	**82**	**7**	**11**
Tagesgesamtkalorien			**2058**

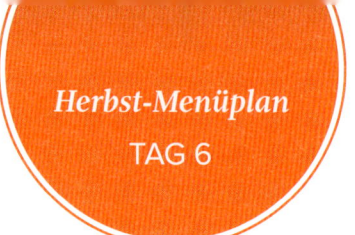

Herbst-Menüplan

TAG 6

FRÜHSTÜCK: Weintrauben
1 kg rote Weintrauben

MITTAGESSEN: Feigen
1 kg Feigen

ABENDESSEN
ERSTER GANG: Ananas-Erdbeer-Smoothie
1 Pfund Ananas, 1 Pfund Erdbeeren
Zubereitung: Ananas schälen und vom Strunk befreien. Grüne Blütenkelche der Erdbeeren abzupfen. Ananas und Erdbeeren im Mixer zu einem leckeren Smoothie pürieren.

ZWEITER GANG: Ananas-Paprika-Suppe
750 g Ananas, 200 g rote Gemüsepaprika, 200 g Tomaten
Zubereitung: Ananas schälen, vom Strunk befreien und in große Stücke schneiden. Paprika entsamen und vierteln. Zusammen mit der Ananas zu einer Suppe pürieren. Tomaten würfeln und in die Suppe einrühren oder zum Garnieren auf die Suppe geben.

DRITTER GANG: Erdbeer-Petersilien-Salat
1 Pfund roter Blattsalat, 200 g Cherry-Tomaten, 200 g Erdbeeren, 30 g Petersilie
Zubereitung: Salat klein schneiden und in eine Schüssel geben. Erdbeeren und Petersilie zu einem Dressing pürieren und über den Salat gießen.

Herbst-Menüplan: Tag 6

Rote Weintrauben	Kohl.	Eiweiß	Fett
Gramm	164	7	1
Kalorien	591	23	12
% Gesamtkalorien	94	4	2
Gesamtkalorien für diese Mahlzeit			**626**

Feigen	Kohl.	Eiweiß	Fett
Gramm	174	7	3
Kalorien	625	24	22
% Gesamtkalorien	93	4	3
Gesamtkalorien für diese Mahlzeit			**671**

Ananas-Erdbeer-Smoothie	Kohl.	Eiweiß	Fett
Gramm	88	6	2
Kalorien	313	20	16
% Gesamtkalorien	89	6	5
Gesamtkalorien für diese Mahlzeit			**349**

Ananas-Paprika-Suppe	Kohl.	Eiweiß	Fett
Gramm	105	8	2
Kalorien	367	28	18
% Gesamtkalorien	89	7	4
Gesamtkalorien für diese Mahlzeit			**413**

Erdbeer-Petersilien-Salat	Kohl.	Eiweiß	Fett
Gramm	40	10	3
Kalorien	144	37	22
% Gesamtkalorien	71	18	11
Gesamtkalorien für diese Mahlzeit			**203**

Tagesgesamtwerte	Kohl.	Eiweiß	Fett
Gramm	571	38	11
Kalorien	2040	132	90
Tages-Kalorien-Nährstoff-Verhältnis	**90**	**6**	**4**
Tagesgesamtkalorien			**2259**

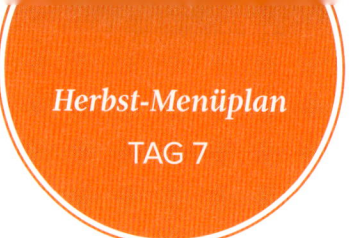

FRÜHSTÜCK: Weintrauben
1 kg süße dunkle Weintrauben

MITTAGESSEN: Feigenglück
1 Pfund Bananen, 1 Pfund Feigen, 500 ml junges Kokoswasser
Zubereitung: Pürieren und genießen.

ABENDESSEN
ERSTER GANG: Papaya
1 Pfund Papaya

ZWEITER GANG: Grapefruit-Tomaten-Suppe
200 g Grapefruit, 200 g Tomaten, 200 g Gurken
Zubereitung: Grapefruit, Gurke und die Hälfte der Tomaten zu einer Suppe pürieren. Restliche Tomate würfeln und als Einlage zur Suppe geben.

DRITTER GANG: Orangen-Avocado-Salat
200 g Sellerie, 200 g Kohl, 100 g Avocado, 200 ml frisch gepresster Orangensaft
Zubereitung: Kohl und Sellerie mit einer Küchenmaschine fein hobeln oder per Hand raspeln oder in sehr dünne Streifen schneiden. In eine Schüssel geben. Avocado würfeln und in eine zweite Schüssel geben. Orangensaft zugießen und mit einer Gabel die Avocado zerdrücken und mit dem Orangensaft vermengen, bis eine dicke Soße entsteht. Gut mit der Kohl-Sellerie-Mischung vermengen.

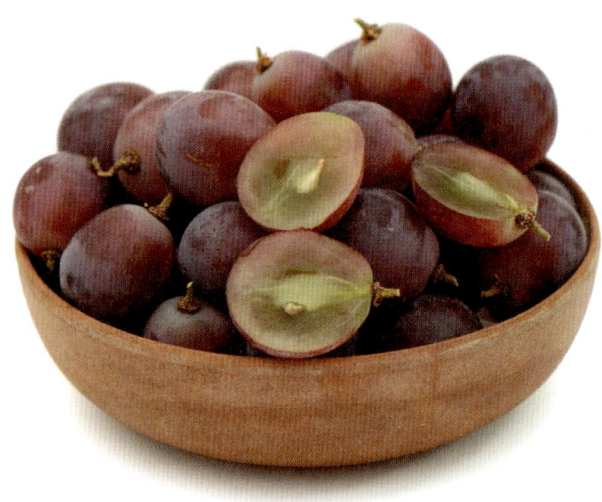

Herbst-Menüplan: Tag 7			
Dunkle Weintrauben	**Kohl.**	**Eiweiß**	**Fett**
Gramm	117	4	2
Kalorien	422	15	19
% Gesamtkalorien	93	3	4
Gesamtkalorien für diese Mahlzeit			**456**
Feigenglück	**Kohl.**	**Eiweiß**	**Fett**
Gramm	207	12	4
Kalorien	753	42	31
% Gesamtkalorien	91	5	4
Gesamtkalorien für diese Mahlzeit			**826**
Papaya	**Kohl.**	**Eiweiß**	**Fett**
Gramm	44	3	1
Kalorien	162	10	5
% Gesamtkalorien	91	6	3
Gesamtkalorien für diese Mahlzeit			**177**
Grapefruit-Tomaten-Suppe	**Kohl.**	**Eiweiß**	**Fett**
Gramm	40	5	1
Kalorien	141	18	11
% Gesamtkalorien	83	11	6
Gesamtkalorien für diese Mahlzeit			**170**
Orangen-Avocado-Salat	**Kohl.**	**Eiweiß**	**Fett**
Gramm	55	9	19
Kalorien	201	32	154
% Gesamtkalorien	52	8	40
Gesamtkalorien für diese Mahlzeit			**387**
Tagesgesamtwerte	**Kohl.**	**Eiweiß**	**Fett**
Gramm	463	33	27
Kalorien	1679	117	220
Tages-Kalorien-Nährstoff-Verhältnis	**83**	**6**	**11**
Tagesgesamtkalorien			**2016**
Wochenwerte	**Kohl.**	**Eiweiß**	**Fett**
Kalorien-Nährstoff-Verhältnis der Woche	87	6	7

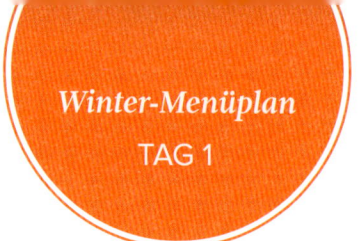

FRÜHSTÜCK: Bananenmilch

1 kg Bananen

Zubereitung: Bananen mit genügend Wasser zu milchähnlicher Konsistenz pürieren.

MITTAGESSEN: Hachiya-Kaki

1 kg Hachiya-Kaki

ABENDESSEN

ERSTER GANG: Orangen-Papaya-Smoothie

200 g Papaya, 200 g frisch gepresster Orangensaft

Zubereitung: Papaya entsamen und schälen oder das Fruchtfleisch aus der Schale löffeln. In einen Mixer geben und mit dem Orangensaft zu einem leckeren Smoothie pürieren.

ZWEITER GANG: Grüner Orangentraum

200 g Romana-Salat, 200 g Valencia-Orangen

Zubereitung: Salat und ¾ der geschälten Orangen im Mixer pürieren. Restliche Orangen als Spalten zum Garnieren verwenden.

DRITTER GANG: Orangen-Walnuss-Salat

200 g Romana-Salat, 100 g Orangen, 30 g Walnüsse

Zubereitung: Salat klein schneiden und in eine Schüssel geben. Orangen schälen, in kleine Stücke schneiden und mit den gehackten Walnüssen in einer zweiten Schüssel vermengen. Über den Salat geben, kurz mischen und genießen.

Winter-Menüplan: Tag 1			
Bananenmilch	**Kohl.**	**Eiweiß**	**Fett**
Gramm	207	10	3
Kalorien	747	36	24
% Gesamtkalorien	93	4	3
Gesamtkalorien für diese Mahlzeit			**807**
Hachiya-Kaki	**Kohl.**	**Eiweiß**	**Fett**
Gramm	169	5	2
Kalorien	602	19	14
% Gesamtkalorien	95	3	2
Gesamtkalorien für diese Mahlzeit			**635**
Orangen-Papaya-Smoothie	**Kohl.**	**Eiweiß**	**Fett**
Gramm	48	3	1
Kalorien	181	12	7
% Gesamtkalorien	90	6	4
Gesamtkalorien für diese Mahlzeit			**200**
Grüne Orangensuppe	**Kohl.**	**Eiweiß**	**Fett**
Gramm	34	5	1
Kalorien	121	18	11
% Gesamtkalorien	81	12	7
Gesamtkalorien für diese Mahlzeit			**150**
Walnuss-Orangen-Salat	**Kohl.**	**Eiweiß**	**Fett**
Gramm	25	8	20
Kalorien	90	30	160
% Gesamtkalorien	32	11	57
Gesamtkalorien für diese Mahlzeit			**280**
Tagesgesamtwerte	**Kohl.**	**Eiweiß**	**Fett**
Gramm	483	31	27
Kalorien	1741	115	216
Tages-Kalorien-Nährstoff-Verhältnis	**84**	**6**	**10**
Tagesgesamtkalorien			**2072**

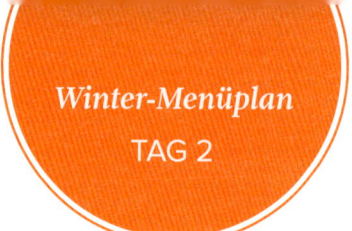

FRÜHSTÜCK: Zitrussalat

200 g Grapefruit, 1 Pfund Valencia-Orangen, 1 Pfund Mandarinen

Zubereitung: Obst schälen, klein schneiden, in eine Schüssel geben und das Zusammenspiel der Geschmacksnuancen genießen.

*Experimentieren Sie ruhig ein bisschen mit verschiedenen Orangen- und Mandarinensorten. Blutorangen sind eine hervorragende Ergänzung oder Orangenalternative in diesem Salat.

MITTAGESSEN: Bananen-Sellerie-Smoothie

1 kg Bananen, 100 g Sellerie

Zubereitung: Sellerie klein schneiden, damit sich die Fasern leichter pürieren lassen. Bananen und Selleriestückchen mit gewünschter Wassermenge (je nach bevorzugter Konsistenz) im Mixer zu einem leckeren Smoothie pürieren.

ABENDESSEN

ERSTER GANG: Frisch gepresster Orangensaft

500 ml frisch gepresster Orangensaft

ZWEITER GANG: Kohl-Tomaten-Suppe

200 g frisch gepresster Orangensaft, 200 g Kohl, 100 g Romana-Salat, 100 g Tomaten

Zubereitung: Kohl und Salat mit dem Orangensaft im Mixer pürieren. In eine große Schüssel gießen und mit gewürfelter Tomate bestreuen. Voilà!

DRITTER GANG: Orangen-Fenchel-Salat

200 g Kohl, 1 Pfund Orangen, 1 Fenchelzweig

Zubereitung: Kohl und Fenchel in feine Streifen schneiden und in eine Schüssel geben. Orangen klein schneiden und unter den Kohl-Fenchel-Mix mischen.

Winter-Menüplan: Tag 2

Zitrussalat	Kohl.	Eiweiß	Fett
Gramm	138	10	2
Kalorien	496	35	18
% Gesamtkalorien	91	6	3
Gesamtkalorien für diese Mahlzeit			**549**

Bananen-Sellerie-Smoothie	Kohl.	Eiweiß	Fett
Gramm	211	11	3
Kalorien	759	38	26
% Gesamtkalorien	92	5	3
Gesamtkalorien für diese Mahlzeit			**823**

Frisch gepresster Orangensaft	Kohl.	Eiweiß	Fett
Gramm	47	3	1
Kalorien	184	12	8
% Gesamtkalorien	90	6	4
Gesamtkalorien für diese Mahlzeit			**204**

Kohl-Tomaten-Suppe	Kohl.	Eiweiß	Fett
Gramm	47	7	1
Kalorien	171	26	12
% Gesamtkalorien	82	12	6
Gesamtkalorien für diese Mahlzeit			**209**

Orangen-Fenchel-Salat	Kohl.	Eiweiß	Fett
Gramm	70	8	1
Kalorien	250	27	7
% Gesamtkalorien	88	10	2
Gesamtkalorien für diese Mahlzeit			**284**

Tagesgesamtwerte	Kohl.	Eiweiß	Fett
Gramm	513	39	8
Kalorien	1860	138	71
Tages-Kalorien-Nährstoff-Verhältnis	**90**	**7**	**3**
Tagesgesamtkalorien			**2069**

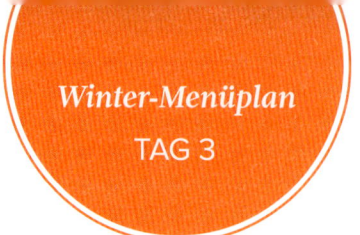

FRÜHSTÜCK: Papaya

750 g Papaya

MITTAGESSEN: Bananen mit Dattelsoße

1 Pfund Bananen, 100 g Datteln

Zubereitung: Bananen in Scheiben schneiden und in eine Schüssel geben. Datteln entsteinen und mit etwas Wasser im Mixer zu einer dicken Soße pürieren. Über die Bananen gießen und schmecken lassen!

ABENDESSEN

ERSTER GANG: Ananas-Orangen-Drink

350 g Ananas, 500 ml frisch gepresster Orangensaft

Zubereitung: Ananas schälen, vom Strunk befreien, in große Stücke schneiden, im Mixer mit dem Orangensaft pürieren und schmecken lassen.

ZWEITER GANG: A.R.T.- Suppe

350 g Ananas, 200 g Romana-Salat, 100 g Tomaten

Zubereitung: Ananas schälen, vom Strunk befreien und in große Stücke schneiden. Mit dem Salat in einen Mixer geben und pürieren. In eine Schüssel gießen. Tomaten würfeln und in die Suppe geben.

DRITTER GANG: Ananas-Tahini-Salat

200 g Romana-Salat, 200 g Gurken, 100 g Ananas, 30 g rohe geschälte Sesamsaat

Zubereitung: Salat klein schneiden und in eine Schüssel geben. Gurke schälen, in Scheiben schneiden und mit dem Salat mischen. Ananas schälen, vom Strunk befreien, in große Stücke schneiden und mit der Sesamsaat zu einem leckeren Tahini-Dressing pürieren. Über den Salat geben und genießen.

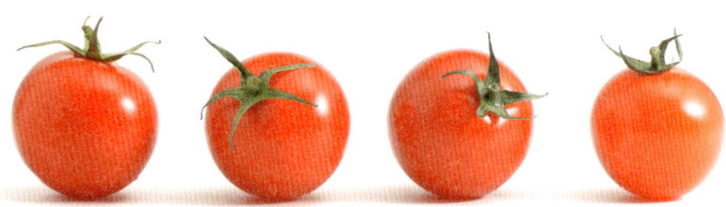

Winter-Menüplan: Tag 3			
Papaya	**Kohl.**	**Eiweiß**	**Fett**
Gramm	111	7	2
Kalorien	404	25	13
% Gesamtkalorien	91	6	3
Gesamtkalorien für diese Mahlzeit			**442**
Bananen mit Dattelsoße	**Kohl.**	**Eiweiß**	**Fett**
Gramm	189	7	2
Kalorien	679	25	14
% Gesamtkalorien	95	3	2
Gesamtkalorien für diese Mahlzeit			**718**
Ananas-Orangen-Drink	**Kohl.**	**Eiweiß**	**Fett**
Gramm	92	5	1
Kalorien	344	20	12
% Gesamtkalorien	92	5	3
Gesamtkalorien für diese Mahlzeit			**376**
A.R.T.-Suppe	**Kohl.**	**Eiweiß**	**Fett**
Gramm	56	6	1
Kalorien	194	20	12
% Gesamtkalorien	86	9	5
Gesamtkalorien für diese Mahlzeit			**226**
Ananas-Tahini-Salat	**Kohl.**	**Eiweiß**	**Fett**
Gramm	34	10	15
Kalorien	125	36	121
% Gesamtkalorien	44	13	43
Gesamtkalorien für diese Mahlzeit			**282**
Tagesgesamtwerte	**Kohl.**	**Eiweiß**	**Fett**
Gramm	482	35	21
Kalorien	1746	126	172
Tages-Kalorien-Nährstoff-Verhältnis	**85**	**6**	**8**
Tagesgesamtkalorien			**2044**

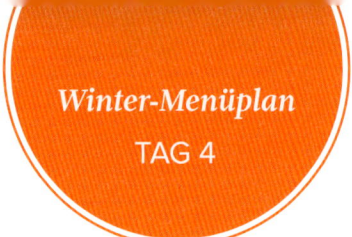

FRÜHSTÜCK: Ananas-Kiwi-Smoothie

1 Pfund Ananas, 1 Pfund Kiwi

Zubereitung: Im Mixer pürieren und genießen. Je nach gewünschter Konsistenz Wasser hinzufügen.

MITTAGESSEN: Datteln und Gurken

280 g Medjool-Datteln, 1 Pfund Gurken

Zubereitung: Geschälte Gurken eignen sich bei diesem Rezept am besten. Datteln entsteinen und Gurken in dicke Scheiben schneiden. Auf jede Gurkenscheibe eine Dattel legen und mit Genuss schlemmen. Eine süß-knackig-frische Verführung! *Nur für zwei Dattelsorten – Medjool und Deglet Nour – existieren Nährwertangaben. Es gibt natürlich weit mehr Sorten, die Sie eventuell bevorzugen. Am frischesten sind Datteln im Spätherbst und im frühen Winter.

ABENDESSEN

ERSTER GANG: Mandarinen

1 Pfund Mandarinen

ZWEITER GANG: Grapefruit-Gurken-Suppe

200 g Gurken, 200 g Grapefruit, 200 g Tomaten

Zubereitung: Im Mixer pürieren und genießen.

DRITTER GANG: Mandarine-Gurken-Salat

1 Pfund Babyspinat, 200 g Mandarinen, 200 g Gurken, 15 g Pinienkerne

Zubereitung: Spinat in eine Schüssel geben, Mandarinen und Gurke zu einem Dressing pürieren und über den Spinat geben. Mit Pinienkernen bestreuen.

Winter-Menüplan: Tag 4			
Ananas-Kiwi-Smoothie	**Kohl.**	**Eiweiß**	**Fett**
Gramm	124	8	3
Kalorien	444	27	23
% Gesamtkalorien	90	5	5
Gesamtkalorien für diese Mahlzeit			**494**
Datteln und Gurken	**Kohl.**	**Eiweiß**	**Fett**
Gramm	226	8	1
Kalorien	809	30	10
% Gesamtkalorien	95	4	1
Gesamtkalorien für diese Mahlzeit			**849**
Mandarinen	**Kohl.**	**Eiweiß**	**Fett**
Gramm	61	4	1
Kalorien	216	13	11
% Gesamtkalorien	90	5	5
Gesamtkalorien für diese Mahlzeit			**240**
Grapefruit-Gurken-Suppe	**Kohl.**	**Eiweiß**	**Fett**
Gramm	40	5	1
Kalorien	141	18	11
% Gesamtkalorien	83	11	6
Gesamtkalorien für diese Mahlzeit			**170**
Mandarine-Gurken-Salat	**Kohl.**	**Eiweiß**	**Fett**
Gramm	38	17	12
Kalorien	133	59	95
% Gesamtkalorien	46	21	33
Gesamtkalorien für diese Mahlzeit			**287**
Tagesgesamtwerte	**Kohl.**	**Eiweiß**	**Fett**
Gramm	489	42	18
Kalorien	1743	147	150
Tages-Kalorien-Nährstoff-Verhältnis	**85**	**7**	**7**
Tagesgesamtkalorien			**2040**

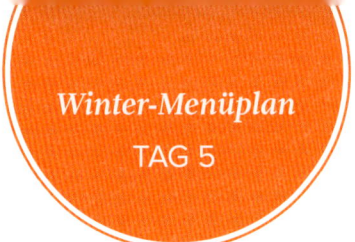

FRÜHSTÜCK: Mandarinen
1 kg Mandarinen

MITTAGESSEN: Nur Bananen!
1 kg Bananen
Zubereitung: Bananen im Mixer mit etwas Wasser zu einem Smoothie pürieren oder einfach essen – ganz wie Sie es am liebsten mögen!

ABENDESSEN:
ERSTER GANG: Papaya-Ananas-Drink
1 Pfund Papaya, 200 g Ananas
Zubereitung: Pürieren und servieren. Für einen dünneren Drink so viel Wasser wie gewünscht hinzufügen.

ZWEITER GANG: Papaya-Limetten-Suppe
1 Pfund Papaya, 200 g Romana-Salat, 30 ml Limettensaft
Zubereitung: Alle Zutaten im Mixer pürieren und in eine Schüssel geben. Einfach köstlich!

DRITTER GANG: Orangen-Hanfsamen-Salat
1 Pfund roter Blattsalat, 200 g Valencia-Orangen, 2 EL geschälte Hanfsamen
Zubereitung: Salat klein schneiden und in eine Schüssel geben. Orangen schälen, klein schneiden und unter den Salat mischen. Hanfsamen darüberstreuen.

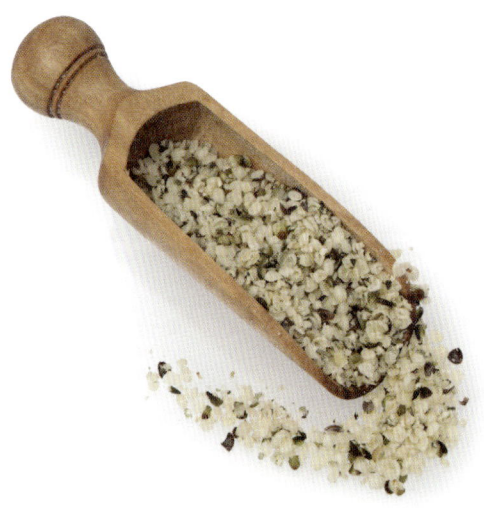

Winter-Menüplan: Tag 5

Mandarinen	Kohl.	Eiweiß	Fett
Gramm	121	7	3
Kalorien	432	26	23
% Gesamtkalorien	90	5	5
Gesamtkalorien für diese Mahlzeit			**481**

Nur Bananen!	Kohl.	Eiweiß	Fett
Gramm	207	10	3
Kalorien	747	36	24
% Gesamtkalorien	93	4	3
Gesamtkalorien für diese Mahlzeit			**807**

Papaya-Ananas-Drink	Kohl.	Eiweiß	Fett
Gramm	73	4	1
Kalorien	265	14	7
% Gesamtkalorien	93	5	2
Gesamtkalorien für diese Mahlzeit			**286**

Papaya-Limetten-Suppe	Kohl.	Eiweiß	Fett
Gramm	30	4	1
Kalorien	104	15	8
% Gesamtkalorien	82	12	6
Gesamtkalorien für diese Mahlzeit			**127**

Orangen-Hanfsamen-Salat	Kohl.	Eiweiß	Fett
Gramm	44	19	11
Kalorien	165	75	90
% Gesamtkalorien	50	23	27
Gesamtkalorien für diese Mahlzeit			**259**

Tagesgesamtwerte	Kohl.	Eiweiß	Fett
Gramm	475	44	19
Kalorien	1713	166	152
Tages-Kalorien-Nährstoff-Verhältnis	**84**	**8**	**7**
Tagesgesamtkalorien			**2031**

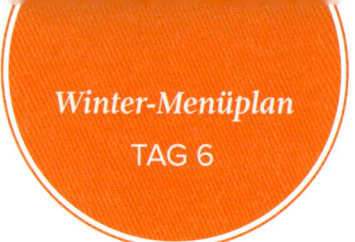

Winter-Menüplan
TAG 6

FRÜHSTÜCK: Kiwi-Orangen-Drink
1 Pfund Kiwi, 500 ml frisch gepresster Orangensaft
Zubereitung: Kiwis schälen, vierteln und mit dem Orangensaft im Mixer pürieren.

MITTAGESSEN: Bananenwraps
800 g Bananen, 200 g Romana-Salat
Zubereitung: Bananen schälen, in ganze Salatblätter einwickeln und genießen.

ABENDESSEN
ERSTER GANG: Mandarinen-Ananas-Smoothie
200 g Mandarinen, 450 g Ananas
Zubereitung: Ananas schälen, vom Strunk befreien und in große Stücke schneiden. Mit den Mandarinen im Mixer zu einem dicken Smoothie pürieren.

ZWEITER GANG: Mandarinen-Sellerie-Suppe
200 g Mandarinen, 100 g Sellerie, 100 g rote Gemüsepaprika
Zubereitung: Alle Zutaten im Mixer pürieren und in eine Schüssel geben.
*Eine süße und kernlose Mandarinensorte eignet sich am besten für dieses Rezept. Alternativ lassen sich statt der Mandarinen auch Orangen verwenden.

DRITTER GANG: Ananas-Paprika-Salat
1 Pfund Kopfsalat, 100 g Ananas, 100 g rote Gemüsepaprika, 30 g Mandelscheiben
Zubereitung: Salat klein schneiden und in eine Schüssel geben. Ananas und rote Paprika im Mixer zu einem Dressing pürieren und über den Salat gießen. Mit Mandelscheiben bestreuen.

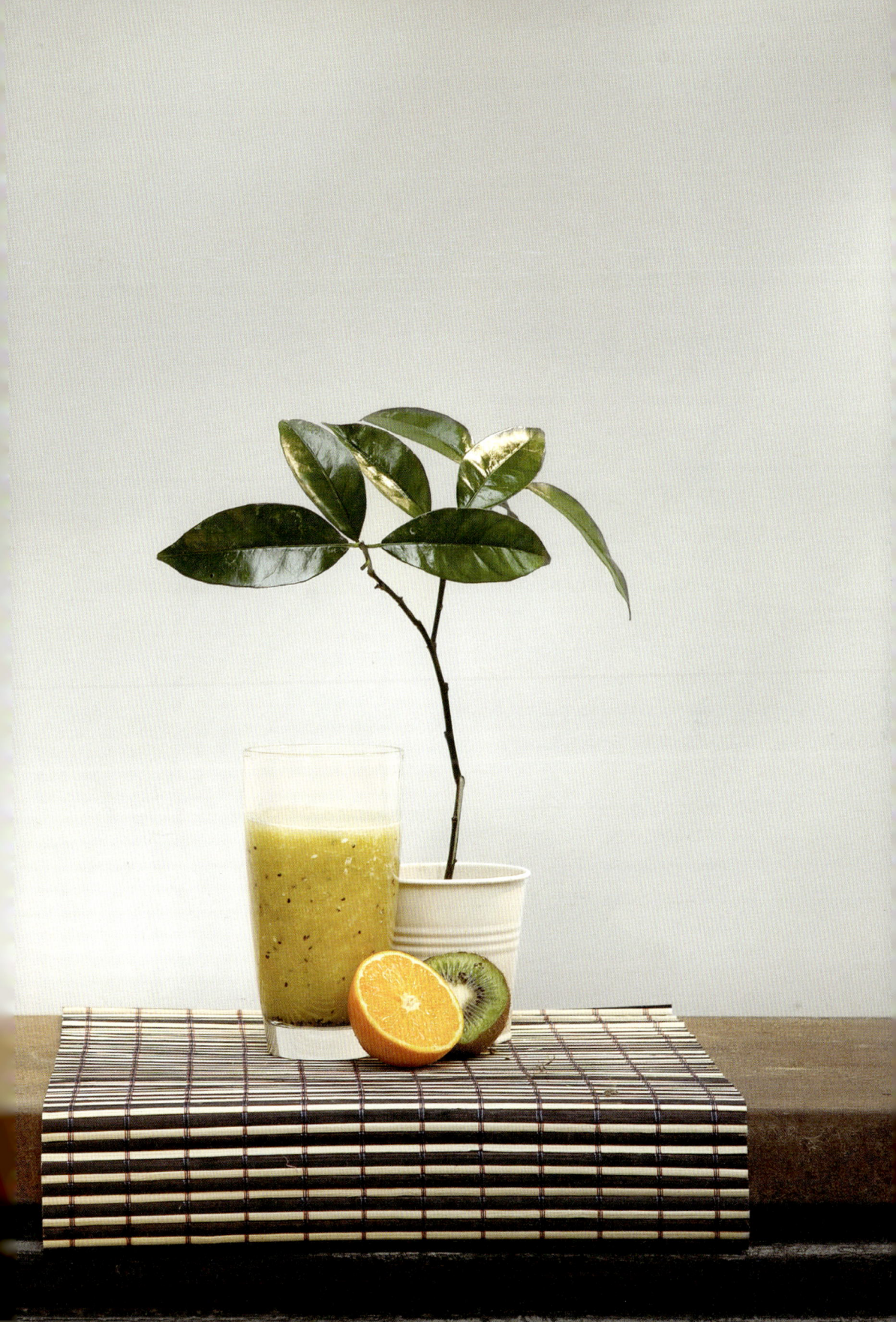

Winter-Menüplan: Tag 6			
Kiwi-Orangen-Drink	**Kohl.**	**Eiweiß**	**Fett**
Gramm	118	9	3
Kalorien	440	32	28
% Gesamtkalorien	88	6	6
Gesamtkalorien für diese Mahlzeit			**500**
Bananenwraps	**Kohl.**	**Eiweiß**	**Fett**
Gramm	189	11	3
Kalorien	677	41	27
% Gesamtkalorien	90	6	4
Gesamtkalorien für diese Mahlzeit			**745**
Mandarinen-Ananas-Smoothie	**Kohl.**	**Eiweiß**	**Fett**
Gramm	73	4	1
Kalorien	262	13	9
% Gesamtkalorien	92	5	3
Gesamtkalorien für diese Mahlzeit			**284**
Mandarinen-Sellerie-Suppe	**Kohl.**	**Eiweiß**	**Fett**
Gramm	40	4	1
Kalorien	143	13	10
% Gesamtkalorien	86	8	6
Gesamtkalorien für diese Mahlzeit			**166**
Ananas-Paprika-Salat	**Kohl.**	**Eiweiß**	**Fett**
Gramm	37	14	16
Kalorien	132	49	126
% Gesamtkalorien	43	16	41
Gesamtkalorien für diese Mahlzeit			**307**
Tagesgesamtwerte	**Kohl.**	**Eiweiß**	**Fett**
Gramm	457	42	24
Kalorien	1654	148	200
Tages-Kalorien-Nährstoff-Verhältnis	**83**	**7**	**10**
Tagesgesamtkalorien			**2002**

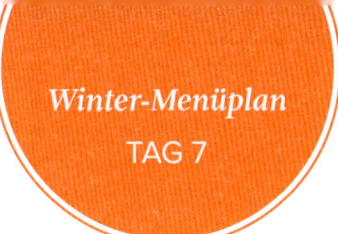

FRÜHSTÜCK: Papaya-Bananen-Salat

200 g Papaya, 1 Pfund Bananen

Zubereitung: Obst klein schneiden, in einer Schüssel mischen und schmecken lassen.

MITTAGESSEN: Datteln und Selleriestangen

250 g Datteln, 450 g Selleriestangen

Zubereitung: Zusammen oder eins nach dem anderen essen.

ABENDESSEN

ERSTER GANG: Frisch gepresster Orangensaft

250 ml frisch gepresster Orangensaft

ZWEITER GANG: Orangen-Brokkoli-Suppe

200 g Brokkoli, 200 g Orangen

Zubereitung: Beide Zutaten im Mixer zu einer köstlichen Suppe pürieren.

DRITTER GANG: Grapefruit-Tahini-Salat

1 Pfund Romana-Salat, 100 g Brokkoli, 100 g Grapefruit, 30 g rohe geschälte Sesamsaat

Zubereitung: Salat und Brokkoli sehr klein schneiden und in eine Schüssel geben. Grapefruit und Sesamsaat zu einem Dressing pürieren und über den Salat geben.

Winter-Menüplan: Tag 7			
Papaya-Bananen-Salat	**Kohl.**	**Eiweiß**	**Fett**
Gramm	126	6	2
Kalorien	454	23	15
% Gesamtkalorien	92	5	3
Gesamtkalorien für diese Mahlzeit			**492**
Datteln und Selleriestangen	**Kohl.**	**Eiweiß**	**Fett**
Gramm	226	8	1
Kalorien	809	30	10
% Gesamtkalorien	95	4	1
Gesamtkalorien für diese Mahlzeit			**849**
Frisch gepresster Orangensaft	**Kohl.**	**Eiweiß**	**Fett**
Gramm	47	3	1
Kalorien	184	12	8
% Gesamtkalorien	90	6	4
Gesamtkalorien für diese Mahlzeit			**204**
Orangen-Brokkoli-Suppe	**Kohl.**	**Eiweiß**	**Fett**
Gramm	42	9	2
Kalorien	146	30	12
% Gesamtkalorien	78	16	6
Gesamtkalorien für diese Mahlzeit			**188**
Grapefruit-Tahini-Salat	**Kohl.**	**Eiweiß**	**Fett**
Gramm	42	15	16
Kalorien	149	52	124
% Gesamtkalorien	46	16	38
Gesamtkalorien für diese Mahlzeit			**325**
Tagesgesamtwerte	**Kohl.**	**Eiweiß**	**Fett**
Gramm	483	41	22
Kalorien	1742	174	169
Tages-Kalorien-Nährstoff-Verhältnis	**85**	**7**	**8**
Tagesgesamtkalorien	**2058**		
Wochenwerte	**Kohl.**	**Eiweiß**	**Fett**
Kalorien-Nährstoff-Verhältnis der Woche	85	7	8

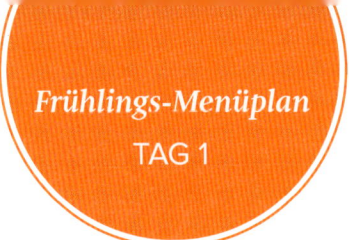

FRÜHSTÜCK: Papaya mit Kiwisoße

1,25 kg Papaya, 200 g Kiwi

Zubereitung: Papaya entsamen, schälen, würfeln und in eine Schüssel geben. Kiwis pürieren und über die Papayastücke geben.

MITTAGESSEN: Bananen-Sellerie-Smoothie

750 g Bananen, 100 g Selleriestangen

Zubereitung: Sellerie klein schneiden, damit sich die Fasern leichter pürieren lassen. Bananen und Selleriestückchen mit gewünschter Wassermenge (je nach bevorzugter Konsistenz) im Mixer zu einem leckeren Smoothie pürieren.

ABENDESSEN

ERSTER GANG: Ananas-Kiwi-Drink

200 g Ananas, 200 g Kiwis

Zubereitung: Ananas schälen, vom Strunk befreien und in große Stücke schneiden. Kiwis schälen und vierteln. Beide Zutaten im Mixer zu einem leckeren Smoothie pürieren.

ZWEITER GANG: Ananas-Fenchel-Suppe

200 g Ananas, 100 g Sellerie, 100 g Gurke, 1 grüner Fenchelzweig

Zubereitung: Ananas, Sellerie und Fenchel im Mixer zu einer Suppe pürieren und in eine Schüssel gießen. Gurke klein würfeln und über die Suppe streuen.

DRITTER GANG: Ananas-Macadamia-Salat

1 Pfund grüner Blattsalat, 100 g Tomaten, 100 g Ananas, 30 g Macadamianüsse

Zubereitung: Salat klein schneiden und in eine Schüssel geben. Tomate würfeln und unter den Salat mischen. Ananas und Macadamianüsse zu einem köstlichen Dressing pürieren!

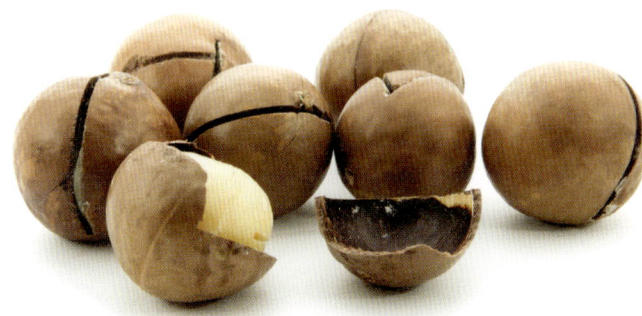

Frühlings-Menüplan: Tag 1			
Papaya mit Kiwisoße	**Kohl.**	**Eiweiß**	**Fett**
Gramm	144	10	3
Kalorien	524	34	23
% Gesamtkalorien	90	6	4
Gesamtkalorien für diese Mahlzeit			**581**
Bananen-Sellerie-Smoothie	**Kohl.**	**Eiweiß**	**Fett**
Gramm	185	9	3
Kalorien	665	34	23
% Gesamtkalorien	92	5	3
Gesamtkalorien für diese Mahlzeit			**722**
Ananas-Kiwi-Drink	**Kohl.**	**Eiweiß**	**Fett**
Gramm	62	4	1
Kalorien	221	14	12
% Gesamtkalorien	89	6	5
Gesamtkalorien für diese Mahlzeit			**247**
Ananas-Fenchel-Suppe	**Kohl.**	**Eiweiß**	**Fett**
Gramm	37	3	1
Kalorien	130	11	6
% Gesamtkalorien	88	7	4
Gesamtkalorien für diese Mahlzeit			**147**
Ananas-Macadamia-Salat	**Kohl.**	**Eiweiß**	**Fett**
Gramm	36	10	23
Kalorien	130	36	184
% Gesamtkalorien	37	10	53
Gesamtkalorien für diese Mahlzeit			**350**
Tagesgesamtwerte	**Kohl.**	**Eiweiß**	**Fett**
Gramm	464	36	31
Kalorien	1670	129	248
Tages-Kalorien-Nährstoff-Verhältnis	**82**	**6**	**12**
Tagesgesamtkalorien			**2047**

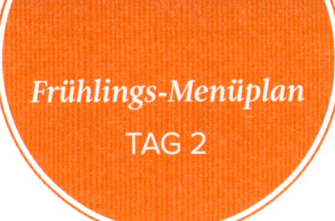

FRÜHSTÜCK: Bananen mit Carobsoße

1 Pfund Bananen, 30 g Medjool-Datteln, 30 g rohes Carobpulver

Zubereitung: ½ Banane zur Seite legen, den Rest in Scheiben schneiden und in eine Schüssel geben. ½ Banane, Datteln und Carobpulver mit etwas Wasser im Mixer zu einer Soße pürieren. Über die Bananenscheiben geben und genießen.

MITTAGESSEN: Bananenmilch

600 g Bananen

Zubereitung: Bananen mit genügend Wasser zu milchähnlicher Konsistenz pürieren.

ABENDESSEN

ERSTER GANG: Erdbeer-Ananas-Drink

200 g Erdbeeren, 200 g Ananas

Zubereitung: Beide Zutaten im Mixer zu einem leckeren Smoothie pürieren.

ZWEITER GANG: Erdbeer-Paprika-Suppe

1 Pfund Erdbeeren, 200 g gelbe Gemüsepaprika, 200 g Romana-Salat

Zubereitung: 1 Erdbeere zur Seite legen. Restliche Zutaten grob hacken und im Mixer zu einer Suppe pürieren. In eine Schüssel geben und mit der in dünne Scheiben geschnittenen Erdbeere garnieren.

DRITTER GANG: Erdbeer-Paprika-Salat

1 Pfund Romana-Salat, 100 g rote Gemüsepaprika, 200 g Erdbeeren

Zubereitung: Salat klein schneiden und in eine Schüssel geben. Rote Paprika und Erdbeeren im Mixer zu einem Dressing pürieren, auf den Salat geben und genießen.

Frühlings-Menüplan: Tag 2

Bananen mit Carobsoße	Kohl.	Eiweiß	Fett
Gramm	150	7	2
Kalorien	509	23	13
% Gesamtkalorien	93	4	3
Gesamtkalorien für diese Mahlzeit			**545**

Bananenmilch	Kohl.	Eiweiß	Fett
Gramm	207	10	3
Kalorien	747	36	24
% Gesamtkalorien	93	4	3
Gesamtkalorien für diese Mahlzeit			**807**

Ananas-Erdbeer-Drink	Kohl.	Eiweiß	Fett
Gramm	44	3	1
Kalorien	157	10	8
% Gesamtkalorien	89	6	5
Gesamtkalorien für diese Mahlzeit			**175**

Erdbeer-Paprika-Suppe	Kohl.	Eiweiß	Fett
Gramm	57	8	3
Kalorien	197	28	20
% Gesamtkalorien	81	11	8
Gesamtkalorien für diese Mahlzeit			**245**

Erdbeer-Paprika-Salat	Kohl.	Eiweiß	Fett
Gramm	39	8	2
Kalorien	133	28	18
% Gesamtkalorien	74	16	10
Gesamtkalorien für diese Mahlzeit			**179**

Tagesgesamtwerte	Kohl.	Eiweiß	Fett
Gramm	497	36	11
Kalorien	1743	125	83
Tages-Kalorien-Nährstoff-Verhältnis	**89**	**6**	**4**
Tagesgesamtkalorien			**1951**

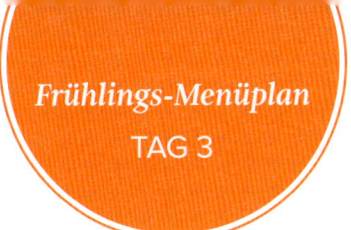

FRÜHSTÜCK: Exotischer Früchtespaß

200 g Ananas, 200 g Kiwis, 200 g Erdbeeren, 200 g Grapefruit, 200 g Orangen

Zubereitung: Alle Zutaten klein schneiden, in eine Schüssel geben und mischen.

MITTAGESSEN: Mangos

1 kg Mangos

ABENDESSEN

ERSTER GANG: Kiwis und Erdbeeren

1 Pfund Kiwis, 1 Pfund Erdbeeren

Zubereitung: In Scheiben oder Würfel schneiden und genießen.

ZWEITER GANG: Erdbeer-Gurken-Suppe

1 Pfund Erdbeeren, 200 g Gurken

Zubereitung: Gurke schälen und in dicke Scheiben schneiden. Eine Gurkenschei-be und eine Erdbeere beiseitelegen. Restliche Gurkenscheiben und Erdbeeren im Mixer zu einer Suppe pürieren und in eine Schüssel gießen. Letzte Erdbeere in dünne Scheiben schneiden, Gurkenscheibe fein würfeln und beides als Gar-nierung in die Suppe geben.

DRITTER GANG: Erdbeer-Mandel-Salat

1 Pfund roter Blattsalat, 100 g Gurken, 100 g Erdbeeren, 30 g Mandeln

Zubereitung: Salat klein schneiden und in eine Schüssel geben. Gurke schälen, in Scheiben schneiden und mit dem Salat mischen. Erdbeeren und Mandeln im Mixer zu einem Dressing pürieren und über den Salat gießen.

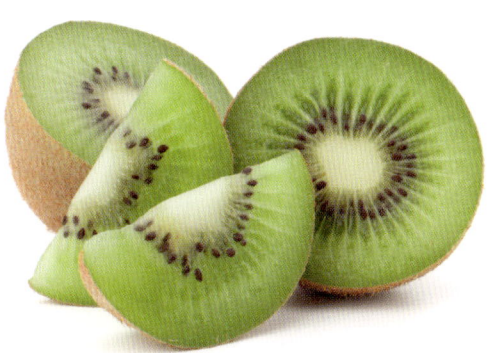

Frühlings-Menüplan: Tag 3			
Exotischer Früchtespaß	**Kohl.**	**Eiweiß**	**Fett**
Gramm	130	9	3
Kalorien	467	33	22
% Gesamtkalorien	90	6	4
Gesamtkalorien für diese Mahlzeit			**522**
Mangos	**Kohl.**	**Eiweiß**	**Fett**
Gramm	154	5	2
Kalorien	553	17	20
% Gesamtkalorien	94	3	3
Gesamtkalorien für diese Mahlzeit			**590**
Kiwis und Erdbeeren	**Kohl.**	**Eiweiß**	**Fett**
Gramm	101	8	4
Kalorien	363	29	30
% Gesamtkalorien	86	7	7
Gesamtkalorien für diese Mahlzeit			**422**
Erdbeer-Gurken-Suppe	**Kohl.**	**Eiweiß**	**Fett**
Gramm	40	4	2
Kalorien	142	16	14
% Gesamtkalorien	83	9	8
Gesamtkalorien für diese Mahlzeit			**172**
Erdbeer-Mandel-Salat	**Kohl.**	**Eiweiß**	**Fett**
Gramm	27	13	16
Kalorien	101	51	134
% Gesamtkalorien	35	18	47
Gesamtkalorien für diese Mahlzeit			**286**
Tagesgesamtwerte	**Kohl.**	**Eiweiß**	**Fett**
Gramm	452	39	27
Kalorien	1626	146	220
Tages-Kalorien-Nährstoff-Verhältnis	**82**	**7**	**11**
Tagesgesamtkalorien			**1992**

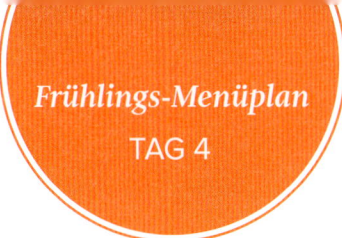
FRÜHSTÜCK: Orangensaft
1 Liter frisch gepresster Orangensaft

MITTAGESSEN: Bananen-Mango-Smoothie
1 Pfund Bananen, 1 Pfund Mangos
Zubereitung: Pürieren und genießen.

ABENDESSEN:
ERSTER GANG: Papaya-Erdbeer-Boote
1 Pfund Papaya, 1 Pfund Erdbeeren
Zubereitung: Papaya entsamen und mit Erdbeerscheiben
füllen. Zum Löffel greifen und genießen.

ZWEITER GANG: Sellerie-Orangen-Suppe
200 g Selleriestangen, 200 g rote Gemüsepaprika, 200 g
Orangen
Zubereitung: Sellerie, Orangen und ¾ der Paprika im Mixer
zu einer Suppe pürieren. In eine Schüssel gießen und mit
der restlichen fein gewürfelten Paprika garnieren.

DRITTER GANG: Orangen-Paprika-Salat
1 Pfund roter Blattsalat, 100 g Orangen, ½ rote Gemüsepaprika, 30 g Paranüsse
Zubereitung: Salat zerpflücken und in eine Schüssel geben.
Orangen, Paprika und Paranüsse durch mehrmaliges Häck-
seln im Mixer zu einem stückigen Dressing verarbeiten, auf
den Salat geben und genießen.

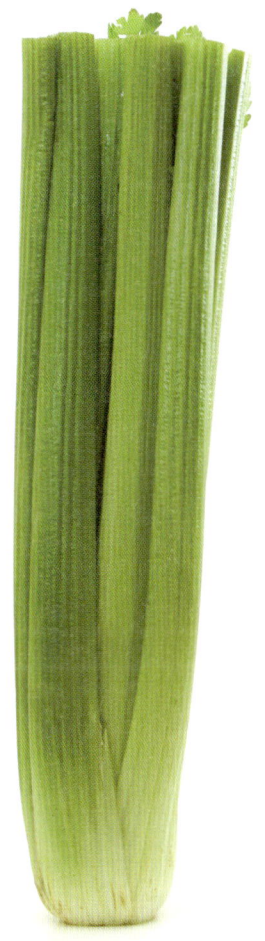

Frühlings-Menüplan: Tag 4			
Orangensaft	**Kohl.**	**Eiweiß**	**Fett**
Gramm	94	6	2
Kalorien	367	25	16
% Gesamtkalorien	90	6	4
Gesamtkalorien für diese Mahlzeit			**408**
Bananen-Mango-Smoothie	**Kohl.**	**Eiweiß**	**Fett**
Gramm	181	7	3
Kalorien	651	26	22
% Gesamtkalorien	93	4	3
Gesamtkalorien für diese Mahlzeit			**699**
Papaya-Erdbeer-Boote	**Kohl.**	**Eiweiß**	**Fett**
Gramm	79	6	2
Kalorien	285	21	16
% Gesamtkalorien	88	7	5
Gesamtkalorien für diese Mahlzeit			**322**
Sellerie-Orangen-Suppe	**Kohl.**	**Eiweiß**	**Fett**
Gramm	47	6	2
Kalorien	166	22	14
% Gesamtkalorien	82	11	7
Gesamtkalorien für diese Mahlzeit			**202**
Orangen-Paprika-Salat	**Kohl.**	**Eiweiß**	**Fett**
Gramm	31	12	20
Kalorien	114	44	171
% Gesamtkalorien	35	13	52
Gesamtkalorien für diese Mahlzeit			**329**
Tagesgesamtwerte	**Kohl.**	**Eiweiß**	**Fett**
Gramm	432	37	29
Kalorien	1538	138	239
Tages-Kalorien-Nährstoff-Verhältnis	**81**	**7**	**12**
Tagesgesamtkalorien			**1961**

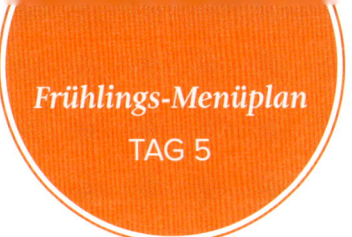

FRÜHSTÜCK: Süß-saurer Genuss

500 ml frisch gepresster Orangensaft, 200 g Mangos, 200 g Erdbeeren

Zubereitung: Alle Zutaten zu einem Smoothie pürieren und langsam genießen.

MITTAGESSEN: Nur Bananen!

1 kg Bananen

ABENDESSEN

ERSTER GANG: Frisch gepresster Orangensaft

500 ml frisch gepresster Orangensaft

ZWEITER GANG: Spinat-Paprika-Suppe

200 g Spinat, 200 g rote Gemüsepaprika, 200 g Orangen

Zubereitung: Alle Zutaten im Mixer zu einer Suppe pürieren und in eine Schüssel gießen.

DRITTER GANG: Orangen-Pistazien-Salat

200 g Babyspinat, 200 g roter Blattsalat, 100 g Orangen, 30 g Pistazien

Zubereitung: Spinat und klein geschnittenen Salat in eine Schüssel geben. Orangen und Pistazien zu einem Dressing pürieren und über den Salat gießen.

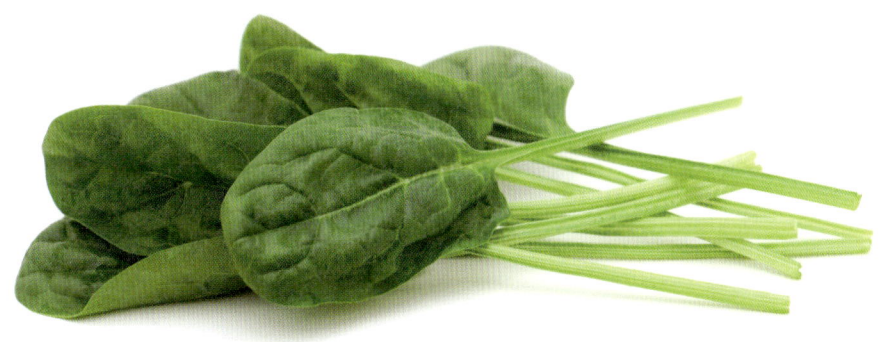

Frühlings-Menüplan: Tag 5

Süß-saurer Genuss	Kohl.	Eiweiß	Fett
Gramm	124	5	2
Kalorien	461	20	18
% Gesamtkalorien	92	4	4
Gesamtkalorien für diese Mahlzeit			**499**

Nur Bananen!	Kohl.	Eiweiß	Fett
Gramm	207	10	3
Kalorien	747	36	24
% Gesamtkalorien	93	4	3
Gesamtkalorien für diese Mahlzeit			**807**

Frisch gepresster Orangensaft	Kohl.	Eiweiß	Fett
Gramm	47	3	1
Kalorien	184	12	8
% Gesamtkalorien	90	6	4
Gesamtkalorien für diese Mahlzeit			**204**

Spinat-Paprika-Suppe	Kohl.	Eiweiß	Fett
Gramm	49	11	2
Kalorien	167	37	14
% Gesamtkalorien	77	17	6
Gesamtkalorien für diese Mahlzeit			**218**

Orangen-Pistazien-Salat	Kohl.	Eiweiß	Fett
Gramm	35	16	14
Kalorien	126	59	115
% Gesamtkalorien	42	20	38
Gesamtkalorien für diese Mahlzeit			**300**

Tagesgesamtwerte	Kohl.	Eiweiß	Fett
Gramm	462	45	22
Kalorien	1685	164	179
Tages-Kalorien-Nährstoff-Verhältnis	**83**	**8**	**9**
Tagesgesamtkalorien			**2028**

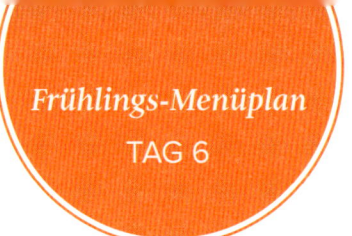

FRÜHSTÜCK: Frühlingshafter Obstsalat

1 Pfund süße Orangen, 1 Pfund Erdbeeren, 200 g Kiwis

Zubereitung: Obst in mundgerechte Stücke schneiden, kurz vermischen und genießen.

MITTAGESSEN: Mango-Erdbeer-Salat

2 Mangos, 1 Pfund Erdbeeren

Zubereitung: Mangos würfeln, Erdbeeren in Scheiben schneiden und in einer Schüssel vermischen.

ABENDESSEN:

ERSTER GANG: Papaya

750 g Papaya

ZWEITER GANG: Papaya-Gazpacho

1 Pfund Papaya, 200 g Tomaten, 60 g frisches Basilikum

Zubereitung: Papaya entsamen, schälen, fein würfeln oder pürieren. Tomaten würfeln und Basilikum fein hacken. Mit der Papaya vermengen und genießen.

DRITTER GANG: Papaya-Wraps

1 Pfund Kopfsalat, 1 Pfund Papaya, Saft von 1 Limette

Zubereitung: Papaya würfeln und in eine Schüssel geben. Limettensaft untermengen. Salatblätter als Wraps benutzen und mit Papayawürfeln füllen.

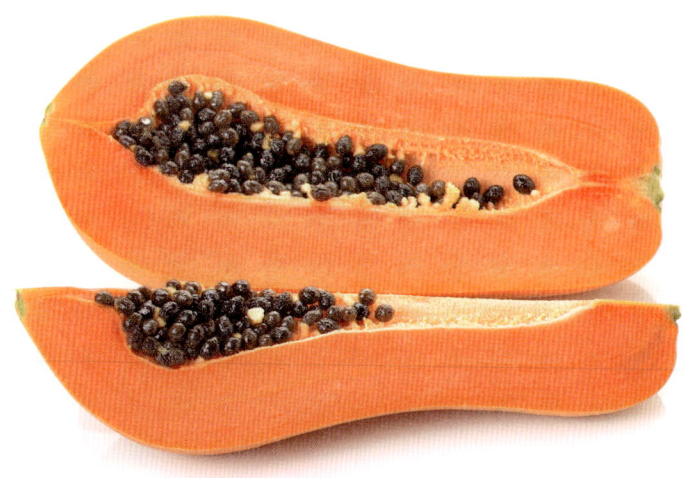

Frühlings-Menüplan: Tag 6			
Frühlingshafter Obstsalat	**Kohl.**	**Eiweiß**	**Fett**
Gramm	121	10	3
Kalorien	436	36	25
% Gesamtkalorien	88	7	5
Gesamtkalorien für diese Mahlzeit			**497**
Mango-Erdbeer-Salat	**Kohl.**	**Eiweiß**	**Fett**
Gramm	189	8	4
Kalorien	677	27	31
% Gesamtkalorien	92	4	4
Gesamtkalorien für diese Mahlzeit			**735**
Papaya	**Kohl.**	**Eiweiß**	**Fett**
Gramm	67	4	1
Kalorien	242	15	8
% Gesamtkalorien	91	6	3
Gesamtkalorien für diese Mahlzeit			**265**
Papaya-Gazpacho	**Kohl.**	**Eiweiß**	**Fett**
Gramm	57	6	2
Kalorien	204	22	14
% Gesamtkalorien	85	9	6
Gesamtkalorien für diese Mahlzeit			**240**
Papaya-Wraps	**Kohl.**	**Eiweiß**	**Fett**
Gramm	57	9	2
Kalorien	199	31	13
% Gesamtkalorien	82	13	5
Gesamtkalorien für diese Mahlzeit			**243**
Tagesgesamtwerte	**Kohl.**	**Eiweiß**	**Fett**
Gramm	491	37	12
Kalorien	1758	131	91
Tages-Kalorien-Nährstoff-Verhältnis	**89**	**7**	**5**
Tagesgesamtkalorien			**1980**

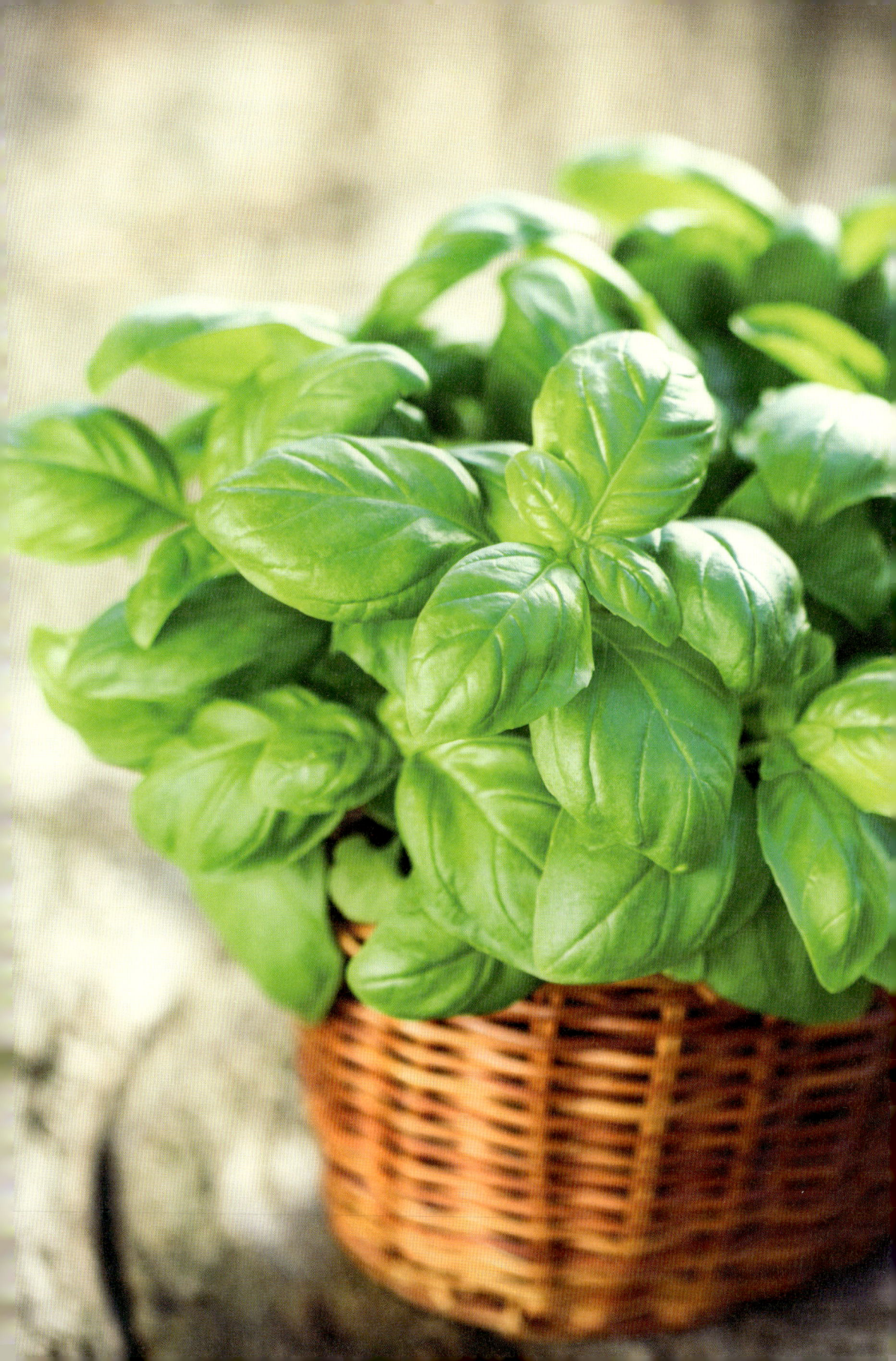

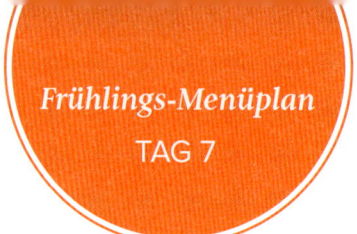

FRÜHSTÜCK: Erdbeeren

1,5 kg Erdbeeren

*Wenn Sie ein bisschen mehr Grünes dazu haben wollen, können Sie die grünen Blütenkelche der Erdbeeren ruhig mitessen. Die Textur ändert sich dadurch etwas, dafür wird der Geschmack etwas »knackig-grüner«.

MITTAGESSEN: Bananen-Salat-Smoothie

1 kg Bananen, 200 g Romana-Salat

Zubereitung: Im Mixer zu einem Smoothie pürieren.

ABENDESSEN:

ERSTER GANG: Orangen und Kiwis

1 Pfund Orangen, 200 g Kiwis

Zubereitung: Orangen schälen, in Stücke schneiden und in eine Schüssel geben. Kiwi schälen und in Scheiben schneiden. Mit den Orangenstücken mischen.

ZWEITER GANG: Blumenkohl-Tomaten-Suppe

200 g Blumenkohlröschen, 1 Pfund Tomaten

Zubereitung: Blumenkohl mit ¾ der Tomaten im Mixer pürieren. Restliche Tomaten würfeln und als Einlage zur Suppe geben.

DRITTER GANG: Orangen-Tahini-Salat

200 g Romana-Salat, 200 g Babyspinat, 100 g Orangen, 1 EL rohe geschälte Sesamsaat

Zubereitung: Salat klein schneiden und mit dem Spinat in eine Schüssel geben. Orangenspalten und Sesamsaat zu einem Dressing pürieren und über den Salat geben.

Frühlings-Menüplan: Tag 7			
Erdbeeren	**Kohl.**	**Eiweiß**	**Fett**
Gramm	105	9	4
Kalorien	370	32	33
% Gesamtkalorien	85	7	8
Gesamtkalorien für diese Mahlzeit			**435**
Bananen-Salat-Smoothie	**Kohl.**	**Eiweiß**	**Fett**
Gramm	215	13	4
Kalorien	770	46	30
% Gesamtkalorien	91	5	4
Gesamtkalorien für diese Mahlzeit			**846**
Orangen und Kiwis	**Kohl.**	**Eiweiß**	**Fett**
Gramm	60	5	1
Kalorien	216	17	12
% Gesamtkalorien	88	7	5
Gesamtkalorien für diese Mahlzeit			**245**
Blumenkohl-Tomaten-Suppe	**Kohl.**	**Eiweiß**	**Fett**
Gramm	33	8	2
Kalorien	111	28	13
% Gesamtkalorien	73	18	9
Gesamtkalorien für diese Mahlzeit			**152**
Orangen-Tahini-Salat	**Kohl.**	**Eiweiß**	**Fett**
Gramm	36	15	15
Kalorien	129	55	122
% Gesamtkalorien	42	18	40
Gesamtkalorien für diese Mahlzeit			**306**
Tagesgesamtwerte	**Kohl.**	**Eiweiß**	**Fett**
Gramm	449	50	26
Kalorien	1596	178	210
Tages-Kalorien-Nährstoff-Verhältnis	**80**	**9**	**11**
Tagesgesamtkalorien	**1984**		
Wochenwerte	**Kohl.**	**Eiweiß**	**Fett**
Kalorien-Nährstoff-Verhältnis der Woche	84	7	9

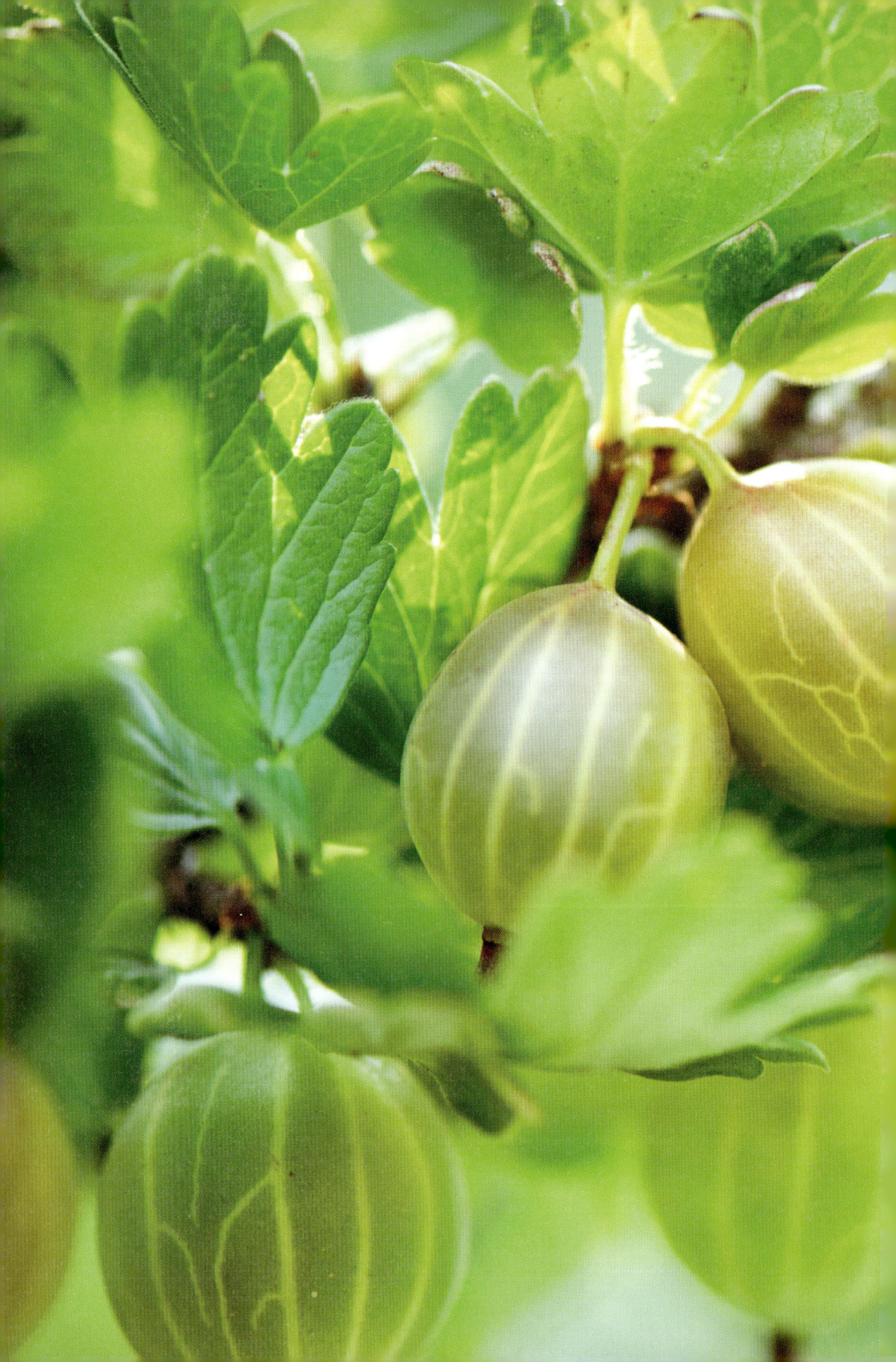

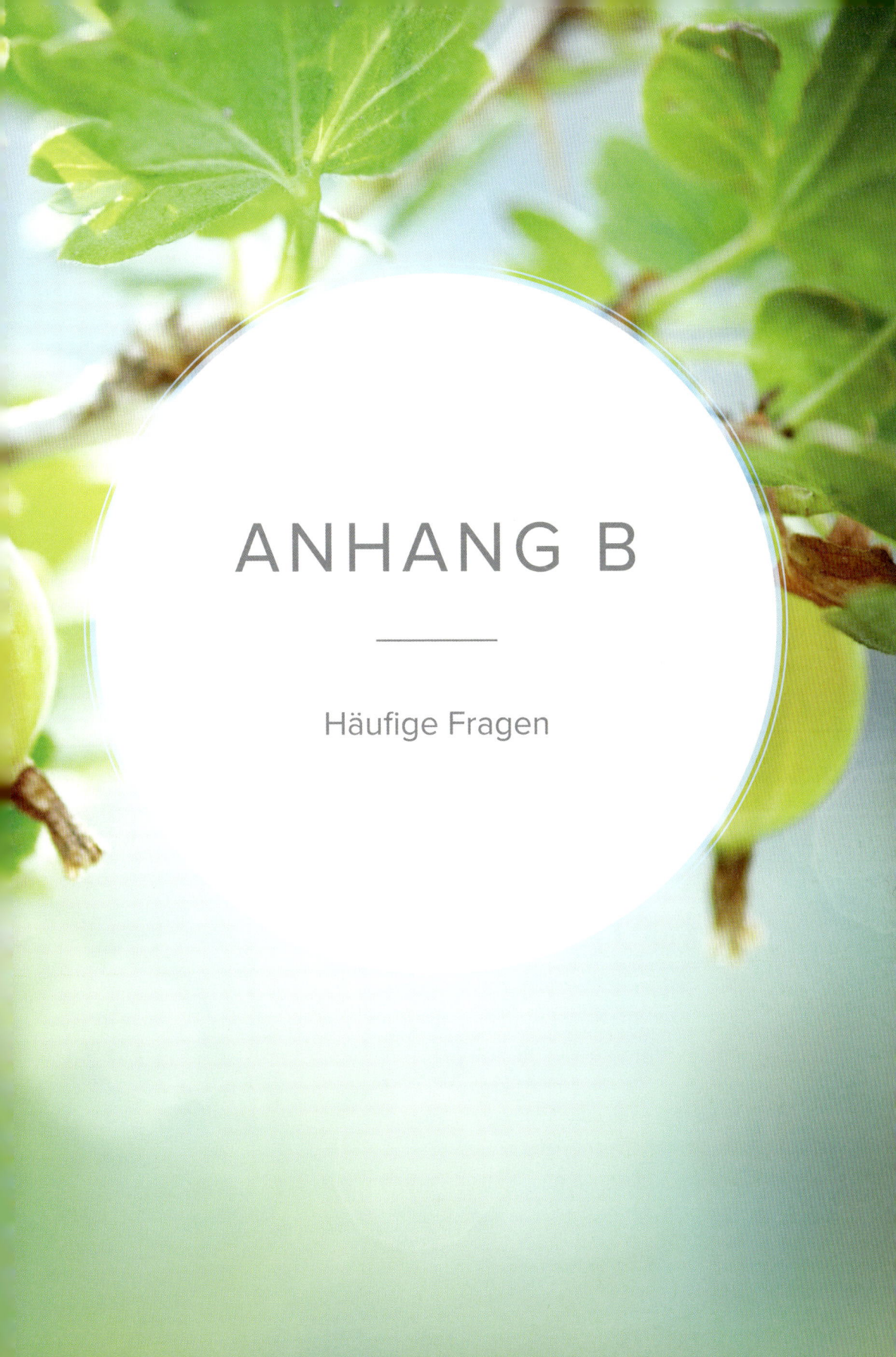

ANHANG B

———

Häufige Fragen

Inhalt

WAS SIND ROHE LEBENSMITTEL?

Je nachdem, wen Sie fragen, variiert auch die Definition von »rohen Lebensmitteln«. Für unsere Zwecke sind rohe Lebensmittel all jene, die naturbelassen, ganz und frisch sind und nicht erhitzt bzw. in irgendeiner Weise gekocht wurden. Rohe Lebensmittel sind eine perfekte Kreation von Mutter Natur und können so wie sie sind verzehrt werden. So wie auf einer Baustelle Rohmaterialien für den Bau eines Hauses verwendet werden, sind rohe Lebensmittel die Bausteine, die unser Körper verwendet, um sich am Leben zu erhalten und von innen zu erneuern. »Roh« ist ein relativer/dehnbarer Begriff. Einige Leute sind der Meinung, dass gedörrte Lebensmittel oder Pulver noch roh sind, auch wenn sie ihre natürliche Form verloren haben. (Wasser ist ein unverzichtbar wichtiger Nährstoff. Sobald einem Lebensmittel Wasser entzogen wurde, kann es nicht mehr als naturbelassen oder »ganz« angesehen werden.)

Es gibt aber keinen Grund, über Definitionen zu streiten, aber dafür immer Platz für die eine oder andere Ausnahme. Was auch immer Sie häufig oder gewohnheitsmäßig tun, wirkt sich auf Ihr Leben aus. Was Sie sehr selten tun, sollte als Ausnahme betrachtet werden. Ausnahmen haben nie denselben Effekt wie Regelmäßigkeiten. Nichtsdestotrotz sind naturbelassene, frische, rohe pflanzliche Lebensmittel mit all ihren natürlichen Komponenten, einschließlich Wasser und Ballaststoffen, bei Weitem am gesündesten.

WAS IST ROHKOSTERNÄHRUNG?

Eine rohköstliche Ernährung besteht hauptsächlich aus Lebensmitteln, die roh sind, also nicht gekocht bzw. über eine bestimmte Temperatur hinaus erhitzt werden. Wer sich so ernährt, wird als Rohköstler bezeichnet. Wer sich ausschließlich roh und pflanzlich ernährt, ist ein veganer Rohköstler.

Die gesunde Rohkosternährung, die ich in diesem Buch empfehle, besteht aus ganzen, frischen, reifen, rohen und biologisch erzeugten pflanzlichen Lebensmitteln – hauptsächlich aus Obst sowie so viel leicht verdaulichem Gemüse (besonders Blattsalate), wie Sie essen können, und einer kleinen Menge an Nüssen, Samen und Fettfrüchten.

IST OBST ALLEIN AUCH MÖGLICH?

Ich empfehle nicht, sich ausschließlich von Obst zu ernähren. Meiner Ansicht nach brauchen wir Gemüse, insbesondere dunkles grünes Blattgemüse, um uns optimal und gesund zu ernähren. Daher ist meine Empfehlung, dass zwischen 2 bis 6 % der durchschnittlichen Gesamtkalorien von Gemüse stammen sollte. Das bedeutet täglich ungefähr 1 bis 4 Salatköpfe oder 125 bis 500 g Grünkohl oder 250 g bis 1 kg Spinat, abhängig von der individuellen Gesamtkalorienmenge.

IST ROHKOST GLEICH ROHKOST?

Nein, es gibt viele verschiedene Möglichkeiten, sich roh zu ernähren. Einige essen sogar rohes Fleisch und andere rohe Tierprodukte. Ich persönlich rate aus gesundheitlichen, ökologischen und ethischen Gründen vom Konsum jeglicher Tierprodukte (einschließlich Milch und Honig) ab.

Viele rohköstliche Ernährungsformen haben durch die ständige Verwendung verschiedener Fette (z. B. Öle und beträchtliche Mengen von Avocados, Nüssen und Samen, Oliven und Kokosfleisch) eine sehr hohe Kalorienmenge. Diese Art der Ernährung ist nicht nachhaltig, da zu viel Fett, auch wenn es roh ist, Gesundheitsprobleme verursacht und dazu führt, dass weniger Kohlenhydrate verzehrt werden. In einem vergeblichen Versuch, die Nährstoffengpässe einer solchen Ernährung auszugleichen, greifen viele zu Nahrungsergänzungsmitteln und Stimulantien.

Wenn wir uns ausschließlich von Gemüse ernähren, funktioniert dies langfristig ebenso wenig, auch wenn wir große Mengen grüner Smoothies zu uns nehmen, da auch große Mengen an Gemüse unseren Kalorienbedarf nicht decken. Eine ausgewogene, nachhaltige Rohkosternährung muss den Großteil ihrer Kalorien aus Obst beziehen, das relativ viele Kalorien hat, und sollte durch großzügige Mengen an Gemüse mit hohem Mineralgehalt sowie eine (sehr) kleine Menge an Nüssen und Samen ergänzt werden.

GIBT ES INDIVIDUELLE UNTERSCHIEDE?

In holistischen Kreisen kursieren jede Menge Fehlinformationen über bestimmte Körper- bzw. Stoffwechseltypen. Einigen »Experten« zufolge haben Menschen von Geburt an entweder einen »schnellen« oder einen »langsamen« Stoffwechsel. Die individuell optimale Ernährung wird demzufolge nach dem jeweiligen Stoffwechsel bestimmt.

Schnelle »Verwerter« verbrennen Kalorien nach dieser Theorie wesentlich schneller als langsame »Verwerter«, und haben deshalb auch eine effizientere Verdauung.

Tatsächlich ist aber das Gegenteil der Fall. Um noch einmal das Auto-Beispiel zu bemühen: Es ist leicht nachvollziehbar, dass ein Auto, das mehr Kilometer pro Liter Benzin fährt, effizienter als das ist, das weniger Kilometer pro Liter schafft. Dementsprechend ist der Mensch, der weniger Brennstoff für das Bewältigen einer bestimmten Aufgabe benötigt, also ein langsamer Verwerter, am effizientesten.

Folgte man dieser seltsamen Logik, müsste man als Rohköstler mit einem schnellen Stoffwechsel einen extrem hohen Anteil der Gesamtkalorien (60-80 %) als Fett in Form von Nüssen, Samen, Ölen, Avocados und Oliven verzehren. Obst soll für Menschen mit einem schnellen Stoffwechsel eine unzureichende Nahrungsquelle sein, da es angeblich nicht genug Brennstoffdichte enthält, um wirklich satt zu machen, weshalb viele den Rohkostpfad verlassen oder unter Beschwerden leiden würden, die angeblich durch den Verzehr von zu viel Fruchtzucker entstehen.

Durch den Konsum von mehr Fett aber würde die Ernährung angeblich verbessert.

Nur die extrem langsamen Verwerter hätten dieser Denkschule zufolge eine Chance, beim Verzehr von hauptsächlich Obst gesund zu bleiben. Dennoch wird auch Menschen mit einem sehr langsamen Stoffwechsel empfohlen, den Obstverzehr einzuschränken, da es zu viele hochglykämische einfache Kohlenhydrate enthalte. Nur einige Stücke Obst pro Woche sind im besten Fall erlaubt. Nur bei Sportlern mit einem sehr langsamen Stoffwechsel darf es etwas mehr sein. Grundsätzlich wird aber empfohlen, einfach auf Obst zu verzichten. Es wird behauptet, dass es zu einfach (und zu gefährlich) sei, schnell zu viel Obst zu essen.

Laut den Verfechtern dieser Theorie sind Menschen mit einem langsamen Stoffwechsel außerdem scheinbar eine Rarität.

Stoffwechsel

Ein Grund, warum diese Theorie zum Scheitern verurteilt ist, besteht darin, dass viele, die sich darüber auslassen, nicht einmal die Definition von »Stoffwechsel« kennen. Es folgen einige Begriffe, die bei dieser Diskussion sehr nützlich sind.

Grundumsatz beim Fasten: Der Grundumsatz beim Fasten misst die Menge an Brennstoff, die eine Person während einer bestimmten Zeit benötigt, während sie wach ist, sich aber in einem vollständigen Ruhezustand – also ohne jegliche körperliche Betätigung, nicht einmal Hausarbeit oder aber Verdauen – befindet. Das bedeutet, dass in den letzten 72 Stunden keine Nahrung mehr aufgenommen wurde und der Körper keine Energie zum Verdauen verbraucht. Bei den meisten Menschen liegt dieser Grundumsatz bei 1.000 Kalorien pro Tag, auch wenn diese Zahl leicht durch die jeweilige Körpergröße beeinflusst wird.

Grundumsatz: Die Zahl, die sich weit öfter findet, beinhaltet die Kalorien, die von Menschen benötigt werden, die wach sind, sich aber im vollständigen Ruhezustand befinden, ohne zu fasten oder auf Essen zu verzichten. Die meisten Menschen können diesen Wert grob schätzen, wenn sie ihr Körpergewicht in Kilogramm mit 20 multiplizieren.

Stoffwechsel: Wenn wir vom »Stoffwechsel« sprechen, meinen wir den Grundumsatz nebst sämtlicher Aktivitäten pro Tag. Der Stoffwechsel ist kein vereinzelter Vorgang, sondern vielmehr die Summe aller anabolen und katabolen Prozesse, die im Körper ablaufen. Anabole Prozesse sind Aufbauprozesse, bei denen einfache Strukturen in komplexe Strukturen verwandelt werden. Anabole Prozesse sind z. B. Wachstum, Wiederaufbau und alle rekombinanten chemischen Vorgänge, die auf zellulärer und viszeraler Ebene ablaufen. Bei katabolen Prozessen werden komplexe Strukturen in einfachere aufgebrochen. Verdauung, osteoklastische Aktivitäten (Zellen, die Knochen abbauen), die Umwandlung von Glykogen in Glukose und das Altern sind Beispiele dafür.

Wenn wir jemandem einen »schnellen« Stoffwechsel zuschreiben, meinen wir, dass diese Person für dieselbe Menge anaboler und kataboler Prozesse mehr Brennstoff benötigt als eine Person mit einem »langsamen« Stoffwechsel. Das bedeutet, dass »schnelle Verwerter« weniger effizient beim Haushalten mit ihrem Brennstoff sind. Schaut man sich die meisten sportphysiologischen Tests an, wird schnell deutlich, dass der Unterschied zwischen schnellen und langsamen Stoffwechselraten sehr gering ist. Die meisten Quellen stimmen darin überein, dass der Grundumsatz bei Personen mit ähnlichem Körperbau nur selten mehr als 5 % (plus oder minus) variiert. Wissenschaftler haben bewiesen, dass die Körperoberfläche den Grundumsatz am stärksten beeinflusst.[84]

Körperliche Aktivität, nicht der Grundumsatz, verbraucht Brennstoff

Was den Brennstoffverbrauch wirklich beeinflusst, ist der persönliche Aktivitätsgrad. Eine wenig aktive Person mag pro Tag nur 200 Kalorien mit dem Verrichten ihrer Aufgaben verbrennen, während jemand, der vier Stunden straff wandert, 2.000 Kalorien verbraucht. Profi-Sportler verbrennen beim täglichen Training allein oft schon 4.000 Kalorien. Tour-de-France-Radsportler verbrauchen an den anstrengendsten Tagen dieses kräftezehrenden Wettbewerbs sogar zwischen 10.000 und 14.000 Kalorien. Es lässt sich also ganz leicht erkennen, dass der Grundumsatz oder der »Stoffwechsel«, wie oftmals fälschlicherweise bezeichnet, nur eine verschwindend geringe Rolle beim Kalorienverbrauch spielt.

Von den 2.000 bis 4.000 Kalorien, die die meisten Leute täglich zu sich nehmen, machen Unterschiede im Grundumsatz nicht einmal 100 Kalorien aus. Einige Quellen legen nahe, dass diese Unterschiede sich normalerweise in nur ein bis zwei Prozent der konsumierten Gesamtkalorien niederschlagen. Das entspricht ungefähr dem Kaloriengehalt eines Apfelbisses und ist mit Sicherheit nicht genug, um bei der Brennstoffaufnahme oder den bevorzugten Brennstoffquellen bei Menschen mit schnellem und langsamem Stoffwechsel einen Unterschied zu machen.

Wirklich schnelle Verwerter benötigen tagsüber pro Stunde mehr Kalorien als durchschnittliche Menschen. Je mehr Kalorien am Tag verbraucht werden, umso schneller wäre der Gesamtstoffwechsel einer Person.

Ein Beispiel

Wir können davon ausgehen, dass eine mäßig aktive Frau mit 50 kg Körpergewicht und einer Größe von 1,62 m ungefähr 2.000 Kalorien am Tag verzehrt, und ein Mann mit 68 kg und einer Größe von 1,78 cm circa 2.400 Kalorien am Tag. Der Mann verbrennt bei diesem Beispiel durchschnittlich 100 Kalorien pro Stunde. Um es zu vereinfachen, nehmen wir an, dass der mittlere Grundumsatz bei 100 Kalorien pro Stunde liegt (plus oder minus 10 %). Wir würden also sagen, dass eine Person, die durchschnittlich mehr als 110 Kalorien pro Stunde verbrennt, einen schnellen Stoffwechsel, und jemand, der weniger als 90 Kalorien pro Stunde verbrennt, einen langsamen Stoffwechsel hat. Je mehr der Kalorienverbrauch vom Durchschnittswert abweicht, umso schneller oder langsamer wäre dann der Stoffwechsel, den wir bestimmten Personen zuschreiben könnten.

Jetzt sind wir aber mit einem unlösbaren Widerspruch konfrontiert: Angeblich sind schnelle Verwerter, also diejenigen, die am meisten Brennstoff pro Stunde verbrauchen, auch diejenigen, denen es mit dem höchsten Fettanteil in ihrer Ernährung am besten gehen sollte. Gleichzeitig haben wir aber gelernt, dass nur Profi-Sportler mit einem langsamen Stoffwechsel probieren sollten, mehr kohlenhydratreiches Obst in ihre Ernährung einzubeziehen. Dabei ist uns inzwischen klar, dass es gerade Sportler sind, deren Stoffwechsel am schnellsten abläuft, unabhängig von irgendwelchen Abweichungen beim Grundumsatz.

Um das Ganze noch verwirrender zu machen, beweisen wissenschaftliche Studien stichhaltig, dass ein hoher Fettkonsum die Gesundheit in Mitleidenschaft zieht. Irgendjemand muss bei dieser Theorie also an irgendeiner Stelle falsch liegen. Alles auf einmal funktioniert nicht: Entweder ist eine fettreiche Ernährung gesund, oder aber eine mit viel Obst. Ebenso wenig ist es plausibel, dass eine dieser Ernährungsweisen für einige Menschen gut und für andere schlecht ist.

Kleine Kühe fressen vergleichsweise weniger Futter als große Kühe. Aktive Kühe fressen mehr als ihre weniger aktiven Artgenossen. Dennoch fressen sie im Wesentlichen dieselbe Art von Futter. Obst und Gemüse haben seit mehr als einem Jahrhundert den Ruf, gesund zu sein, und waren darüber hinaus seit dem Existieren der Menschheit unser Hauptnahrungsmittel – bis zu unserer jüngeren Vergangenheit.

Ob Sie klein oder groß, sehr oder kaum aktiv sind – Obst und Gemüse bleiben die optimalen Lebensmittel für eine ausgewogene, nährstoffreiche Ernährung, die alles enthält, was Menschen brauchen. Wenn eine Person mehr Kalorien als eine andere zu sich nehmen muss, heißt das nur, dass sie größere Mengen, nicht aber komplett andere Lebensmittel verzehren sollte.

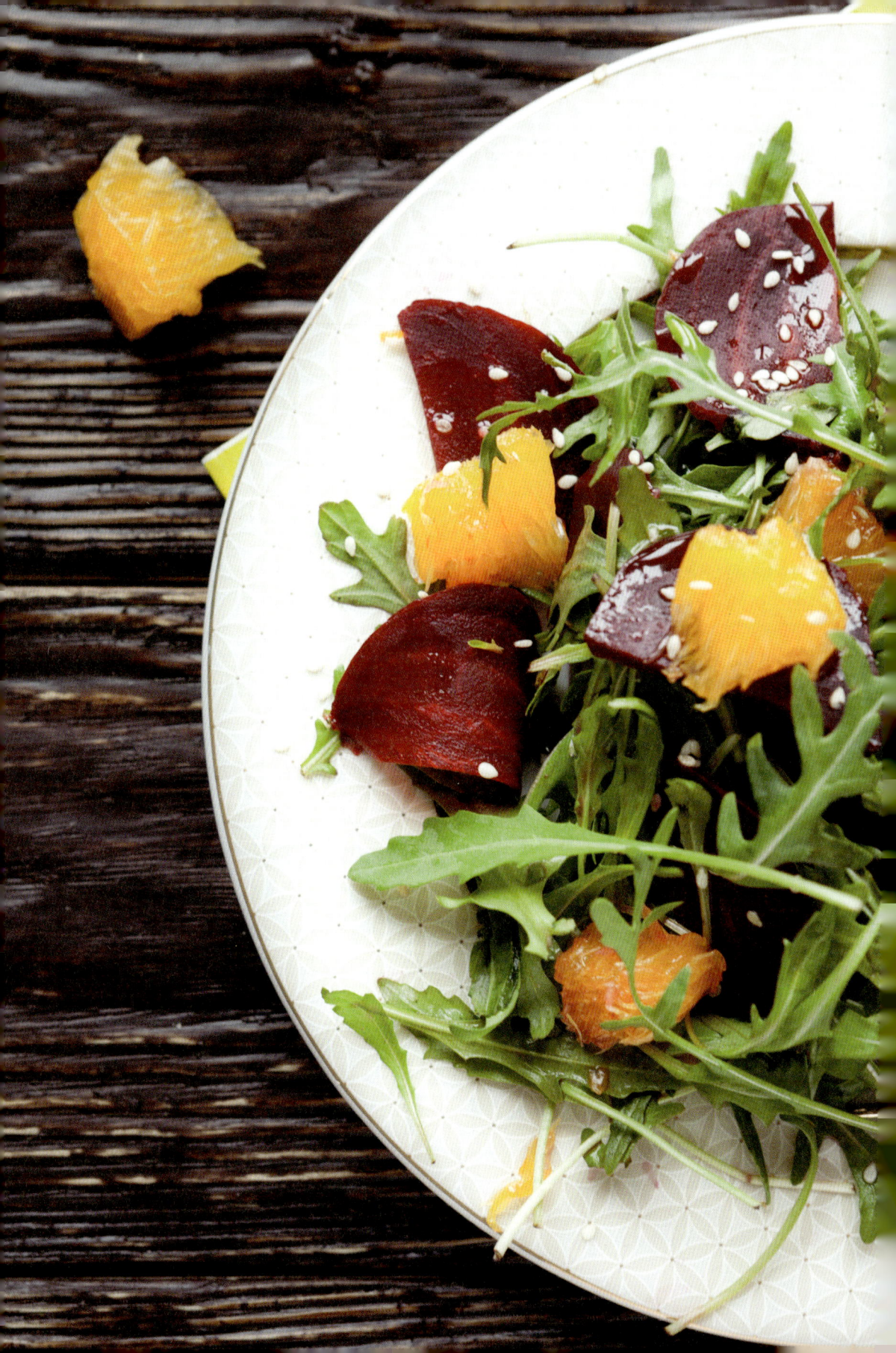

Falls obiges Beispiel Ihnen noch nicht verwirrend genug erscheint, lesen Sie Folgendes: Es wurde mehrmals versichert, dass die meisten Leute zu ihrem optimalen Gesundheitszustand finden würden, wenn sie einer Ernährung folgten, die hauptsächlich auf Fett basiert. Diese Empfehlung geht davon aus, dass die meisten Menschen einen schnellen Stoffwechsel haben – eine Annahme, die nicht stimmen kann. Immer wenn wir mit großen Datenmengen zu tun haben, kommt das Gesetz des Durchschnitts ins Spiel. Diesem Gesetz zufolge entsteht immer eine Glockenkurve. In dieser Glockenkurve würden nur 5 bis 10 % aller Menschen tatsächlich in den Bereich der schnellen Verwerter fallen. Weitere 5 bis 10 % wären langsame Verwerter, wohingegen der Rest, circa 80 %, irgendwo in der Mitte läge. Dies wären durchschnittliche Verwerter, die weder einen schnellen noch einen langsamen Stoffwechsel hätten.

Lassen Sie sich nicht vom Stoffwechsel-Hokuspokus in die Irre führen. Überprüfen Sie stattdessen, wie viel Fett Sie an einem beliebigen Tag zu sich nehmen, und finden Sie selbst heraus, welchen Anteil es an Ihren Gesamtkalorien ausmacht. Sobald Sie das tun, werden Sie verstehen, warum so viele Rohköstler Probleme haben. Ein hoher Fettanteil ist der Grund dafür, warum die meisten wissenschaftlichen Studien, die mit Rohköstlern durchgeführt wurden, so negativ ausfallen. Ist es verwunderlich, dass viele Menschen Probleme damit haben, bei einer fettreichen Ernährung gesund zu bleiben oder dass sie gekochte Kohlenhydrate so verlockend finden?

Diejenigen, die Rohkostneulinge davon überzeugen, Obst zu meiden und stattdessen fettreichen Genüssen zu frönen, erreichen höchstens eines: eine unzureichende Nährstoffzufuhr. Das wiederum freut die Hersteller von Nahrungsergänzungsmitteln, die vergeblich dazu führen sollen, die Defizite auszugleichen, die durch eine fettreiche rohe Ernährung erst entstanden sind. Natürlich wollen die meisten, die neu auf Rohkost umsatteln, noch viel darüber lernen, und folgen daher allzu leichtgläubig jedem Rat, den sie erhalten.

IST ROHKOST ALLEIN GESUND?

Es gibt keine speziellen Nährstoffe in Fleisch, Getreide, Hülsenfrüchten oder Milchprodukten, die nicht auch in Obst, Gemüse, Nüssen und Samen vorkommen, und zwar in einer Form, die leichter verdaulich ist. Viele Vitalnährstoffe, wie z. B. lösliche Ballast- und Tausende von Phytonährstoffen, können tatsächlich nur aus Pflanzen gewonnen werden. Obst, Gemüse und Blattgemüse enthalten nicht nur beträchtliche Mengen an Kohlenhydraten, Eiweiß und Fett, sondern auch in einem Verhältnis und in einer Form, die optimal für die menschliche Gesundheit ist.

Die Rohkosternährung bringt Menschen zum Aufblühen und lässt sie anderen sagen, wie sehr dadurch ihre Gesundheit und ihr Leben verbessert wurden. Wenn

Menschen sich gesund rohköstlich ernähren und andere gesunde Gewohnheiten in ihr Leben integrieren, haben sie, wenn überhaupt, nur sehr selten mit Gewichts- oder (auch nur kurzzeitlichen) gesundheitlichen Problemen zu kämpfen. Gesundheit wird ein selbstverständlicher Teil des Lebens.

Millionen von Jahren haben Menschen und ihre Vorfahren als Sammler in einer tropischen Umgebung gelebt, wo große Mengen leicht zu erntender Früchte vorkamen, die alle die Nährstoffe aufwiesen, die sie brauchten. Die menschliche Ernährung war rein pflanzlich und kam ohne die Verwendung von Feuer oder Hitze aus. Dementsprechend hat sich auch das menschliche Verdauungssystem in einer Weise entwickelt, dass es auf die Verwertung von Obst und Gemüse als hauptsächlichem Brennstoff ausgelegt ist. Wir sind von Natur aus dafür vorgesehen, uns von ungekochtem Obst und Gemüse zu ernähren.

Erst in den letzten 10.000 Jahren hat es der Getreideanbau Menschen erlaubt, ihre auf Obst und Gemüse basierende Ernährung gegen eine vorwiegend aus gekochtem Getreide bestehende einzutauschen.[85] Der menschliche Körper ist gleich geblieben, aber die Nahrung, die wir zu uns nehmen, wird immer schlechter. Unser Körper hat aus evolutionärer Sicht nicht genug Zeit gehabt, sein Verdauungssystem an diese fundamentale Ernährungsumstellung anzupassen. Die Wahrscheinlichkeit, dass dies noch passiert, ist sehr gering, da erhitzte Lebensmittel eine geringere Nährstoffqualität aufweisen und giftige Stoffe enthalten. Eine Anpassung daran wäre entwicklungstechnisch also ein Rück- und kein Fortschritt.

MACHT MICH ROHKOST GESUND?

Eine gute Ernährung führt zu einer verbesserten Gesundheit. Dennoch betone ich, dass der Körper, nicht die Nahrung, Gesundheit kreiert. Nahrung baut nicht auf – das tut der Körper. Nahrung reinigt nicht – das tut ebenfalls der Körper. Eine blühende Gesundheit ist das Ergebnis einer gesunden Lebensweise.

Die Rohkosternährung ist ein Baustein einer gesunden Lebensweise. Genügend Schlaf und Erholung, regelmäßige ernsthafte sportliche Betätigung, frische Luft, Sonnenlicht, eine positive Lebenseinstellung und viele weitere Faktoren sind ebenfalls ausschlaggebend für eine gute Gesundheit.

WARUM FUNKTIONIERT 80/10/10 BEI MIR NICHT?

Ab und zu kommen Menschen zu mir, die mit dieser Ernährungsweise keinen Erfolg hatten. Nach genauer Überprüfung fand ich oft heraus, dass sie nicht wirklich das taten, was ich empfehle. Da ich mir nichts mehr wünsche, als dass Menschen mit 80/10/10 Erfolg haben, habe ich einige wesentliche Faktoren zusammengestellt, die oft übersehen werden, wenn 80/10/10 als Lebensweise neu eingeführt wird.

Sie halten sich nicht genug an 80/10/10, wenn:

- weniger als 2 % Ihrer Gesamtkalorien von Gemüse und grünem Blattgemüse stammen. Für eine robuste Gesundheit empfehle ich, 2 bis 6 % der Gesamtkalorien in Form von grünem Blattgemüse zu essen. Wenn 4 % Ihrer Kalorien aus solchem Gemüse bestehen, müssen Sie bei einem täglichen Bedarf von z. B. 2.000 Kalorien täglich ungefähr ein Pfund grünes Blattgemüse essen.
- Ihre Kalorienaufnahme nicht ausreicht, um Ihr erwünschtes Körpergewicht zu halten.
- Sie weniger als 40 % Ihrer täglich aufgenommenen Gesamtkalorien durch sportliche Betätigung verbrennen (mindestens 800 Kalorien pro Tag, wenn Sie durchschnittlich 2.000 Kalorien aufnehmen).
- Ihre Schlafgewohnheiten nicht Ihrem körperlichen Schlafbedürfnis entsprechen.
- Sie den ganzen Tag über essen, statt nur eine bis vier Mahlzeiten zu sich zu nehmen.
- Sie emotional unausgeglichen sind (bzw. Ihre Lebensweise so stressvoll ist, dass Ihr Körper ständig Adrenalin ausschüttet).
- Ihre gänzlich oder zum großen Teil unbekleidete Haut täglich weniger als 30 Minuten Sonnenlicht aufnehmen kann. (Unser Körper benötigt täglich mindestens 15 Minuten Sonnenlicht, um genug Vitamin D zu produzieren. Ich persönlich halte 30 Minuten für das gesunde Minimum. Vergessen Sie nicht, dass wir Menschen nicht von Natur aus für ein Leben in geschlossenen Räumen gemacht sind.)

WARUM SCHEITERN MANCHE LEUTE MIT ROHKOST?

Der häufigste Grund für ein Scheitern besteht in der angeschlagenen Gesundheit vieler Rohkostneulinge, die ohne es zu wissen die meisten ihrer täglichen Kalorien aus rohen Fettquellen beziehen. Dies passiert auch, obwohl sie ihrer Meinung nach riesige Mengen an Gemüse verzehren, weil Gemüse nur sehr wenig Kalorien enthält.

Die Bestandteile fettreicher Nahrungsmittel sind nicht auf das menschliche Nährstoffbedürfnis zugeschnitten. Eine fettreiche Ernährung ist ein Wegbereiter für zahlreiche Gesundheitsprobleme, deren Ursache in einem Nährstoffungleichgewicht zu suchen ist.

Wer zu wenig einfache Kohlenhydrate aus süßen Früchten verzehrt, um sich satt und befriedigt zu fühlen, wird sehr wahrscheinlich ein starkes Verlangen nach kohlenhydrathaltigen Lebensmitteln oder andere schädliche Essgewohnheiten entwickeln. Fast alle Rohköstler, die wieder gekochte Nahrungsmittel verzehren, essen vor allem gekochte Kohlenhydrate – Brot, Reis, Pasta, Kartoffeln, Linsen und Bohnen –, bis sie herausfinden, dass sie zuvor viel zu wenig Obst gegessen haben. Wenn sie sich nicht über gekochte stärkehaltigen Nahrungsmittel (und die Fette, die ihnen Geschmack verleihen) hermachen, verlangt es sie nach konzentrierten und verarbeiteten Kohlenhydraten wie Süßwaren, Schokolade, Alkohol, Gebäck oder Trockenobst. Dieses Verhalten, das durch zu wenig einfache Zucker aus naturbelassenen, ganzen Früchten verursacht wird, tritt ebenso bei den Menschen auf, die eine durchschnittliche Ernährung vorziehen und unter Heißhungerattacken und Essstörungen leiden.

Ein weiterer signifikanter Grund, warum Menschen mit dem Versuch einer rohen Ernährung scheitern, ist emotionaler Natur. Beim Thema »Frustessen« gibt es zwei übliche Varianten, auf die ich im Folgenden eingehen werde: essen, um Gefühle zu unterdrücken, und essen, um bestimmte Gefühle hervorzurufen.

Schauen wir uns zuerst die »Betäubungsvariante« an. Gekochtes Essen tröstet uns nicht wirklich, wie wir glauben sollen, aber es dämpft auf jeden Fall die empfundenen Gefühle. Es führt nicht dazu, dass wir uns besser fühlen, sondern hemmt unsere Fähigkeit, überhaupt etwas zu fühlen.

Unbewusst haben wir gelernt, unsere Gefühle mit schwerem Essen zu unterdrücken, wodurch all unsere Nervenenergie zum Verdauen benötigt wird und ein gleichzeitiges intensives Fühlen nicht mehr möglich ist. Das bilden wir uns nicht nur ein. Dieser Betäubungsprozess ist auch auf physiologischer Ebene äußerst real. Mit Ausnahme fordernder sportlicher Betätigung sind die zwei Aufgaben, die unser Körper bewältigen muss und die am meisten Energie fressen, das Verdauen sehr komplexer Nahrungsmittel und das Verarbeiten intensiver Gefühle. Normalerweise kann nur eines von beiden auf einmal ablaufen.

Wir haben alle schon einmal erlebt, wie uns der Appetit wegen einer großen emotionalen Belastung verging. Das passiert dann, wenn die Gefühle die Verdauung »überrennen«. Wenn andersherum die Verdauung das Zepter übernimmt, was immer dann der Fall ist, wenn wir zu viel und zu schwer essen, fühlen wir uns emotional betäubt, wie in einem gefühlsfreien Zustand. In einer Welt voller emotionaler Schmerzen und physischer Beschwerden kann diese Betäubung leicht als tröstendes Wohlbefinden wahrgenommen werden.

Dies kann passieren, wenn sich jemand nach einem Streit mit einem halben Kilo Eiscreme ablenkt, um über Ärger und Frustration hinwegzukommen. Rohköstler würden in einem ähnlichen Fall stattdessen zu Nüssen und Trockenobst greifen. Statt dieser Betäubung aber müssten diese Gefühle herausgelassen und akzeptiert werden.

Wenn die Verdauung durch die Umstellung auf Rohkost entlastet wird, hat der Körper plötzlich mehr Nervenenergie, um Gefühle aufkommen zu lassen – Gefühle, die jahrelang unterdrückt wurden und plötzlich wieder auftauchen.

Diese Herausforderung überwältigt einige Menschen. Bis sie lernen, mit ihrem emotionalen Ballast umzugehen, kann die Rohkosternährung dazu führen, dass unangenehme Gefühle an die Oberfläche treten. Aus diesem Grund fangen einige Leute an, wieder gekochte Speisen zu essen, um wieder das »Wohlgefühl« zu spüren, das diese auslösen.

Emotionale Akzeptanz bedeutet, dass wir uns ohne Ablenkung durch Fernsehen, Bücher, Freunde, Musik, Essen oder anderes ruhig hinsetzen und die Gefühle in unserem Körper mit voller Intensität spüren können. Wenn wir stattdessen versuchen, diese schmerzhaften Gedanken und Gefühle zu verstecken oder uns von ihnen abzulenken, unterdrücken wir sie nur in einer Weise, dass wir sie nicht fühlen können, weshalb sie zu einem späteren Zeitpunkt (oftmals umso intensiver) wieder hervorbrechen. Wir sollten aber erkennen, dass es ohne das Erleben »negativer« auch keine »positiven« Gefühle gibt – beides sind zwei Seiten einer Medaille.

Sie sind ein Teil von uns, und wenn wir sie verleugnen, wenden wir uns nur von einem Teil von uns selbst ab, der unsere ungeteilte Aufmerksamkeit einfordert.

Die zweite Variante des Frustessens hängt mit der Abhängigkeit von bestimmten gekochten Speisen zusammen. Diese emotionale Verbindung zu speziellen Gerichten ist meist ein Versuch, eine bestimmte Zeit oder einen Moment aus der Vergangenheit zurückzuholen, den wir als sehr positiv erlebt haben und gern wieder erleben würden. Den meisten Menschen fällt es sehr schwer, diese Gefühle zu überwinden.

So wie Drogenabhängige es nie schaffen, das einzigartige Hochgefühl ihres ersten Drogenerlebnisses zu reproduzieren, egal wie oft sie es auch versuchen, können gekochte Speisen nicht erneut dieselben Gefühle auslösen, die wir uns wünschen. Stattdessen bleiben wir enttäuscht zurück und essen noch mehr, um diese Enttäuschung zu unterdrücken.

Es braucht jede Menge Einsicht, um zu begreifen, dass diese Gefühle zwar wichtig, und die Erlebnisse, bei denen sie entstanden, sehr wertvoll waren, sich aber durch gekochtes Essen nicht wieder zurückholen lassen. Wir müssen lernen, sie loszulassen, und stattdessen für neue positive Erlebnisse in der Gegenwart bereit sein.

Menschen, die emotional an bestimmten gekochten Speisen hängen, sind nicht wirklich abhängig davon, da es physiologisch unmöglich ist, eine Abhängigkeit zu etwas zu entwickeln, das uns schadet. Unser Körper ist einfach nicht dazu geschaffen, sondern dazu aufzublühen und keine Abhängigkeit von schädlichen Substanzen zu entwickeln. Die menschliche Psyche hingegen kann sehr wohl stark von den Bewusstseinsveränderungen abhängig werden, die nach dem Konsum bestimmter Substanzen eintreten. Das Verlangen nach dieser Bewusstseinsveränderung ist es, was uns dazu treibt, gekochte Speisen zu essen.

Wenn Sie Gekochtes essen, riskieren Sie emotional abzustumpfen und immer abhängiger von ihrer nächsten »Dosis« gekochter Speisen zu werden.

Ein typischer Misserfolg

Es folgt ein (aus Platzgründen leicht bearbeiteter) Ausschnitt eines tatsächlichen Posts aus meiner Internet-Diskussionsgruppe auf www.VegSource.com. Dieser Text ist ein Beispiel für viele Erfahrungen, die Rohköstler machen, wenn sie sich roh ernähren, ohne (genug) Obst zu essen.

Vorhersehbarerweise leiden sie unter ständigem Hunger, Essstörungen, Verdauungsbeschwerden wegen übermäßigem Nussverzehr, starkem Verlangen nach Süßem, dem Bedürfnis, die »Leere« mit schlecht kombinierten gedörrten Süßigkeiten zu füllen, einem extrem hohen Fettkonsum, fehlender körperlicher Energie, einer allgemeinen Unzufriedenheit, wenn es ums Essen geht, und oftmals auch Essattacken und darauf folgendem Erbrechen.

Vielleicht erkennen Sie sich selbst oder jemanden, den Sie kennen, in diesem ehrlichen Erfahrungsbericht einer Rohköstlerin mit zu viel Fettkonsum wieder, die versucht, eine Ernährungsweise zu finden, die für sie funktioniert. Achten Sie besonders auf den zweiten Absatz, in dem sie ihre Auffassung einer »gesunden, einfachen Ernährungsweise« beschreibt. Die von ihr beschriebene Ernährung bringt es auf vermutlich 1.600 Kalorien am Tag, mit einem Minimum von 40 % Fett ... und das ist erst der Anfang der Abwärtsspirale.

Es gibt sehr viel, was ich an Rohkost liebe. Es ergibt einfach viel Sinn für mich, und ich fühle mich in der Regel viel besser als zu der Zeit, als ich noch Gekochtes aß. Was ich nicht liebe, ist die Wirkung, die Nüsse und gedörrte Lebensmittel auf meinen Körper haben. Es fällt mir sehr schwer, das richtige Maß zu finden. Immer wenn ich glaube, dass ich die »richtige Ernährungsweise« für mich gefunden habe, meldet sich mein innerer Schweinehund und verführt mich, wodurch ich letztlich in einem Teufelskreis lande.

Als ich meinen zweiten 100%-roh-Versuch startete, war es sehr leicht für mich, wieder zu einem gesunden, einfachen Ernährungsstil zu finden. Mein Essen bestand aus einem Apfel-Zitrone-Ingwer-Saft mit grünem Ergänzungsmittelpulver (bei vier großen Äpfeln wären das circa 450 Kalorien – DG). Das Mittagessen war normalerweise ein grüner Salat mit Avocado und einer Gemüsesorte, und das Abendessen bestand entweder aus einer ähnlichen Salatvariante oder einer rohen Fertigmahlzeit aus dem Fachgeschäft. [Zwei große Salate haben zusammen kaum mehr als 1.000 Kalorien: 600 von zwei Avocados und bis zu 400 von Gemüse – DG]

Ich habe Leinsamen und andere gedörrte Cracker ausprobiert, die bei mir aber zu Verstopfung führten. (Ich aß oft zu viel davon und fühlte mich danach aufgebläht und verstopft.) Im April begann ich, mehr zu joggen, und fühlte mich eine Zeitlang wieder im Gleichgewicht, was meine Ernährung und meine sportliche Betätigung betraf. Ich bemerkte aber, dass ich nun mehr Verlangen nach Süßem hatte, also begann ich, mehr Obst wie Orangen und Nektarinen zu essen. Jetzt habe ich allerdings Angst, dass der Fruchtzucker sich negativ auf meinen Körper ausgewirkt hat, weil es nicht mehr ohne rohe süße Snacks geht. Wenn ich eine Packung Datteln zu Hause habe, kann ich leicht auch einmal ein Pfund davon aufessen, weshalb ich lieber ganz die Finger davon lasse. Es fällt mir auch schwer, nicht so viele Nüsse zu essen. Ich versuche verzweifelt, nicht so viele rohe getrocknete Nüsse, Nusssüßigkeiten und rohe Desserts zu essen. Aber jetzt, nachdem ich es mir einmal erlaubt habe, kann ich kaum darauf verzichten und will stattdessen immer mehr davon. Ich schäme mich ein bisschen, es zuzugeben, aber ich habe fast ein ganzes Glas Cashewnussbutter auf einmal leer gelöffelt. Im Moment scheine ich kaum Selbstdisziplin zu haben. Es ist erstaunlich, wie sehr meine Persönlichkeit und meine Einstellung schwanken können. Es fühlt sich so an, als ob die alten gekochten Plagegeister wieder auf die Bühne treten. Ich kann keine Naschereien zu Hause aufbewahren, weil ich Angst habe, dass ich sie sofort alle auf einmal verschlinge. Im Grunde weiß ich, dass die einfachste Ernährung immer am besten ist, aber mein Wille ist schwach und mein Körper leidet.

Vor einem Monat fiel mein Stimmungsbarometer von enthusiastisch auf gereizt. Ich fühlte mich sehr erschöpft und leicht reizbar, während meine Ernährung immer schlechter wurde. Ich trainierte weniger und nicht so diszipliniert wie vorher. Außerdem begann ich schlecht zu schlafen und komme morgens nicht mehr aus dem Bett. Meine Lebenseinstellung ist nicht mehr sehr positiv, und ich fühle mich die meiste Zeit deprimiert.

Weil ich deshalb besorgt war, begann ich, Vitamin-B12-Präparate zu nehmen und Hanföl zu verzehren. Ich scheine es nicht mehr zu schaffen, einfach und gesund zu essen. Ich bin fast versucht, einen Bluttest machen zu lassen, um herauszufinden, in welchen Bereichen ich überall Defizite habe, oder um zu überprüfen, ob ich ein Candida-Problem habe. Ich möchte einfach nicht, dass Essen der Faktor ist, der darüber entscheidet, wie es mir geht. Essen soll nicht so wichtig sein. Ich möchte mich weiterhin roh ernähren – aber essen um zu leben, und nicht leben, um zu essen. Ich weiß, dass Rohkost bei mir funktioniert – wenn ich es schaffe, mich von den Nahrungsmitteln fernzuhalten, die schwer verdaulich sind, oder sie einfach in sehr kleinen Mengen esse.

IST DIE UMSTELLUNG AUF ROHKOST SCHWER?

Zu lernen, wie man sich richtig roh ernährt, braucht Zeit, Geduld und ja, auch etwas Anstrengung. Auch wenn ich einen Leitfaden erstellt habe, wie sich die Umstellung auf gesunde Weise meistern lässt, fällt es den meisten Menschen schwer, von jetzt auf gleich auf 100 % Rohkost umzuschwenken, es sei denn, sie haben dabei professionelle Unterstützung. Der Umstieg passiert selten über Nacht und dauert oftmals sogar Jahre.

Da unsere Geschmacksnerven und unser Gehirn zuvor der aufregenden Stimulierung durch Salz, Zucker und Würzmitteln ausgesetzt waren, vermissen sie diesen Geschmack anfangs, wenn er nicht mehr Teil unserer täglichen Ernährung ist. Die meisten Menschen sind aber überzeugt, dass eine robuste Gesundheit und ein langes Leben ein sehr guter Tausch gegen ein paar intensive Aromastoffe sind.

Sobald wir unsere Geschmacksknospen nicht mehr Tag für Tag diesen Stimulantien und Exzitotoxinen aussetzen, werden sie wieder Gefallen am wunderbaren Geschmack von frischem Obst und Gemüse entwickeln. Sie werden staunen, wie treffsicher Sie bald die Unterschiede zwischen verschiedenen Fruchtsorten und deren Qualität erschmecken können.

Natürlich ist es weitaus angenehmer, gesund als krank zu sein, und auch wesentlich günstiger. Schaut man sich alle Faktoren in ihrer Summe an, würde ich sagen, dass es einfacher ist, rohe als gekochte Kost zu essen.

WAS RATEN SIE ROHKOSTNEULINGEN?

Wer Rohkostneuling ist, wird oft Opfer der eigenen Unbedarftheit und des damit verbundenen Wissensdurstes. Die meisten Menschen wollen bei einer Ernährungsumstellung so viel wie möglich darüber herausfinden, und zwar auch so schnell wie möglich. Eine rohköstliche Ernährung, die sich so fundamental von den meisten Ernährungsweisen unterscheidet, lässt viele oft ratlos mit der Frage zurück, was genau denn jetzt zu tun sei. Sie lassen sich von gesundheitlichen, insbesondere nährstoffbezogenen Fragen überwältigen, vor allem dann, wenn sie sozialem Druck seitens ihrer Freunde, Familie und Kollegen standhalten müssen. Glücklicherweise gibt es Unmengen an Informationen über Rohkost im Internet, in Büchern und von Beratern. Aber lassen Sie Vorsicht walten: Viele »Experten«, die ihre Dienste anbieten, sind in den Bereichen Ernährung und Gesundheit weder ausreichend geschult, noch haben sie die nötige Erfahrung.

Neulinge haben oftmals nicht den nötigen Überblick, um wertvolle Informationen von gut vermarkteten, aber gefährlichen und pseudowissenschaftlichen Infomaterialien unterscheiden zu können. Schnell kann es dazu kommen, dass die Blinden von Einäugigen geführt werden.

Ich empfehle daher, nur Rat bei Fachleuten einzuholen, deren eigenes Ernährungsprogramm konsistent ist und langfristig funktioniert. Der Verzehr ganzer Früchte sollte erhöht und der Konsum von Ergänzungsmitteln, Superfoods und Würzmitteln aller Art reduziert werden. Essen Sie einfache Mahlzeiten und verringern Sie die lange Liste der Zutaten, während Sie Ihre Ernährung den Jahreszeiten gemäß abwechslungsreich gestalten.

ENTHALTEN OBST UND GEMÜSE GENUG NÄHRSTOFFE?

Die qualitativ besten Vitamine, Mineralstoffe, Antioxidantien, Phytonährstoffe, Enzyme, Coenzyme, Ballaststoffe, Eiweiße, Kohlenhydrate, Fette und auch das beste Wasser sind in biologisch angebautem Obst und Gemüse enthalten, das auf kompostreichem, lebendigem Boden wächst. Früchte sind komplette Nährstoffpakete, die alles enthalten, was wir brauchen – genau in den Anteilen und Verhältnissen, die unser Körper benötigt, um optimal zu funktionieren. Kein künstlich hergestelltes Vitaminpräparat oder Ergänzungsmittel kann es mit den Schöpfungen der Natur aufnehmen.

Von allen Lebensmitteln ist Obst das vitamin- und wasserreichste und zweitreichste an Mineral- und Ballaststoffen, gleich nach Gemüse und grünem Blattgemüse, das bei Wasser- und Vitamingehalt auf Platz 2 steht.

Gemüse enthält mehr Mineral- und Ballaststoffe, als wir brauchen, sodass die Menge, die in Obst enthalten ist, unseren Bedürfnissen eher entspricht. (Wie ich bereits erwähnt habe, ist es nicht besser, zu viel von irgendeinem Nährstoff aufzunehmen, da wir sonst ein Ungleichgewicht kreieren – auch wenn aggressives Marketing etwas anderes behauptet).

Obst hat wesentlich mehr Kalorien als Gemüse, kann uns genügend Brennstoff liefern und sollte daher den Hauptteil unserer Nahrung ausmachen. Einige Obstsorten haben allerdings nicht sehr viele Mineralstoffe, weshalb es wichtig ist, auch Gemüse zu verzehren, um einem eventuellen Mangel vorzubeugen. Dennoch ist der Nährstoffgehalt von Obst in jeder möglichen Kategorie mehr als der jedes anderen Nahrungsmittels für menschliche Bedürfnisse geeignet.

Wir benötigen kleine Mengen an Eiweiß und Fett. Auch wenn Obst und Gemüse nicht viel davon enthalten, sind sie ohne Zweifel die beste Quelle dafür.

WAS IST MIT VITAMIN B12?

Fast jeder Gesundheits- und Ernährungsexperte dieser Welt ist der Ansicht, dass Menschen, die kein Fleisch essen, ihre Ernährung zumindest mit einer Vitamin-B12-Quelle ergänzen müssen. Tatsächlich ist ein Vitamin B12-Mangel nicht nur bei Vegetariern und Veganern, sondern auch bei Fleischessern nichts Ungewöhnliches – nicht weil sie nicht genug Vitamin B12 essen, sondern weil sie es nicht richtig produzieren und aufnehmen können. Lassen Sie mich Ihnen erklären, wie das Ganze funktioniert.

Meiner Ansicht nach gibt es zwei vegane Quellen von natürlichem Vitamin B12 für Menschen, die unter idealen Umständen ausreichen sollten, um unseren Vitamin B12-Bedarf zu decken.

- Erstens ist Vitamin B12 ein Abfallprodukt von Bakterien, die sich auf und in den Nahrungsmitteln befinden, die wir essen (sowohl pflanzlicher als auch tierischer Art).
- Zweitens wird Vitamin B12 im Darm und der Schleimhaut gesunder Menschen produziert.

Eine vermeintliche, aber sehr unwahrscheinliche dritte Quelle von B12 können nicht erhitzte Algen, Spirulina, Chlorella und andere Organismen sein (die keine Pflanzen sind und daher nebenbei nicht als vegan gelten), und ebenso rohe Meeresalgen wie Nori, Wakame, Dulse, Kombu etc. Auch wenn diese Substanzen offensichtlich humanaktives B12 enthalten, tragen sie auch beträchtliche Mengen an nicht-cobolaminen B12-Analogformen in sich, die die Absorption von echtem B12 stören. Diese Analogformen von B12 tauchen bei Testergebnissen auf und »verkleiden sich« als für Menschen geeigneter Nährstoff, können aber von unserem Körper nicht genutzt werden. Das Problem wird dadurch verstärkt, dass sie die B12-Aufnahmestellen bzw. -rezeptoren unseres Körpers blockieren und ihn deshalb daran hindern, echtes B12 zu verwerten.

Aus gesundheitlicher und biologischer Sicht ist die Frage, ob wir diese oder eine ähnliche Art von Nahrungsmittel brauchen, irrelevant. Egal was die Antwort ist, ich empfehle unter keinen Umständen den Verzehr solcher Meeresprodukte. Menschen sind Landlebewesen. Unser Verdauungssystem ist für den Verzehr von Landpflanzen ausgelegt. Pflanzen und Tiere aus dem Meer gehören weder zu unseren natürlichen Lebensmitteln, noch ist deren Nährstoffgehalt auf unsere Bedürfnisse abgestimmt.

Wenn Sie anderer Meinung sind, verbringen Sie einen Tag am Meer und sammeln Sie Ihre Algen selbst. Ich denke, dass Sie den Geschmack dieser »Nahrungsmittel« in unverarbeitetem Zustand ziemlich widerwärtig finden werden. Vergleichen Sie Ihre Reaktion mit der, die Sie empfinden, wenn Sie eine wunderbar reife, frisch vom Baum gepflückte Frucht sehen, riechen und schmecken. Nun sollten Sie wissen, welches der beiden Nahrungsmittel für Menschen wie gemacht ist.

Doch zu den ersten beiden Quellen von Vitamin B12: Wenn es stimmt, dass pflanzliche und tierische Nahrungsmittel B12 enthalten und wir es sogar selbst in unserem Körper produzieren können, warum haben viele Menschen dann einen Vitamin-B12-Mangel? Das ist ein sehr komplexes Thema, aber ich werde in vereinfachter Weise genauer auf vier Gründe für dieses Phänomen eingehen.

1) Unsere landwirtschaftlichen Erzeugnisse enthalten kein Vitamin B12 mehr

Seit Anbeginn der Zeiten haben Menschen einen Teil ihres Vitamin B12 direkt aus Obst und Gemüse bezogen, nur war ihnen dies nicht bewusst. Vitamin B12 wurde erst in den 1950er-Jahren von Wissenschaftlern entdeckt. Zu diesem Zeitpunkt waren unsere pflanzlichen landwirtschaftlichen Erzeugnisse aber bereits schon ein Jahrzehnt lang frei von Vitamin B12, einem Nährstoff, der zuvor seit Ewigkeiten in Pflanzen vorkam.

Wie konnte das geschehen? Nun, Pflanzen produzieren nicht viele Vitamine. Sie nehmen sie stattdessen mit den Wurzeln über den Boden auf. Die meisten unserer Vitamine werden von Bakterien in der Erde produziert. Seit Beginn der modernen Landwirtschaft im Jahr 1942, als Konzerne wie Bayer und andere Chemiefabrikanten damit begannen, übrig gebliebene chemische Waffen aus dem Zweiten Weltkrieg zu Pestiziden und Düngemitteln umzufunktionieren,[86] haben viele Bauern unbeabsichtigt unsere Böden sterilisiert und von Bakterien »befreit«. Der daraus resultierende Verlust von Vitamin B12 aus pflanzlichen Quellen ist eine der versehentlichen Konsequenzen eines »besseren Lebens dank Chemie«, einer Strategie, die das Gleichgewicht der Natur in einem Maße zerstört, das wir erst nach und nach begreifen.

Mit diesem Hintergrundwissen lässt sich leicht nachvollziehen, warum Forscher auf dem Gebiet der Ernährungswissenschaft generell kein Vitamin B12 mehr in Pflanzen finden, da sie ihre Proben pflanzlichen Erzeugnissen entnehmen, die auf toten Böden gezüchtet werden. Pflanzen aus biologischer Landwirtschaft jedoch, die auf kompostreichen Böden mit viel organischem Material wachsen, enthalten reichlich B12 wie auch andere Nährstoffe, die nur in geringer Menge oder gar nicht in konventionell gezüchteten Pflanzen vorkommen.

Organisches Material, per Definition alles, was verrottet, ist das Fundament der biologischen Landwirtschaft und der Motor, der das gesamte Leben auf der Erde vorantreibt. Pilze und Bakterien ernähren sich von organischem Material und scheiden es dann aus. Bei diesem Prozess werden dem Boden komplexe Substanzen in Hülle und Fülle zugeführt, einschließlich Vitamin B12 und anderer Nährstoffe. Diese werden von den darauf wachsenden Pflanzen über ihre Wurzeln aufgenommen.

Wenn wir dem Boden Chemikalien zuführen, vernichten wir nicht nur »Schädlinge«, sondern auch die Bakterien, die Vitamin B12 produzieren, und mit ihnen die gesamte Pyramide des Lebens im Erdreich (die mit organischem Material beginnt, worauf Pilze und Bakterien, aber ebenso Milben folgen, wiederum gefolgt von Raubmilben, Springschwänzen und Würmern). Die meisten Ackerböden in den USA enthalten gerade einmal 1 bis 2 % organisches Material – eine so geringe Menge, dass diese Böden biologisch gesehen als tot gelten. Die weithin übliche konventionelle Anbaumethode, bei der reichlich Chemikalien verwendet, dem Boden aber kein organisches Material zugeführt wird, ist nun schon über 60 Jahre alt. Die weitreichenden zerstörerischen Auswirkungen dieser Verfahrensweise auf alle Formen irdischen Lebens und das sensible Ökosystem sind so zahlreich, dass sie in einem zusätzlichen Buch beschrieben werden müssten.

Aus diesem Grund empfehle ich, dass Sie sich mit den Bio-Bauern auf Ihrem Wochenmarkt unterhalten und herausfinden, ob sie ihre Böden kompostieren. (Ich bevorzuge vegane Dünger und Kompost, der keine tierischen Abfallprodukte und Gülle enthält.) Manche Leute finden dies übertrieben, aber ich bin der Meinung, dass Sie über einen Umzug nachdenken sollten, wenn Sie keine (Bio-)Wochenmärkte oder biologisch erzeugten tropischenFrüchte in Ihrer Nähe finden. Obst und Gemüse selbst anzubauen, ist natürlich die beste Lösung, zu der ich auch am ehesten rate, sofern es möglich ist.

2) Wir waschen Obst und Gemüse

Vor hundert Jahren badeten die Menschen durchschnittlich ein- bis zweimal pro Woche und investierten keine Zeit darin, ihr Obst und Gemüse akribisch zu waschen, so wie es dieser Tage geschieht. Dies ist zum Teil ein weiteres Ergebnis der agrochemischen Nahrungsmittelindustrie, die Leute glauben macht, dass sich Pestizidrückstände ganz leicht durch Waschen und Bürsten der Lebensmitteloberflächen entfernen lassen.

Früher, wenn Menschen Salat, Sellerie, Möhren und anderes Gemüse aßen, das frisch aus dem Boden kam, war in der daran anhaftenden Erde oft Vitamin B12 enthalten. Dieser Nährstoff fand sich ebenfalls in bakterienreichem Dreck, der sich an den Stielen von Äpfeln, Pfirsichen, Birnen und anderem Kern- und Steinobst ansammelte. Doch dank der Chemikalien, mit denen wir den Boden »behandeln«, und unserer fast schon zwanghaften Angst vor Keimen und Bakterien haben wir auch diese Nährstoffquelle erfolgreich beseitigt.

3) Wir können das B12, das wir essen, nicht absorbieren.

Fleischesser können sehr leicht genug B12 aufnehmen, da die Bakterien, die es produzieren, im Verdauungstrakt von Tieren leben und das B12 im Muskelfleisch der Tiere vorkommt, die sie essen. Wie zuvor beschrieben, sollten Veganer, die biologisch erzeugte Lebensmittel von kompostreichen Böden essen und ihr Obst und Gemüse nicht verbissen waschen, ebenfalls genug von diesem Nährstoff bekommen.

In beiden Fällen ist ein Vitamin B-12-Mangel nur dann ein Problem, wenn Ihnen ein Glykoprotein namens »intrinsischer Faktor« fehlt, wodurch Sie kein B12 absorbieren können. Wie passiert das? Es scheint, dass die Produktion des intrinsischen Faktors abnimmt, wenn der Fettkonsum steigt. Dies ist bei Weitem die häufigste Ursache für einen Vitamin B-12-Mangel. Ärzte können leicht mit einem Test herausfinden, ob eine Person dazu fähig ist, B12 zu absorbieren oder nicht. Denjenigen, die es nicht können, kann auch kein über die Nahrung aufgenommenes Ergänzungsmittel helfen. Daher sind wir alle, egal ob Fleischesser oder Veganer, nicht vor einem B12-Mangel gefeit.

Eine fettreiche Ernährung erhöht dieses Risiko enorm, und zwar aus zwei Gründen: Zunächst, weil die Bakterienkolonien in unserem Darm, die B12 produzieren, Kohlenhydrate als Brennstoff brauchen. Je mehr Fett wir verzehren, umso weniger Kohlenhydrate nehmen wir zu uns, wodurch die Brennstoffmenge für die Bakterien geringer ausfällt. Weniger Brennstoff bedeutet kleinere Kolonien und daher eine geringere B12-Produktion. Darüber hinaus werden die Rezeptoren in unserem Darm, über die B12 aufgenommen wird, durch überschüssiges Fett blockiert und die Nährstoffabsorption damit weiter verringert. Wenn eine verminderte B12-Produktion mit einer schlechten Absorption einhergeht, ist ein B12-Mangel vorprogrammiert.

4) Medizinisch empfohlene B12-Werte sind extrem hoch

Die Situation wird weiter dadurch verschlimmert, dass viele industriell verarbeitete stärkehaltige Nahrungsmittel mit einer synthetischen Vitamin B-12-Form »angereichert« sind. Wenn Ärzte »normale« B12-Werte testen, sind die Ergebnisse nach oben hin verzerrt, weil die meisten Menschen täglich solche Nahrungsmittel (zumeist Getreideprodukte wie Frühstückscerealien, Brot, Pasta, Kekse, Kuchen etc.) essen. Menschen, die kein Getreide oder andere Nahrungsmittel essen, die mit dieser minderwertigen Imitation des natürlichen Nährstoffs angereichert sind, haben bei Tests oft »niedrige« B12-Werte, auch wenn diese im absolut gesunden Bereich liegen und die Testpersonen selbst keinerlei Symptome eines Mangels zeigen. Das Ergebnis fällt nur deshalb so aus, weil es mit dem von Personen verglichen wird, deren Mahlzeiten fast komplett mit B12 angereichert sind.

WIE WICHTIG SIND BIOLOGISCH ERZEUGTE LEBENSMITTEL?

Bioerzeugnisse sind immer am besten, aber das Leben besteht oft aus Kompromissen. Manchmal mag es besser sein, konventionell gezüchtetes rohes Gemüse als gekochtes oder gedämpftes Biogemüse zu essen, doch es bleibt eine schwierige Wahl.

Bio-Obst und -Gemüse enthält immer mehr Vitamine und Mineralstoffe als konventionelles (siehe Häufige Fragen »Was ist mit Vitamin B12?« auf Seite 295) und je frischer, umso besser ist es auch. Darüber hinaus enthält es im Vergleich zu konventionellem Obst und Gemüse wenig oder kaum Pestizidrückstände. Die angesprochenen Pestizidmengen sind jedoch nicht gesundheitsschädigend, und es ist bei Weitem wichtiger, die krankheitserregende Wirkung gekochten Essens zu vermeiden.

Beim Essen gekochter Nahrungsmittel über Pestizidrückstände nachzudenken, bringt Sie in keiner Weise weiter. Weder das eine noch das andere ist gesund
für uns. Die beste Lösung besteht darin, nur noch rohe und biologisch erzeugte
Pflanzen zu essen. Im anderen Fall stehen Sie vor einer ähnlichen Wahl, als ob Sie
sich entweder in den Fuß oder in die Hand schießen müssten.

In jüngster Zeit hat der Verzehr gekochter komplexer Kohlenhydrate wie Getreide,
Kartoffeln, Mais und Hülsenfrüchten Anlass zu großer Sorge gegeben. Agrarwissen-
schaftler, die für die Nahrungsmittelindustrie arbeiten, sind am Rotieren, um der
negativen Presse entgegenzuwirken, die durch die vor nicht langer Zeit entdeckten
DNS-schädigenden Carcinogene und Neurotoxine namens Acrylamide befeuert
wurde. Diese effizienten chemischen Killer wurden 2002 von einem schwedischen
Wissenschaftler in hoher Konzentration in Nahrungsmitteln gefunden.

Wissenschaftler der Weltgesundheitsorganisation und anderer Institutionen
schrieben diese schockierend hohen Acrylamidwerte (vor allem in Brot, Chips,
Crackern, Pommes frites und anderen gebackenen, gebratenen, gegrillten oder frit-
tierten Kohlenhydraten) zunächst der Zubereitungsweise zu, da sie nicht in rohen
Lebensmitteln aufgefunden wurden. Doch mittlerweile wissen wir, dass Acrylamid
ein Baustein von Polyacrylamid ist, einem Tensid, das z. B. Monsantos »Roundup«
und anderen häufig in der konventionellen Landwirtschaft verwendeten Unkrautvernichtungsmitteln zugesetzt wird, um deren Effektivität zu verstärken.

Es werden weitere Untersuchungen durchgeführt, um festzustellen, ob Brot,
Gebäck und salzige Snacks, die aus Bio-Zutaten bestehen, ebenfalls diese tödliche
Chemikalie enthalten. So oder so sind Acrylamide in industriell verarbeiteten
Nahrungsmitteln ein weiterer Sargnagel bei einer durchschnittlichen westlichen
Ernährung. Wenn Sie immer noch solche Nahrungsmittel essen, bitte ich Sie
inständig, mehr über diese hochgiftigen Substanzen zu lesen, z. B. in den zwei
Artikeln, die ich in den Endnoten dieses Buches empfehle.[87]

MUSS ICH JEDEN TAG KALORIEN ZÄHLEN?

Nein. Sie müssen nicht jeden Tag Kalorien zählen und Verhältnisse ausrechnen,
um sicherzugehen, dass Sie sich gesund ernähren. Wenn Sie hauptsächlich Obst,
Gemüse und grünes Blattgemüse essen, ist Ihre Ernährung automatisch sehr nah
am 80/10/10-Ideal. Dennoch möchten Sie vielleicht rechnerisch herausfinden, ob
Sie täglich genug Kalorien aufnehmen, um Ihrem Bedarf je nach Grundumsatz
und sportlicher Betätigung gerecht zu werden.

Die Hilfsmittel in Anhang D (Ressourcen für die Nahrungsanalyse) sind vor
allem für Neulinge besonders hilfreich, da es gerade bei Rohkostanfängern oft
vorkommt, dass sie zu wenig Obst und zu viele Fettfrüchte essen. Deshalb empfehle ich, dass Sie Ihre Lebensmittelinformationen in den CRON-O-Meter oder auf

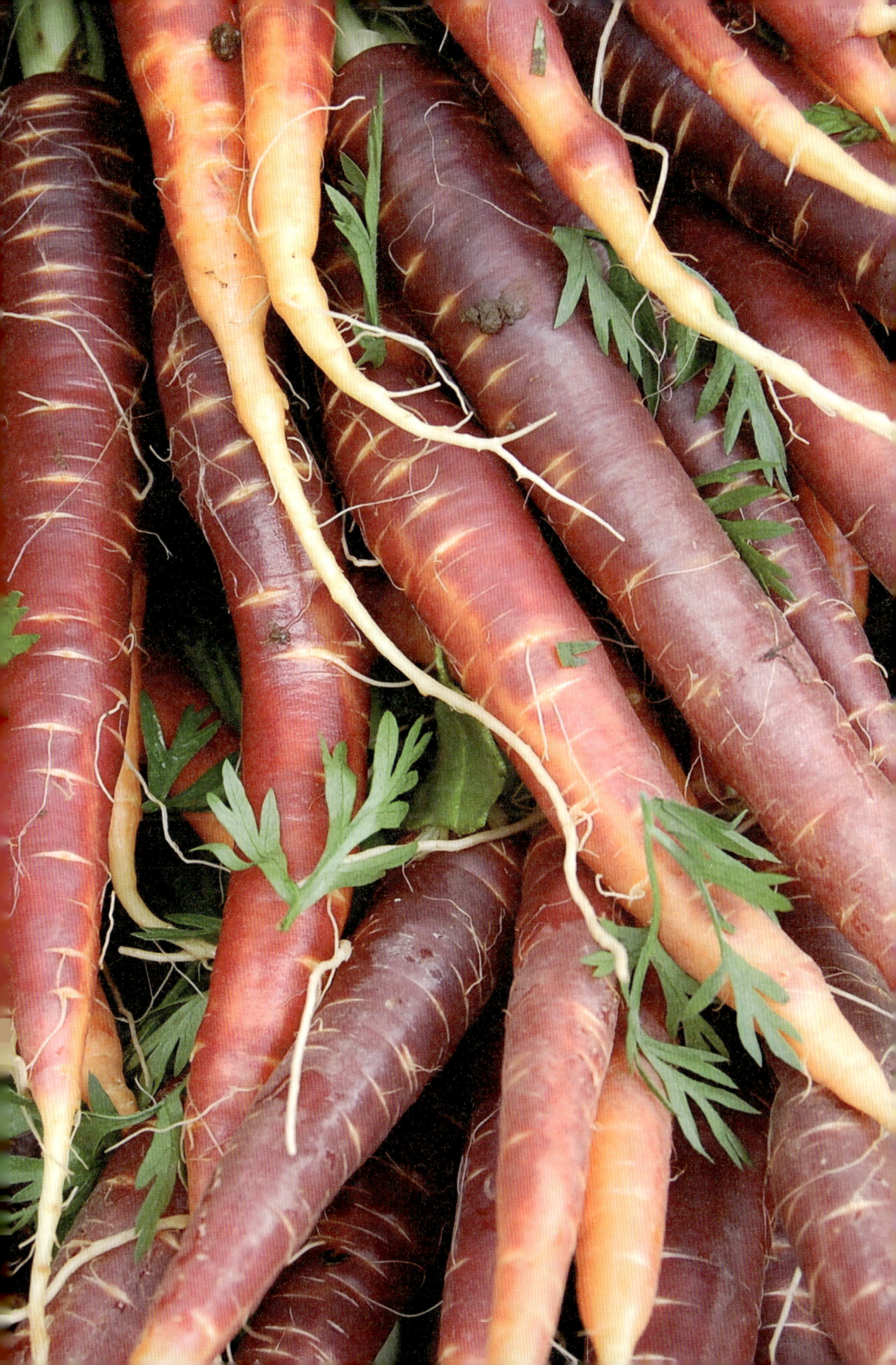

Internetseiten wie MyFitnessPal.com, FitTag.com oder ähnlichen mindestens eine Woche lang eingeben, um sicherzugehen, dass Sie alle relevanten Informationen zu Ihren aufgenommenen Kalorien und Ihrem Kalorien-Nährstoff-Verhältnis haben.

Sehr oft essen viele Menschen einfach nicht genug, weil Ihr Magen daran gewöhnt ist, pro Tag nur ein bestimmtes, relativ kleines Volumen an Nahrung aufzunehmen. Rohe Lebensmittel haben aber eine geringere Kaloriendichte als gekochtes Essen. Um genügend Kalorien aufzunehmen, müssen Sie deshalb Ihren Magen trainieren, mehr Nahrung, vor allem aber frisches Obst, zu akzeptieren.

WIE KANN ICH SO VIEL OBST AUF EINMAL ESSEN?

Es braucht etwas Übung, um die Fähigkeit zu entwickeln, so viel zu essen, wie es aus roher Perspektive einer »normalen« Menge für einen Menschen entspricht. Irgendwo zwischen »so viel Sie möchten« und »so viel Sie können« liegt das richtige Maß, das Ihnen ermöglicht, Ihre Essensmenge zu vergrößern, ohne zu viel zu essen. Der Magen ist ein sehr kooperatives Organ und wird sich schnell dehnen und es Ihnen so ermöglichen, die normale und gesunde Menge an Obst zu essen.

Gleichzeitig wird sich Ihre Auffassung davon, was eine gesunde Menge ist, und Ihre Einstellung bezüglich der Menge an Obst, die Sie brauchen, mit Ihrer Fähigkeit, mehr davon zu essen, verändern. Je mehr Sie probieren, Obst, und zwar nur Obst, zu essen, umso leichter wird es Ihnen fallen, die richtigen Mengen zu verzehren.

Wenn Ihre Obstmahlzeit nicht ausreicht, um Sie bis zur nächsten Mahlzeit – mindestens drei bis fünf Stunden später – satt zu halten, haben Sie nicht genug gegessen. Mit etwas Übung wird es einfacher werden. Bis dahin essen Sie einfach zwischen Frühstück und Mittagessen eine weitere Obstmahlzeit, und noch eine nachmittags, zwischen Mittag- und Abendessen.

WAS SIND »MONOMAHLZEITEN«?

Von Monomahlzeiten spricht man, wenn bei einer Mahlzeit nur ein einziges Lebensmittel gegessen wird, und zwar in einer solchen Menge, dass man bis zur nächsten Mahlzeit gesättigt und zufrieden ist. Die meisten nicht-menschlichen Lebewesen auf unserer Erde ernähren sich auf diese Weise. Für eine optimale Verdauung und Nährstoffabsorption und -assimilation empfehle ich genau diese Ernährungsweise.

Eine Monomahlzeit kann für einen wenig aktiven Rohkostanfänger z. B. aus vier oder fünf Bananen und für einen langjährig roh lebenden Sportler aus zwölf bis achtzehn Bananen bestehen. Eine weitere Möglichkeit für eine Monomahlzeit wären zwei bis drei Mangos für den Rohkostanfänger und vier oder mehr für den Sportler.

Es ist wichtig, im Hinterkopf zu behalten, dass eine kleine, wenig aktive Frau ungefähr ein Viertel dessen essen mag, was ein aktiver großer Mann verzehren könnte. Lassen Sie sich nicht einschüchtern, wenn ein Sportler, der sich roh und fettarm ernährt, Ihnen erzählt, er esse mittags ein Dutzend oder mehr Bananen. Wenn Sie kleiner und nicht ganz so aktiv sind, kann es sein, dass vier oder fünf Bananen für Sie völlig ausreichend sind.

Abwechslung wird mit der Zeit und jahreszeitenabhängig, nicht aber bei jeder Mahlzeit erreicht. In freier Natur und bei ausreichend vorhandener Nahrung fressen Tiere in der Regel so viel von einem bestimmten Lebensmittel, bis sie satt sind.

WAS IST SCHLIMM AN AVOCADOS, NÜSSEN UND SAMEN?

Avocados, insbesondere aber Nüsse und Samen haben einen extrem hohen Fettgehalt:

- Avocado (77 % Fett): 100 g (circa ½ Frucht) = 200 Kalorien; 165 davon aus Fett.
- Mandeln (73 % Fett): 100 g (circa ½ Tasse) = 650 Kalorien; 480 davon aus Fett.
- Leinsamen (58 % Fett): 100 g (circa ¾ Tasse) = 560 Kalorien; 325 davon aus Fett.

Wenn es um Fett geht, macht die Quelle keinen großen Unterschied aus. Fett ist Fett. Fett wandert über das Lymphsystem direkt ins Blut. Zu viel Fett verdickt das Blut und führt zum Verklumpen der roten Blutkörperchen, wodurch diese nicht mehr genug Sauerstoff zu den Zellen transportieren können. Überschüssiges Fett hindert zudem das Insulin daran, Zucker in die Zellen zu lotsen, was zu Diabetes und anderen Blutzuckerproblemen führt (ausführlich in Kapitel 2 beschrieben). Am besten essen Sie nur kleine Mengen Avocado, Nüsse und Samen (nicht mehr als eine halbe Avocado pro Tag oder 30 g Nüsse für eine wenig aktive Person bzw. doppelt so viel für Sportler), und auch nicht jeden Tag. Obst, Gemüse und grünes Blattgemüse enthalten genug qualitativ hochwertige Fettsäuren (wenn wir genügend Kalorien aufnehmen), um all unsere Bedürfnisse zu erfüllen.

Es ist am besten für Sie und Ihre Gesundheit, wenn Sie Lebewohl zu dem Verlangen sagen, sich nach jeder Mahlzeit schwerfällig und übervoll zu fühlen, da dies ein Indiz dafür ist, dass Ihr Verdauungssystem überlastet ist. Um satt und zufrieden zu sein, essen Sie am besten große Mengen süßes Obst, das Ihren Magen schnell passiert, Ihren wirklichen Hunger aber über mehrere Stunden stillt.

WAS MEINEN SIE MIT »WIRKLICHEM HUNGER«?

Wirklicher Hunger ist ein Gefühl, dass Sie vor allem tief im Hals spüren, so ähnlich wie Durst, nur etwas tiefer, in der Vertiefung zwischen den Schlüsselbeinen am unteren Halsende. Dieses Gefühl ähnelt einem dumpfen Schmerz.

Das Gefühl im Magen, das wir oft für Hunger halten, sind nur die Muskelwände, die sich nach dem kompletten Verdauen einer Mahlzeit zusammenziehen. Wenn solch ein Hungergefühl von Schwindel, Bauchstechen, Kopfschmerzen oder anderen Beschwerden begleitet wird, ist dies eigentlich ein Zeichen für den Entzug giftiger Stoffe.

Eine gesunde Person kann eine oder zwei Mahlzeiten auslassen, ohne sich schwach oder gequält zu fühlen. Wenn man gesund ist, bedeutet wirklicher Hunger nicht, dass man sofort essen muss, da der Körper weiß, dass er Reserven für Notzeiten gespeichert hat. Sie sollten sich immer wohl in Ihrem Körper fühlen.

KANN ICH MEERSALZ ESSEN?

Extrahiertes Natriumchlorid in jeder Form wirkt auf den Körper reizend und giftig. Es tötet die Fähigkeit der Geschmacksknospen ab, süß, sauer oder bitter zu schmecken – weshalb Salzliebhaber oft sagen, dass Essen ohne Salz keinen Geschmack habe –, verzögert die Verdauung und Ausscheidung und bringt unseren natürlichen Wasserhaushalt aus dem Gleichgewicht.

Wir müssen zwischen extrahiertem Natriumchlorid bzw. Salz, das tödlich ist, und dem Natrium und anderen Mineralsalzen unterscheiden, die natürlich und reichlich in naturbelassenen pflanzlichen Lebensmitteln vorkommen, und die als wichtige Vitalnährstoffe von jeder einzelnen Zelle unseres Körpers benötigt werden. Das Essen verschiedener Gemüsearten, vor allem aber von Tomaten und Sellerie, versorgt uns mit all den organischen Salzen und anderen Mineralien genau in der richtigen Menge und Kombination, die unser Körper benötigt.

Unsere Zellen brauchen ein vorsichtig ausbalanciertes Verhältnis von Natrium und Kalium, bei dem Natrium extrazellulär, also außerhalb der Zellen, und Kalium intrazellulär, innerhalb der Zellen, vorkommt. Wenn das Natrium-Kalium-Verhältnis aus dem Gleichgewicht gerät, führt dies entweder zu einer Dehydration oder einer Übersättigung der Zellen. Beides beeinträchtigt die Zellfunktion erheblich.

Wenn wir durch rigoroses Training oder andere Tätigkeiten, die zu starkem Schwitzen führen, viel Natrium verlieren, wird Kalium aus den Zellen »herausgezogen«, um das richtige Verhältnis aufrechtzuerhalten. Der Versuch, stattdessen Salz zu essen, stresst den Körper nur zusätzlich – so wie das Kaffeetrinken, wenn man wegen Schlafmangels müde ist. Das Kalium in den Zellen muss ausgetauscht werden, damit die Zellen außerhalb wieder genug Natrium »halten« können.

Das Salz aus Meerwasser verursacht eine Dehydration, ganz gleichgültig in welcher Weise es verzehrt wird. Meerwasser ist ätzend und reizend, schmeckt scheußlich und bringt viele Leute zum Erbrechen. In großer Menge getrunken führt Meerwasser im Verlauf von Tagen zum Tod, auch wenn es mit viel Wasser verdünnt ist.

Wenn wir Salz extrahieren und es mit unserem Essen verzehren, begeben wir uns in dieselbe Richtung – nur etwas langsamer. Wenn wir dem Meerwasser Salz entziehen, gewinnen wir damit genau die Substanz, die zum Tod durch Dehydration führt. Der Konsum von Natriumchlorid jeder Form, sei es nun Meersalz oder ein anderes stark beworbenes, teures Spezialsalz, ist eine selbstzerstörerische Angewohnheit. Hersteller spezieller Salze verwenden große Kosten und Mühen darauf, Sie zu überzeugen, dass Sie die extrahierten Mineralstoffe in ihrem Produkt »brauchen«, um dem nährstofflichen Ungleichgewicht entgegenzuwirken, das in unserer modernen Gesellschaft gang und gäbe ist. (Solche Mängel mögen in der Tat existieren, doch können sie nur durch das Essen vieler fettarmer pflanzlicher Lebensmittel ausgeglichen werden. Alles andere lässt nur ein weiteres nährstoffliches Ungleichgewicht entstehen.)

Sicher, wir brauchen Mineralstoffe. Wir müssen sie aber in einer Menge und Form aufnehmen, wie sie in naturbelassenen pflanzlichen Lebensmitteln vorkommt. Eine hohe Dosis mineralisiertes Gift zu sich zu nehmen, entbehrt einfach jeglicher Logik.

Salzliebhaber, die ihren Salzkonsum einschränken, brauchen oftmals Jahre, um all das überschüssige Salz in ihrem Körper loszuwerden. Fassen Sie sich dennoch ein Herz, denn schon nach einigen Wochen der absoluten Abstinenz nimmt nicht nur die angesammelte Salzmenge, sondern auch das starke Verlangen danach ab. Ich kann an dieser Stelle gar nicht genug betonen, wie wichtig es ist, dass Sie sich bemühen, von diesem allgegenwärtigen Gift loszukommen.

KANN ICH ESSIG IN MEINEN SALATDRESSINGS VERWENDEN?

Alle Essigformen, auch Apfelwein und Balsamico, sind für den menschlichen Organismus hochgiftig. Essig wird durch das Verdünnen eines Teils Essigsäure (ein gängiges Gift, das sich in jedem Chemielabor findet – in einer Flasche, die mit einem Totenkopf gekennzeichnet ist) mit 19 Teilen Wasser hergestellt.

Essig überstimuliert die Schilddrüse, was zunächst zu einer Schilddrüsenüberfunktion und schließlich zu einer Schilddrüsenunterfunktion und damit verbundenen gesundheitlichen Beschwerden wie endokrinen, Kalzium- und Stoffwechselstörungen, Gewichtsproblemen, Lethargie, Kopfschmerzen und den typischen hervorstehenden Augen führen kann. Essig beschleunigt darüber hinaus den Alterungsprozess.

Der Körper entzieht den Nebennieren Phosphor, um den Effekten des Essigs im Körper entgegenzuwirken. Ein erschöpfter Phosphorspeicher führt zu funktionsgestörten Nebennieren und beeinträchtigt das gesamte endokrine System. Das Ergebnis all dessen können unangenehmer Körpergeruch, Herzstechen, eine erhöhte Schleimproduktion, chronische Erschöpfung und Kopfschmerzen sein. Ständiger Essiggebrauch kann außerdem zu einer Verhärtung der Leber führen. Essig sollte daher nicht als »Lebensmittel« angesehen werden.

KANN ICH GEFRORENE LEBENSMITTEL ESSEN?

Durch das Einfrieren werden lebendige Lebensmittel teilweise beschädigt. Beim Einfrieren können Zellwände gedehnt und zum Platzen gebracht werden. Die darauf folgende Oxidation vermindert den Nährwert der Lebensmittel. Nüsse und Samen, die von Natur aus dafür gemacht sind, lange kalte Winter zu überstehen, werden durch das Einfrieren jedoch weniger in Mitleidenschaft gezogen. Generell gilt, dass sich ein naturbelassenes, ganzes und frisches Lebensmittel umso besser einfrieren lässt, je geringer sein Wassergehalt und je höher sein Fettgehalt ist.

Obst und Gemüse sollte so selten wie möglich eingefroren werden. Dennoch ist es die am wenigsten Schaden anrichtende Methode, um diese Lebensmittel länger haltbar zu machen. Ein Vorteil des Einfrierens gegenüber anderen Konservierungsmethoden ist, dass den Lebensmitteln dabei keine Giftstoffe zugeführt werden.

Sie sollten dennoch wissen, dass Sie beim Verzehr gefrorener oder eiskalter Lebensmittel die Bakterienkolonien in Ihrem Darm schädigen, möglicherweise auch die, die Vitamin B12 produzieren. Wie immer gilt, dass wir Lebensmittel am besten so essen sollten, wie sie in freier Natur vorkommen, da sie so am gesündesten für uns sind.

KANN ICH GEDÖRRTE LEBENSMITTEL ESSEN?

Gedörrte Lebensmittel sind weder ganz noch naturbelassen, da ihnen Wasser entzogen wurde. Leider haben wir nicht gelernt, den großen Wert des Wassers zu schätzen, das in frischen pflanzlichen Lebensmitteln enthalten ist. Obst und Gemüse sind Mutter Naturs ursprünglichste Wasserfilter. Das Wasser, das wir ihnen durch Kochen und Dörren entziehen, kann nie wieder in adäquater Weise ersetzt werden.

Wasser, das wir trinken, ob es nun speziell gefiltert, alkalisch oder »strukturiert« ist, ist einfach kein Vergleich dazu.

Gedörrte Lebensmittel können nie wieder so nährstoffreich wie ihre naturbelassenen und frischen Vorgänger sein. Auch wenn das Wasser ersetzt wird, sinkt der Nährwert bewiesenermaßen. Zu dörren oder nicht ist eine persönliche Entscheidung, jedoch sollten gedörrte Lebensmittel bestenfalls immer als Kompromiss begriffen werden und auf Rang zwei hinter naturbelassenem, frischem, reifem, rohem und biologisch erzeugtem Obst und Gemüse stehen.

Jüngste Untersuchungen weisen darauf hin, dass Vitamin B12 sich in gedörrten Lebensmitteln in eine analoge, aber nicht vom Körper verwendbare Form verwandelt. Dies scheint übrigens auch bei Spirulina, Chlorella und anderen Algen, Pillen und Pulvern der Fall zu sein, die aus Meeresalgen hergestellt werden.

WIE SIEHT ES MIT GEWÜRZEN AUS?

In der natürlichen Gesundheitslehre gibt es ein Sprichwort: »Wenn man keine Mahlzeit daraus machen kann, ist es wahrscheinlich nicht für Menschen gedacht.« Die meisten Menschen finden das drakonisch und idealistisch, da es nahezu alles, was es an Gewürzen und Würzmitteln gibt, ausschließt. Aber überlegen Sie einmal: Kein anderes Lebewesen würzt seine Nahrungsmittel oder isst in der Regel mehr als ein Lebensmittel pro Mahlzeit – jedenfalls nicht aus Gründen des geschmacklichen Genusses.

Natürlich sind Menschen anders als »weniger entwickelte« Tiere. Wir haben das Geschick und die Ausrüstung, komplizierte Mahlzeiten zuzubereiten, und wir haben genialen Erfindergeist, um fantastische Geschmackskreationen zu erschaffen. Ich garantiere Ihnen jedoch, dass unser Verdauungssystem langfristig gesehen nicht mit unserer Kreativität Schritt halten kann. Es ist vielmehr so, dass es immer noch das gleiche wie das unserer Urahnen und dem moderner, fruchtfressender Primaten am ähnlichsten ist. Die Natur hat uns dazu geschaffen, ein naturbelassenes, unverändertes Lebensmittel pro Mahlzeit zu essen, bis wir satt sind.

Würzpflanzen, Kräuter und Gewürze wie Knoblauch, Zwiebeln, Curry, Ingwer, Kreuzkümmel, Cayenne-Pfeffer, Chilipulver und Oregano enthalten Alkaloide und andere giftige Chemikalien. Diese Würzmittel stimulieren unsere Geschmacksknospen und -nerven und schleusen Toxine in unser Nervensystem ein. Sie sollten gar nicht oder so gut wie gar nicht verwendet werden. Sie reizen das Verdauungssystem und lassen den Körper als Schutzreaktion mehr Schleim produzieren. Darüber hinaus überdecken sie den faden oder üblen Geschmack gekochter Nahrungsmittel und verführen uns dazu, Dinge zu essen, die wir ohne sie keineswegs appetitlich fänden.

Genau wie Salz sind Gewürze für einen »Geschmackskick« verantwortlich, wodurch unsere Geschmacksknospen ihre Fähigkeit verlieren, die natürlichen, aber wesentlich subtileren Geschmacksnoten von Obst und Gemüse zu erschmecken. Dasselbe gilt für alle anderen Würzmittel, einschließlich Senf und Ketchup.

KANN ICH MICH ROH ERNÄHREN
UND KAFFEE TRINKEN?

Kaffeebohnen werden geröstet und sind daher kein rohes Nahrungsmittel mehr. 10 Gramm Koffein ist eine tödliche Dosis – das entspricht circa 70 Tassen Kaffee. Koffein ist so eine starke Droge, dass nur drei Tassen Kaffee genügen, um einen Sportler zu disqualifizieren, der an den Olympischen Spielen teilnehmen möchte. Viele Menschen trinken täglich ein Zehntel der tödlichen Dosis. Ich hatte einmal einen Patienten, der über den Tag verteilt 30 Tassen Kaffee trank. Er hatte ernsthafte gesundheitliche Probleme, die allerdings über Nacht verschwanden, sobald er seine giftige Angewohnheit aufgab.

Darüber hinaus verringert Koffein die Pepsinmenge im Körper. Pepsin ist ein Enzym, das zur Verdauung von Eiweiß benötigt wird. Ironischerweise bemängeln viele Kaffeetrinker mit einer durchschnittlichen Ernährung, dass Rohkost nicht »genug« Eiweiß für den täglichen Bedarf enthalte, während ihr täglicher Kaffeekonsum ihre eigene Eiweißabsorption stört – genau das Eiweiß, von dem sie überzeugt sind, dass sie es dringend brauchen.

Koffein ist auch dafür bekannt, dass es dem Körper Wasser, Kalzium, Kalium, Mangan und Vitamin B entzieht. Dabei ist Koffein nur eine von mehreren giftigen Substanzen, die in Kaffee enthalten sind.

SOLL ICH MEINE MEDIKAMENTE WEITER EINNEHMEN?

Der Berufsstand der Mediziner und die ihn unterstützende Industrie, das pharmazeutische Kartell, gehen davon aus, dass es Tausende verschiedener Krankheiten gibt, deren Symptome durch das Einnehmen synthetischer chemischer Zusammensetzungen behandelt oder unterdrückt werden können. Der Ansatz der natürlichen Gesundheitslehre ist ein komplett anderer.

Wir erkennen an, dass es genetisch vererbte Anomalitäten gibt, die oftmals durch über Generationen gepflegte schlechte Ernährungs- und Lebensgewohnheiten entstanden sind, und dass man nur sehr wenig dagegen tun kann. Ansonsten gibt es unserer Ansicht nach nur eine Krankheit: Vergiftung. Typisch für eine Vergiftung sind unreines Blut und unreines Gewebe, was vor allem durch eine falsche Ernährungs- und Lebensweise entsteht. Wird diese Vergiftung und die damit verbundene Erschöpfung der Nerven nicht erkannt, verschlimmert sie sich im Laufe der Jahre und führt zu allen möglichen Krankheitssymptomen.

Den meisten Menschen fällt es schwer, dies zu verstehen. Wir müssen uns aber vergegenwärtigen, dass Symptome keine Krankheiten sind. Symptome stehen stattdessen für die Weise, wie unser Körper mit der Vergiftung fertigwird. Um eine Erkrankung wie Diabetes, Krebs oder Herz-Kreislauf-Erkrankungen zu »kurieren«,

Der Mythos der »Kur«

Die Vorstellung, dass sich etwas ganz schnell kurieren lässt, ist abwegig. Ein Heilungsprozess hingegen ist nicht nur möglich, sondern läuft ständig ab. Die angeborene Heilkraft des Körpers ist ständig aktiv, repariert Schäden in unserem Körper und gleicht aus, was wir ihm täglich zumuten. Diese Heilung läuft je nach dem Grad unserer Lebensenergie so schnell und effektiv wie möglich ab, allerdings in einer Weise und Rangfolge, die wir selbst oft nicht verstehen. Alle Versuche, ob konventionell oder »alternativ«, diesen Prozess durch Intervention von außen, Behandlungen oder die Einnahme von Mitteln zu unterstützen, verschiebt nur Symptome und kreiert langfristig nur noch größere körperliche Probleme.

Eine Heilung setzt ein, wenn die Erkrankungsursache beseitigt wird. Wir können von einer Krankheit oder einem Symptom nicht kuriert werden, solange wir die Ursache nicht beseitigen, da der Körper sonst nur von Neuem beginnt, Symptome als Antwort auf die Ursache zu kreieren.

muss die ihnen zugrunde liegende Vergiftung beseitigt werden, die nur in Form der »Krankheit« zu Tage tritt.

Sobald Sie beginnen, sich mit 80/10/10 roh und gesund zu ernähren, werden Sie Ihren Körper nicht mehr täglich mit den giftigen Rückständen gekochten Essens überfordern. Ihr Körper wird beginnen, Ihr Blut, Ihr Gewebe und Ihre Organe von allem Gift zu befreien, und die Beschwerden, derentwegen Sie pharmazeutische Mittel einnehmen, werden verschwinden. Gehen Sie zu Ihrem Arzt und zeigen Sie ihm, wie sich Ihre Gesundheit verbessert hat. Er wird sehr wahrscheinlich auch der Meinung sein, dass Sie keine Medikamente mehr brauchen.

Je jünger Sie sind und je kürzer die Zeit ist, die Ihr Körper in einem vergifteten Zustand verbracht hat, umso schneller verläuft der Reinigungsprozess. Ein älterer Mensch mit mehr Degenerationserscheinungen und stärker akkumulierten Giftstoffen wird wahrscheinlich länger dafür brauchen, sich zu entgiften und wieder gesund zu werden. Dennoch wird der Körper, der nur noch durch seinen Grad an Vitalität beschränkt ist, positiv auf den Verzicht gekochter Speisen und fettreicher roher Nahrungsmittel und deren Ersatz durch naturbelassenes, frisches, reifes und rohes Obst und Gemüse reagieren. Die Ernährung ist jedoch nur ein Teil einer gesunden Lebensweise, und richtiges Essen allein wird nicht von selbst zu einer blühenden Gesundheit führen.

Pharmazeutische Medikamente sind giftige Substanzen, die Sie Ihrem Körper auf eigene Gefahr zuführen. Selten wird behauptet, dass ein Mittel eine spezielle Krankheit heilen kann. Im besten Fall geben sie zu, dass bestimmte Symptome mit anderen ersetzt werden.

Die Tatsache, dass pharmazeutische Drogen rezeptfrei überall erhältlich sind oder von Ärzten verschrieben werden, macht sie nicht weniger gefährlich für die Gesundheit als Drogen, die illegal auf der Straße gehandelt werden. Über 100.000 Menschen sterben jedes Jahr an den Nebenwirkungen dieser patentierten Medikamente. Bisher ist noch niemand daran gestorben, Obst und Gemüse in gesunden Mengen zu essen.

Es ist nicht Sache dieses Buches, das Einnehmen oder Absetzen bestimmter Medikamente zu empfehlen. Jeder seriöse Arzt aber sollte seine Patienten dazu ermuntern, ihre Gesundheit zu verbessern, um die Abhängigkeit von pharmazeutischen Medikamenten langfristig zu beenden.

WIE BLEIBE ICH IM KALTEN WINTER BEI ROHKOST?

Gott sei Dank haben die meisten Menschen, die in kälteren Klimazonen leben, eine Arbeit und ein Zuhause, wo sie essen, schlafen, arbeiten und leben. Wir halten unsere Wohnungen angenehm warm. Auch im Winter trinken viele Menschen kaltes Bier oder essen Eiscreme. In der heißesten Sommerhitze essen viele heiße Gerichte. Weder die geografische Lage noch die Jahreszeit sind vollwertige Gründe dafür, vom 80/10/10-Weg abzukommen.

Wenn jemand bei kaltem Wetter das Gefühl hat, dass er oder sie mehr essen muss, ist das absolut in Ordnung. Nur das Kalorien-Nährstoff-Verhältnis sollte sich nicht plötzlich ändern, denn es bleibt ja auch dann stabil, wenn eine Person am Tag 1.500 Kalorien und eine andere 4.500 Kalorien verzehrt. Natürlich ist es immer eine gute Idee, den Winterurlaub in einer Gegend mit warmem Klima zu verbringen, wenn Sie an einem Ort leben, an dem es im Winter ungemütlich kalt wird.

GIBT ES HEILENDE LEBENSMITTEL?

Es ist wichtig zu begreifen, dass Lebensmittel uns nicht heilen, sondern unser Körper diese Aufgabe übernimmt. Lebensmittel, ob gekocht oder roh, versorgen unseren Körper einfach mit dem Material, das er braucht, um verschiedene Funktionen auszuführen. Fettarme, rohe und vegane Lebensmittel bieten allerdings den höchsten und qualitativ hochwertigsten Nährstoffgehalt und sind deshalb das perfekte Ausgangsmaterial für unseren Körper, um sich selbst zu heilen.

Abgesehen von dieser Tatsache gibt es kein spezielles rohes Lebensmittel, das mehr »heilt« als andere. Stattdessen ist jedes einzelne Lebensmittel ein Rohbaustein, den unser Körper brauchen und verwerten kann. Anders als gekochte Lebensmittel hinterlassen rohe keine giftigen Rückstände, die den Körper überlasten und seine Fähigkeit einschränken, gesund und im Gleichgewicht zu bleiben.

Eine abwechslungsreiche Ernährung auf Basis fettarmer veganer Lebensmittel eignet sich am besten dafür, gesund zu werden, zu sein oder zu bleiben. Es ist immer am gesündesten und am günstigsten, saisonale Produkte aus der eigenen Region zu verwenden, da diese höchstwahrscheinlich am frischesten sind. Es ist besser, wenn Abwechslung durch das sich mit den Jahreszeiten ändernde Angebot entsteht, und nicht durch das Kombinieren verschiedener Lebensmittel bei jeder Mahlzeit, an jedem Tag und in jeder Woche.

KANN ICH OBST UND GEMÜSE ENTSAFTEN?

Abgesehen von wenigen Ausnahmen ist es am besten, Früchte ganz zu essen, anstatt sie zu entsaften und somit nur einen Teil davon zu trinken. Obst- oder Gemüsesaft kann, wenn Fruchtfleisch und Ballaststoffe fehlen, die normalerweise die Geschwindigkeit der Nährstoffabsorption etwas bremsen, zu einem Blutzuckerhoch führen und die Blutchemie aus dem Gleichgewicht bringen. Eine Ausnahme ist frisch gepresster Saft aus Zitrusfrüchten, da oft noch viel Fruchtfleisch im Saft enthalten ist.

Eine andere Möglichkeit besteht darin, wasserreiches Obst wie z. B. Melonen zu einer saftähnlichen Flüssigkeit zu pürieren, oder aus Bananen, Erdbeeren, Pfirsichen oder Mangos Obstsmoothies herzustellen. Dabei werden die ganzen Früchte zu einer sämigen Flüssigkeit püriert, während das gesamte Nährstoffpaket intakt bleibt. Püriert man ganze Tomaten, Selleriestangen und Orangen, erhält man ein dickes, köstliches Salatdressing.

MUSS ICH NAHRUNGSERGÄNZUNGSMITTEL NEHMEN?

Wenn Sie bei einer fettarmen, pflanzlich basierten, rohen Ernährung genügend Kalorien aufnehmen, sich regelmäßig intensiv sportlich betätigen und eine gesunde Lebensweise verfolgen, brauchen Sie keine Nahrungsergänzungsmittel. Alle Vitamine, Mineral- und Nährstoffe, die Ihr Körper braucht, stecken in der Vielzahl von Obst, Gemüse und grünem Blattgemüse, das bei einer gesunden Ernährung auf dem Speiseplan steht.

Natürlich hat die individuelle Gesundheit jedes einzelnen Menschen Vorrang vor jeder philosophischen Überzeugung. In Einzelfällen mag es nötig sein, während der Anfangsphase der Lebensumstellung die Ernährung zu ergänzen, anstatt potenzielle Gesundheitsrisiken in Kauf zu nehmen. Ein Beispiel dafür ist die möglicherweise notwendige zusätzliche Einnahme von Vitamin B12. Wenn Sie über einen längeren Zeitraum extrem gestresst sind, stillen, zu viel gefrorene Lebensmittel verzehren, gerade den Umstieg wagen oder Ihre Lebensmittel nicht auf einem gesunden, nährstoffreichen Boden wachsen, mag die Ergänzung ihres Essens mit diesem Nährstoff durchaus sinnvoll sein. Diese Ergänzung würde aber nur so lange erfolgen, bis die Vorteile einer gesünderen Lebensweise zum Tragen kommen, oder die mildernden Umstände (Stress, Stillen etc.) verschwinden.

Gleichwohl sind die Nährstoffmengen, die wir benötigen, durch die Bank weitaus geringer, als konventionelle Empfehlungen uns glauben machen wollen. Wenn Ihr Körper fit und gesund ist und auf allen Ebenen problemlos funktioniert, können Sie bzw. Ihre Zellen Nährstoffe in hervorragender Weise absorbieren und verwerten. Wenn Sie sich aber kaum bewegen und Ihren Körper mit zu viel Fett belasten, sieht alles gleich ganz anders aus – eine Tatsache, aus der die Verkäufer von Nahrungsergänzungsmitteln Profit schlagen.

Viele Menschen setzen Ernährung mit Pillen, Pulvern und Getränken gleich, anstatt auf vollwertige und natürliche Lebensmittel zu setzen. Ironischerweise werden Sie in den meisten Reform- oder »Gesundheitsläden« kein einziges wirkliches Lebensmittel finden. Die Produkte, die dort vertrieben werden, egal wie »vollwertig« oder »naturbelassen« die Zutaten auch sein mögen, können vielleicht Symptome verschieben, aber keine wahre Gesundheit zaubern.

Wenn Reformkost wirklich vollwertig und naturbelassen wäre, enthielte sie all das Wasser, die Ballaststoffe und andere wichtige vitalen Bestandteile, mit denen sie von Natur aus ausgestattet wäre, und ihr Verkauf würde keiner Verpackung oder Etikettierung bedürfen. (Ebenso würde die Gewinnspanne schrumpfen, denn naturbelassene Lebensmittel sind nicht mit einem Sticker gekennzeichnet, auf dem »besonders wertvoll für die Ernährung« steht.)

Keine Pille und kein Pulver, bei deren Herstellung Wasser entzogen wurde, kann als »naturbelassenes« Ergänzungsmittel bezeichnet werden. Jeder, der gedörrte Nahrungsmittel mit dieser Aufschrift vertreibt, belügt sich nur selbst – so wie Sie es tun, wenn Sie es glauben. Das Wasser in unseren pflanzlichen Lebensmitteln ist für die Gesundheit unserer Zellen einfach zu wichtig, als dass wir ohne es auskommen könnten, und kann nicht durch das Trinken von Wasser aus anderen Quellen ersetzt werden. Wenn einem Lebensmittel Wasser entzogen wird, setzt ein Oxidationsprozess ein, der eine negative Wirkung auf die zurückbleibenden Nährstoffe hat, wodurch diese weit weniger nährreich sind als in tatsächlich naturbelassenen, ganzen Lebensmitteln.

Wer dem ernährungswissenschaftlich unausgegorenen Rat von gewieften Verkäufern von Nahrungsergänzungsmitteln folgt, die aufgebrochene und dann isolierte »Nahrungsmittel« verkaufen, sollte nicht überrascht sein, wenn sie oder er sich nicht fantastisch fühlt und das schleichende Gefühl hat, dass »etwas« nicht stimmt. Dies wiederum freut die Verkäufer erneut, weil sie Ihnen nun weitere Ergänzungsmittel aufschwatzen können, die das Ungleichgewicht, das zuvor durch ihren eigenen Rat verursacht wurde, beseitigen.

Ich bin immer entgeistert, wenn ich höre, wie viel Geld Leute für Nahrungs-ergänzungsmittel ausgeben. Eine Obergrenze scheint es weder was die Auswahl noch was die Preise betrifft zu geben. In Endlosproduktion werden zahllose »neu entdeckte Wundermittel« auf den Markt gebracht, während gleichzeitig ältere Produkte mit frisch umgestalteten Versionen ersetzt werden. Diese Mätzchen sind nichts anderes als ein offenes Eingeständnis, dass das Wundermittel von gestern, das so aggressiv beworben wurde, doch nicht hielt, was es eigentlich versprach.

Das meiste, was aus diesem Ernährungsbereich heutzutage kommt, ist nichts weiter als aalglattes Marketing, das sich in Form von Hochglanzbroschüren und Infomaterialien als seriöse Aufklärung tarnt. Die Verkäufer informieren ihre po-tenziellen Kunden darüber, dass ein bestimmter Nährstoff gut für eine spezielle Erkrankung sei, und drängen sie dann dazu, möglichst viel davon zu kaufen.

Darüber »vergessen« sie natürlich zu erwähnen, dass zu viel eines bestimmten Nährstoffs auf verschiedene Weise schädlich ist, nicht zuletzt, weil das Einneh-men von Ergänzungsmitteln immer zu einem Ungleichgewicht führt. Die meisten Ergänzungsmittel sind Konzentrate aus pflanzlichen Quellen. Trotz unserer »Viel hilft viel«-Einstellung« ist unser Körper ganz und gar nicht über diese unnatürlich hohen Konzentrationen erfreut und muss extra Arbeit leisten, um sie loszuwer-den, genau in der Weise, wie er auch giftige Rückstände von gekochtem Essen eliminieren muss.

Wie ein Möchtegern-Friseur, der so lange an den Haaren seines Opfers her-umschnippelt, bis alles »gleichmäßig« und sein Kunde fast kahl ist, erzeugt eine Person, die ihr Essen mit isolierten Nährstoffen (oder Kombinationen isolierter Nährstoffe) ergänzt, ein immer größeres Ungleichgewicht, egal ob sich kurzfristig eine Wirkung einstellt oder nicht. Es ist immer besser, seine Ernährung zu verbes-sern, als sie zu ergänzen. Wer sich gesund ernährt, braucht keine Ergänzungsmittel. Ergänzungsmittel, die bei einer wenig gesunden Ernährung eingenommen werden, können nicht den Nährwert einer gesunden Ernährung ersetzen.

HAT DAS ROHKOSTKONZEPT EINEN HAKEN?

Jedes Lebewesen auf dieser Erde ist für eine ganz bestimmte Ernährungsweise geschaffen. Alle Tiere beziehen ihre Nährstoffe ausschließlich aus den Nahrungs-quellen, die sie in ihrer natürlichen Umgebung finden, und fressen jeweils ein Nahrungsmittel, wenn sie hungrig sind, bis sie sich satt gefressen haben. Einfache Mahlzeiten garantieren eine optimale Verdauung und Ernährung. Tiere brauchen weder Ergänzungs- noch Würzmittel. Die Natur sorgt in ausreichendem Maße für alle Lebensformen. Menschen sind dabei keine Ausnahme.

Wie alle anderen Menschenaffen funktionieren wir perfekt mit genau der Menge an Nährstoffen, die in Obst und Gemüse vorkommt, wenn wir es ganz und naturbelassen essen. Das Entsaften, Dörren, Konzentrieren und Weiterverarbeiten dieser Lebensmittel führt zu einem Überschuss und einem Ungleichgewicht, mit dem unser Körper nicht fertigwird.

Ich bleibe dabei, dass die optimale Rohkosternährung aus naturbelassenen ganzen, frischen, reifen, rohen und biologisch erzeugten Pflanzen besteht, die dem 80/10/10-Kalorien-Nährstoff-Verhältnis entsprechen. Punkt. Eine Rohkostküche braucht weder Einweckgläser noch Flaschen, Aufbewahrungscontainer, Dosen, Plastikbeutel, Kapseln, Pulver, Heilmittel, Zaubergetränke, Pillen oder Tinkturen jedweder Art.

Viele frischgebackene und deshalb besonders motivierte Rohköstler gehen »Ernährungsgurus« auf den Leim, die ihnen erst die »weltbeste und nährstoffreichste Ernährung« zeigen, und sie dann davon überzeugen, dass diese Ernährung nicht ausreiche und daher Ergänzungsmittel notwendig seien. Dieser Trick ist so alt wie das Werbegeschäft selbst. Erst wird ein Problem erschaffen und dann die Lösung dafür verkauft. Wie viele Tante-Emma-Läden wurden genau von den Leuten ruiniert, die ihnen »geschäftliche Sicherheit« versprachen? Wie viele Menschen wurden lebenslang abhängig von Medikamenten, weil sie auf den Rat ihrer Ärzte hörten?

Das Problem bei einer rohköstlichen Ernährung ist, dass man sich nicht fantastisch fühlt, wenn man zu wenig Kohlenhydrate aufnimmt oder mit dem verzehrten Essen ständig unter den benötigten Gesamtkalorien liegt. Das führt zu unbändigem Hunger, daraufhin zu Essattacken und schließlich dazu, dass Rohkost immer wieder ganz über Bord geworfen wird. Oft entsteht eine ungesunde Beziehung zum Essen, die Gesundheit verschlechtert sich und die Ernährungsgewohnheiten schwanken erheblich.

Wenn ich etwas lernen will, egal um welches Thema es sich handelt, dann ziehe ich es vor, mir mein Wissen von Organisationen oder Menschen anzueignen, deren klares und ehrliches Ziel es ist, mir etwas beizubringen. Ich halte mich von jeglichen Informationsquellen fern, die ganz offensichtlich eine Verkaufsabsicht im Gepäck haben und darauf abzielen, mich mit Produkten zu ködern, die ich mir immer wieder neu besorgen muss – und zwar über viele Jahre lang.

Wenn die einzige Art, sich gesund zu ernähren, darin bestünde, künstlich hergestellte Vitamine, Öle, Enzyme, Heilpflanzen, Medikamente in Form weißer Pulver wie MSM (Methylsulfonylmethan), weiter verarbeitete isolierte Substanzen wie Lecithin, »Superfoods« wie Algen und andere angeblich nährwerterhöhende Substanzen zu schlucken, dann hätte Rohkost tatsächlich einen Haken.

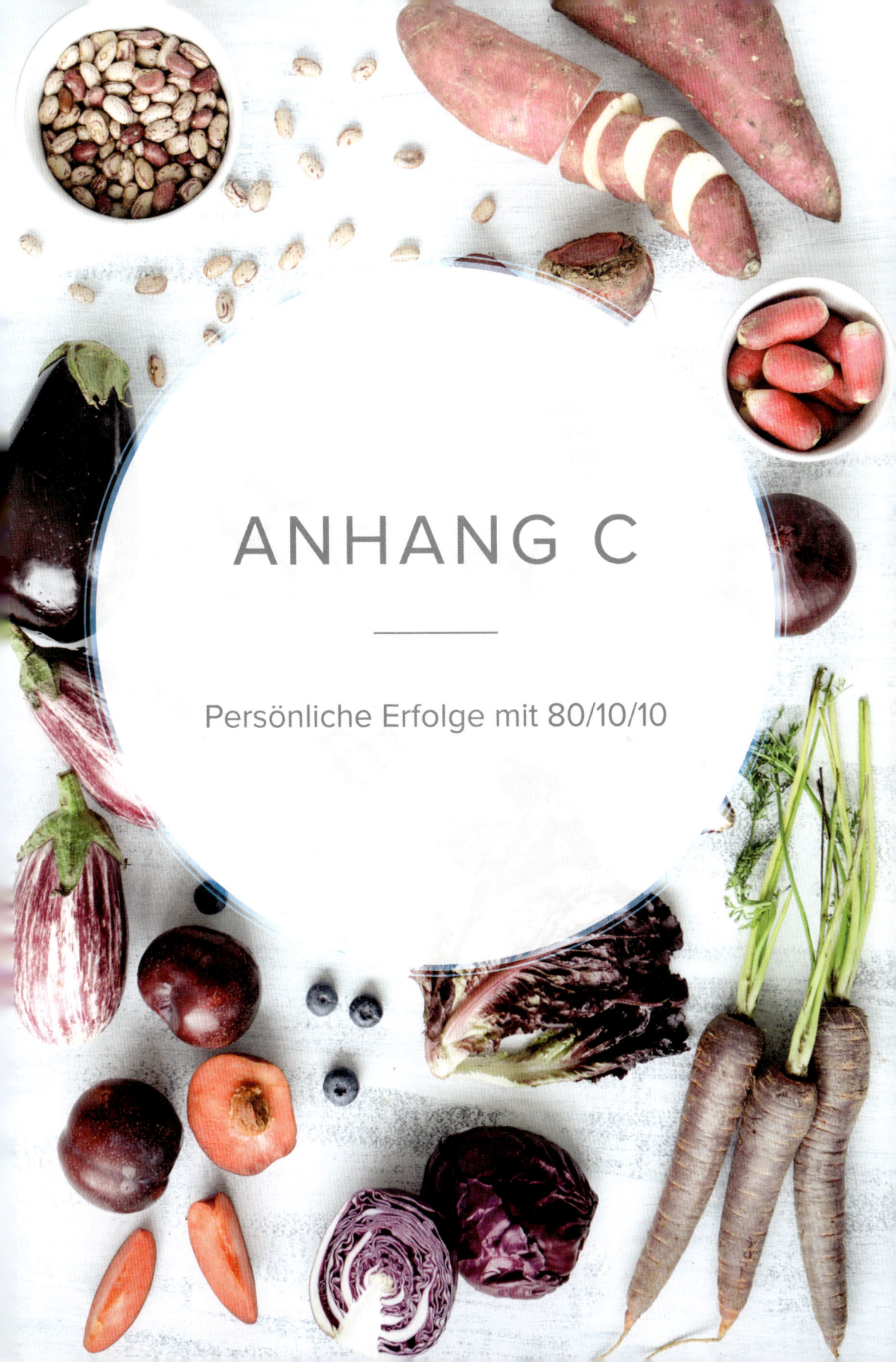

ANHANG C

———

Persönliche Erfolge mit 80/10/10

Inhalt

MARK SQUIRE, ST. PETERSBURG, FLORIDA

Vor ein paar Jahren empfahl mir ein Freund, der Rohköstler war, aber ein paar Probleme damit hatte, die Arbeiten eines gewissen Doug Graham. Ich hatte vorher noch nie etwas von ihm gehört, also begann ich, mir etwas genauer anzuschauen, was er zu sagen hatte. Meine erste Reaktion? »Dieser Typ spinnt total!« Trotzdem haderte ich mittlerweile so stark mit meiner eigenen Rohkosternährung, die fast zu 50 % aus Fett bestand, dass ich so weit war, es einmal auszuprobieren.

Ich begann damit, immer mehr Obst zu essen, vernachlässigte aber andere wichtige Aspekte einer gesunden Lebensweise. Dadurch bestätigte sich mein anfänglicher Verdacht: »Der Typ spinnt TATSÄCHLICH, und seine Vorschläge sind absurd!« Aus irgendeinem Grund aber – bis heute weiß ich nicht, warum – gab ich nicht auf. Langsam aber sicher begannen Dougs Vorschläge mehr und mehr Sinn zu ergeben. Je mehr und je genauer ich Dougs Programm befolgte (auf meine eigene bescheidene Art), umso mehr wunderbare Dinge passierten plötzlich. Nicht nur meine Gesundheit begann sich urplötzlich radikal zu verbessern – ich wurde auch stärker und schneller und meine Ausdauer wuchs enorm. Vor 811 hatte ich drei Jahre lang Gewichte gestemmt und mich ebenfalls roh ernährt, ohne dass ich irgendwelche Resultate sehen konnte. Ungefähr ein ganzes Jahr, nachdem ich mit 811 begonnen hatte und die ganze Zeit streng darauf achtete, extrem viel Obst zu essen, hatte ich fast 15 Kilo zugenommen – alles reine Muskeln! Im Verlauf des darauffolgenden Jahres legte ich weitere 5 Kilo Muskeln zu, wodurch ich mich insgesamt auf knapp 20 Kilo mehr Muskeln steigern konnte.

Die zusätzlichen Muskeln sind aber nicht der größte Vorteil einer rohköstlichen Ernährung. Das Beste daran ist eine grenzenlose Energie, wie Kinder sie haben, wesentlich mehr Lebensfreude und ein immenser Einklang mit der Natur. Als ich kurz davor war, meine Rohkosternährung über Bord zu werfen, brachte Doug mich auf den richtigen Weg zurück.

Sein Programm ist nicht einfach, aber mit etwas Selbstdisziplin und Beharrlichkeit werden Sie ohne jeden Zweifel in allen Aspekten Ihres Lebens eine unglaubliche Veränderung erfahren. So sehr ich mich früher über Doug lustig gemacht habe, als ich noch dabei war, mehr über 811 herauszufinden, so sehr hat mich sein Programm mittlerweile von Grund auf verändert. Damals wurden alle meine Überzeugungen infrage gestellt, also feuerte ich zurück – ein klarer Abwehrmechanismus. Es war nicht gerade einfach, dahin zu kommen, wo ich heute bin, aber ich sehe jetzt besser als je zuvor, was für ein großartiger Mensch Doug ist, und ich habe den größten Respekt vor ihm und dem, was er tut. Sein Buch und er bekommen mein uneingeschränktes Gütesiegel. Tausend Dank, mein Freund!

CYRUS KHAMBATTA, SAN FRANCISCO, KALIFORNIEN

Ich werde nie vergessen, wie ich das erste Mal mit Dr. Graham trainierte. Ich war halb so alt wie er, an der Spitze meiner sportlichen Leistungsfähigkeit, angetrieben von einer Kombination aus einigen Jahren Fußballtraining und einer immer größer werdenden Portion Selbstüberschätzung. Ich dachte mir: »Diesem Typ werde ich mal zeigen, wie es aussieht, wenn man richtig trainiert.« Nach gerade einmal 15 Minuten dämmerte mir, wie sehr ich Dr. Graham unterschätzt hatte.

Ich lag völlig falsch, denn es gab nichts, was ich tat, was Dr. Graham nicht auch konnte. Ich war völlig verdattert, dass ein Mann, der so alt war wie mein Vater, höher springen, schneller rennen, länger balancieren, schneller reagieren, kraftvoller schieben, mehr heben und langsamer atmen konnte, und danach noch den ganzen restlichen Tag voller Energie war. Wie ließ sich diese sportliche Leistungsfähigkeit, die ich zuvor bei nur einer Handvoll Sportlern gesehen hatte, erklären? Wie konnte jemand, der über 50 Jahre alt war, sich schneller erholen als ich? Welche Energiequelle hatte dieser Mann, die mir fehlte?

Als ich 21 Jahre alt war, wurde bei mir Typ 1 Diabetes diagnostiziert – eine Krankheit, die nicht nur mein Leben und meine Beziehung zu jeder Art von Essen veränderte, sondern auch meinen Körper still und leise verkrüppelte. Ich stellte meine Ernährung auf eine kohlenhydratarme Diät à la Atkins um und reduzierte meine Insulinaufnahme um 25 % – in der festen Überzeugung, damit den richtigen Schritt für eine langfristig gute Gesundheit zu tun. Stattdessen tat ich aber genau das Gegenteil und verschlimmerte meine Autoimmunreaktion nur noch, weil ich extrem viel tierisches Eiweiß und tierisches Fett zu mir nahm.

Dabei tat ich genau das, was die Kochbücher rieten: Ich strich Pasta und Brot von meinem Speiseplan, begann regelmäßig Fisch zu essen und aß wesentlich mehr Hühnchen, Rindfleisch, Eier und Milchprodukte. Ein paarmal pro Woche knabberte ich an Obst und Gemüse, aber auch nur dann, wenn mir das Fleisch und die Milchprodukte ausgegangen waren. Der Ansatz schien ja auch recht logisch: Wenn Kohlenhydrate für einen hohen Blutzuckerwert verantwortlich sind, sollte ihre wesentliche Reduktion bei den Mahlzeiten zu ausgeglicheneren Blutzuckerwerten über den Tag führen. Ich gab vor meinen Freunden und meiner Familie damit an, wie ich die Diabetes »durchschaut« hatte und meinen Blutzucker besser als die meisten anderen kontrollieren konnte.

Trotz dieser Tatsache fiel mir nicht auf, dass es einen Zusammenhang zwischen meiner kohlenhydratarmen Ernährung und meiner abnehmenden sportlichen Leistungsfähigkeit und Fitness gab. Ich rationalisierte diese Tatsache weg, indem ich mir einredete, dass es nach dem Überschreiten des sportlichen Zenits mit 18 Jahren normal sei, ständig gegen Verletzungen anzukämpfen. Ich redete mir ein, dass meine körperliche Verfassung ab jetzt nur schlechter werden könnte – schließlich bekam ich ständig pessimistische Prognosen von ärztlicher Seite.

Durch eine Reihe glücklicher Zufälle und einen Freund, der in der Nähe von San Francisco lebt und erfolglos eine Rohkosternährung ausprobiert hatte, hörte ich zum ersten Mal von der 80/10/10-Philosophie. Weil er sehr viele Nüsse und Avocados aß, war seine Ernährung sehr fettreich und führte nicht zu den erwünschten langfristigen Vorteilen, die Rohkost normalerweise mit sich bringt. Nachdem ich mir seine Probleme angehört hatte, war ich sehr neugierig, wie eine rohköstliche Ernährung langfristig funktionieren könne, vor allem auch in Bezug auf Diabetes.

Einige Tage nachdem ich von Dr. Graham selbst mehr über 80/10/10 erfahren hatte, dachte ich mir: »Nur Obst und Gemüse – was für eine originelle Idee.« Warum war es mir früher nie in den Sinn gekommen, dass die Antwort auf meine Gesundheitsprobleme einfach bei den Lebensmitteln lag, die ich nicht aß? Ich wusste schon immer, dass Obst und Gemüse gesund ist, jedoch glaubte ich, dass Sportler nicht ohne tierisches Eiweiß auskämen. Seit der zweiten Klasse, als ich das erste Mal etwas über die Nahrungspyramide hörte, bis zu den Gesprächen unter Sportlern zu meinen Unizeiten galt es als unumstößliche Tatsache, dass tierisches Eiweiß unbedingt notwendig für die Entwicklung einer starken Muskulatur, hoher Geschwindigkeit und sportlicher Ausdauer sei. Wie sollte es also möglich sein, ohne Eiweiß sportliche Leistungen zu erbringen?

Meine erste Tendenz war es, 80/10/10 als eine Lebensweise abzutun, die nur wenig aktive Menschen erfolgreich befolgen können. Nur weil ich bei der Suche nach einer besseren Lösung für meine gesamten gesundheitlichen Probleme bereits verzweifelt war, entschloss ich mich, Dr. Graham und seiner 80/10/10-Idee eine Chance zu geben. Immerhin schien mir der Erfolg seiner Methode allein schon wegen seiner eigenen sportlichen Leistungsfähigkeit glaubwürdig.

Sobald ich richtig mit dem 80/10/10-Programm begann, hörte ich auch auf, Fleisch zu essen. Ich beschloss ebenso, Getreide und Milchprodukten adé zu sagen. Ich wusste, dass es nicht einfach werden würde, aber womöglich gab es viele Vorteile dieses radikalen Ernährungsansatzes. Meine Familie und meine Freunde baten mich, »vorsichtig« zu sein, da der Verzicht auf Fleisch ernste Folgen für meine Gesundheit haben könnte. Viele Menschen aus meinem Umkreis verstanden meine Verzweiflung, aber nur wenige unterstützten meine Entscheidung für eine fettarme, rohköstliche Ernährung.

Mittlerweile sind zwei Jahre vergangen, und ich kann überzeugt sagen, dass die Vorteile von 80/10/10 viel zahlreicher sind, als ich es mir je hätte vorstellen können. Mein Körper hat sich komplett verändert. Meine Haut ist weicher, meine Fingernägel sehen normal aus, mein Wasserhaushalt ist die meiste Zeit ausgeglichen, mein Zahnfleisch blutet nicht mehr, wenn ich mir die Zähne putze, und ich schlafe wesentlich besser. Zum ersten Mal in meinem Leben kann ich an Ausdauersport-Wettkämpfen teilnehmen, da meine Fähigkeit, Sauerstoff aufzunehmen, zu transportieren und zu verwerten sich enorm erhöht hat. Bei langen

Fahrradtouren bleibt mein Puls erstaunlich niedrig, wodurch ich mir mehr als je zuvor abverlangen kann, und zwar über längere Zeiträume.

Vor allem kann ich jetzt mehr Kalorien pro Tag als je zuvor zu mir nehmen, und das bei einem Bruchteil der Insulinmenge, die ich zuvor nehmen musste. Die Formel, die ich zur Überprüfung meines Erfolgs benutze, ist die Kohlenhydratmenge in Gramm gegenüber der Menge an Insulineinheiten, die ich brauche. Bei meiner atkins-ähnlichen Ernährung hatte ich dieses Verhältnis auf 16 Gramm Kohlenhydrate pro Insulineinheit steigern können. Mit 80/10/10 kann ich nun 68 Gramm Kohlenhydrate pro Insulineinheit essen, wenn ich gleichzeitig regelmäßiges Ausdauertraining mache. Das bedeutet, dass ich jetzt größere Mengen essen kann, weniger Insulin brauche und mich körperlich und psychisch von der Insulinpumpe befreien konnte.

Ein weiterer überraschender Vorteil von 80/10/10 ist, dass ich scheinbar nicht mehr krank werden kann. Seitdem ich am Ende einer Herbstsaison zu dieser Ernährungsweise wechselte, habe ich meinen Körper ganz unbewusst mit einer großen Zufuhr an Vitaminen, Mineralstoffen, Enzymen, Einfachzuckern, Ballaststoffen, Coenzymen, Phytonährstoffen und mehr versorgt – in Kombination mit regelmäßigem Training und anderen Aspekten einer gesunden Lebensweise – die mein Immunsystem so aufgebaut haben, dass es eine wirksame Blockade gegen eine ganze Reihe schlimmer Krankheiten aufgebaut hat.

Ich lebe in einer Wohngemeinschaft mit drei anderen Personen und arbeite in einem Bürogebäude mit über 150 Angestellten. In den Wintermonaten kursierten einige Krankheiten, die auch vor meinen Mitbewohnern nicht haltmachten und jeden von ihnen mindestens einmal für wenigstens drei ganze Tage komplett aus dem Rennen nahmen. Einer meiner Mitbewohner fing sich drei Erkältungen und/oder sogar die Grippe ein und steckte nicht nur meine anderen Mitbewohner an, sondern scherte sich auch nicht viel um die üblichen Hygienemaßnahmen, indem er recht unbesorgt das Geschirr und Besteck unseres Haushalts benutzte. Bei der Arbeit mussten viele meiner Kollegen einige Tage zu Hause bleiben, weil auch sie krank waren. Fast jeder meiner Kollegen zeigte irgendwann zwischen November und März Symptome, und zwar ausnahmslos.

Während dieses langen Winters hatte ich selbst folgende Symptome: Ich hustete einmal circa eine Minute lang, und musste insgesamt viermal niesen. Das war's. Sonst nichts. Ich fühlte mich zu keiner Zeit schlapp, noch litt ich unter Kopfschmerzen oder Übelkeit. Sogar ich selbst war davon überrascht. Und weil ich von Natur aus gerne Wettkämpfe austrage, forderte ich meine Familie und Freunde dazu auf, mich anzustecken bzw. krank zu machen. Bisher ist das noch keinem gelungen, und ganz ehrlich glaube ich auch nicht, dass es jemand schafft.

Bevor ich mit 80/10/10 begann, hörte ich oft, dass der Verzicht auf Getreide zu erhöhter geistiger Klarheit und einer erhöhten Wahrnehmungsfähigkeit führt. Ich blieb skeptisch, aber wachsam, um zu schauen, ob meine Wahrnehmung sich durch meine Ernährungsumstellung ändern würde. Weiterhin übersah ich den Zusammenhang zwischen Ernährung und ganzheitlicher Gesundheit und war weiterhin überzeugt davon, dass unser Essen sich nicht auf viel mehr als auf unsere Verdauung auswirken könne.

Ich glaubte nicht, dass meine Ernährung meine Art zu denken beeinflussen könne. Ich glaubte nicht, dass 80/10/10 etwas an meinem Gefühlszustand ändern könne. Kurz gesagt glaubte ich nicht, dass eine Ernährungsumstellung sich in irgendeiner Weise auf mein Bewusstsein auswirken könne. Mir wurde beigebracht, dass das Bewusstsein genetisch bestimmt sei, und dass es sich nur durch eine drastische Änderung der Umweltbedingungen oder ein extrem traumatisches Erlebnis beeinflussen lasse.

Wieder lag ich falsch. Schon im ersten Monat mit 80/10/10 konnte ich mir Gesichter und Namen von Menschen besser merken, mich an Dinge erinnern, die mehrere Jahre zurücklagen und verspielten Gedanken folgen, die ich glaubte, nicht mehr zu haben. In meiner College-Zeit nannten meine Freunde mich »der Typ, der zu beschäftigt ist, um sich an irgendetwas zu erinnern«. Manchmal lud ich Freunde zum Abendessen zu mir nach Hause ein, vergaß dann die Einladung und war überrascht, wenn sie wenige Stunden später vor meiner Tür standen. Ich erzählte immer wieder dieselben Geschichten, während meine Zuhörer freundlich so taten, als hörten sie sie zum ersten Mal. Einige Male war ich schon fest davon überzeugt, dass ich an einer milden Form anterograder Amnesie litt, einer Krankheit, bei der Menschen keine neuen Erinnerungen kreieren und speichern können. In derselben Weise, wie ich mir die Abnahme meiner sportlichen Leistungsfähigkeit erklärte, ging ich auch hierbei davon aus, dass es normal sei, mit fortschreitendem Alter geistig nachzulassen, und dass dies bei mir vielleicht früher einsetzte, weil ich Diabetiker war.

Jetzt aber habe ich ein wesentlich besseres Erinnerungsvermögen. Ich kann mir Namen schon nach einem einzigen kurzen Treffen merken. Ich vergesse nur sehr selten Verabredungen oder Termine. Ich bin bei der Arbeit produktiver und kann länger am Stück arbeiten. Mein Erinnerungsvermögen entspricht nun wesentlich mehr dem, was meinem Alter angemessen ist: Es funktioniert, und zwar gut. Die Zeit, in der ich meine Diabetes für alle geistigen und körperlichen Gesundheitsprobleme verantwortlich machte, ist vorbei.

Je mehr ich mich mit der 80/10/10-Philosophie beschäftigt habe, umso mehr habe ich auch ein ganzheitliches Verständnis für Ernährung entwickelt, bei dem es nicht mehr darum geht, obsessiv dem Bedürfnis zu folgen, sicherzugehen, eine bestimmte Teilmenge bestimmter Nährstoffe zu sich zu nehmen. Die Informationen, die man hierzulande zum Thema Ernährung erhält, machen es fast unmöglich, herauszufinden, woher man essenzielle Fettsäuren, Vitamine, Mineralstoffe, Kalzium und vieles Weitere bekommt. Ebenso wenig weiß man, wie viel eines jeden Nährstoffes man pro Tag verzehren sollte. Die empfohlenen Tagesmengen ändern sich fast jedes Jahr in scheinbar willkürlicher Art und Weise. Dieses System scheint einfach nicht logisch zu funktionieren.

Viele Menschen zerbrechen sich den Kopf darüber, welche Quelle für Omega-3-Fettsäuren die beste ist, ob sie Vollkorngetreideflocken essen sollten, damit ihre Verdauung funktioniert, ob Bioprodukte wirklich ihren Preis wert sind, ob Milchprodukte die beste Kalziumquelle sind und wann Nahrungsergänzungsmittel wirklich nötig sind. An einem Tag erscheint ein Zeitungsartikel, der das eine behauptet, am nächsten einer in einem Magazin, der dem anderen komplett widerspricht. Die Informationen stammen aus Hunderten unterschiedlicher Quellen, die sehr verwirrend sind, und am Ende weiß keiner mehr, was er wirklich glauben soll.

Erst als ich mehr und mehr über die 80/10/10-Philosophie herausfand, lernte ich auch, die allgegenwärtigen Informationen so zu filtern, dass sie mich zu einer optimalen Gesundheit führten. Dr. Grahams Mantra, »den Anteil ganzen naturbelassenen, frischen, reifen, rohen, biologisch erzeugten Obstes und Gemüses zu erhöhen«, war so einfach und so weise, dass ich mir selbst sehr dumm vorkam, es nicht selbst schon früher verstanden zu haben. Nachdem ich spürte, welchen Unterschied ganzes naturbelassenes, frisches, rohes, reifes und biologisch erzeugtes Obst und Gemüse für meinen Körper machte, hörte ich nicht mehr auf, meine bisherige Ernährung infrage zu stellen. Ich konzentrierte mich nicht mehr länger verbissen auf einzelne Nährstoffe, sondern auf eine ganzheitliche Sicht von Gesundheit.

Die Lehre, die ich aus 80/10/10 gezogen habe, ist ganz einfach: Mit einer fettarmen veganen Rohkosternährung fühle ich mich ganz natürlich wohl. Schon nach dem Aufwachen aus dem Tiefschlaf geht es mir blendend, und ich genieße ein Gefühl der Einfachheit, das ich zuvor, als ich noch gekochte Speisen aß, überhaupt nicht kannte. Meine Welteinstellung hat sich zum Positiven gewandelt, und ich bin im Einklang mit mir selbst, meiner Familie, meinen Freunden und meinem Alltag.

Zuerst dachte ich, dass man einen besonderen Grund oder eine bestimmte Krankheit haben müsste, um veganer Rohköstler zu werden. Ich glaubte, dies sei vor allem für Krebspatienten und Diabetiker ein Thema, oder für jemanden, der an chronischer Erschöpfung leidet. Warum sollte sonst jemand auf all das gute Essen verzichten, mit dem man groß geworden ist und das man zu lieben gelernt hat?

Heute aber ist mir klar, dass der einzige Grund, mit der 80/10/10-Lebensweise zu beginnen, der ist, sich natürlich und ursprünglich als Mensch zu fühlen. Wenn Sie schon sportlich sind, werden Sie bald noch leistungsfähiger werden und sich unglaublich schnell erholen. Wenn Sie sich vom Leben überfordert fühlen, werden Sie zur wunderbaren Einfachheit zurückfinden, die das Leben für Sie bereithält. Wenn Sie sich mental nicht mehr völlig fit fühlen, werden Sie von einem Gefühl der geistigen Klarheit überrascht. Und wenn Sie wie ich eine Krankheit wie Diabetes haben, können Sie wieder voller Hoffnung in die Zukunft schauen. Das ist das Geschenk, das ich von der 80/10/10-Philosophie und von Dr. Graham mitgenommen habe: Niemals aufzugeben.

JUSTIN LELIA, MIAMI, FLORIDA

Dr. Graham ist der stärkste, menschlichste und effektivste Gesundheitsberater, den ich kenne. Sein großes Maß an Fröhlichkeit und Zufriedenheit und seine Energie spendende Ernährungsmethode haben meine Umstellung inspiriert. Vor Dr. Grahams Programm wog ich 86 Kilo, hatte chronische Gelenkschmerzen, arbeitete in einem Fast-Food-Restaurant und litt unter starken depressiven Verstimmungen. Jetzt spiele ich Tennis und Basketball, habe in den letzten drei Jahren fast 10.000 Kilometer mit dem Fahrrad zurückgelegt, über 20 Kilo Gewicht verloren und arbeite bei einem Freiland-Biomarkt.

Dr. Grahams besonderes Augenmerk auf einer fettarmen Ernährung ist besonders erwähnenswert. Rohe Fette mögen gesünder als erhitzte sein, aber eine fettreiche Ernährung bleibt ungesund, egal wie wir das fettreiche Lebensmittel auch klein schneiden, verarbeiten oder einweichen.

Der Gesundheitszustand, den Dr. Graham als Standard erwartet, ist nahezu einschüchternd und für viele eine Herausforderung, was ihn bei den Rohköstlern unbeliebt macht, die medizinisch denken. Sie überschätzen die Wirkungskraft von Lebensmitteln und behandeln sie so, als wären sie Medikamente.

Doug weigert sich, aufgesplitterte Ernährungskonzepte, Superfoods, Nahrungsergänzungsmittel und andere Ansätze zu unterstützen, die dafür geschaffen wurden, den Menschen als Ersatz für Willensstärke, Beharrlichkeit und Verantwortung zu dienen. Er weigert sich, die Menschen zu bestärken, die der konventionellen Medizin hörig sind. Er hat mich gelehrt, dass der beste Weg, anderen zu helfen, darin besteht, ihnen Freundschaft und Aufmerksamkeit zu schenken und sie mit der eigenen sportlichen Leistungsfähigkeit zu inspirieren.

Dr. Graham ist eine Klasse für sich. Seine Menschlichkeit scheint in einer Welt, in der nur zu oft Geiz und Ungeduld herrschen, von einem anderen Stern zu sein. Es ist überwältigend, wie viel Zeit und Energie Doug dankenswerterweise so geduldig aufgebracht hat, um mir und anderen dabei zu helfen, uns aus der hoffnungslosen Lage zu befreien, in die wir uns selbst zuvor gebracht hatten. Manchmal glaube ich, er ist zu sehr Mensch für diese Welt.

JANIE GARDENER, KAUAI, HAWAII

Ich habe Dr. Graham zuerst über sein Internetdiskussionsforum über Sport und Ernährung VegSource kennengelernt, das ich mir anschaute, weil ich mich wieder roh ernähren wollte.

Mein erster Rohkostversuch sah ganz anders aus: viel Fett, wenig Obst, Gärprodukte, Öle usw. usf. Es funktionierte besser als alles andere, was ich vorher ausprobiert hatte, doch mein Körper wollte das, was Dr. Grahams Programm vorschlägt – dabei kannte ich damals weder Dr. Graham noch seine Philosophie.

Leider hatte ich damals nicht den Mut, meinem Bauchgefühl zu folgen, so wie er es tat. Umso froher bin ich, dass ich wieder auf den richtigen Weg zurückgefunden habe. Gott sei Dank fand ich das Diskussionsforum im Internet und erfuhr so das erste Mal von Dr. Grahams fettarmer, roh-veganer 80/10/10-Ernährungsweise. Das hat meinen Gesundheitszustand, mein Wohlbefinden und mein Leben komplett zum Positiven verändert. Der Unterschied zu früher ist größer als alles, was ich je erlebt habe, sogar größer als meine kühnsten Hoffnungen und Erwartungen. Ich habe eine neue Dimension von Gesundheit und Vitalität kennengelernt.

Autoimmunerkrankung

Bevor ich zur Rohkosternährung zurückfand, konnte ich förmlich dabei zusehen, wie sich meine Gesundheit verschlechterte. Im Sommer 2001 wurde bei mir das Antiphospholipidsyndrom diagnostiziert. Bei diesem Syndrom werden die körpereigenen Phosphorlipide von Antikörpern attackiert. Die Symptome dafür sind in der Regel eine Tendenz zu Thrombosen und/oder übermäßigem Bluten, können aber auch Herzinfarkte, Schlaganfälle, zu Blutergüssen oder Sonnenbrand neigende Haut und Fehlgeburten sein. Dieses Syndrom kommt oft bei Lupus-Patienten vor, muss aber nicht zu Lupus führen, und tritt auch nicht bei allen Lupus-Patienten auf.

Ich hatte mindestens vier Fehlgeburten und eine Reihe anderer gesundheitlicher Probleme, bevor die Diagnose gestellt wurde. Eine Zeit lang folgte ich dem Rat meines Arztes (Aspirin), dann dem meines Chiropraktikers (Fischöl), und begann schließlich, mal das eine und mal das andere auszuprobieren, doch es wurde nur noch schlimmer. Außerdem hatte ich nun auch noch mit den Nebenwirkungen der »Medizin« zu kämpfen. Ich versuchte mehr Nahrungsmittel mit essenziellen Fettsäuren zu essen, wie Lachs, Leinsamenöl, Walnüsse etc., aber auch das half nicht.

Als ich zu Dr. Grahams Programm wechselte, entschloss ich mich, ab sofort auf Fisch und Fischöl, Leinsamenöl und Aspirin zu verzichten. Ich begann meinen Umstieg im Juni 2002. Zuerst verstand ich nicht, dass die Empfehlung von 10 % Fett oder weniger sich auf alle Fette, nicht nur auf die offenen, bezog, da ich mir nicht vorstellen konnte, kaum noch offene Fette zu essen. Mein ganzes Leben lang hatte ich mich sehr fettreich ernährt, auch zu der Zeit, als ich es das erste Mal mit Rohkost probierte.

Also begann ich damit, meinen Verzehr offener Fette auf nicht mehr als 10 % meiner Kalorien (insgesamt also circa 20 %) zu reduzieren, was nicht wirklich 80/10/10 entsprach. Dieser Zwischenschritt erlaubte es mir, wunderbare Fortschritte zu machen und bestärkte mich darin, dabeizubleiben. Nach sechs Monaten entdeckte ich meinen Irrtum und passte meine Ernährung und meinen Aktivitätsgrad so an, dass ich bald den Empfehlungen folgte. Ich glaube nicht, dass ich ohne diese Zwischenphase direkt zu 80/10/10 hätte übergehen können, auch wenn ich es von Anfang an verstanden hätte.

In diesen ersten sechs Monaten konnte ich auch mit einem Fettanteil von 20 % enorm viel verbessern. Diese Verbesserungen übertrafen alles, was ich vorher mit anderen Ernährungsweisen erreichen konnte – auch mit anderen Rohkostvarianten. Ich halte mich jetzt komplett an 80/10/10, habe, seitdem ich damit begonnen habe, keine Ergänzungsmittel oder Medikamente mehr eingenommen, und fühle mich großartig! Alle meine Symptome haben sich entweder abgeschwächt oder sind ganz verschwunden. Ich bin von den Ergebnissen absolut begeistert.

Vier Fehlgeburten

Früher, zu College-Zeiten, wurde ich Vegetarierin und schließlich Veganerin und probierte verschiedene Formen beider Ernährungsweisen aus. Als ich 23 Jahre alt war, gebar ich meinen Sohn und zog ihn mit einer gekochten veganen Ernährungsweise auf. Als er im Kleinkindalter war, entdeckte ich die Natürliche Gesundheitslehre und »Living Foods« und begann, alles mehr in Richtung einer roh-veganen, lebendigen Ernährungsweise hin auszurichten.

Als mein Sohn sieben Jahre alt war, beschlossen mein Mann und ich, ein weiteres Kind zu bekommen. Es dauerte ein paar Jahre, bis ich schwanger wurde. Leider hatte ich eine Fehlgeburt. Meine Familie und ich hatten uns zu diesem Zeitpunkt bereits anderthalb Jahre roh-vegan ernährt. Damals aß ich, um genügend Nährstoffe aufzunehmen, und hatte mir sogar am Computer eine Datenbank erstellt, um zu kontrollieren, ob ich alle empfohlenen Tagesmengen einhielt. So konnte ich vergleichen, ob ich alle Nährstoffe, die schwangere Frauen laut offiziellen Empfehlungen brauchen, auch wirklich zu mir nahm.

Einige Leute, so auch meine Hebamme, machten meine Ernährung für meine Fehlgeburt verantwortlich, da sie vermuteten, dass ich einen Eiweiß- oder »irgendeinen anderen Mangel« hatte – auch wenn mein Gynäkologe, der meine Ernährung überwachte, diese nicht damit in Verbindung brachte. Auch wenn meine Datenbank mir zeigte, dass ich mehr als genug Eiweiß zu mir nahm, war ich mir unsicher, und mein Mann war sehr besorgt, da wir einen Freund hatten, der das Scheitern seines Rohkostversuchs auf fehlendes Eiweiß schob. (Heute wissen wir, dass es an einer anderen Ursache lag.)

Ich hörte nicht auf meinen Körper, der nach einer 80/10/10-Ernährung verlangte, weil ich von Informationen umgeben war, die auf dem »Living Food«-Konzept basierten und Obst ablehnten. Also aß ich, um Nährstoffe aufzunehmen, und nicht, um gesund zu leben. Das Ergebnis dessen war, dass ich mich nicht so fit fühlte, wie ich es bei einer Rohkosternährung hätte sein können. Da ich während meiner veganen Ernährung mit zeitweise gekochten Speisen meinen Sohn bekam, entschloss ich mich, für einen gewissen Zeitraum wieder vornehmlich vegane gekochte Speisen, aber auch rohe Gerichten zu essen, um ein weiteres Kind zu bekommen, und danach wieder komplett zur Rohkost zurückzukehren. Leider kannte ich Dr. Graham damals noch nicht. Das hätte mir viel Zeit und Leid erspart.

Gekochte vegane Kost funktionierte natürlich auch nicht, und ein Jahr später hatte ich erneut eine Fehlgeburt. Ich beschloss, wieder Eier und Milchprodukte zu essen, erlitt ein Jahr danach aber eine weitere Fehlgeburt. In der Zwischenzeit sah ich Leute, die sich in jeder möglichen Art und Weise ernährten und zum Teil einen sehr ungesunden Lebensstil pflegten, ein Kind nach dem anderen bekommen. Vielleicht, so dachte ich mir, funktionierte es bei manchen ja wie bei einigen Pflanzen, die dann anfangen, sich auszusäen, wenn sie besonders gestresst sind, um ihre Gene noch schnell zu verbreiten, bevor sie sterben. Möglicherweise würde ich ja einfacher ein Kind bekommen, wenn ich weniger gesund wäre, und könnte danach meine volle Gesundheit zurückgewinnen. Ich griff nach jedem Strohhalm und versuchte alles, was möglich war, um noch ein Kind zu bekommen.

Als ich meine dritte Fehlgeburt erlitt, hatte ich angefangen, auch Fisch und Geflügel zu essen, und blieb dabei, als wir es noch einmal probierten. Die Zeit verging, und ich wurde nicht schwanger. Ich dachte, dass ich vielleicht nicht mehr schwanger werden könnte. Jahre später, mit inzwischen 36 Jahren, wurde ich plötzlich ungeplant schwanger und erlitt erneut eine Fehlgeburt.

Erst nach dieser vierten bestätigten Fehlgeburt wurde bei mir dank zusätzlicher Bluttests das Antiphospholipidsyndrom diagnostiziert. Ich verabschiedete mich von meinem Wunsch nach einem zweiten Kind, da ich weder Medikamente nehmen noch zusätzliche Risiken tragen und auch mein Kind diesen nicht aussetzen wollte. Im Nachhinein glaube ich, dass meine fettreiche Ernährung meinen Zustand ausgelöst und/oder stark zu beigetragen hat. Seitdem ich Dr. Grahams roh-veganes Programm mit einem reduzierten Fettanteil befolge, haben sich die Symptome meiner Autoimmunerkrankung entweder abgeschwächt oder sind vollständig verschwunden. Und das ist großartig.

Da unser Sohn nun schon erwachsen ist, sind wir nicht sicher, ob wir zu diesem Zeitpunkt noch mehr Kinder wollen. Aber zumindest habe ich das Gefühl, dass es eine realisierbare Option ist. Jetzt, wo ich mich gesünder und vitaler als je zuvor in meinem Leben fühle, bin ich zuversichtlich, dass ich eine erfolgreiche Schwangerschaft und ein gesundes Baby haben würde, falls ich mit dem 80/10/10-Programm noch einmal schwanger werden sollte.

Symptome seit 80/10/10 verschwunden

Meine Erkrankung führte dazu, dass mein Blut schneller gerann, was sich auf meine Periode auswirkte und auch die Fehlgeburten auslöste. Während meiner Periode habe ich nun nicht mehr länger mit Blutgerinnseln zu kämpfen, und ebenso wenig mit dem Gefühl des hormonellen Ungleichgewichts, das ich sonst ab dem Eisprung die gesamte Periode über hatte.

Ich bekomme nicht mehr unvermittelt oder wegen jedes kleines Stoßes oder einem kleinen bisschen Druck Blutergüsse. Tatsächlich bekomme ich fast nie mehr welche, auch wenn ich mich wirklich richtig stoße. Früher bekam ich wegen der kleinsten Ursache gleich blaue Flecken. Ich habe nachts auch nicht mehr mit unruhigen Beinen zu kämpfen oder den Schmerzen in meinen Beinvenen und -arterien, die sich so anfühlten, als würde sich ein Gerinnsel bilden (und die durch zu spät am Tag eingenommenes Aspirin oder Fischöl schlimmer wurden).

Ich weiß nicht, ob ich die Krankheit jetzt ganz los bin, aber ich weiß definitiv, dass es nicht schlimmer wird (wie zu der Zeit, als ich auf meinen Arzt und meinen Chiropraktiker hörte). Ich habe vor, demnächst einen Bluttest machen zu lassen, nur um die Zahlen schwarz auf weiß zu haben. Eigentlich brauche ich ihn nicht. Ich bin mir recht sicher, dass die Krankheit entweder verschwunden oder so abgeschwächt ist, dass sie kein Problem mehr darstellt.

Unerwartete Vorteile und Verbesserungen

Dr. Grahams Programm hat mein Leben nicht nur in der Weise verbessert, die ich mir erhofft habe, sondern weit darüber hinaus. Ich ernähre mich nun schon seit vier Jahren 100 % roh-vegan und fettarm, und trotzdem fühle ich mich weiterhin jeden Tag besser. Es ist wunderbar, einfach unbeschreiblich.

Als ich das erste Mal etwas über Dr. Grahams Programm las, klang es absolut logisch für mich. Es war wie ein Weckruf. Zunächst fand ich die Essensmenge und den Abstand zwischen den Mahlzeiten bedenklich, aber schnell lehrte mich mein Körper, dass es ihm mit diesen Empfehlungen gut ging. Ich bin eine Anhängerin der Natürlichen Gesundheitslehre und muss sagen, dass Dr. Grahams Empfehlungen der einfachste und effizienteste Weg ist, diese Philosophie zu befolgen.

Bei jeder anderen Ernährungsumstellung, die ich zuvor ausprobierte, waren die Ergebnisse weit weniger sicht- und fühlbar. Dabei habe ich verschiedene Varianten der durchschnittlichen amerikanischen Ernährung mit und ohne rotes Fleisch, eine lakto-ovo-vegetarische, eine vegane, eine vegan-makrobiotische, eine der Natürlichen Gesundheitslehre entsprechende vegane und auch eine roh-vegane (nach der »Living Foods«-Methode funktionierende) Ernährung ausprobiert. Jedes Mal spürte ich in unterschiedlicher Art und Weise eine Verbesserung, aber nichts davon kommt dem nahe, was ich mit Dr. Grahams fettarmem 80/10/10-Programm erfahren habe. Dazwischen liegen Welten, oder sogar Universen, wenn nicht noch mehr.

Ich weiß kaum, wo ich anfangen soll, um all die Verbesserungen zu beschreiben. Meine Gesundheit ist in einem so fantastischen Zustand wie sie, soweit ich zurückdenken kann, noch nie war. Ich habe mehr Energie und Vitalität, verbesserte Fähigkeiten, eine positivere Einstellung und ein besseres Aussehen – alles Dinge, die ich mir so nicht hätte träumen lassen. Ich bin abends nicht mehr so erschöpft und schlafe viel besser. Ich verspüre jeden Tag ein vorher ungekanntes Niveau an Glück und purer Lebensfreude. Außerdem bin ich nicht mehr so schüchtern, sondern viel aufgeschlossener als früher.

Ich trage wieder die Konfektionsgröße, die ich mit 13 Jahren nach dem Erreichen meiner endgültigen Körperhöhe hatte, bin jetzt aber wesentlich fitter und stärker. Die Schwangerschaftsstreifen, die ich noch von meinem nun schon 18-jährigen Sohn hatte, sind glatter und straffer – sogar, wenn ich im Vierfüßlerstand bin. Ich übe regelmäßig verschiedene Sportarten aus und erhole mich danach ausreichend. Meine Kraft, meine Ausdauer, meine Beweglichkeit, meine Muskeln – meine gesamte körperliche und geistige Leistungsfähigkeit – sind besser als je zuvor.

Vor Kurzem brach ich mir nach einer anstrengenden 90-minütigen Ashtanga-Yoga-Praxis einen Zeh, als ich bei einer Übung auf dem Zementboden beim Durchspringen meinen Zeh nicht genug anhob (ups – ich bin noch Anfängerin).

Ich hatte mir vor 80/10/10 schon einmal einen Zeh am anderen Fuß gebrochen und hatte damit lange Probleme. Dieses Mal, auch wenn es ein heftigerer Bruch war, schwoll der Zeh kaum und schmerzte danach nicht wirklich. Da ich mit meinem Körper mehr in Einklang bin, verheilte dieser Zeh viel schneller und einfacher als der andere. Beim letzten Mal musste ich die Zehen zur Stabilisierung zusammenbinden, einen speziellen Schuh tragen und den Fuß hochlagern – mehrere Wochen lang und unter Schmerzen. Dieses Mal »sagte« mir mein Zeh, dass er nicht per Verband stabilisiert werden wollte. Er schmerzte nicht, wollte aber hochgelagert werden, aber nicht so verzweifelt wie beim vorherigen Mal und hauptsächlich, um sich die ersten zwei Wochen auszuruhen. Ich arbeitete weiterhin beim Biomarkt und in unserem Garten, lief herum und belastete meinen Fuß dieses Mal dadurch mehr, aber trotzdem schmerzte mein Zeh weniger und heilte schneller.

Nach drei Wochen war mein Zeh schon wieder, was ich früher als komplett geheilt bezeichnet hätte, da ich alles tun konnte, was ich vor 80/10/10 tat. Das ist weniger als ein Drittel der Zeit, die es beim ersten Mal brauchte. Da ich jetzt viel aktiver bin als früher, dauerte es noch ein paar Wochen, bis ich alles das tun konnte, was ich jetzt wieder kann – dennoch weniger als die Hälfte der Zeit, die es zum Heilen des weniger schlimmen ersten Bruchs brauchte, bevor ich mich roh-vegan und fettarm ernährte. Mein Fuß fühlt sich an wie neu und macht mir keinerlei Beschwerden bei meinen ganzen Aktivitäten, trotz der Belastungen, die ich ihm während der ganzen Zeit zumutete. Wunderbar.

Jetzt liebe ich Sport!

Das Erste, was ich spürte, als ich meinen Kalorienanteil von circa 20 % Fett auf 10 % reduzierte, war, dass ich mich besser fühlte. Mein Körper schien sich aus der Tiefe heraus von innen zu heilen. Meine Beine fühlten sich stärker und leichter an, so als ob ich problemlos wirklich hoch springen könnte – und genau das tat ich. Mein Mann war gleichzeitig amüsiert und sprachlos.

Als ich begann, mich roh-vegan und fettarm zu ernähren, brauchte ich die Hilfe meines Mannes oder Sohnes, um die Wassermelonen vom Markt aus dem Auto ins Haus zu tragen. Jetzt schaffe ich das nicht nur spielend allein, sondern kann sogar zwei auf einmal tragen – dabei sind sie doppelt so groß wie früher!

Zum ersten Mal in meinem Leben freue ich mich auf Sport. Ich nutze jede Gelegenheit dazu, mich zu bewegen, was wirklich neu für mich ist. Früher suchte ich nach Ausreden, um sitzen zu bleiben und mich nicht bewegen zu müssen. Mir wäre nie in den Sinn gekommen, dass ich mich einmal darauf freuen würde, in meiner Freizeit Sport zu treiben! Dadurch sehe ich jetzt auch wesentlich sportlicher aus. Viele Leute glauben, ich sei Tänzerin oder Kunstturnerin.

Ich traue mir körperlich nun so viel mehr zu als früher. Dabei bin ich überhaupt nicht waghalsig – Skydiving und Bungee-Jumping sind nichts für mich –, aber ich bin mittlerweile so viel sportlicher, dass ich neue Dinge ausprobiere, nur weil es Spaß macht oder ich schauen möchte, ob ich es kann. (Es ist nicht schwer, abenteuerlustiger als früher zu sein – herrje, früher war ich überhaupt nicht abenteuerlustig.) Ich bin keine Bodybuilderin, aber mein Körperbau hat sich wunderbar verwandelt. Ich bin stärker und ausdauernder geworden und habe an Muskelmasse gewonnen, nachdem ich das meiste überschüssige Fett losgeworden bin.

Ich habe außerdem neue körperliche Fähigkeiten entdeckt. Mein Gleichgewicht, meine Koordination und meine Geschicklichkeit haben sich gleich von Anfang an verbessert, sogar bevor ich sportlich aktiver wurde. Meine Aerobic-Übungen wurden früher durch meine begrenzte Lungenkraft eingeschränkt, da ich schon außer Puste war, bevor meine Muskeln mit einem vernünftigen Training begannen.

Im Rückblick scheint es, als wäre mein Körper die ganze Zeit mit minderwertigem Brennstoff gelaufen. Das Aerobic-Training fühlt sich plötzlich »sauberer« und »frischer« an, als ob ich ewig damit weitermachen könnte (ich begann aber schrittweise, da mein Herz nicht daran gewöhnt war). Ich kann wirklich tief atmen, ohne anfangs dieses unangenehme und unreine Gefühl zu haben. Es ist großartig! Wenn ich heute trainiere, fühle ich mich glücklich, mein Körper fühlt sich glücklich, und das macht mich zu einem glücklicheren Menschen – wodurch ich mehr Energie und Motivation habe, um weiter zu trainieren, was mich noch glücklicher macht, usw. usf. – es ist fantastisch! Ich habe mich noch nie so gut gefühlt.

Bevor ich Dr. Grahams Programm folgte, konnte ich keine ganzen Liegestütze ausführen, obwohl ich im College etwas Bodybuilding gemacht und Hunderte halber Liegestütze mit angewinkelten Knien und verschiedenen Handstellungen ausführen konnte, als ich zu Highschool-Zeiten noch Kampfsportstunden nahm. Nachdem ich mich eine Zeitlang gemäß 80/10/10 ernährt hatte, entdeckte ich, dass ich plötzlich ganze Liegestütze schaffte, und übte, um herauszufinden, wie viele es werden würden. Ich schaffte 23 Liegestütze hintereinander, bevor ich zu einer anderen Übung wechselte.

Später variierte ich diese Liegestütze, indem ich dabei in die Luft sprang: Ich drückte mich schnell und energisch hoch, sodass mein gesamter gestreckter Körper mit Händen und Zehen vom Boden abhob. Davon schaffte ich 15 am Stück, bevor ich zu Klimmzügen wechselte.

Ich besorgte mir eine Stange für Klimmzüge, aber schaffte es zunächst nicht einmal, mich daran hochzuziehen – so wie es mein ganzes Leben lang der Fall gewesen war. Mein Mann zeigte mir, wie ich mit einem Tritthocker trainieren konnte, und nach einem Monat konnte ich mich schon halb hochziehen. Aufregend! Es dauerte nicht lange, und ich schaffte eines Tages einen vollständigen Klimmzug – ohne Tritthocker! Ich konnte mein Kinn aus eigener Kraft hoch über die Stange heben – nicht einfach nur darüber, sondern so hoch, dass die Stange an meine Brust reichte und mein Kinn beim Türrahmen angelangt war! Kurze Zeit später wurde ich eine große Ashtanga-Yoga-Anhängerin, weshalb ich das Klimmzugtraining nicht mehr so ernst nahm. Ich habe jede Menge Spaß!

Nach circa einem Jahr mit 80/10/10 war ich das erste Mal surfen. Ich bin ein wahres Naturtalent, vor allem für eine 38-jährige Mutter, die zuvor nur ein paar Mal ein paar Schritte auf dem Skateboard gerollt ist, einmal ein Boogieboard ausprobiert hat und noch nie auf einem Surfbrett stand. Ich stand auf dem Brett und ritt gleich die allererste Welle! Nach circa 45 Minuten konnte ich schon selbst die ersten kleinen Wellen abpassen und reiten. Cool!

Ungefähr zur gleichen Zeit war ich Mitglied eines Fitnessstudios und selbst davon überrascht, wie ich als kleine zierliche Frau von 1,57 m und 45 kg ohne Mühe dieselben oder schwerere Gewichte heben konnte als die Geschäftsmänner, die da trainierten. Ich war noch überraschter, als ich eines Tages einfach mehr und mehr Gewichte zusätzlich auf die Stange schieben konnte, weil ich es leid war, so viele Wiederholungen zu machen, bis mir das Gesamtgewicht schließlich zu schwer wurde.

Große Männer haben schon immer wahnsinnig schwere Gewichte gestemmt, um mehr Muskeln aufzubauen und ihren Körper zu formen, doch wer hätte erwartet, dass eine winzige Frau wie ich nur mit kleinen Gewichten trainieren muss, und meine Muskeln dabei unglaublich wachsen? Ich kann tatsächlich spüren, wie das während meiner Ruhepausen passiert. Dabei habe ich aber keinen Muskelkater, wenn ich nach dem Training frisches Obst esse, so wie Dr. Graham es empfiehlt. All die Männer tun mir leid – wenn sie ihre Übungen richtig machen und sich bei ihrer Ernährung nach 80/10/10 richten würden, könnten sie am Ende bei gleichem Zeit- und Energieaufwand viel bessere Ergebnisse erzielen.

Heute gehe ich nicht mehr ins Fitnessstudio, da ich lieber ohne Geräte nur mit meinem eigenen Körper trainiere, Ashtanga-Yoga und Akrobatik mit Vertikaltuch praktiziere, tanze und andere Sachen ausprobiere. Ich habe auch Gewichte zu Hause und bei der Arbeit, falls ich mich entscheide, sie zu benutzen. An Geräten zu trainieren macht Spaß, aber im Moment reizt es mich gerade nicht.

Es ist ganz leicht!

Ich finde diese Art des Essens so viel einfacher, schneller und effizienter als alles andere, was ich vorher ausprobiert habe. Mein gesamtes Leben ist einfacher geworden. Ich habe nicht nur eine weitaus größere innere Ruhe, mehr Energie, eine bessere Gesundheit und ein größeres Glücksgefühl, sondern auch wesentlich kleinere persönliche Bedürfnisse, denen ich leichter gerecht werden kann. Ich habe mehr Zeit und Ressourcen, die ich auf andere Dinge verwenden kann. Diese Verbesserung ist auch wichtig, da mein Leben voller Aktivitäten und verantwortungsvoller Aufgaben ist.

Ich weiß, dass ich all dies unmöglich geschafft hätte, wenn ich mich anders ernähren würde. Als ich mit Dr. Grahams Programm begann, fing ich auch an, meinen begabten Sohn, der Legasthenie hat, zu Hause mit einem selbst erstellten Lehrplan zu unterrichten. Ich gründete zwei Unternehmen zusammen mit meinem Mann, kümmerte mich um die Organisation einer kleinen örtlichen Gemeinde unserer Kirche, wurde zu einer der Pfarrerinnen bestimmt und beriet die Gemeindemitglieder. Darüber hinaus rief ich eine Selbsthilfegruppe für das Unterrichten zu Hause ins Leben und organisierte große regelmäßige Rohkost-Picknicktreffen, wobei ich mich außerdem um die jeweiligen Internetseiten kümmerte.

All das tue ich immer noch, und schreibe außerdem zwei Bücher, drehe ein Video / eine TV-Serie, arbeite an meiner Fitness, übernehme ab und zu Aufgaben für einen meiner Klienten aus meiner früheren Tätigkeit als Beraterin und gebe mir alle Mühe, die Beziehung zu meinem Mann und meinem Sohn weiterhin wunderbar und liebevoll zu gestalten.

Es fällt mir nun viel leichter, für ein oder mehrere Tage zu verreisen. Ich habe nicht mehr so viele Sachen, die ich mitschleppen muss. Ich muss nicht immer eine Wasserflasche mit mir herumtragen, damit ich immer Wasser dabeihabe. Tagsüber brauche ich meist gar kein Wasser mehr. Ich trinke es morgens und nach einem intensiven Training, brauche es aber anderweitig nicht. Mein Körper kann seine Temperatur besser regulieren, also brauche ich nicht mehr so viele Kleidungsstücke mitnehmen, wenn ich ausgehe.

Wegen meiner Autoimmunerkrankung habe ich früher innerhalb von Minuten sofort Sonnenbrand bekommen, manchmal sogar im Schatten. Heute kann ich mich zehnmal länger in der Sonne aufhalten, ohne mich zu verbrennen. Meine Haut ist zwar nicht sonnengebräunt, aber auch nicht mehr kreidebleich. Ich muss am Strand nicht mehr krampfhaft nach Schatten suchen oder herausfinden, welcher Hut mich am besten vor der Sonne schützt. Ich kann normal am Strand spazieren gehen, ohne mich vorher dick einzucremen und mit Kleidung zu schützen. Einen Sonnenhut benutze ich nur, wenn ich während der Mittagshitze bei brennender Sonne draußen bin. Zum ersten Mal in meinem Leben kann ich nachmittags ohne Sonnenhut zum Freilandmarkt gehen und bekomme keinen Sonnenbrand!

Mein Haar ist jetzt viel weicher und sieht besser aus – ganz ohne Shampoo und Conditioner! Wow! Meine Haut, meine Zähne und meine Nägel sahen noch nie besser aus und fühlten sich auch noch nie besser an. Kaum zu glauben, denn obwohl ich täglich meine Zähne putze, Zahnseide benutze und mich jeden Tag mit Wasser wasche, habe ich seit nunmehr zweieinhalb Jahren weder Shampoo noch Conditioner, Seife für Körper oder Gesicht, Zahnpasta, Deodorant, Make-up, Feuchtigkeitslotionen, Sonnencreme, Insektenschutzspray oder irgendeine andere Substanz außer Wasser an meinen Körper gelassen (mit Ausnahme von Geschirr-spülmittel an meinen Händen). Lustig – nur Wasser und sich sauber schrubben. Wer hätte das gedacht?

Meine Haut war nie zuvor weicher oder schöner als jetzt, und ich bin die Akne losgeworden, die mich seit meiner Pubertät gequält hat. Mir wird ständig gesagt, dass meine Haut »strahlt«, wie gesund ich aussehe und wie schön mein Haar ist. Viele wollen es sogar anfassen. Das ist mir zuletzt passiert, als ich ein kleines Kind war!

Diese Art zu essen braucht nur sehr wenig Vorbereitung. Ich muss nur all mein Obst für den Tag in eine Kiste packen, ein paar Tomaten und Salat holen, falls ich nichts mehr bei der Arbeit habe, und losgehen. Kein Schneiden, Schmieren, Zusammenklappen, Übereinanderstapeln, Eintüten oder Kochen mehr, kein Um-packen und Saubermachen wie bei gekochtem Essen. Natürlich kann man auch bei 80/10/10rv das Essen für einen besonderen Anlass wie bei der Gourmetküche vorbereiten und anrichten, aber man muss es nicht jeden einzelnen Tag tun, nur weil man etwas essen möchte.

Wenn ich nicht genug dabeihabe oder einmal nicht zum Essen komme, kann ich in jeden Laden gehen und einfach Obst kaufen. Kein Zittern, Schwindel und niedriger Blutzucker mehr, auch wenn ich mal eine Mahlzeit auslasse oder später essen muss. Stattdessen geht es mir gut und ich bin geistig und körperlich auf der Höhe, bis ich wieder esse.

Wenn ich weiß, dass mir ein anstrengender Tag bevorsteht, werfe ich etwas Obst und Grünzeug oder Sellerie in den Mixer, gebe etwas Wasser hinein und mache mir einen Smoothie, den ich mit zur Arbeit nehme. Oft zweige ich einen Teil des Smoothies ab, verdünne ihn und nehme ihn zum Ashtanga-Yoga als Sportdrink mit, während ich den restlichen Smoothie danach auf meinem Weg zur Arbeit trinke. Ich habe auch bei der Arbeit einen Mixer, falls ich mich dort entscheide, zu trainieren oder einen Smoothie oder ein Dressing zu machen, da ich oftmals zwölf Stunden oder mehr im Büro verbringe. Doch ehrlich gesagt muss oder will ich ihn kaum dort benutzen.

Ich produziere weniger Müll und habe mehr Kompost, mit dem ich mehr Obst und Gemüse anbauen kann. Über den ganzen Tag habe ich nur eine Salatschüssel, ab und an einen Smoothie-Behälter und einen Komposteimer, die ich säubern muss. Wenn ich sie gleich nach dem Benutzen sauber mache, brauche ich nur Wasser dafür.

Der Tag, als wir uns endgültig von unserem Küchenherd verabschiedeten, war ein wunderbares, befreiendes Erlebnis. Die ganze Küche sah plötzlich so viel sauberer aus. Ich brauche keine Töpfe, Pfannen, Öfen oder andere Back- oder Kochgeräte mehr. Ich könnte tatsächlich ganz ohne Zubereitungsgerätschaften und Geschirr auskommen, wenn ich wollte. Ich brauche keine Gewürze, Kräuter, Medikamente, Vitamine, Mineralstoffe oder andere Ergänzungsmittel. Es ist einfach so viel einfacher und natürlicher – und auch günstiger.

Endlich ruhe ich in mir selbst

Bevor ich mich roh ernährte, stand ich kurz vor einem Nervenzusammenbruch, da ich mehrere Jahre lang unter sehr viel Stress stand. Ich wusste, dass ich meinen Stress reduzieren musste, aber ich wusste einfach nicht, wie, ohne dass sich meine Lebensumstände plötzlich änderten. Ich konnte weder Sport treiben noch mich anderen entspannenden Tätigkeiten widmen, da ich danach nur das Gefühl hatte, dass sich noch mehr Dinge angesammelt hatten, was mich noch zusätzlich stresste – eine mehr als nur kontraproduktive Geschichte.

Jetzt bin ich weit weniger anfällig für Stress und emotionale Belastungen. Ich bin emotional ausgeglichener und in einer besseren Grundstimmung. Ich kümmere mich immer noch um sehr viele Sachen, aber ich lasse mich davon nicht mehr stressen. Ich fühle mich zu gut, um mir Sorgen zu machen. Mein Leben hat sich nicht verändert, sondern ich habe mich verändert. Tatsächlich sind seit meinem Umstieg stressvollere Dinge passiert als vorher, und trotzdem war ich in diesen Situationen weniger gestresst.

Es ist schwer zu beschreiben. Ich glaube, dass ich meinen inneren Frieden gefunden habe und ausgeglichener bin als jemals zuvor. Ich bin im Einklang mit mir selbst, mit dem Menschen, der ich bin, und mit allen um mich herum, mit dem, was in meinem Leben und um mich herum passiert. Eine blühende Gesundheit ist meiner Meinung nach der Schlüssel zu Glück und innerem Frieden. Es geht mir einfach gut, und es ist schwer, niedergeschlagen zu sein, wenn man sich die ganze Zeit fantastisch fühlt. Mein Körper möchte sich bewegen und Spaß haben, also folge ich ihm.

Lernen, genug zu essen

Als ich mit Dr. Grahams Programm begann, fing ich an, mein Essen wieder zu mögen. Es ist lecker und ich freue mich darauf. Ich warte mit dem Essen nicht mehr, bis ich wahnsinnig hungrig bin. Früher fand ich mein Essen so langweilig und dröge, dass ich wartete, bis ich wirklich hungrig war, und mir dann einfach das schnappte, was schnell und unkompliziert in greifbarer Nähe war – und dadurch fast nie gesund. Mein Körper war kein bisschen an dieser Nahrung interessiert. Jetzt, da ich mich gesund ernähre, merke ich, wie sehr mein Körper dieses Essen liebt – und ich ebenfalls.

Mittlerweile fällt es mir leicht, genug Kalorien aufzunehmen, aber anfangs musste ich mich daran gewöhnen, so viel zu essen. Zu Beginn nahm ich nicht genug Kalorien zu mir, fühlte mich aber trotzdem gut. Ich glaube, mein Körper wollte zu dem Zeitpunkt nicht so viel Nahrung, da er sich erst von altem Ballast befreien wollte. Ich fand heraus, dass ich nur so viele Kalorien zu mir nahm, wie eine Person mit einem Gewicht von 36 Kilo benötigt, aber ich wusste auch, dass ich noch genug Fettreserven hatte, von denen ich während der Übergangsphase zehren konnte.

Mit der Zeit klappte es. Anfangs nahm ich ab, da ich überschüssiges Fett gespeichert hatte. Nachdem ich dieses Fett verlor, nahm ich an Muskelmasse (und natürlichem Gewicht) zu und begann, auf natürliche Weise immer mehr Kalorien zu verzehren, weil mein Körper danach verlangte. Zur Zeit nehme ich mehr Kalorien zu mir, als die meisten denken würden oder sich vorstellen können. Es funktioniert, denn ich werde stärker, nehme zu, habe einen gesunden Körperfettanteil und fühle mich gut.

Leben Sie nicht ein bisschen, leben Sie wirklich!

Wenn Sie auf der Suche nach der richtigen Ernährung Zeit und Mühe sparen wollen, suchen Sie nicht weiter. Dr. Grahams Methode funktioniert. Ich lebte früher nur »ein bisschen« – von vorübergehenden Vergnügen wie ungesundem Essen, für das ich langfristig meine Gesundheit und mein Wohlbefinden aufs Spiel setzte. Jetzt lebe ich »wirklich«. Ich bin glücklich mit meiner Ernährungsweise und habe nicht das Gefühl, auf irgendetwas zu verzichten. Ich habe mich für eine bessere Gesundheit und bleibende Freude entschieden und bin dadurch glücklicher. Ich fühle mich so viel besser und sehe so viele wunderbare Ergebnisse, dass ich immer dazu inspiriert werde, so weiterzumachen und nicht zu gekochtem Essen oder einer fettreichen Rohkosternährung zurück will. Das vorübergehende Hochgefühl ist es einfach nicht wert, das zu verlieren, was ich gewonnen habe.

Rohkost ist einfach unglaublich. Nicht irgendeine Rohkost, sondern die fettarme vegane Art macht den feinen Unterschied aus! Je mehr ich alle von Dr. Grahams Empfehlungen befolge (die andere Aspekte des Lebens als Ernährung wie sportliche Aktivität, Erholung, reines Wasser und reine Luft, Sonnenschein, Schlaf, Freizeitaktivitäten usw. beinhalten), umso leichter bleibe ich bei der roh-veganen 80/10/10-Ernährung, und umso besser fühle ich mich. Diese Ernährung hat dazu geführt, dass ich auch andere Bereiche in meinem Leben mit viel Schwung und Freude einfach verbessern konnte, was mir früher, egal wie sehr ich es auch probierte, nicht gelang.

Kurz gesagt: Ich fühle mich einfach lebendig! Ich möchte es der ganzen Welt verkünden. Es ist so einfach, und es funktioniert so gut! Es ist, als ob mein Körper mit jeder Zelle das Leben feiert – er feiert, weil er glücklich ist, lebendig zu sein,

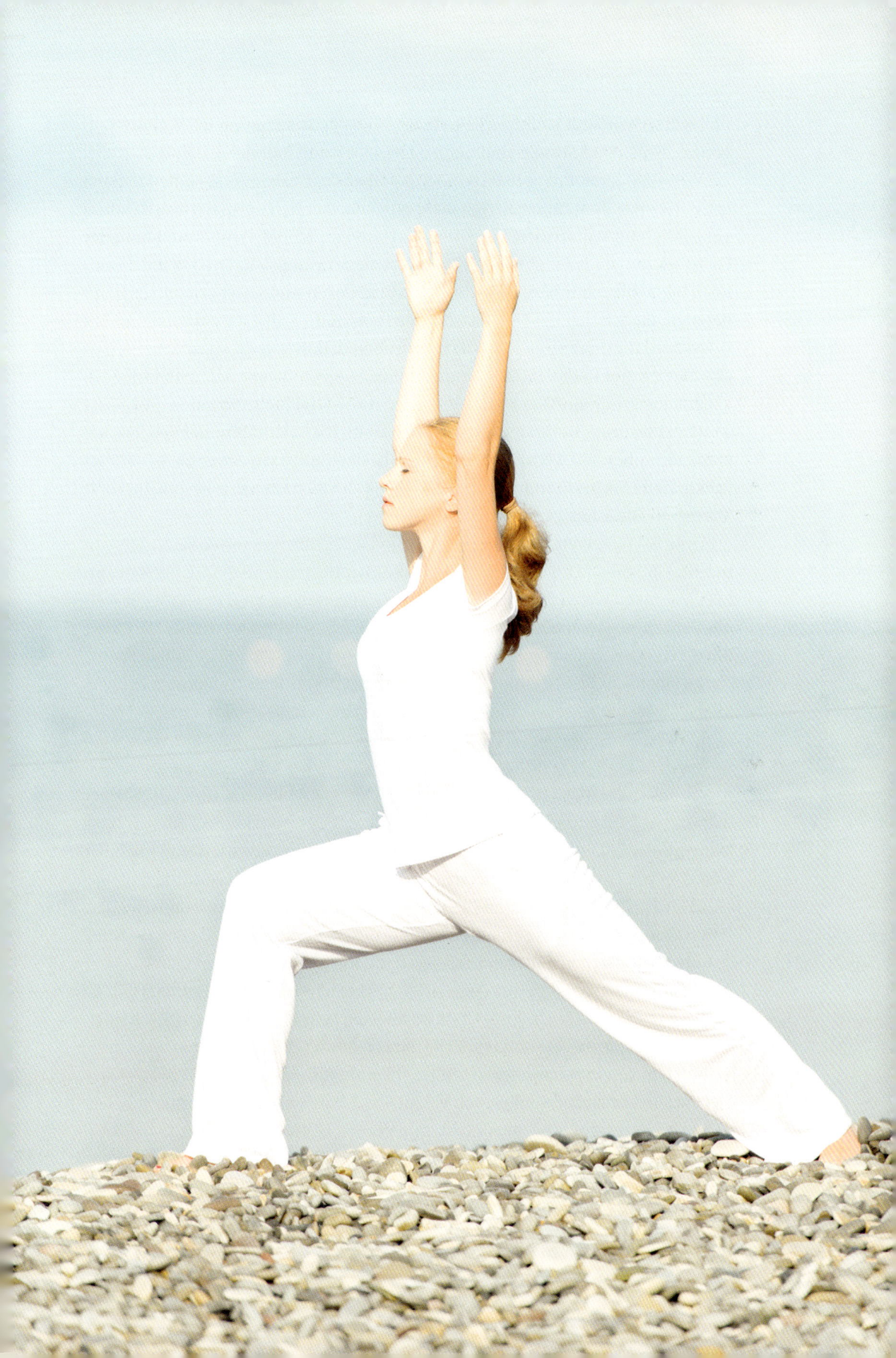

und will sich bewegen, um mehr zu feiern. Dem gebe ich gerne nach. Glück und Freude, Glück und Freude, und noch mehr Glück und Freude!

Wenn Sie meinen begeisterten Bericht über Dr. Graham und seine Methode lesen, werden Sie wahrscheinlich nicht glauben, dass ich normalerweise extrem vorsichtig und konservativ bin, was die Weiterempfehlung von Produkten oder Dienstleistungen anbelangt, da ich diese Verantwortung sehr ernst nehme. Dennoch empfehle ich Ihnen, dass Sie dieses Buch lesen und so oft erneut zur Hand nehmen, bis Sie sich ein Herz fassen, das Programm selbst auszuprobieren und selbst herauszufinden, wie sehr sich Ihr Leben dadurch verbessern wird. Versuchen Sie es und folgen Sie den Empfehlungen so gut Sie können. Wie fast jedes allgemeine Programm kann auch dieses an Ihre individuelle Situation angepasst werden. Das Programm, so wie es im Buch steht, hat bei mir Wunder bewirkt. Ich empfehle außerdem wärmstens, dass Sie sich persönlich von Dr. Graham beraten lassen, wenn Sie bestimmte individuelle gesundheitliche Aspekte besprechen und klären möchten. Sie werden es nicht bereuen.

Janie hat eine Website namens www.ringlet.org, die ihre ersten sechs Monate mit Dr. Grahams 80/10/10-Programm dokumentiert und auch ihre persönliche Geschichte mit vielen Fotos erzählt. Sie schreibt gerade an zwei Büchern, die sich mit der roh-veganen 80/10/10-Ernährungsweise beschäftigen: »Ready for Raw«, das im Sommer 2005 erscheinen soll, und »A Fruit Lover's Guide to Edible Fruit«, das zu einem späteren Zeitpunkt publiziert werden soll. Sie ist außerdem in einer Mini-Videoreihe zu sehen, in der sie ähnliche Themen bespricht.

RICHARD (»RIBS«) FRIEDLAND, MALIBU, KALIFORNIEN

Ich wurde 1967 Vegetarier, da ich hörte, dass dies mein Bewusstsein erweitern würde. Es war einfach logisch für mich, besonders, nachdem ich begriff, dass meine bisherige Ernährungsweise den Tod unschuldiger Tiere verursachte, und ich mich stattdessen in einer Weise ernähren konnte, die gesünder war, mein Bewusstsein erweitern und keinen anderen Lebewesen auf dieser Erde schaden würde.

In den ersten vier Jahren als Vegetarier machte ich viele Veränderungen durch. Zuerst aß ich jede Menge Junk Food, solange es kein Fleisch, keinen Fisch oder Eier enthielt. Das machte es mir sehr leicht, bei dieser Ernährung zu bleiben. Dann begann ich, von konventionellen Süßigkeiten auf Bio-Süßwaren und Bio-Eis aus Ziegenmilch umzuschwenken. Ich versuchte es auch mit Makrobiotik, was ich ziemlich interessant fand, aber nicht durchhalten konnte.

Gegen den Rat von drei Ärzten, die ihren medizinischen Ruf darauf verwetteten, dass ich damit nicht länger als 18 Monate überleben würde, wurde ich 1971 aus denselben Gründen Frutarier, die mich vorher Vegetarier werden ließen. Ich aß ausschließlich rohes Obst und dabei weder Nüsse noch getrocknetes, gefrorenes oder anderweitig gedörrtes Obst. Diese Ernährung befolgte ich 8 Jahre lang sehr streng.

Ich wusste nichts über den Fettgehalt der Avocados und Oliven, die ich reif von den Bäumen pflückte. Ich mochte vor allem eine bestimmte Olivenart, die ich, wenn sie noch grün und weich waren, am Baum hängen ließ, bis sie schwarz und verschrumpelt waren. Weil sie so gut schmeckten, aß ich immer gleich mehrere davon. Ich hatte vorher ebenso wenig etwas vom Kombinieren bestimmter Nahrungsmittel gehört, weshalb ich immer alles mischte, was sich am Tag zum Verzehr anbot. So aß ich z. B. Avocados, Datteln, Tomaten und Zitrusfrüchte nacheinander im Abstand von wenigen Stunden, auch wenn das nicht oft der Fall war.

Ich las einige Bücher über Fruganismus, wie z. B. Arnold Ehrets »Die schleimfreie Heilkost« und beobachtete mich dann selbst, um zu sehen, ob ich die im Buch beschriebenen Erfahrungen bei mir selbst feststellen konnte: fast unbegrenzte Energie und eine unglaubliche Kraft und Ausdauer. Nach acht Jahren hatte ich die Ergebnisse, die ich mir erhofft hatte, nicht erreicht. Ich hatte immer noch Probleme mit meinen Nasennebenhöhlen, Blähungen und zu viel Schleim.

Die folgenden Jahre aß ich Rohkost, die hauptsächlich aus Obst bestand. Ich ging zu vielen alternativen Ärzten und auch Ayurveda-Experten. Ich ließ viele Tests durchführen und meine Zähne behandeln. Einige dieser alternativen und ayurvedischen Ärzte empfahlen mir nachdrücklich tierische Produkte und auch schärferes Essen, weil ich zu »yin« oder zu »kalt« sei und deshalb »yang« bzw. wärmende Speisen bräuchte.

Im Winter 1986 versuchte ich es sechs Monate lang mit Hühnchen, Fisch, Eiern, mit Cayenne-Pfeffer und sehr wenig Obst. Ich fühlte mich nicht wesentlich schlechter, als ich so aß, aber ich mochte es überhaupt nicht, unschuldige Tiere zu essen, und ich fühlte mich auch nicht stärker und gesünder, so wie die Ärzte es prophezeit hatten. Also begann ich wieder süßes Obst zu essen.

1992 traf ich einen Experten der Natürlichen Gesundheitslehre, der mir mehr über das Kombinieren von Lebensmitteln erklärte. Ich kaufte Dr. Sheltons Buch und begann, rohes Obst und Gemüse zu bestimmten Zeiten und in bestimmten Kombinationen zu essen, so wie er es in seinem Buch empfahl.

Das tat ich ungefähr acht Jahre lang, bis ich eines Nachts nach dem Essen von einigen Cherimoyas und schwarzen Sapotes nach zwei Stunden Schlaf aufwachte und nicht mehr einschlafen konnte. Ich fühlte mich die ganze Nacht lang unwohl und versuchte, mich zu entspannen, mich zu massieren und zu dehnen. Schließlich probierte ich es um vier Uhr morgens mit einem Einlauf und fühlte mich danach etwas besser. Ich konnte nicht herausfinden, woran es lag, und hielt es für einen Zufall. Doch dann passierte es in der nächsten Nacht gleich noch einmal. Diesmal war es sogar noch schlimmer, weil ich nach der vorherigen schlaflosen Nacht auch nur eine Stunde schlief und vollkommen fertig war. Es fiel mir schwer, zu denken und zu entscheiden, was ich nun tun sollte.

Ich aß alles rohe Obst und Gemüse kombiniert, inklusive täglicher Portionen an Nüssen, Samen und Avocados. Meine letzte Mahlzeit des Tages aus rohem süßen Obst aß ich normalerweise gegen 22 Uhr, kurz bevor ich schlafen ging. Der Hauptgrund, warum ich so spät noch aß, war, dass ich andernfalls nicht schlafen konnte. Damals konnte ich vier aufeinanderfolgende Nächte nicht schlafen. Nach der vierten Nacht wurde ich panisch. Ich rief den Rettungsdienst und sagte, dass ich wahrscheinlich gerade einen Herzinfarkt erlitt. Ich konnte nicht beschreiben, was gerade mit mir passierte. Sie brachten mich in das St. John's Krankenhaus, wo sie mich stundenlangen Tests unterzogen. Die Ärzte sagten mir schließlich, dass meine Herz- und Cholesterinwerte perfekt waren. Das einzige Problem, was sie bei den Tests herausfanden, war ein Vitamin-B12-Mangel.

Ich verließ das Krankenhaus am nächsten Morgen und ging zum Westside Alternative Center, wo ich noch viele weitere, sehr kostspielige Tests durchführen ließ. Diese Tests kosteten mich genauso viel wie mein Krankenhausaufenthalt, der mit einigen Tausend Dollar zu Buche schlug. Nach einer Woche erhielt ich die Testergebnisse der alternativen Klinik. Diese ergaben, dass ich einen Mangel an B12 und Folsäure hatte. Einige Tage lang bekam ich B12-Spritzen in den Hintern. Danach gaben sie mir Folsäureergänzungsmittel.

Ich fragte alle Leute, die ich kannte, um Rat, denn ich wusste immer noch nicht, was meine Schlaflosigkeit ausgelöst hatte. Außerdem wusste ich nicht, was ich jetzt essen sollte, da ich mich 20 Jahre lang auf dieselbe Art ernährt hatte. Ich kannte einen Chiropraktiker, der bereits 30 Jahre lang Frutarier war und mir riet, kein süßes Obst mehr zu essen und mir mein B12 bei dem Unternehmen Standard Process Labs zu besorgen. Eine Zeit lang fühlte ich mich viel besser. Dann starb der Chiropraktiker bei einem Fahrradunfall, und ich begann wieder, süßes Obst zu essen.

Ich versuchte verschiedene Fastenkuren, u. a. die einmonatige »Arise and Shine«-Kur, die ich penibel befolgte. Während der letzten Woche, in der man nichts isst, wurde ich wirklich schwach. Ich kontaktierte den Anbieter, und dort mutmaßte man, dass ich an einem Parasit wie Candida litt. Ich ging zu einer Ärztin, die mir riet, eine Stuhlprobe an das Great-Smokies-Labor zu senden, um herauszufinden, ob ich Candida hätte. Die Testergebnisse zeigten zwei Candida-Stämme mit extrem hohen Werten in meinem Körper. Alle meine Symptome ergaben für meine Ärztin Sinn, da sie selbst an Candida gelitten und ein Buch darüber geschrieben hatte.

Es heißt, dass Candida sich vom Fruchtzucker in Obst ernährt, und ich aß jede Menge Obst. Ich unterzog mich einer langen und teuren sechsmonatigen Candida-Kur und fühlte mich die ganze Zeit ziemlich schlecht. Sechs Monate lang aß ich nichts Süßes, nicht einmal Möhren oder Zitronen, und musste meine Lebensmittel alle vier Tage wechseln. Ich nahm jede Menge Nahrungsergänzungsmittel, u. a. Super Garlic, Primal Defense, ein teures Mittel aus England und viele weitere. Diese sechs Monate waren eine wirklich harte Zeit für mich. Ich konnte kaum arbeiten, da meine Symptome nur noch schlimmer geworden waren. Ich fühlte mich furchtbar unwohl. Volle sechs Monate zog ich diese Kur durch und ließ danach wieder eine Stuhlprobe testen. Diese zeigte, dass ich immer noch Candida albicans hatte – und zwar Höchstwerte! Die Ärztin empfahl mir pharmazeutische Medikamente, und ich begann wieder, süßes Obst zu essen.

In den darauffolgenden Jahren probierte ich zahlreiche andere Ernährungsweisen, Ergänzungsmittel und Heilkuren aus, bis ich erfuhr, dass Doug Graham und Rozi Gruben bei einer Veranstaltung namens Raw Passion Vorträge halten würden. Rozi sprach darüber, was mit unserem Blut passiert, wenn wir bestimmte Lebensmittel essen. Doug zufolge war es nicht der Fruchtzucker in Obst, sondern das viele Fett, das es dem Körper von Menschen mit Candida schwer mache, den Zucker aus dem Blut herauszutransportieren.

Ich war mir nicht sicher, ob es das war, was mit mir passierte, aber ich mochte die beiden auf der Stelle. Sie schienen sehr überzeugt von dem, was sie sagten, und sie hatten auf jeden Fall gut recherchiert und sehr viele Informationen zu diesem Thema gesammelt.

Ich begann, über meine Situation nachzudenken. Keiner der vielen Ärzte, die ich über die Jahre konsultiert hatte, konnte mir dabei helfen, meine Gesundheit wirklich zu verbessern. Ich dachte, ich würde mich so optimal wie überhaupt möglich ernähren, aber ich fühlte mich nicht gut. Diese beiden Menschen sahen sehr gesund aus. Es war offensichtlich, dass sie sich sehr gut mit gesundheitlichen Fragen auskannten und auch schon mehrere Leute beraten hatten, die in einer ähnlichen Situation wie ich waren – mit Erfolg. Sollte ich ihren Ansatz nicht mögen, könnte ich immer noch zu meiner bisherigen Ernährungsweise zurückkehren. Durch eine Reduktion von Fett hatte ich nichts zu verlieren – außer meiner Krankheit. Die Entscheidung fällte sich buchstäblich von allein.

Ich begann noch an diesem Tag, Fett von meinem Speiseplan zu streichen und musste plötzlich ständig zur Toilette. Sechs Monate lang aß ich keinerlei offene Fette, weil ich noch nichts von 80/10/10 gehört hatte und glaubte, die Idee wäre, so wenig Fett wie möglich zu essen. Deshalb aß ich weder Avocados noch Oliven, Durians und natürlich auch keine Nüsse oder Samen.

Ich kannte auch Dougs VegSource-Forum noch nicht, also begann ich wieder, mich roh aber fettreich zu ernähren. Ich hatte nun wieder erheblich weniger Stuhlgang. Die nächsten sechs Monate blieb ich dabei, obwohl ich mich furchtbar fühlte. Dann sah ich Doug bei einem Vortrag im Living Light House in Santa Monica wieder. Ich stellte ihm einige Fragen, die er ausführlich beantwortete, und ich strich wieder das Fett von meinem Speiseplan, aber nicht vollständig, sondern so wie bei 811 vorgeschlagen, sodass ich gelegentlich kleine Mengen an Fett zu mir nahm.

Ich spürte zahlreiche wunderbare Verbesserungen, aber war noch nicht insgesamt bei dem Gesundheitszustand angelangt, den ich mir wünschte. Also sparte ich etwas Geld und ließ mich privat von Dr. Graham beraten. Während der Beratungen saßen wir uns einen halben Meter entfernt Auge in Auge gegenüber, was mir wirklich half, da ich ihn dadurch gut einschätzen konnte. Vor mir saß ein wahrhaftiger, liebevoller Mensch, der ehrlich daran interessiert war, meine Gesundheit zu verbessern. Ich konnte mir nicht vorstellen, wozu er mir raten würde, da ich zu diesem Punkt sein Ernährungsprogramm genauestens befolgte. Damals dachte ich, es käme einzig und allein darauf an.

Mir war nicht bewusst, dass die Ernährung nur ein Teil einer gesunden Lebensweise ist und man selbst nur so stark wie das schwächste Glied in der Kette bzw. in sich selbst ist. Das waren für mich nur Worte. Aber nachdem Dr. Graham einen Aspekt in meinem Leben fand, den es zu verbessern galt und an dem ich fortan arbeitete, verbesserte sich meine Gesundheit schlagartig. Ich fühlte mich plötzlich viel besser. Welch größeres Geschenk kann jemand einem anderen machen? Ich fühlte mich energiereicher und hatte mehr Lebensfreude – das beste Geschenk, was man bekommen kann!

Ein Thema bei der Beratung war Dougs Sportlager namens *Health and Fitness Week*. Er meinte, es sei wichtig, dass ich daran teilnähme, und fragte mich, ob ich es einrichten könne. Zu diesem Zeitpunkt erschien mir das unmöglich, weil ich bereits all mein restliches Geld für die Beratung ausgegeben und nur sehr wenig Zeit hatte. Trotzdem wagte ich es, da ich es zu brauchen schien. Ich erklärte Doug, was alles geschehen müsste, damit ich daran teilnehmen könne, und er half mir dabei, es möglich zu machen. Ich war überwältigt von der Ehrlichkeit, der Offenheit, dem Wissen und der Hingabe dieser Person, die da vor mir stand und mir aufrichtig dabei helfen wollte, meine gesundheitlichen Probleme zu lösen.

Ich nahm also am Sportlager teil, und es war das Beste, was ich je hätte tun können. Es half mir so sehr, dass ich mich gleich für das folgende Jahr anmeldete. Das war der Anschubser, den ich brauchte, um meinem Gesundheitsziel endlich näherzukommen. Wenn Sie die Möglichkeit haben, an diesem Sportlager teilzunehmen, tun Sie es auf jeden Fall!

Ich lebe nun schon ein Jahr nach 80/10/10 und habe bemerkenswerte Erfolge erzielt. Ich möchte diese Vorteile gern mit anderen Menschen teilen. Wenn Sie sich nach einer langen Zeit, in der es Ihnen nicht gut ging, plötzlich wieder richtig gut fühlen, möchten Sie es anderen Leuten erzählen, damit auch diese sich bald besser fühlen können.

Ich werde manchmal gefragt, was ich über den Tag typischerweise so esse, also teile ich es an dieser Stelle mit Ihnen: Normalerweise esse ich zwei bis drei Mahlzeiten am Tag. Ich frühstücke normalerweise gegen 10.00 Uhr morgens. Gestern (April 2005) aß ich 250 g Heidelbeeren, 220 g Himbeeren, 220 g Boysenbeeren und etwa vier grüne Körbchen mit Erdbeeren. Um 14.30 Uhr aß ich mein Mittagessen, das aus sechs Cherimoyas und vier Sapotes bestand. Zum Abendessen gab es 19.30 Uhr acht kleine Gewürzgurken, 1½ Köpfe roten Kopfsalat, 2¼ kg Tomaten und ein paar Selleriestangen.

Jetzt ist es gerade 10:30 Uhr. Nach meinem letzten Durchgang von 100 Bauchbeugen und vielleicht ein paar Liegestützen werde ich frühstücken – heute 250 g Heidelbeeren und vier bis fünf Erdbeerkörbchen. Wenn ich danach noch hungrig bin, esse ich eine Papaya. Zum Mittagessen gibt es mindestens vier oder fünf Cherimoyas, weil sie gerade perfekt reif sind. Danach werde ich noch ein paar Sapotes und zwei oder drei Mangos essen. Mein Abendessen wird wahrscheinlich genauso aussehen, aber vielleicht gönne ich mir auch ein bisschen Avocado, wenn sie bis dahin etwas reifer ist, oder ein paar Zuckerschoten, je nachdem wie ich mich fühle und wie viel ich heute trainiert habe.

Die erste Verbesserung durch 80/10/10 war, dass ich mich nach dem Essen von süßem Obst nicht mehr abgedreht oder aufgebläht fühlte. Das war für mich eine große Erleichterung, weil ich süßes Obst liebe, aber das unangenehme Gefühl des Aufgebläht- und Benebeltseins es mir sehr schwer machte, zu arbeiten, zu trainieren oder mich auf bestimmte Projekte zu konzentrieren. Der nächste wunderbare Vorteil, den ich bemerkte, war, dass ich plötzlich ganz ohne Schmerzen und Unbehagen trainieren konnte – etwas, was mich früher nur an einem Tag in der Woche Sport treiben ließ. Ich bin mittlerweile so weit schmerzfrei, dass ich jeden Tag Sport treiben kann. Das ist fantastisch, denn das Training bringt mir und meinem Körper sehr viel. Die dritte Verbesserung war, dass ich spät abends nichts mehr essen brauchte, um einzuschlafen. Das half mir dabei, morgens nicht mehr so erschlagen aufzuwachen. Jetzt kann ich früher aufstehen und die Dinge tun, die ich erledigen muss – sei es Arbeit, Training oder mich um die Kinder kümmern. Andere Vorteile sind ein strafferer und besser aussehender Körper und mehr körperliche Stärke, was auch sehr schön ist.

Es lässt sich kaum beschreiben, wie viel besser mein Leben mit 811 jetzt im Vergleich zu davor ist. Ich bin ein neuer Mensch, der nicht entsetzlich unter Candida und all den anderen Problemen leidet, die ich früher hatte. Mein Leben hat sich nicht nur dramatisch verbessert, sondern es geht mir auch weiterhin immer besser. Es ist noch fantastischer, als ich mir damals hätte vorstellen können, als ich Doug und Rozi das erste Mal bei der Raw-Passion-Veranstaltung reden hörte.

Diese beiden Menschen haben ihr Leben nicht nur der Aufgabe verschrieben, so vielen Menschen wie möglich mit ihrer Gesundheit zu helfen, sondern auch einige der wichtigsten Schlüssel zum Erreichen und Beibehalten einer optimalen Gesundheit gefunden und bekannt gemacht.

Wem seine Gesundheit am Herzen liegt, sollte mit der 811-Lebensweise beginnnen. Ich kann mir wirklich nichts vorstellen, was eine Person in anderer Weise tun könnte, um eine ähnliche so wichtige und hilfreiche Wirkung zu erzielen. 811 ist eine gesunde Lebensweise, die sich nicht nur auf die Ernährung beschränkt. Essen ist nur ein Teil des großen Ganzen namens Gesundheit.

Was mich besonders an 811 fasziniert, ist, dass emotionale Stabilität als genauso wichtig eingestuft wird wie eine gesunde Ernährung und andere Faktoren einer gesunden Lebensweise. In den letzten 35 Jahren meines Lebens habe ich mich stark auf die Emotionsarbeit konzentriert. Als ich Rozi erklären hörte, dass wir alle unsere Gefühle wahrnehmen müssten, egal welcher Natur sie seien, wurde mir bewusst, dass sie Emotionen in derselben Weise wie ich verstand, wobei Gefühle mein wirklicher Fachbereich sind.

Doug und Rozi haben ein System des gesunden Lebens entwickelt, das alle wichtigen Faktoren einschließt, die für die Menschen auf dieser Erde wichtig sind, um optimal gesund zu sein. Mein Ziel ist es, dieser Lebensweise zu folgen und jeden Tag mehr und mehr über mich selbst und über Gesundheit zu lernen. Ich wünsche jedem, der oder die meine Geschichte liest, viel Glück auf seinem oder ihrem Weg zu einer besseren Gesundheit.

LAURIE MASTERS, SAN JOSE, KALIFORNIEN

Während meiner ersten fünf oder mehr Jahre, die ich hauptsächlich Rohkost aß, verbrauchte ich jeden Monat mindestens eine Flasche mit einem Liter Leinsamenöl. Ich aß fast täglich Avocados und gönnte mir viele Gerichte mit reichlich Nüssen und Samen. Ein ganzes Jahr lang brachte ich zu jedem Rohkost-Picknick eine Mandel-Rosinen-Torte mit meinem speziellen Zitrone-Dattel-Minze-Guss mit.

Wie so viele meiner Rohköstler-Freunde aß ich tonnenweise Fett, ohne es zu bemerken. Ich war mir sicher, dass ich mich extrem gesund ernährte. Ich aß rohes Müsli, Hafergrütze mit eingeweichten Mandeln oder Bananen mit Mandelbutter zum Frühstück, die allein wahrscheinlich schon 250 Fettkalorien enthielten. Mein Mittagessen bestand normalerweise aus einem Salat mit einer Avocado und diesem unwiderstehlichen Zitrone-Öl-Knoblauch-Dressing der Marke Bragg. Zwischen meinem Mittags- und Abendsalat trank ich jeden Tag ¼ Tasse Leinsamenöl – das sind allein schon 480 Kalorien! Zum Abendessen aß ich oft eine zweite Avocado, die es zusammen mit der ersten wahrscheinlich auf 450 Fettkalorien brachte. Die Nuss- und Samenkreationen, die ich für das Abendessen machte (falscher Thunfisch, Lachs, Nori etc.) addierten zusätzliche 400 Fettkalorien. Das ergab 1.580 Kalorien aus offenen Fetten an einem einzigen Tag. Meine Gesamtkalorien lagen wahrscheinlich bei ungefähr 2.000 pro Tag, was bedeutet, dass ich über 79 % Fett aß! WOW!

Meine »gesunden« Essgewohnheiten wurden in meinem persönlichen Umfeld regelrecht legendär. Du liebe Güte! Die Salate, die ich mir im Essensraum meines Silicon-Valley-Büros zusammenstellte, wurden zum Witz im gesamten Unternehmen. Die Analysten, mit denen ich zusammenarbeite, kamen auf dem mittäglichen Weg in irgendeinem kleinen nahegelegenen Restaurant immer im Essensraum vorbei, um zu sehen, was »Grünzeug-Laurie« heute wohl essen würde. Meine Salatschüssel nannten sie »den Trog«. Mit nur 1,50 m und 40 kg (woran sich, seit ich 14 Jahre alt bin, nichts geändert hat, und was nicht an der Rohkost liegt) konnte ich Unmengen an Salat vertilgen – zumindest sah es für die Leute, die sich »normal« ernährten, so aus.

Ich verbrachte jeden Tag unglaublich viel Zeit in der Küche und kaufte sogar einen zweiten Mixer, Entsafter und eine zweite Küchenmaschine fürs Büro, damit ich mir dort meine fettreichen Pasten und Aufstriche zubereiten könnte, wenn mir danach war – was für mein Kalorien-Nährstoff-Verhältnis jedoch gar nicht gut war!

Ich liebte mein Essen (wer würde das nicht, bei so viel Fett und Salz), und ich genoss die Aufmerksamkeit, die ich deshalb bekam. (»Wohin steckt ein kleines Persönchen wie du das ganze Essen!?«) Doch ich hatte ein Problem: Meine ständige Erschöpfung und meine immer wiederkehrenden bronchialen Infekte wurden auch durch die Rohkost einfach nicht besser. Es war zum Verrücktwerden!

Ich erinnere mich, dass ich als Kind mindestens alle zwei Monate eine Erkältung hatte. Unweigerlich schwollen einen Tag vor dem Ausbruch des bronchialen Infekts meine Lymphknoten an. Danach bekam ich Husten, Hals- und Ohrenschmerzen. Jedes Mal hoffte ich, dass die Erkältung nur meinen Kopf betreffen würde, doch jedes Mal wanderte sie bis zu meinen Lungen hinunter. Diese »Erkältungen« dauerten nie länger als acht oder zehn Tage.

Ich nahm ständig Antibiotika. Mom ließ uns immer zu früh mit der Einnahme aufhören, sobald die Symptome verschwanden, um Antibiotika »zu sparen«. Auf diese Weise hatten wir immer welche vorrätig und mussten nicht bis zum nächsten Arzttermin warten. Beim kleinsten Verdacht auf geschwollene Lymphknoten schluckte ich schon Pillen, um dem Übel schnell vorzubeugen. Wir waren sehr schlaue Verbraucher!

Ich wundere mich, wie ich durch die Schule gekommen bin. Oftmals fehlte ich im Monat eine ganze Woche lang. Meine Hausaufgaben erledigte ich zu Hause, an meinem Schreibtisch, der mit Antibiotika, Halsdragees, Vitamin C und hustenlösendem Sirup vollgestellt war. Einen großen Teil des Winters verbrachte ich »unter dem Zerstäuber«, wie wir es nannten. Die Schlafzimmerwände und die Fenster waren nass vom metholgetränkten Dampf des Zerstäubers, den Mom anstellte, damit ich atmen konnte.

Irgendwie schaffte ich es jedoch, keine diagnostizierbare Krankheit zu entwickeln – abgesehen von den endlosen Atemwegsinfektionen, die mich treu bis ins frühe Erwachsenenalter begleiteten. Chronisch übermüdet und dauergestresst arbeitete ich unermüdlich für mein Studium und bei meinen Jobs, auch wenn ich krank war, mit einem überhohen Adrenalinspiegel. Ich kam heiser nach Hause und konnte nicht mehr sprechen. Ich nahm Arbeit mit nach Hause und arbeitete vom Bett aus. Ich bin mir ziemlich sicher, dass ich meinen Körper an den Rand der extremsten Erschöpfung trieb.

1990 war ich frisch verheiratet, überarbeitete mich aber trotzdem als Betriebsleiterin eines kleinen Elektronikunternehmens. Plötzlich wurde bei mir der Epstein-Barr-Virus diagnostiziert. Ich war ständig krank, schleppte mich dennoch zur Arbeit und ließ mich weiter in den Abwärtsstrudel ziehen, der meine Gesundheit und meinen Körper ruinierte, während ich Erkältungen, Grippen, Halsentzündungen, Bronchitis und teilweise auch Lungenentzündungen durchmachte. Ich erinnere mich, dass ich in diesem Sommer auf dem Rückweg von der Arbeit mit dem Auto fast jeden Tag kurz davor war, einzuschlafen. Manchmal legte ich eine Pause ein und machte ein Nickerchen, aber oft redete, sang oder schrie ich laut, schlug mir ins Gesicht oder drehte das Radio laut auf, während ich fuhr, um meinem erschöpften Körper noch 20 weitere Minuten abzuringen, bis ich es endlich nach Hause schaffte.

In den 80er Jahren arbeitete ich für eine reiche Börsenmaklerin, die uns auf Anreiz-Bonus-Trips an Orte wie New Orleans mitnahm, wo wir Nacht für Nacht in einem Fünf-Sterne-Restaurant aßen. Ich lernte gehaltvolles Gourmetessen zu lieben und aß mehr als nur eine Portion feinsten Hochrippenbraten und cremiges Risotto. Nach neun Jahren, die ich für diese Börsenmaklerin arbeitete, konnte ich mir meine Vorliebe für teures Essen nicht mehr leisten.

Da ich mich schon immer für die Themen Gesundheit und Ernährung interessiert hatte (oder was ich dafür hielt), aß ich nun mehr gegrilltes Gemüse und Fisch und verzichtete fast komplett auf Fast Food. Ich wälzte Magazine auf der Suche nach »gesunden« Rezepten. Zu Hause grillte ich ölüberzogenes Gemüse, das ich auf Spiralnudeln schichtete und mit Pinienkernen und Kräutern bestreute. Ich glaubte felsenfest, ein extrem gesundes Gericht zu essen.

Mit 34 Jahren (1997) lernte ich Rohkost durch Pam Masters kennen, eine inspirierende, warmherzige Frau, die schon Hunderten Menschen in der San-Francisco-Bay-Gegend geholfen hatte, ihren Körper zu heilen, so wie sie es zuvor selbst erfolgreich durchgeführt hatte. Pam teilte Dutzende handgeschriebener Rezepte mit uns, die sie Jahre zuvor beim Hippocrates Health Institute gelernt hatte. Wow! Dieses reichhaltige, salzige und fettreiche »gesunde Essen« war genau mein Ding! Ich liebte, was ich lernte, und meine Geschmacksknospen waren im siebten Himmel.

Trotzdem ging es mir nicht besser: Ich aß all dieses gesunde Essen und litt trotzdem ständig an hartnäckigen Erkältungen. Statt abzuklingen, schienen sie sogar noch häufiger aufzutreten und waren noch unangenehmer. Sie waren nie kürzer als drei Wochen und zogen sich meist sogar über einen Monat hin. Jedes Mal verlor ich meine Stimme und konnte nicht mehr sprechen. Ich kämpfte mit einem starken Husten. Dennoch arbeitete ich immer weiter. In den später neunziger Jahren kam es mir so vor, als würde ich den Großteil des Jahres mit Erkältungen zubringen, und wesentlich kürzer gesund sein.

Eines Tages war ich furchtbar verzweifelt. Ich rief Doug Graham in Florida an. Die Aufnahme dieses Telefongesprächs habe ich heute noch. Damals waren wir bereits Freunde, weshalb er über meine Gesundheitsprobleme im Bilde war.

Da ich ihn früher nie um Rat gefragt hatte, hatte er dieses Thema ruhen lassen. Doch jetzt fragte ich unter Tränen. Zuerst bat er mich, aufzulisten, was ich an einem durchschnittlichen Tag aß. Er hörte geduldig zu, und sagte mir dann das, was er fast jedem Rohköstler sagt, der bei ihm Rat sucht: »Laurie, du isst viel zu viel Fett und bei Weitem nicht genug Obst.« Da ich noch nie Gewichtsprobleme hatte, war mir nicht klar, wie viele Kalorien oder wie viel Fett mein Essen hatte. Ich glaubte nicht, dass meine Ernährung so fettreich war, also begann ich, das Ganze zu überprüfen. In den letzten sechs Jahren habe ich mich eingehend mit Kalorien-Nährstoff-Berechnungen befasst und konnte so mit eigenen Augen sehen, welch große Mengen an Fett Rohköstler verzehren. Ich lernte, dass Nüsse und Samen ungefähr 75 % Fett enthalten. (Welches Genie hat uns bloß erzählt, dass dies Eiweißlieferanten seien?) Diese Informationen brachten mich dazu, einiges von Grund auf zu ändern.

Jetzt habe ich gelernt, mich ziemlich genau an 80/10/10 zu halten (gekocht und roh, nicht die roh-vegane Version). Viele Leute fallen um, wenn sie hören, wie viel Obst ich am Tag esse. Zusammen mit meinem Partner Tim Trader kaufen wir Bananen kistenweise. Pro Woche essen wir ungefähr 250 Stück. Wir kaufen auf Bio-Wochenmärkten ein, und unsere Küche ist immer randvoll mit wunderbaren farbenfrohen frischen Früchten. Ich beginne jeden Tag mit einem Smoothie aus 12 Bananen, unter den ich ein weiteres Pfund einer oder zwei anderer Obstsorten mixe: Birnen, Erdbeeren, Mangos, Steinobst – was mich gerade lockt. (Ja, all das und einige Tassen gefiltertes Wasser passen in einen Vitamix-Behälter, der dann zu etwa ¾ voll ist.) Oder ich mache mir einen Bananen-Sellerie-Smoothie, in den ich manchmal auch etwas Petersilie, Grünkohl oder anderes Grünzeug werfe. Meistens esse ich dann am frühen Nachmittag mehr Obst (Weintrauben, Mangos, Wassermelone, Nektarinen etc.) und zum Abendessen einen Salat, der oft auch gekochtes Gemüse enthält. Ich arbeite daran, mehr ganze Früchte zu essen und weniger Smoothies zu trinken. Im Moment funktioniert es so aber am besten für mich.

Mein Fettverzehr ist rapide gesunken. Wenn ich heute zu Hause esse, gibt es ungefähr 2 Avocados pro Woche und eigentlich nie Nüsse oder Samen, bis auf etwas gemahlene Leinsamen in meinen Salaten. Ich finde reichhaltiges Essen einfach nicht mehr verlockend. Mein Salatdressing ist oft eine mexikanische Salsa, oder manchmal nur frisch gepresster Orangensaft oder püriertes Obst. Einmal im Monat püriere ich Obst und Nüsse für ein Dressing (sechs Erdbeeren, eine Orange und acht Macadamianüsse, oder 2 Orangen und 2 Esslöffel Tahini). Sehr selten esse ich einen Salat, der ½ Esslöffel Olivenöl enthält. Eine kleine Flasche hält sich bei mir mittlerweile jahrelang.

Hier ist eine Liste der Dinge, die ich an einem Tag im Juli 2004 gegessen habe:

- 9 Bananen (900 Gramm)
- 1 Apfel (200 Gramm)

- 4 Khadrawy-Datteln
- 2 Orangen (200 Gramm)
- 16 Erdbeeren (250 Gramm)
- 1 Nektarine (120 Gramm)
- 3 Feigen (100 Gramm)
- 10 Kirschen (60 Gramm)
- 3 kleine Tomaten (250 Gramm)
- ½ großer Kopf Salat (225 Gramm)
- ein kleiner Kohlkopf (100 Gramm)
- ein paar Zuckererbsen (25 Gramm)
- ½ weißer Maiskolben (35 Gramm)
- Zitronensaft
- ½ EL Olivenöl

Das Ergebnis? 1.740 Kalorien, 87 % Kohl., 6 % Eiweiß, 7 % Fett. Nicht schlecht, oder? Bei Picknicks und anderen Veranstaltungen (vielleicht sechsmal im Jahr) esse ich immer noch wenigstens eine kleine Portion der üppigen Kalorienbomben, die ich früher täglich gegessen habe. Ich mag den Geschmack fettreicher Gerichte immer noch, doch sind sie mittlerweile viel zu schwer und salzig für mich – was keine beiläufige Aussage ist, da ich früher nach Salz geradezu süchtig war!

Mein Leben wird immer besser. Langsam aber sicher bekomme ich mehr Bewegung in meinen Körper. Jahrzehntelang glaubte ich resigniert, dass ich mich in diesem Leben niemals mehr gut genug fühlen würde, um Sport zu treiben. Ich habe ein halbes Leben adrenaliner Erschöpfung gutzumachen, also passiert vieles nicht so schnell, wie ich es mir wünsche. Doch allein die Tatsache, dass ich dazu motiviert bin, mich mehr zu bewegen, ist ein unerwartetes Wunder.

Ich halte mich viel in der Sonne auf. Meine Haut wurde früher nie braun, doch jetzt ist sie es den ganzen Sommer lang. Ich weiß, dass die Sonne mich nährt und auf natürliche Weise Gifte bekämpft. Die Gifte, die Hautkrebs verursachen, häufen sich in übersäuerten Körpern an, die extrem viel Fett speichern. Die Sonne zieht diese Gifte nur an die Oberfläche, ähnlich wie eine Gesichtsmaske. Untersuchungen haben gezeigt, dass die Sonne bei Menschen, die sich fettarm ernähren, keinen Krebs auslöst. Lassen Sie sich von niemandem einreden, dass dies doch der Fall sei.

Ich bin jetzt wesentlich seltener erkältet. Meine letzte Erkältung liegt zwei Jahre zurück. Für viele mag das nicht spektakulär klingen, aber für mich ist es ein Wunder – und ein direktes Ergebnis meiner fettarmen Ernährung. Natürlich habe ich mich früher für »absolut gesund, abgesehen von diesen Erkältungen« gehalten. Doch tatsächlich ging es mir häufig miserabel, und ich verpasste vieles in meinem Leben

Und noch etwas: Seit ich mich roh ernähre, habe ich keine Medikamente und Nahrungsergänzungsmittel im Haus. Vorbei. Seit den paar täglichen Vitaminen, die ich als Kind einnahm, einer oder zwei Fläschchen Shaklee-Vitaminen in meinen

Zwanzigern und den Enzymtabletten, die ich mir in meinem ersten Jahr mit Rohkost kaufte, habe ich nichts mehr angerührt – keine Kräuter, Algen, Mineralstoffe, grüne Pulver oder andere industriell verarbeitete, getrocknete und in Kapseln gestopfte Mittelchen. Dieser Teil der fettreichen Ernährung gehört heute Gott sei Dank der Vergangenheit an!

Wenn ich nichts über die fettarme (rohe) vegane Ernährung herausgefunden hätte, wäre mein weiteres Leben zu einer Abwärtsspirale mit einer immer häufiger auftretenden, immer aggressiveren chronischen Erkrankung geworden. Stattdessen kann ich mich über ein neues Leben freuen. Für mich ist die naturbelassene 80/10/10-Ernährungsweise genau das, wofür uns die Natur geschaffen hat. Sie ist viel einfacher, leichter und gesünder als all die anderen fettreichen, salzigen, dehydrierten und Geschmacksknospen überreizenden »Übergangsgerichte«, mit denen ich meinen Umstieg begann.

Ich bin Doug, Rozi Gruben und Tim Trader zutiefst dankbar, dass sie mir gezeigt haben, wie ich mich richtig roh mit viel Obst ernähre! Nachdem ich mein Leben lang von extrem einschränkenden Atemwegsinfektionen gequält wurde, die jeweils mindestens drei Wochen anhielten und drei- bis sechsmal pro Jahr auftraten, fühle ich mich nun immer besser, und treibe sogar Sport! Ja! Alles ist gut!

LISA OBORNE, TORONTO, ONTARIO, KANADA

Als Kind verbrachte ich oft mehrere Tage am Stück im Krankhaus und konnte nicht zur Schule gehen, weil ich u. a. an Asthma und an Allergien litt. In einem ganz normalen Jahr verpasste ich so ungefähr 70 Schultage. Mit zwölf erlitt ich einen so starken Asthma-Anfall, dass ich über eine Woche im Krankenhaus bleiben musste, wo ich unter einem Sauerstoffzelt lag. Nichtsdestotrotz lief ich oft blau an.

Nachdem ich aus dem Krankenhaus nach Hause kam, begann ich instinktiv, meine Essgewohnheiten zu ändern und wurde Vegetarierin. Das einzige »Fleisch«, was ich während meiner Kindheit aß, waren Käse, Eier und Fisch. Diese Ernährungsumstellung half, und meine Gesundheit verbesserte sich langsam. Ich glaubte, dass ich das Beste für meine Gesundheit tat.

Mit 24 Jahren hatte ich einen schweren Autounfall. Vom Hals abwärts konnte ich nichts mehr spüren. Mein Arzt sagte mir, dass ich einen Rollstuhl brauchen würde, vermutlich für den Rest meines Lebens. Als er den Raum verließ, passierte etwas Unglaubliches: Ein elektrischer Strom baute sich in meinem Inneren auf, begann in meinem Kopf und lief bis zu meinen Zehen hinunter. Ich stand sofort auf und verließ das Krankenhaus. Das war ein Wendepunkt in meinem Leben. Ich wusste nun, dass mein Körper zu Unglaublichem fähig war, auch wenn ich nicht verstand, wie und warum. Ich begann, aufmerksamer auf die Botschaften meines Körpers zu hören.

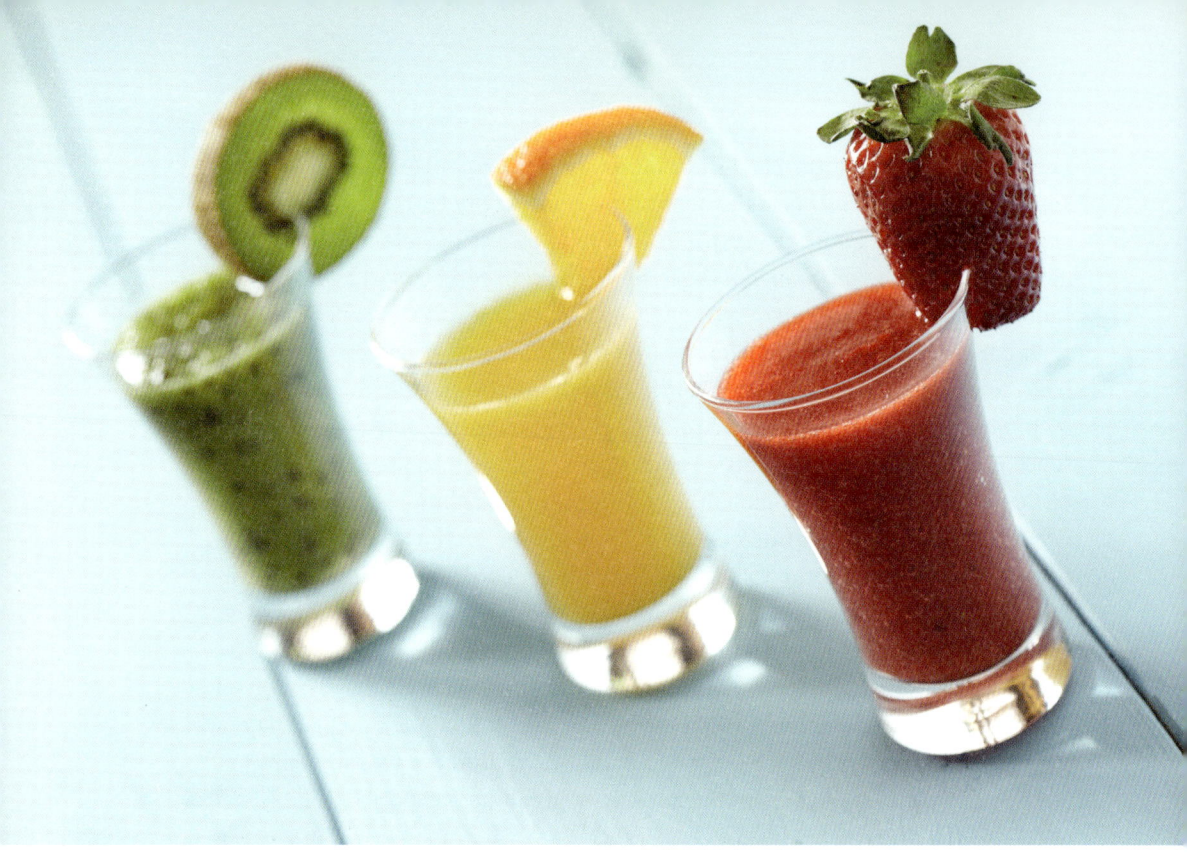

Da ich mehr über die Funktionen meines Körpers herausfinden und mich noch mehr auf seine Fähigkeiten verlassen wollte, begann ich, mich eingehend mit dem Thema Gesundheit zu beschäftigen. Je mehr ich lernte, umso neugieriger wurde ich. Seitdem habe ich viele Kurse der Natürlichen Gesundheitslehre besucht; auch die, die von Dr. Doug Graham und Dr. Robert Sniadach angeboten wurden.

Vor über vier Jahren ging ich bei dem Versuch, einige meiner anhaltenden Gesundheitsprobleme zu lösen, zu einem Naturheilpraktiker, der mir sagte, dass ich sehr schwache Nieren hätte und an Typ-2-Diabetes litte.

Das konnte ich überhaupt nicht verstehen. Ich hatte meine Ernährung umgestellt und war zu diesem Zeitpunkt schon mehr als zwölf Jahre vegan. Außerdem hatte ich mein Leben einfacher gestaltet. Was hätte ich denn sonst noch tun können? Mir war aufgefallen, dass ich nicht sehr viel Energie hatte, und auch wenn ich jede Nacht neun bis zehn Stunden schlief, wachte ich trotzdem müde auf. Ich beschloss, dass es Zeit war, etwas dagegen zu tun.

Am 1. Dezember 2000 begann ich eine 30-tägige Saftdiät. Es war weitaus leichter, als ich es mir vorgestellt hatte. Nach Ablauf dieser 30 Tage hatten sich meine Nieren regeneriert, die Diabetes-Symptome waren verschwunden, und mit ihnen 14 überschüssige Kilos als zusätzlicher Bonus. Nun musste ich mir überlegen, wie es weitergehen sollte. Als ich mehr über Ernährung lernte, las ich auch viele Bücher von Dr. Shelton und fragte mich daher, ob Rohkost das Richtige für mich wäre. Die Antwort war ein klares Ja!

Ich begann mit einer ganz einfachen Rohkostversion. Da ich mich noch nicht mit den verschiedenen rohköstlichen Ernährungsweisen auskannte, aß ich zwölf Monate lang nur sehr wenig Obst, und stattdessen sehr viel grünes Blattgemüse und Nüsse und Samen. Nach sechs Monaten begann die Energie, die ich zunächst von dieser Ernährung gewonnen hatte, zu schwinden, und ich begann, mich wirklich schwach zu fühlen. Ich hatte mir geschworen, es zwölf Monate durchzuhalten, also blieb ich dabei. Leider verbesserte sich meine Gesundheit dadurch kein bisschen. Alle fragten mich, was mir fehle. Ich war sehr dünn und hatte sehr blasse, gräuliche Haut. Mein Gewicht war auf 52 Kilo gesunken, aber ich wusste nicht, dass mein Körperfettanteil bei über 35 % lag. Ich hatte kaum Muskelkraft und keine Energie zum Trainieren. Mein Asthma wurde schlimmer, sodass ich auch gar nicht trainieren konnte.

Eines Tages stießen mein Mann und ich beim Recherchieren auf Dr. Doug Grahams Webseite. Ich meldete mich zum ersten Symposium von Healthful Living International im Jahr 2002 an. Ich richtete meine Ernährung nach Dr. D.´s Programm und den Informationen aus, die ich im Internet fand, und erhöhte sofort meinen Obstkonsum, während ich all die Nüsse und Samen wegließ. Ich hatte dadurch schnell wieder Energie, aber meine Asthma-Symptome waren immer noch da.

Ich hatte keine Ahnung, wie sehr sich mein Leben nach dem Symposium verändern würde. Ich unterhielt mich unter vier Augen mit Dr. D. und bekam viele großartige Ratschläge, die ich schnell umsetzte. Die Verbesserungen ließen nicht lange auf sich warten. Jetzt war ich wirklich energiegeladen. Nachts hatte ich einen erholsameren Schlaf, und meine Haut sah wieder lebendiger aus.

Es dauerte bis zum Juni des darauffolgenden Jahres, bis meine Asthma-Symptome so abgeklungen waren, dass ich keine Medikamente mehr brauchte – Medikamente, auf die ich zuvor 30 Jahre lang angewiesen war. Endlich fühlte ich mich fit genug, um Sport zu treiben, und meine Lungen waren in der Lage, mit dieser Belastung umzugehen.

Ich begann ins Fitnessstudio zu gehen und meine Muskeln zu trainieren. Mit immer noch mehr als 30 % Körperfett konnte ich kaum glauben, wie viel Kraft ich hatte – es war unglaublich! In kürzester Zeit hatte ich riesigen Erfolg. In weniger als einem Jahr nahm ich fast 16 Kilo an Muskelmasse zu und reduzierte mein Körperfett um mehr als 10 %.

Als ich vor zwölf Monaten mit 80/10/10 begann, brauchte ich ungefähr zwei Wochen Erholungszeit pro Körperteil. Die Gewichte, die ich jetzt stemme, sind mittlerweile bis zu dreimal schwerer als am Anfang. Jetzt brauche ich nur noch drei bis fünf Tage Erholungszeit pro Körperteil, ohne zu intensiv zu trainieren.

Ich habe vor, bei einem Bodybuilding- oder Strongwoman-Wettbewerb teilzunehmen. Ich brauche noch ein weiteres Trainingsjahr, bis ich meine Kraft und Muskeldichte verbessert haben werde. All das ist unglaublich, wenn man bedenkt, dass ich vor meinem Treffen mit Dr. D. wegen meiner Krankheiten und Schwäche überhaupt nicht in der Lage war, mich sportlich zu betätigen.

Mein Trainingsprogramm besteht jetzt aus Gewichtheben, Kampfsport, Kick-boxen, Yoga, Joggen mit meinen Hunden und Rennen beim Hundetraining. Ohne Dr. D. wäre ich nie in der Lage gewesen, auch nur eine dieser Sportarten auszu-üben, geschweige denn, auf Amateurebene an einem Wettkampf teilzunehmen. Danke, Dr. D.!

IRELAND LAWRENCE, MISSION VIEJO, KALIFORNIEN

Mit 22 Jahren wog ich fast 140 kg und musste hart dafür arbeiten, nicht weiter zuzunehmen. Ich legte täglich neun bis 14 Kilometer mit schnellem Gehen zu-rück und aß nicht mehr als 1.500 Kalorien am Tag. Ich hatte außerdem extremen Haarausfall, keine Menstruation, Akne und war ständig erschöpft. Darüber hinaus litt ich an Autismus, Legasthenie und einem Aufmerksamkeitsdefizitsyndrom. Für einen simplen Telefonanruf musste ich vorher stundenlang üben. Spontan zu reden kam überhaupt nicht infrage. Ich hatte Probleme in der Schule und das Schreiben fiel mir schwer. Oft brachte ich Stunden damit zu, nur einen einzigen Absatz zu verfassen.

Wegen meines Gewichts und meines Haarausfalls ging ich zu Ärzten, die mir sagten, ich müsse abnehmen und deshalb Sport treiben und eine Diät machen. Einige Monate lang beschränkte ich meine Kalorienzufuhr auf nur 500 Kalorien pro Tag und nahm dabei ein halbes Pfund pro Woche ab. Das war jedoch eine weder angenehme noch praktische Lebensweise, da ich depressiv wurde und mich nur noch erschöpfter fühlte. Verzweifelt suchte ich nach einer vernünftigen Lösung.

Ich begann damit, ins Reformhaus zu gehen und mir alle Bücher durchzulesen, die etwas mit Ernährung zu tun hatten. Ich fand auch ein Buch über Rohkost. Es er-gab viel Sinn, also fing ich schon am nächsten Tag damit an. Sechs Jahre zuvor war ich Vegetarierin gewesen, aber die Rohkosternährung war viel einfacher. Damals hielt ich Rohkost für alles Obst, Gemüse und Blattgemüse, das nicht gekocht war.

Ich ging zum Markt und kaufte mir alle möglichen Obstsorten, Sellerie und Ko-kosnüsse. Ich packte alles in den Kühlschrank und aß, wann immer ich hungrig war.

Gleich am ersten Tag verlor ich zwei Kilos und insgesamt neun Kilos nach dem ersten Monat. Das ständige Kalorienzählen und Hungern hatte mir nicht geholfen, und je mehr rohe Lebensmittel ich aß, umso lauter beschwerte sich mein Körper, wenn ich es nicht tat. Ich spürte, wie mein Körper immer erschöpf-ter und ausgezehrter wurde. Ich pausierte mit dem Training und erholte mich. Tagsüber sonnte ich mich und ging langsam spazieren, und abends nahm ich an fünfstündigen Kursen teil. Das tat ich ungefähr sechs Monate lang. Danach war ich circa 35 Kilo leichter, bekam wieder meine Periode und hatte keine Akne mehr. Dann wechselte ich an eine andere Universität, war gestresst und studierte bis spät in die Nacht, lebte in einem Gebäude, das von Schimmel befallen und mit bleihaltigen Farben gestrichen war, und trank viel Orangensaft, der, wie ich später erfuhr, pasteurisiert war.

Meine Gesundheit verschlechterte sich schnell wieder, und ich ging zum Arzt. Die Diagnose lautete Schilddrüsenunterfunktion, Unterzuckerung, Insulinresistenz und polyzystisches Ovarialsyndrom, d. h. Eierstöcke voller Zysten, die keinen Eisprung hervorbrachten. All diese Beschwerden hatte ich schon vor meiner Rohkosternährung, nur waren sie nie diagnostiziert worden. Der Arzt empfahl mir eine kohlenhydratarme Diät. Ich versuchte, die vegetarische Version davon zu befolgen, fühlte mich aber nicht viel besser. Ich hielt es zwei Jahre durch, dachte aber oft daran, wie großartig ich mich mit Rohkost gefühlt hatte, und warum es auf einmal nicht mehr funktioniert hatte.

Mit der Zeit wurden immer mehr Rohkostbücher publiziert, und mir wurde klar, dass der »frisch gepresste« Orangensaft, den ich immer trank, pasteurisiert war und wahrscheinlich meine Gesundheit angriff, ganz zu schweigen von dem hohen Stress, dem ich mich ausgesetzt hatte. Ich beschloss, es wieder mit Rohkost zu probieren. Die ersten Monate aß ich Rohkost wie beim ersten Mal – Obst, Gemüse und Blattgemüse. Ich spürte diesmal sogar noch tief greifendere Verbesserungen: Meine Periode kam regelmäßig, nach drei Monaten waren die Zysten auf meinen Eierstöcken verschwunden, ich hatte wieder Eisprünge, keine Anzeichen für eine Insulinresistenz mehr, meine Schilddrüse war gesund und ich nahm jeden Monat zwei Kilo ab, wodurch ich schließlich nur noch 68 Kilo wog. Das Lesen und Schreiben fiel mir nicht mehr schwer, und ich konnte frei reden, ohne vorher zu üben.

Nachdem ich mich sechs Monate lang rohköstlich ernährt hatte, wurde diese Ernährung in meiner Gegend plötzlich immer beliebter. Eine Familie kam in die Stadt, die bei einem rohköstlichen Abendessen über Rohkost informierte. Dort gab es auch Nüsse und Samen, die ich vorher nicht als Rohkostlebensmittel eingestuft hatte, und Rezepte für Gerichte wie rohe Veggieburger, rohen »Schoko«-Kuchen und rohe Eiscreme, die Zutaten wie Gewürze, Salz, Honig, Aromaextrakte, gefrorene Früchte und Nussmilch enthielten. Diese Familie führte mich in das »Iss alles, Hauptsache es ist roh«-Konzept ein. Schnell begann ich, selbst auch alle diese Dinge zu essen.

Nach zwei Jahren merkte ich allerdings, dass es mit meiner Gesundheit nicht mehr immer weiter bergauf ging, auch wenn ich mich nicht schlechter fühlte.

Ich begann, herauszufinden, was ich tun könne, um meine Gesundheit weiter zu verbessern. Ich fing mit täglichen Ashtanga-Yoga-Übungen an, wodurch ich stärker und vitaler wurde. Außerdem ließ ich mich von einigen der Rohkostpioniere beraten, deren Bücher ich gelesen hatte. Einer sagte mir, dass meine Leber durch meine starke Gewichtsabnahme geschädigt sei, und riet mir, zwölf Kurspülungen mit einer Tasse Olivenöl und Zitronensaft zu trinken. Das tat ich, bemerkte aber keinen großen Unterschied.

Ein anderer Experte erklärte mir, dass mein Körper wegen des vielen süßen Obstes von Pilzen befallen sei, also strich ich süßes Obst von meinem Speiseplan. Stattdessen aß ich Avocados (bis zu 5 am Tag!), grünes Blattgemüse, Algen und Gemüse. Das tat ich einen Monat lang, bis ich plötzlich überall auf meinem Körper Blutergüsse bekam. Ich begann, wieder süßes Obst zu essen, und hatte zwei Monate später keine Blutergüsse mehr, fühlte mich aber auch nicht besser.

Also fing ich wieder mit der »Iss alles, Hauptsache roh«-Ernährung an. Kurz darauf zog ich mir beim Yoga eine Rückenverletzung zu. Ich praktizierte weiter, aber mit einigen Einschränkungen. Nach einem Monat war mein Rücken immer noch nicht geheilt. Ich nahm Methylsulfonylmethan (MSM) als Ergänzungsmittel, da ich glaubte, dass es das war, was meinem Rücken fehlte. Das führte dazu, dass ich mich energiegeladener fühlte und nur fünf Stunden pro Nacht schlief. Gleichzeitig aber hatte ich Herzrasen, und mein Rücken blieb lädiert.

Also verzichtete ich auf das MSM und bekam Drüsenfieber. Heute glaube ich, dass das MSM zu einer überhöhten Stimulation führte, wodurch ich weniger schlief und mein Immunsystem zusätzlich schwächte. Das Drüsenfieber war eine der Konsequenzen davon. Ich nahm kein MSM mehr und wurde dadurch monatelang so lethargisch, dass es mir sogar schwerfiel, Treppen zu steigen. Ich hörte mit Yoga auf und begann allmählich, mich zu erholen – sowohl von der Rückenverletzung als auch vom Drüsenfieber.

Ich fühlte mich jedoch immer noch nicht wirklich gesund. Also begann ich, rohe Milchprodukte in Form von rohem Ziegenkäse zu essen, da ich dachte, dass ich an einem Eiweißmangel litt. Ich wurde quasi davon abhängig und aß ihn zwei Monate lang jeden Tag. Ich fühlte mich schlechter, bemerkte es aber nicht wirklich. Danach ging ich einen Monat lang campen.

Eines Morgens waren ein paar wilde Truthähne vor meinem Zelt damit beschäftigt, ihr Frühstück aufzupicken. Ich öffnete mein Zelt und sagte »Guten Morgen, Truthähne!« Sie antworteten mir nicht, sondern ignorierten mich nur. Da wurde mir klar, dass ich nicht für ihre Zwecke da war, und sie nicht für meine. Ich dachte über Ziegen und den Ziegenkäse nach, den ich aß, und beschloss, damit aufzuhören. Zwei Tage hielt ich es ohne aus, dann war das Verlangen zu groß, und ich aß wieder welchen. Ich bemerkte, wie meine Stimmung sich veränderte und Ärger und Wut durch meinen Körper strömten. Mir wurde klar, wie sich der Ziegenkäse auf meinen Körper auswirkte. Danach schwor ich mir, die Finger davon zu lassen. Ich brauchte einige Wochen, bis ich das Verlangen danach überwunden hatte.

Ich begann, mir die Beiträge auf der VegSource-Webseite durchzulesen, wo Dr. Graham ein Diskussionsforum eingerichtet hat. Ich hatte vorher schon einmal einen Blick darauf geworfen, und sogar ausprobiert, viel Obst und wenig Fett zu essen, mich dabei aber schwach und »obstabhängig« gefühlt. Dieses Mal las ich mir die Informationen und Beiträge genauer durch. Ich sah einen Beitrag, in dem

Dr. Graham darüber sprach, Obst mit genug grünem Blattgemüse zu essen. Da fiel mir auf, was ich besser machen konnte: Mehr Grünzeug essen! Bis dahin hatte ich lediglich einen Salat pro Woche gegessen und gelegentlich grüne Säfte getrunken, aber keinesfalls regelmäßig grünes Blattgemüse verzehrt. Außerdem glaubte ich, dass dieses Blattgemüse nur aus Grünkohl, Mangold und Löwenzahn, sprich sehr dunklen Sorten, bestehen würde, da es sonst nicht nährstoffreich genug sei. Aber genau diese Sorten mochte ich nicht.

Dann probierte ich Dr. Grahams roh-veganes 80/10/10-Programm aus. Ich begann meine Mahlzeiten mit süßem Obst und beendete sie mit mildem Blattgemüse wie Sellerie oder Romanasalat. Zuerst aß ich nur ein Blatt oder einen Stängel und steigerte mich dann auf zwei Bund Sellerie und/oder zwei Köpfe Romanasalat pro Tag. Das kombinierte ich mit einer großen Menge (mindestens ein Dutzend) einer oder zweier tropischer Fruchtsorten. Ich verzichtete auf sämtliche Nahrungsergänzungsmittel, Gewürze, Öle, gefrorene Früchte, Säfte, Salz, gedörrte und getrocknete Nahrungsmittel, rohe Milchprodukte, Honig, grüne Pulver und Algen. Wieder nahm ich ab. Ich sehnte mich plötzlich nach Bewegung und begann zu laufen und wieder Yoga zu praktizieren. Heute verbringe ich am Tag durchschnittlich zwei Stunden mit Yoga, eine Stunde mit Pranayama, eine Stunde mit Laufen und mache 25 bis 50 Handstände.

Ich fing außerdem damit an, aufgestaute Gefühle loszulassen. Jetzt fließen sie buchstäblich aus mir heraus. Ich glaube, dass sich damals, als ich noch reichhaltige rohe Nahrungsmittel mit vielen Gewürzen aß und Säfte trank, sich viele Gefühle wie Ärger oder Schmerzen knapp unter der Oberfläche verbargen und durch mein Essen wieder nach unten gedrückt wurden. Jetzt werden sie durch nichts daran gehindert, einfach nach außen zu fließen.

Ich habe keine Essattacken mehr, bei denen ich mich überesse. Ich bin im Einklang mit meinem Körper und spüre, was er braucht. Als ich z. B. mit dem Laufen begann, zerrte ich mir einen Muskel auf der rechten Rückenseite und konnte mich dann nicht mehr auf diese Seite rollen. Ich wusste, dass es von allein heilen würde, wenn ich mich schonte. Also tat ich das, und nach zwei Tagen war alles wieder in Ordnung. Es gab Zeiten, in denen ich nicht auf meinen Körper gehört hätte und trotzdem gelaufen wäre. Doch mein Körper gibt mir mittlerweile so deutlich zu verstehen, was er braucht, dass ich es nicht ignorieren kann. Ich kann mühelos so vieles mit ihm machen!

Inzwischen befolge ich Dr. Grahams roh-vegane 80/10/10-Lebensweise seit vier Monaten. In dieser Zeit habe ich mehr Verbesserungen beobachtet als in vier Jahren mit der »Iss alles, Hauptsache roh«-Ernährung. Die Einfachheit von Rohkost war das, was mich zuerst anzog. Nachdem ich ein einfaches Buch darüber gelesen hatte, begann ich instinktiv, einer ähnlichen Ernährungsweise wie 80/10/10rv zu folgen. Erst als ich anfing, noch mehr zu lesen, und mich von anderen beeinflussen ließ, kam ich von dem ab, was mir guttat und für mich funktionierte.

Ich habe gelernt, dass mein Körper mir unter den richtigen Bedingungen sagt, was er braucht, und dass es am wichtigsten ist, das zu tun, was mir guttut, ohne auf das viele Stimmgeschnatter von anderen und auch mir selbst zu hören. Dr. Graham ist der einzige Experte in der Rohkostwelt, dessen Programm für mich langfristig funktioniert.

ROEN HORN, SACRAMENTO, KALIFORNIEN

Zurückblickend hätte ich mir viele Probleme ersparen können, wenn ich schon zu Beginn meiner Umstellung auf Rohkost von 80/10/10 erfahren hätte. Mit 15 Jahren wurde ich von meinem Bruder und einigen Internetseiten, die ich besuchte, davon überzeugt, dass Frutarismus das ultimative Ernährungsideal sei, da es Pflanzen nicht »tötete«. Zuvor war ich bereits Vegetarier und dann Veganer, wodurch ich schon einiges an Gewicht verloren hatte. Nachdem ich Frutarier wurde, nahm ich noch mehr ab, dabei war ich vorher schon sehr dünn.

Meine Mutter machte sich Sorgen und schickte mich zum Arzt. Von diesem Moment an hingen wegen meines niedrigen Gewichts (50 Kilo bei 1,85 m) die düsteren Drohungen meiner Ärztin, mir Antipsychotika zu verabreichen oder mich einweisen zu lassen, wie ein Damoklesschwert über mir. Ich musste mich wöchentlich untersuchen lassen und zunehmen, sonst …!

Kaum zu glauben, aber mein ignoranter Psychologe erklärte mir, dass ich geisteskrank und obsessiv-zwanghaft sei, weil ich keine Hot Dogs, Hamburger, Eiscreme oder Donuts wie »normale« Jugendliche aß. Er behauptete außerdem, dass niemand, der sich nur von Nüssen, Samen, Obst und Gemüse ernährte, damit langfristig überleben könne, und ich in absehbarer Zeit an Unterernährung sterben würde, wenn ich so weitermachte. Er meinte außerdem, dass ich an »Wahnvorstellungen« litt, wenn ich ihm nicht glauben würde.

Unter dem Druck meiner Ärzte und meiner Mutter gab ich meine frugane Ernährung auf. Ich fing an, gekochte Gerichte zu essen, die sehr viel Getreide enthielten, wie bspw. Spaghetti, Couscous und Reis, aber ich bestand darauf, meine Hafergrütze roh zu essen. Diese getreidereiche Kost führte zu der schlimmsten Verstopfung, die ich in meinem Leben bisher durchgemacht hatte, und verschlimmerte mein Akne-Problem. Mein Gewicht allerdings erhöhte sich von 50 auf knapp 57 Kilo.

Da ich es leid war, keine Kontrolle mehr über meine Ernährung zu haben, fing ich an, wieder ausschließlich rohes Obst, Fruchtgemüse, Nüsse und Samen zu essen. Damit fühlte ich mich besser, aber ich nahm auch wieder ab. Also überlistete ich meine Mutter und meine Ärzte mit Gewichten, die ich an meinen Fußgelenken und in meinen Hosen versteckte. Ich war nicht besorgt, dass mein Gewicht wieder auf 49 Kilo fiel, denn ich fühlte mich großartig, war stark und meine Blutwerte waren in Ordnung. Einige Frutarier sagten mir sogar, dass ich Gewicht verlieren müsse, um meinen Körper zu »entgiften«. Sie waren davon überzeugt, dass sich das Gewicht nach dieser Phase mit derselben Ernährung von alleine wieder erhöhen würde.

Nun, wie Sie selbst beim Lesen dieser Geschichte feststellen werden, hungerte ich mich neun Monate lang fast zu Tode, weil ich darauf wartete, dass sich mein Gewicht von allein stabilisieren würde – etwas, was ich heute auf keinen Fall weiterempfehle!

Ich liebte Avocados. Oft aß ich nur Avocados zu einer Mahlzeit. Ich wusste es einfach nicht besser, litt aber deshalb an starker Akne und an extremer Verstopfung, sogar als Rohkost-Frutarier. Da war ich also, mit der Ernährung, die ich für optimal hielt, und kämpfte immer noch mit vielen Gesundheitsproblemen. Auch als ich aufhörte, Getreide zu essen, das ich für meine Probleme verantwortlich machte, und Unmengen an Obst aß, hatte ich nur unregelmäßigen Stuhlgang, der hart wie Stein und äußerst schmerzhaft war. Es war so schlimm, dass ich mich oft extrem anstrengen musste, um überhaupt etwas herauszupressen. Ich war verwirrt, da ich dachte, dass eine rohköstliche Ernährung das Letzte wäre, was Verstopfungen auslösen könnte. Erst später fand ich heraus, dass nicht alle rohen Ernährungsweisen gleich sind, und dass sie ganz unterschiedliche Wirkungen haben.

Es dauerte nicht lange, und die Gewichte wurden entdeckt. Kurz darauf kamen Mitarbeiter des Jugendamtes zu mir nach Hause – mit einer Vollmacht, mich zu einer psychologischen Untersuchung mitzunehmen und mich möglicherweise auch in eine Klinik für Geisteskranke einzuweisen! Ich war in der Küche und schälte gerade eine Orange für mein Frühstück, als ich die Diskussion zwischen den Beamten und meinen Eltern mitbekam. Ich rannte schnell zur Küchentür hinaus. Mit der Hilfe meines Bruders und meines Cousins, die verstanden, dass ich nicht geistesgestört war, sondern nur gesund leben wollte, floh ich nach Kanada. Mein Bruder begleitete mich.

Wir legten uns falsche Namen und Identitäten zu und wurden als die »jungen Wilden von British Columbia« bekannt. Ich wurde in diese Rolle gezwungen, da mir gesagt wurde, dass mich die Mitarbeiter des amerikanischen Jugendamts, sollten sie mich zu fassen bekommen, dazu zwingen würden, »normales« Essen zu essen und mir »Ensure« verabreichen würden – ein flüssiger »Nahrungsersatz« mit extrem viel raffiniertem Zucker und künstlichen Zusatzstoffen, der die richtige Ernährung »sicherstellen« (engl. ›ensure‹) soll. Wenn ich mich weigerte, dies zu trinken, würden sie es mir über einen Schlauch verabreichen!

Da ich auch in Kanada immer noch unter Verstopfung litt, ließ ich eine Darmspülung machen. Nachdem die Hydrotherapeutin, die auch Iridologin war, sich meine Augen angeschaut hatte, sagte sie mir, dass mein Darm, weil ihm nichts anderes übrig geblieben wäre, sich ausgebeult und »Taschen« geformt hatte. Sollte sie Recht behalten, müsste ich den Rest meines Lebens mit diesen Taschen leben.

Hätte ich Dr. Grahams Buch »Grain Damage« früher gelesen, wäre mir das nicht passiert!

Auf der Straße und mit sehr wenig Geld konnte ich mir keine große Auswahl an Obst leisten, also nahm ich weiter ab. Irgendwann wurde ich durch die Bemühungen einer besorgten Frau, die uns half und sich mit uns anfreundete, in einem kanadischen Krankenhaus aufgenommen. Mein Körper war unbemerkt vor die Hunde gegangen, und ich hatte so stark abgenommen, dass ich nur noch 38 Kilo wog. Sogar ich selbst war geschockt!

Zuerst war ich regelrecht panisch vor Angst, dass man mich zwingen würde, gekochtes Krankenhausessen zu essen. Zu meiner großen Erleichterung ließ dieses Krankenhaus es aber zu, dass mein Bruder mir täglich die rohen Bio-Lebensmittel aus einem Reformhaus holte, die ich haben wollte.

Nachdem ich meinen Glauben an die frugane Ernährung verloren hatte und in einem sehr anfälligen Zustand war, öffnete ich mich schnell anderen Ideen. Ganz nach dem Rat vieler Rohkostbücher beschloss ich, jetzt »auf gesunde Weise« zuzunehmen. Neben grünem Blattgemüse begann ich auch, tonnenweise Fett zu essen. Manchmal aß ich sechs bis sieben Avocados am Tag, ganz zu schweigen von all den Nüssen, Samen, dem Öl und der Nussbutter, die ich in meinen Dressings verwendete. Mit dem Abschied von einigen meiner früheren Ernährungsdogmas fühlte ich mich, als hätte ich »das Licht gesehen«. Ich dachte, ich hätte endlich die Ernährungsweise gefunden, die richtig für mich war. Wie wenig wusste ich damals doch, worauf ich mich einließ!

Da ich bereits im Krankenhaus war – ganz so wie es die US-amerikanischen Ärzte gewollt hatten –, und weil ich glaubte, dass ich nicht mehr viel zu verlieren hatte, riskierte ich es, meine Identität preiszugeben, als ich mich von den kanadischen Medien filmen ließ. Natürlich führte das dazu, dass ich entdeckt wurde. Neun Monate, nachdem ich von zu Hause weggelaufen war, fand meine Familie schließlich heraus, wo ich mich aufhielt.

Als meine Eltern mich besuchten, erzählte ich meiner Mutter, dass ich kein Frutarier, sondern stattdessen jetzt ein Rohköstler sei. Mit etwas Überzeugungsarbeit seitens meiner Mutter gab ich meine frugane Ideologie komplett auf und begann nun auch, Kohl- und Wurzelgemüse (das Essen von Wurzelgemüse führt zum Tod der Pflanze) zu essen. Mit meiner neuen Rohköstleridentität versuchte ich allen zu beweisen, wie flexibel ich mit meinen Essgewohnheiten jetzt war. Zu diesem Zeitpunkt war ich bereit, fast alles zu essen, Hauptsache »roh«.

Hanfsamenbutter, Tahini, Kakao ... »Ist es roh?« wurde zu meiner Standardfrage. Bis dahin schien sich alles in meiner Ernährung damit zu decken, was ich in vielen Büchern gelesen hatte. Dennoch ermunterte mich meine Mutter, Sushi, rohe Eier und rohe Milchprodukte zu essen, die bei vielen Rohköstlern als verbotene Nahrungsmittel gelten.

Auch wenn ich mich theoretisch dazu bereiterklärte, diese Dinge zu essen, war es nicht viel mehr als ein Lippenbekenntnis. Es gab keine rohe Milch, und das Krankenhaus erlaubte keine rohen Eier (oder rohe Milch, aus denselben Gründen). Meine Mutter besorgte mir Räucherlachs, aber ich konnte mich glücklicherweise damit herausreden, dass dieser Kochsalz enthielt. Trotz meiner Abneigung gegen alle tierischen Produkte begann ich aber zu Hause damit, frisches Eigelb zu verwenden, da einige Rohkostautoren dies zuließen und es für mich persönlich das kleinste Tabu war.

Obwohl ich in dem kanadischen Krankenhaus sehr schnell zunahm (in nur einigen Monaten wog ich wieder 50 Kilo, Tendenz steigend) und mich sehr vom Frutarismus entfernt hatte, intervenierten die amerikanischen Ärzte und ließen mich in einem Notfall-Überschallflugzeug, das aus Japan eingeflogen werden musste, zurück in die Staaten fliegen, wo sie mich in eine psychiatrische Anstalt einsperrten und mich überlisten und auch dazu zwingen wollten, gekochtes Krankenhausessen zu essen!

Meine Mutter warnte sie unablässig davor, was ihr ein Rohkostexperte erklärt hatte: Dass die Körper von Rohköstlern gravierende Probleme mit einem plötzlichen Umstieg auf gekochtes Essen haben, da die Darmschleimhaut, die normalerweise vor Allergenen und Toxinen schützt, dünner ist. Deshalb dürfen gekochte Speisen nur sehr langsam und schrittweise wieder eingeführt werden, indem mit leicht gedünstetem Gemüse begonnen wird. Glutenhaltiges Getreide sollte ganz vermieden werden. Leider scherte sich keiner um ihre Warnungen!

Ich könnte ganze Seiten mit den entsetzlichen Erfahrungen füllen, die ich in dieser Anstalt machen musste. Sobald ich dort ankam, wurde mir ein Teller mit Hühnchen, Milch, fettigem Reis, grünen Bohnen aus der Dose und Schokoladenkuchen vorgesetzt. Die Schwestern ließen mich glauben, dass ich entweder essen müsste, was auf meinem Teller sei, oder mit Ensure-Lösung zwangsernährt würde. Angesichts dieser zwei Optionen, die beide nährstofflich nur klägliche und scheußliche Imitationen wirklicher Nahrung waren, wurde ich panisch. Da ich glaubte, dass all meine früheren Versuche, mich gesund zu ernähren, und auch meine Flucht, mit der ich das Krankenhaus und das dort verabreichte Essen vermeiden wollte, zwecklos waren, erlitt ich fast einen Nervenzusammenbruch.

Da nun das Jugendamt über mich entschied, fühlte ich mich ohne den Schutz meiner Eltern sehr hilflos. Aber ich verlor trotzdem nicht meinen Kampfgeist. Als ich begriff, wie unterschiedlich das amerikanische und das kanadische Krankenhaus waren, wurde mir klar, dass ich hartnäckig bleiben musste. Irgendwann, nach langer Überzeugungsarbeit, bekam ich endlich Rohkost.

Wie konnte ich mich aus der Zwickmühle zwischen gekochtem Essen und Ensure herausmogeln? Ich glaube, dass mein Gewicht nicht niedrig genug war, um eine Zwangsernährung zu rechtfertigen, und ich außerdem bereit war, das zu essen, was das Krankenhaus an rohen Nahrungsmitteln anbieten konnte – hauptsächlich Walnüsse und einige kaum reife Bananen, Äpfel und Orangen.

Zum großen Missfallen der Psychiaterin, die für mich zuständig war und sich zum Ziel gesetzt hatte, mich hungern zu lassen, bis ich mich beugte, ordnete ein Richter an, dass meine Eltern mir eine größere Auswahl der Lebensmittel, die ich essen würde, vorbeibringen sollten. Schließlich sah die Psychiaterin ein, dass ihre Pläne, mich zu kontrollieren und zum Essen gekochter Speisen zu zwingen, vergeblich waren, und ich wurde mit einer ganzen Reihe an Auflagen entlassen.

Nachdem ich diesen Sieg errungen hatte, wurde ich plötzlich mit einer neuen Herausforderung konfrontiert. Kurz nach meiner Entlassung aus dem Krankenhaus ließ ich meinen Körperfettanteil testen, der bei 25 % lag! (Konventionelle Quellen halten bei Männern einen Körperfettanteil zwischen 13 und 17 % für normal. Von Dr. Graham lernte ich jedoch, dass der einstellige Bereich, idealerweise zwischen 4 und 8 % bei einem sportlichen Mann, ein wirklich gesundes Maß für den Körperfettanteil repräsentiert.)

Die Frau, die den Test mit mir durchführte, war geschockt, dass ein so dünner Mensch wie ich einen so hohen Körperfettanteil haben konnte. Sie prophezeite mir, dass ich mit wachsendem Alter einem höheren Risiko von Herzerkrankungen und anderen gesundheitlichen Problemen ins Auge sehen müsste. Es sah so aus, als ob meine Zunehmstrategie von höchstem Erfolg gekrönt war.

Bei einem weiteren Arztbesuch äußerte meine Mutter ihre große Besorgnis wegen meines hohen Körperfettanteils von 25 % und einer Zellulitis (Unterhautgewebeentzündung) am Unterleib. Der Arzt jedoch war keineswegs beunruhigt und sagte uns sogar, dass es ein »anorektischer Gedankengang« sei, wegen meines Körperfettanteils beunruhigt zu sein.

Ich wundere mich jedenfalls nicht, dass ich so viel Fett zulegte, da ich mich in keinem der beiden Krankenhäuser sportlich betätigen durfte. In der US-amerikanischen Anstalt bekam ich sogar zu hören, dass ich mich hinsetzen solle, wenn ich dabei erwischt wurde, »herumzustehen«. Aus diesem Grund gebe ich den Ärzten die Schuld an meinem hohen Körperfettanteil. Zum zweiten Mal hatten sie die Warnungen meiner Mutter komplett ignoriert, die ihnen erklärte, was sie in Büchern gelesen hatte: Dass es äußerst wichtig für ausgezehrte Menschen ist, während des Zunehmens auch etwas zu trainieren, da sie sonst nur an Fett, nicht aber an Muskelmasse zulegen würden.

Sogar mit dem Wissen, dass mein Körperfettanteil sehr hoch war, zwang ich mich jeden Tag, noch mehr zuzunehmen, um mit den Anforderungen der Ärzte Schritt zu halten. Sie wollten, dass ich die 10. BMI-Perzentile erreichte, bei der 10 % aller Männer meiner Größe und meines Alters dasselbe wiegen würden, auch wenn die 5. BMI-Perzentile normalerweise als akzeptabel angesehen wird. Das war absurd, da ich nicht genug Muskelmasse für mein Alter hatte, um diese Anforderung ohne einen extrem hohen Körperfettanteil zu erreichen.

Ich lebte in der ständigen Angst, wieder in die psychiatrische Anstalt eingewiesen zu werden, da eine der Auflagen lautete, ich müsse spätestens jeweils nach vier Wochen an Gewicht zunehmen, oder ich würde zurück in die Anstalt gesteckt – wo ich dann kooperieren und gekochtes Krankenhausessen essen müsste!

Den Ärzten hätte klar sein müssen, dass dies vollkommen unvernünftig war, da sich Muskeln nur sehr langsam aufbauen lassen. Ich habe gehört, dass sogar die besten Bodybuilder selten mehr als ein Pfund Muskeln pro Monat zulegen. Ich fühlte mich in die Enge getrieben und aß ungesunde Mengen an Avocados, Nüssen, Samen und Öl, um in den von den Ärzten gesetzten Fristen genug zuzunehmen. Innerlich hatte ich große Angst davor, dass jedes Pfund, das ich zunahm, meinen bereits hohen Körperfettanteil noch zusätzlich erhöhen würde. Mir war klar, dass ich trainieren musste, um Muskelmasse aufzubauen, aber ich war nicht in der besten körperlichen Verfassung und hatte nicht genug Energie, um richtig Sport zu treiben.

Darüber hinaus wurde ich nun zu Rohkost-Picknicks eingeladen. Die Gerichte waren rohe Varianten meiner früheren gekochten Lieblingsgerichte – nur gesünder (dachte ich). Glücklicherweise war ich zu faul, sie mir selbst zu Hause zuzubereiten, sonst hätte ich vermutlich nichts anderes mehr gegessen.

Viele Rohkostbücher waren so rückschrittlich, dass sie Obst als schädlich bezeichneten, weil es zu viel Zucker enthalte. Gott sei Dank hielt ich mich nie so streng daran, dass ich komplett auf Obst verzichtete, aber dennoch schränkte ich meinen Obstverzehr ein, was den Anteil der Fettkalorien an meinem Essen nur noch weiter erhöhte. Ich fühlte mich schwerfällig, hatte übelriechende Blähungen, meine Akne kam mit voller Wucht zurück, und ich litt erneut unter Verstopfung. Ich fühlte mich nicht mehr gesund.

Was tat ich also? Ich griff zu Superfoods. Ich dachte, dass ich nicht genug Mineralstoffe aufnahm oder irgendeinen anderen Mineralstoffmangel hatte. Einige Rohkostbücher verkündeten, dass Bio-Lebensmittel nicht genug wären, sondern auch wilde Pflanzen, eine größere Lebensmittelauswahl und zahlreiche Superfoods, die sie praktischerweise gleich selbst verkauften, auf den Speiseplan gehörten. Also bestellte ich Behälter mit zu Pulver verarbeiteten Wildpflanzen, Beutel mit Kakao und viele andere ausgefallene Mittel, die angeblich meine Probleme lösen konnten. Keines dieser Superfoods konnte jedoch meine fettreiche und schlecht kombinierte Ernährung ausgleichen.

Erst als ich im Juli 2004 Tim Trader und Laurie Masters bei dem *National Essene Gathering* traf, hörte ich zum ersten Mal von 811. Laurie erzählte mir, dass sie Dr. Doug Grahams Buch namens 80/10/10 redigierte. Beide erklärten mir das Grundkonzept des Buchs: Dass die zwei hauptsächlichen Kalorienquellen von Rohköstlern entweder Obst oder Fett sind. Ich wusste sofort, dass ich zum extremen Teil der Fett-Fraktion gehörte. Ich erklärte den beiden meine Situation, und sie waren beide wegen meiner Gesundheit besorgt.

Auf Tim und Lauries Drängen hin nahm ich noch im selben Sommer an Dr. Grahams Vorträgen beim International Festival of Raw and Living Foods in Portland teil. Zwar bekam ich bei dieser Veranstaltung jede Menge neue Informationen, doch ich bemerkte auch, wie unterschiedlich und teilweise widersprüchlich die Überzeugungen der Vortragenden waren.

Zu meiner Erleichterung schien es, als ob Dr. Graham diesen ganzen Wust an Informationen zu einem klaren, vernünftigen Plan verdichtet hatte. Besonders seine Erklärung von Blutzuckerproblemen, die oft Obst angelastet werden, aber eigentlich durch die eingeschränkte Funktion von Insulin aufgrund eines übermäßigen Fettkonsums zustande kommen. Ich wusste, dass ich einiges ändern musste, um wieder gesund zu werden. Wenn ich erfolgreich mit Rohkost leben wollte, musste ich klügere Entscheidungen bezüglich meiner Lebensmittelauswahl treffen, und diesen ein paar mehr Kriterien als »Ist es roh?« zugrunde legen.

Auch nachdem ich Dr. Grahams überzeugende Vorträge gehört hatte, fiel es mir schwer, 811 umzusetzen. Ich gebe zu, dass ich ihn auf demselben Festival sah, das ich mit einer ganzen Kiste voller Kakaobohnen verließ. Es ist verdammt schwer, eine Sucht zu überwinden.

Ich würde lügen, wenn ich behaupten würde, dass ich nach meiner Rückkehr vom Festival aus Portland nicht gleich zum nächsten Rohkost-Picknick rannte. Aber etwas hatte sich geändert. Ich hatte keine Scheuklappen mehr auf. Jetzt wusste ich, dass die rohen Gourmetköstlichkeiten fettige Kalorienbomben waren und mich auf meinem Weg zu einer besseren Gesundheit nicht weiterbrachten. Rohe Pizza konnte ich jetzt nicht mehr so genießen, wie ich es vor Dougs Vortrag (»Wenn es aussieht wie Pizza und wenn es schmeckt wie Pizza, dann braucht es garantiert genauso viel Verdauungsaufwand wie bei Pizza!«) tat. Ich wusste nun, was gesund für mich war, und wenn ich sündigte, dann wusste ich immerhin, dass dies ein Ausrutscher bleiben musste.

Ende August desselben Jahres nahm ich zum ersten Mal am Rawstock Festival teil. Es war fantastisch! Es war sehr inspirierend, persönlich Menschen zu treffen, die 811 befolgten, und mich mit ihnen auszutauschen. Ich sah, wie natürlich es war und wie viel Spaß es machte, sich einfach zu ernähren. Wissen ist Macht und kann in der Tat einen Wandel bewirken. Nach Rawstock war ich endgültig von 811 überzeugt. Jetzt musste ich anfangen, mir schlechte Angewohnheiten abzutrainieren, frühere Abhängigkeiten zu bekämpfen und mich jeden Tag an meinem 811-Ziel auszurichten.

Immer wenn ich Fragen zu 811 oder anderen ähnlichen Themen habe, kann ich diese in Dr. Grahams VegSource-Diskussionsforum stellen. Dr. Graham nimmt sich selbst die Zeit, dort persönlich hilfreiche Ratschläge zu geben. Darüber hinaus gibt es viele andere Menschen, die wertvolle Hinweise geben und selbst einen langjährigen Erfahrungsschatz haben. Egal wie einfältig oder trivial eine Frage auch sein mag, sie wird immer freundlich beantwortet, und es gibt immer

Leute, die sich damit identifizieren oder nützliche Tipps geben können. Dieses Diskussionsforum hilft mir dabei, mein Ziel weiterhin zu verfolgen, bietet mir jede Menge neue Informationen und verschafft mir das Wissen, das ich brauche, um meine eigenen gesundheitlichen Probleme zu lösen.

Mit meinem heutigen Wissen kann ich sagen, dass weder meine Psychologin noch meine Mutter recht damit hatten, was die beste und gesündeste Methode betraf, um zuzunehmen. Ich brauchte kein Getreide, und ich brauchte mit Sicherheit keine Hot Dogs, Hamburger, Eiscreme oder Doughnuts! Das Allerwichtigste war ein bisschen Verständnis und wesentlich mehr Kalorien! Ich war einfach davon ausgegangen, dass ich schon genug Kalorien zu mir nahm, da ich immer dann aß, wenn ich hungrig war. Dr. Graham wies jedoch darauf hin, dass das Essen bei einer durchschnittlichen US-amerikanischen Ernährung eine hohe Dichte und extrem viele Kalorien hat und im Vergleich zu kalorienärmerem, wasserreichem Obst und Gemüse nur wenig Platz im Magen einnimmt. Er erklärte, dass man den Magen wieder auf seine natürliche Größe und Elastizität dehnen müsste, um mit dem 811-Programm genug Obst und Gemüse essen und dadurch genügend Kalorien aufnehmen zu können. Das Fehlen dieser kleinen Information war vermutlich der Hauptgrund für mein Scheitern als Frutarier, neben der Tatsache, dass ich damals kein grünes Blattgemüse aß.

Ich danke Laurie Masters, Tim Trader und Dr. Graham dafür, dass sie mich dabei unterstützt haben, die richtigen Entscheidungen zu treffen. Dank ihrer Hilfe sind mir nun die Konsequenzen meiner früheren Lebensweise bewusst. 811 hat mir gezeigt, wie ich genug Kalorien aufnehmen kann, ohne zu viel Fett zu essen, wodurch ich jetzt keine Probleme mehr damit habe, mein Gewicht zu halten.

Je mehr Obst und je weniger Fett ich esse, umso mehr Energie habe ich auch, und umso mehr Lust darauf, mich zu bewegen und zu trainieren – genau das, was ich brauche, um meinen hohen Körperfettanteil in schlankes Muskelgewebe zu verwandeln. Je näher ich am 811-Ideal bleibe, umso schneller verschwinden meine Gesundheitsprobleme. Eine reinere Haut, eine weitaus besser funktionierende Verdauung und mehr Energie und Vitalität sind die beste Belohnung für meine Mühen.

Es ist wunderbar, ganz einfach zu essen, und ich liebe Obst! Leider liebe ich aber auch Fett. Ich kämpfe oft noch mit mir selbst, aber ich tue mein Bestes und komme meinem Ziel Tag für Tag näher. Immerhin weiß ich jetzt, in welche Richtung ich gehen muss und irre nicht mehr blind umher.

Aufgrund meiner früheren Erfahrungen, als ich mich noch zu stark von anderen Menschen bei meiner Entscheidungsfindung beeinflussen ließ und daher in so manche Falle tappte, habe ich mittlerweile gelernt, selbstständig zu denken und zu handeln. Meine Großmutter ärgerte sich oft über meine Eltern, weil diese so viel Geld dafür bezahlten, um mir Avocados zu besorgen – wo sie doch mit Olivenöl so viel hätten sparen können! Seit geraumer Zeit bin ich nun ein Fan von 811.

Heute, so erzählt mir meine Mutter, hält meine Großmutter mich für »verrückt«, weil ich Unmengen an Obst esse, auf Getreide verzichte und Dr. Graham glaube. Darüber muss ich nur lächeln.

THERESA REMLEY, SACRAMENTO, KALIFORNIEN

Nach einem Leben voller Verwirrung und Schmerzen kann ich nun endlich die Nachrichten meines Körpers verstehen. Als ich fünf Jahre alt war, hatte ich das erste Mal mit einer traumatisch bedingten Erkrankung zu tun. Dann ging es gesundheitlich immer weiter bergab, bis ich körperlich und geistig am Ende war. Seitdem habe ich unermüdlich nach Antworten gesucht. Als Kind ging ich zu Psychologen und als Erwachsene zu Psychiatern, da ich nicht in der Lage war, den Grund für meine Depressionen und Angstzustände herauszufinden, da mein kindliches Unterbewusstsein unterdrückte, was mir passiert war. Ich war oft krank und verpasste in der zehnten Klasse fast einen Tag Schule pro Woche, weil ich mit Fieber und Halsentzündungen kämpfte. Dennoch schaffte ich es, schulische Bestleistungen zu erbringen.

Zu Highschool-Zeiten litt ich nach jedem Fußballspiel in der Sportstunde den Rest des Tages an Skelettmuskulaturschmerzen und Schwindel. Auch Besuche beim Chiropraktiker konnten dieses Problem nicht lösen. Mit 17 Jahren wachte ich mehrere Nächte lang mit starken Schmerzen im unteren Brustbereich auf. Eine Endoskopie stellte ein sich entwickelndes Geschwür fest, und ich bekam statt einer Ernährungsberatung Antazida verschrieben, obwohl ich bereits aus eigener Überzeugung Vegetarierin war.

Als ich 19 Jahre alt war, entwickelten sich meine ständige Müdigkeit und mein entzündeter Hals zu chronischen Symptomen, weshalb ich zu einem weiteren Arzt ging, der einen extrem erhöhten Epstein-Barr-Wert bei mir feststellte. Dort wurde mir allerdings nichts erklärt. Ich dachte, dass ich am chronischen Erschöpfungssyndrom litt. Da diese Erkrankung aber weitgehend missverstanden wird, wurden meine Symptome zum größten Teil ignoriert. Ich fehlte in vielen meiner Unikurse, weil ich an Schlaflosigkeit, »Nebel« im Kopf, extremer Erschöpfung und Schmerzen litt. Ich fühlte mich immer hilfloser und wurde deshalb immer depressiver.

1997 ging ich zu einem Immunologen, der meine Beschwerden schließlich als chronisches Erschöpfungs- und Immunschwächesyndrom, Fibromyalgie und allergische Rhinitis diagnostizierte. Er sagte mir, ich sei ein »extremer Fall« und prophezeite mir eine Zukunft mit einer chronischen, mein Leben einschränkenden Krankheit. Ich beantragte wegen dieser Diagnose, die meine Arbeitsunfähigkeit bescheinigte, seit ich 19 Jahr alt war, Sozialhilfe. Nach langen Kämpfen mit den Gerichten bekam ich diese schließlich zugesprochen.

Ich wusste einfach nicht, wie es mir hätte besser gehen können. Durch Zufall traf ich vor zwei Jahren einen Chiropraktiker, der eine neuro-emotionale Technik anwandte, die durch das Stimulieren bestimmter Muskelgruppen unterbewusste Gedanken wieder an die Oberfläche holen konnte. Nach sechs Sitzungen im Zeitraum von drei Wochen erinnerte ich mich plötzlich an mein Trauma aus Kindheitstagen. Es war eine kräftezehrende Erfahrung, aber ich war erleichtert, endlich die Ursache meiner Probleme zu kennen. Die Erfahrungen, die ich als Kind gemacht hatte, waren einschneidender, als ich gedacht hatte. Ich verstand nun, warum mein früheres kindliches Gemüt überhaupt nicht in der Lage gewesen war, damit umzugehen.

Mir war dann bewusst, dass ich an einer posttraumatischen Belastungsstörung litt, die ich mit einer konsequenten emotionalen und kognitiven Therapie und speziellen Gehirntrainingssitzungen behandeln ließ. Alles ergab plötzlich einen Sinn: meine geschärften Sinne, die Panikattacken, das geringe Selbstwertgefühl, die Konzentrationsstörungen, die Depression, die Wut, die Schlaflosigkeit und die Essstörungen. Ich erkannte plötzlich, dass ich auf etwas reagierte, an dem ich keine Schuld trug. Jetzt kümmere ich mich viel liebevoller um mich selbst – etwas, das ich früher nicht für möglich gehalten hätte.

Dabei wollte mir ein Arzt tatsächlich schon intravenös AIDS-Medizin verabreichen – unfassbar! Als ob mich noch mehr Gift heilen würde! Ich habe gelernt, dass die Pflaster, die über viele Wunden bzw. Krankheiten geklebt werden, diese zwar verdecken, aber nicht wirklich heilen.

Auf jede Art von Drogen reagiere ich extrem sensibel – auch auf Substanzen, die im Essen vorkommen. Während ich krank war, änderte ich meine vegetarische Ernährung und wurde vegan. Ich besuchte oft die VegSource.com-Seite, um nach allgemeinen veganen Rezepten zu suchen. Später orientierte ich mich an Dr. McDougalls Forum zu fettarmer und vollwertiger Ernährung, da ich dachte, dass dies die gesündeste Ernährungsweise sei, um abzunehmen und vitaler zu werden. Mein Körper jedoch reagierte mit Verdauungsbeschwerden. Ich empfand das als nicht so schlimm, da ich mit weitaus größeren Problemen zu kämpfen hatte.

Als ich etwas mehr Zeit damit verbrachte, in mich zu gehen und meine giftigen Wahrnehmungen nach und nach zu verändern, fand ich auch mehr über meine Essgewohnheiten heraus. Mir wurde klar, dass ich Zucker brauchte, um mehr Energie zu haben, wegen meiner Verdauungsbeschwerden aufgrund einer falschen Kombination von Lebensmitteln bei einer Ernährung mit gekochten Gerichten aber nicht genug Obst verzehrte. Für Stimulation griff ich deswegen zu Junk Food oder koffeinhaltigem Tee, wodurch ich mich nur schlechter fühlte.

Nach zwei Jahren mit dieser Ernährung, die mir kaum Vorteile einbrachte, und nach dem Finden meiner Identität war ich schließlich so weit, Dr. Grahams Forum ernster zu nehmen. Sein Wissen auf den Gebieten Fitness, Sport und Ernährung und darüber, wie sich Lebensmittel auf der Basis einer fettarmen, roh-veganen

Ernährung mit hauptsächlich Obst am besten kombinieren lassen passte hervorragend zu meiner neu gefundenen Lebensweise, die sich auf ein ganzheitliches Bild von Gesundheit konzentrierte.

Vor einem Jahr, bevor ich diese neue Lebensweise annahm, recherchierte ich allgemein zum Thema Rohkost und probierte auch einige Rezepte anderer führender Rohkost-Pioniere aus, die empfehlen, weniger Obst und stattdessen mehr Fett und Eiweiß zu essen. Von den vielen Nüssen und Ölen, der nicht optimalen Kombination von Lebensmitteln, der Überwürzung und den unnötigen Nahrungsmitteln fühlte ich mich schwerfällig und unwohl. Ich spürte, wie die Candida-Population in meinem Körper zu blühen begann. Darüber hinaus aß ich schnell zu große Mengen dehydrierter »Gourmet«-Speisen, was mir bei ganzem rohem Obst und Gemüse nicht passiert.

Sollten sämtliche Ernährungsexperten ihre Theorien nicht zuerst an jemandem wie mir, die einen extrem sensiblen Körper hat, testen, um herauszufinden, ob die von ihnen vorgeschlagene Ernährung gut oder schädlich ist?

Dr. Graham ist der einzige Rohkost-Mentor, dessen Rat ich beherzige, da seine Prinzipien mit den Bedürfnissen meines Körpers nach frischem Obst und zartem Blattgemüse in der richtigen Kombination oder als Monomahlzeit übereinstimmen. Durch diese Ernährungsweise bekomme ich sofort genügend körperliche und geistige Energie, die für den ganzen Tag reicht – ohne zwischendurch zu schlafen oder mich nach dem Essen unwohl zu fühlen!

Nur mit dieser Ernährung kann ich trainieren, ohne Stimulantien zu nehmen. Ich erhole mich wesentlich schneller und schmerzfreier als früher, als ich noch offene rohe Fette und gekochte Speisen aß. Mir geht es gesundheitlich immer besser, so als ob mein Körper sich klar genug für einen allumfassenden Heilungsprozess fühlt. Schon seit dem allerersten Tag mit 80/10/10 ging es meinem Hals und meinem Verdauungssystem unglaublich viel besser.

Wenn ich wieder gekochte vegane Gerichte esse, um meinen Körper und meine Gefühle mit einem »Pflaster« ruhig zu stellen, fühle ich mich sofort körperlich und geistig träge und werde von fibromyalgischen Schmerzen und Sinusitis geplagt. Trotzdem tue ich dies hin und wieder zum Abendessen, wohl wissend, dass es sich hierbei wie mit einer Droge verhält, weil mein emotionaler Zustand nicht der stärkste ist. Dieses Bedürfnis nach einem vorübergehenden Hochgefühl ist manchmal stärker als der Teil von mir, der es besser weiß, da gekochtes Essen mir wirklich nicht guttut. Dr. Graham hat mir gezeigt, wie viel Suchtpotenzial in gekochtem Essen steckt. Wenn ich mein warmes Abendessen nicht vorher streng plane, kann es leicht zu einer veganen Völlerei ausarten. Doch auch dann esse ich wegen meiner Sucht danach mehr, die sich gleich nach dem ersten Bissen zurückmeldet.

Dennoch ist es befreiend, diese Sucht als solche zu sehen und wahrzunehmen. Ich arbeite daran, stark genug zu werden, um komplett auf gekochtes Essen zu verzichten, denn wenn ich mich emotional, spirituell und mental stark genug fühle, verabscheue ich die Wirkung, die gekochtes Essen, insbesondere aber Getreide, auf mich hat. Mein Ziel ist es, mich ganz und im Einklang mit mir selbst und meiner Umwelt zu fühlen. Eine fettarme, zu 100 % rohe Ernährung ist dabei ein unverzichtbarer Teil des großen gesundheitlichen Ganzen.

Aus Erfahrung bin ich zutiefst davon überzeugt, dass alle meine körperlichen Symptome, einschließlich Candida, nur eine Ausdrucksform des Traumas sind, das ich als kleines Kind erlebte und das mich dazu brachte, mich gänzlich zu verschließen. Unsere Körper können heilen, wenn es ihnen erlaubt wird, und für mich ist diese Zeit nun gekommen. Ich bin froh, endlich mit Dr. Graham einen Lehrer gefunden zu haben, der mit bestem Beispiel vorangeht und ein enthusiastischer Unterstützer der uns allen innwohnenden Kraft ist, uns selbst zu heilen.

JACKY DEES, WEST BEND, WISCONSIN

Viele Jahre lang litt ich an Candida und damit einhergehenden schwerwiegenden klassischen Symptomen: dem Jucken, Brennen, »hefigen« Gefühl, Verdauungsproblemen, Verstopfung, Akne, Erschöpfung, Depression und vielen vielen weiteren. Ich war verzweifelt und versuchte alles, um den Hefepilz loszuwerden. Ich las jedes Buch, jede Infobroschüre, alle Artikel und Webseiten, die ich zum Thema Candida finden konnte. Ich gab Unmengen an Geld aus und verbrachte unglaublich viel Zeit mit dem Versuch, mich selbst zu heilen.

Ich probierte es mit der Schulmedizin, mit alternativen Heilungsmethoden, Nahrungsergänzungsmitteln, Therapien, Homöopathie, Entschlackungskuren, Fasten, »Candida-Diäten«, Naturheilkunde und Hypnose. Ich ließ sogar meine Quecksilberzahnfüllungen ersetzen. Egal, was es gab – ich probierte es aus. Als nichts davon half, war ich fast so weit, mich damit abzufinden, dass der Hefepilz für immer bleiben würde. Ich würde mich den Rest meines Lebens mies fühlen, dabei war ich gerade einmal 33 Jahre alt. Ich wurde depressiv und mein Leben versank in einem schwarzen Loch. An meinem schlimmsten Tag beschloss ich, von jetzt auf gleich roh zu leben. Das war im Januar 2002.

Bei meiner Suche nach einer Heilungsmöglichkeit war ich im Internet auf Rohkost gestoßen. Ich begann mit der fettreichen Alternative. Im Verlauf des folgenden Jahres nahm ich fast 15 Kilo ab und sah am Ende aus wie ein Skelett (bei 1,60 m wog ich nur noch 39 Kilo). Fast die Hälfte meiner Haare fiel aus, meine Zähne schmerzten, und ich war nicht viel mehr als eine leere Hülle in Menschengestalt, die nur noch versuchte, sich durch den Tag zu schleppen.

Der Fettanteil meiner Ernährung war unglaublich hoch, aber ich hatte keine Ahnung, dass ich tatsächlich nur sehr wenige Kalorien aufnahm. Während dieser Zeit begann ich aufgrund des Rats einiger Verfechter fetter Rohkost mit der »Candida-Diät« – kein Obst, nur rohes Gemüse, Fett und jede Menge Nahrungsergän-zungsmittel –, die ich fast ein ganzes Jahr lang durchhielt. Ich war überzeugt, dass sich der Candida-Hefepilz eines Tages einfach zurückbilden und verschwinden würde, und es mir danach wieder gut ginge. Doch dieser Tag kam nie.

Eines Tages sah ich in einem beliebten Internet-Diskussionsforum für fettrei-che Rohkost, wie sich einige Leute über Dr. Grahams obstbasierte und fettarme Ernährung das Maul zerrissen. Das machte mich neugierig. Ich gab Dr. Grahams Namen in die Suchmaschine ein, fand seine Webseite und schließlich auch das von ihm geführte VegSource-Diskussionsforum. Seither lese ich es jeden Tag. Ich glaube, dass es mir buchstäblich das Leben gerettet hat.

Mein Problem bei meiner fettreichen, fast obstlosen Diät war, dass ich furcht-bar gern Obst gegessen hätte, aber zu viel Angst davor hatte. Nachdem ich einige Beiträge von Dr. Graham zu Candida gelesen hatte, war ich begeistert, da ich diesen zufolge wieder Obst essen konnte. Allein das Lesen machte mich schon euphorisch. Als ich dann noch las, dass mein Candida-Problem mit dieser Ernäh-rung innerhalb von Wochen verschwinden würde, konnte ich es kaum glauben. Wäre das überhaupt möglich? Seit sechs Jahren kämpfte ich dagegen und könnte es bereits in nur wenigen Wochen besiegen?

Zu diesem Zeitpunkt hatte ich schon nichts mehr zu verlieren. Nichts hatte geholfen, warum es also nicht damit ausprobieren? Ich begann, Bananen zu essen. Immer mehr Bananen. Ich verzichtete auf Fett und aß Unmengen an Obst. Und jetzt raten Sie mal! Es funktionierte! Weg! Innerhalb von Wochen!

Im Juni 2003 hatte ich ein Beratungsgespräch mit Dr. Graham. Was er mir dabei erklärte, war ungeheuer aufschlussreich. Er erläuterte mir 80/10/10rv und schlug mir vor, meine gesamte Lebensweise gesünder zu gestalten. Ich begann damit, einige Aspekte in meinem Leben zu verbessern.

Doch dann brach plötzlich meine Welt zusammen. Mein Vater, der 14 Jahre lang gegen Krebs gekämpft hatte, befand sich nun im Endstadium. Ich flog jeden Monat nach Hause, um ihn »noch ein letztes Mal« zu sehen. Um mich zu trösten, aß ich gekochtes Essen – und kein gesundes, d. h. Junk Food. Mein Vater starb einige Tage nach Weihnachten im Jahr 2003. Ich bin dankbar dafür, dass ich in seinen letzten Stunden bei ihm sein konnte.

Nachdem ich von seiner Beerdigung nach Hause kam, riss ich mich zusam-men, stand wieder auf und versuchte es erneut mit 80/10/10rv. Seitdem bin ich dabei geblieben, und jeder Tag ist besser als der vorherige. Durch meine Junk-Food-Phase hatte ich mehr als die 14 Kilo zugenommen, die ich vorher verloren hatte, also arbeite ich Schritt für Schritt daran, wieder fit und gesund zu werden. Es liegt noch einiges vor mir, aber ich habe mich, seit ich Mitte 20 war, nicht mehr so gut gefühlt.

Heute bin ich 37 Jahre alt, 1,60 m groß und wiege ungefähr 55 Kilo. Ich esse täglich etwa 2.000 Kalorien und treibe jeden Tag Sport. Meistens besteht mein

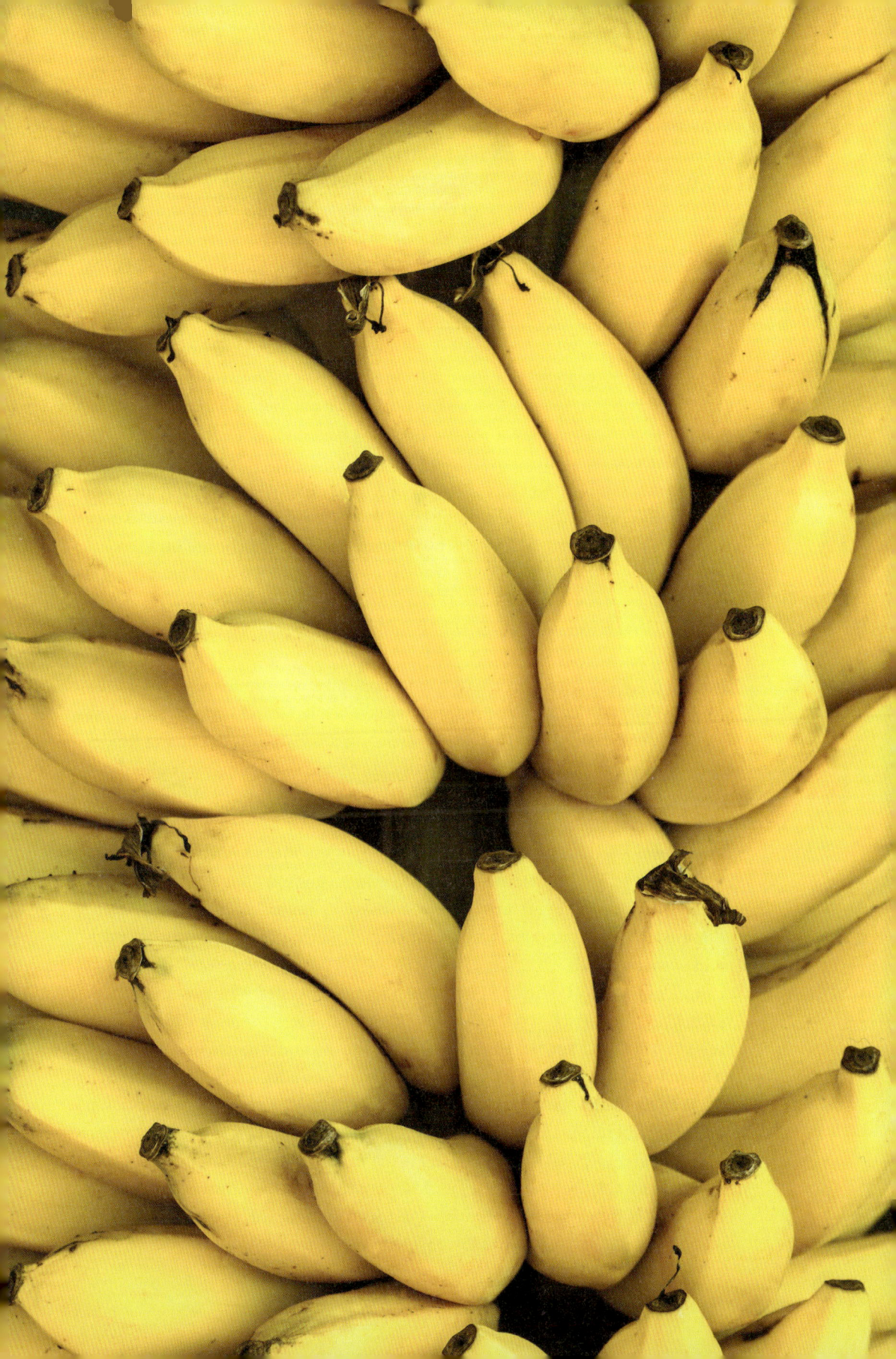

Mittagessen aus 11-12 Bananen plus Sellerie oder Blattsalat. Abends esse ich Obst der Saison und einen großen Salat. Offene Fette verzehre ich nur ein paar Mal pro Woche. Mein Ziel ist es, mehr Fett zu verlieren, Muskelmasse aufzubauen und meine allgemeine Fitness zu verbessern. Es zeigen sich die ersten Zeichen einer besseren Gesundheit: Mein Haar ist nachgewachsen, meine Haut ist rein, mein Zähne schmerzen nicht mehr und meine Verdauung hat sich verbessert. Ich probiere auch, mehr Schlaf, Sonnenschein und frische Lust zu bekommen. Es ist eine fantastische Reise, auf die ich mich begeben habe.

Ich dachte mir, es wäre hilfreich, meine Geschichte aufzuschreiben, damit andere Menschen wissen, dass man mit der 80/10/10-Ernährungsweise und dem damit verbundenen Lebensstil Candida erfolgreich bekämpfen kann. Ich weiß es aus eigener Erfahrung. Bevor ich mit 80/10/10 begann, dachte ich, dass ich die Schlacht gegen den Hefepilz verloren hatte. Jetzt habe ich ihn nicht nur besiegt, sondern vollständig hinter mir gelassen und viele weitere Siege errungen.

Candida erfolgreich zu bekämpfen liegt in Ihrer Hand. Wenn Sie sich für diesen Weg entscheiden, werden Sie es nicht bereuen – das verspreche ich Ihnen.

VALERIE MILLS DALY, CAMP HILL, PENNSYLVANIA

Die ersten 40 Jahre meines Lebens war ich eine absolute Anhängerin der durchschnittlichen amerikanischen Ernährungsweise. Ich liebte industriell verarbeitete Produkte und später auch Fast Food. Nachdem ich mit Mitte 20 meine Kinder bekommen hatte, nahm ich immer weiter zu. Meine Gesundheit war allerdings ganz in Ordnung, jedenfalls dachte ich das. Sicher, ich bekam ab und an mal Erkältungen und manchmal auch die Grippe. Ich war auch nicht wirklich begeistert, wenn ich meinen Kindern hinterherrennen oder viele Treppen steigen musste, was schon eine Herausforderung war. Insgesamt aber sah ich mich als einen ziemlich gesunden Menschen an, auch wenn mein Übergewicht (zu jenem Zeitpunkt 32 Kilo über dem, was ich zu meinen »leichtesten« Zeiten wog) mich nicht gerade erfreute.

Kurz bevor ich 40 wurde heiratete ich meinen zweiten Mann. Seine Kinder versuchten vegetarisch – mit Eiern und Milchprodukten – zu essen. Um mich in die Kinder einzufühlen, begann ich, mich darüber zu informieren, und beschloss, dass ein Umstieg gar nicht schwer sein würde. In den nächsten fünf Jahren aßen wir hauptsächlich vegetarisch, und ich legte weitere 30 Kilo zu. Jetzt bekam ich auch gesundheitliche Probleme.

Während dieser Zeit kämpfte mein Ehemann mit mehreren Beschwerden, u. a. hohem Blutdruck, Typ-2-Diabetes und Magensäurerückfluss. Darüber hinaus litt er an ernsten Nebenwirkungen durch die Medikamente, die er nehmen musste. Diese Erfahrungen wollte ich selbst nicht auch machen müssen.

Im Laufe der Zeit wurden meine Gesundheitsprobleme immer zahlreicher. Ich entwickelte Asthma, was mich sehr verängstigte. Außerdem hatte ich nun auch mit Magensäurerückfluss und Zwerchfelllücken zu kämpfen. Zum ersten Mal in meinem Leben hatte ich Blutdruckprobleme, und als ich 41 oder 42 Jahre alt war, wurde bei mir Schlafapnoe diagnostiziert, sodass ich nachts ein Beatmungsgerät verwenden musste. Ich hatte kaum Energie, litt immer häufiger unter Angstzuständen und fühlte mich oft sehr allein. Ich war ständig erkältet und musste mich immer räuspern. Meine Haut war trocken, mein Haar dünner und meine Nägel brüchig, und dann brach auch noch Schuppenflechte aus. Ich konnte nicht herausfinden, woran es lag.

Vor ungefähr fünf Jahren kam es so weit, dass mein ganzer Körper fürchterlich juckte, vor allem aber meine Arme und Beine. Meine Hände und Füße waren stark angeschwollen, und meine Knie- und Fußgelenke schmerzten. Dieser Zustand hielt sich ungefähr ein Jahr lang. Mein Arzt konnte das Problem nicht erkennen und überwies mich an einen Rheumatologen. Dieser meinte, ich litte an psoriatrischer Arthritis, und dass ich ein bestimmtes Medikament dagegen nehmen müsste. Ich kann mich nicht mehr an den Namen erinnern, wohl aber daran, dass mein Arzt mir erklärte, ich müsste monatlich zur Blutuntersuchung, da dieses Medikament äußerst giftig für die Leber sei. An diesem Punkt traf ich eine Entscheidung, da ich besser mit dem Jucken und den Schwellungen zurechtkam, als irgendwann ohne Leber, und sagte: »Nein danke!«

Diesmal begann ich ernsthaft, mich mit dem Thema Ernährung auseinanderzusetzen. Einige Freunde rieten mir, vegan zu leben. Ich verzichtete auf Milchprodukte und Eier, die ein fester Bestandteil meiner Ernährung gewesen waren. Ich liebte Käse über alles, aber ich hasste, wie es meinem Körper dadurch ging – also probierte ich es aus. Ich aß vor allem Obst, Gemüse, Getreide und Hülsenfrüchte, einiges roh und einiges gekocht. Es stellten sich sofort die ersten Verbesserungen ein: Die Schuppenflechte begann zu verschwinden, ich musste das Beatmungsgerät nicht mehr so oft benutzen, und ich begann abzunehmen.

Ich fühlte mich gut dabei und recherchierte weiter alles, was ich über vegane Ernährung finden konnte. Das war gut, aber es war weniger gut, dass ich immer mehr industriell verarbeitete vegane Produkte verwendete. Ich glaubte nun auch, dass ich Nahrungsergänzungsmittel bräuchte. Meine Küchenregale füllten sich nach und nach mit verschiedenen Pulvern, Pillen und anderen Dingen, die »garantiert gut für mich« waren. Ich setzte mich damit unter Druck, den »richtigen Weg« zu Gesundheit zu finden, und nahm noch einmal fast 10 Kilo zu.

Dann traf ich einige Leute, die eine angepasste Rohkosternährung verfolgten: etwa 85 % Rohkost (15 % Obst, der Rest Gemüse, Samen und Nüsse) und 15 % gekochtes Essen. Sie nahmen Ergänzungsmittel, aber nur sehr eingeschränkt. Frische, selbst gepresste Säfte und rohe Versionen gekochter Gerichte, oft mit einem Dörrautomat zubereitet, machten einen Großteil ihrer Ernährung aus. Ich war neugierig und wollte es selbst ausprobieren. Ich kaufte einen Dörrautomaten, ich kaufte die Bücher dazu, und ich kaufte noch mehr spezielle Ergänzungsmittel.

Ich verzichtete nun vollständig auf industriell verarbeitete Produkte, trank sehr viel Saft und aß viel Salat. Gekochte Speisen beschränkten sich oft auf Kartoffeln, braunen Reis, Vollkornpasta oder Brot. Wieder bemerkte ich viele Verbesserungen: Ich nahm ab, hatte mehr Energie, konnte komplett auf mein Beatmungsgerät verzichten und hatte nicht mehr mit dem Rücklauf der Magensäure zu kämpfen. Das Jucken war immer noch da, aber abgeschwächter als zuvor.

Das Problem mit dieser Lebensweise war, dass ich manchmal Tage hatte, an denen ich willensschwach oder einfach sehr hungrig war. In solchen Momenten griff ich zu Nüssen, Trockenobst oder anderen kalorienreichen Gerichten und Nahrungsmitteln wie Hummus, anderen Hülsenfrüchten, Tahini, Mandelbutter u. Ä. Danach fühlte ich mich wieder schwerfällig und leicht apathisch wie zu meinen Zeiten mit einer typischen amerikanischen Ernährung. Ich sah aber den Zusammenhang nicht, da ich glaubte, alles richtig zu machen. Darüber hinaus war ich es leid, so viel Zeit und Energie für die Zubereitung meiner Gerichte aufzuwenden, zumal ich immer noch durchschnittlich amerikanisch für meinen Mann kochte.

Ich lernte dann die Welt der 100-prozentigen Rohköstler kennen, anfangs durch die Bücher von Victoria Boutenko und ihrer Familie, Alissa Cohen und Frederic Patenaude. Sie eröffneten mir eine ganz neue Welt. Ihr Enthusiasmus, ihre Geschichten und ihre Herzlichkeit inspirierten mich, es wenigstens einmal zu probieren. Also kaufte ich mehr Bücher, Milchtüten für Pflanzenmilch und Gemüsehobel, um richtig loszulegen – und rannte gegen eine neue Wand.

Je mehr ich las, umso verwirrter wurde ich, da es so viele unterschiedliche Positionen in der »rohen Welt« gab, und es schwierig war, Leute zu finden, die sich über die wichtigsten Bestandteile einer optimalen Ernährung einig waren. Und ich hatte wirklich Angst davor, etwas falsch zu machen, weil ich glaubte, krank werden oder auseinanderfallen zu können. (Lustig, dass mir das nie in den Sinn kam, als ich noch Schaumküsse und Erdnussflips mampfte.) Wieder regierten die Angstzustände mein Leben.

Durch einen Freund hörte ich dann das erste Mal von Dr. Doug Graham und seinen Veröffentlichungen zu den Themen Rohkost und Natürliche Gesundheitslehre. Erst dachte ich mir, das sei einfach zu extrem. Je mehr ich aber darüber las, umso mehr war ich von der Einfachheit und der Logik seiner Informationen überzeugt. Ich konnte mir nur schwer vorstellen, dass hauptsächlich Obst gut für mich sein könnte, und die ganze 811-Geschichte war anfangs wirklich ziemlich einschüchternd. (Ich bin verliebt in Mandelbutter!) Doch ich fing an zu glauben, dass es mir wirklich guttun würde. Zwar hatten andere Ernährungsweisen mir schon geholfen, aber langfristig war immer irgendein grundlegendes Problem damit aufgetaucht.

Was mich wirklich überzeugte, war Dr. Grahams Liste mit all den Punkten, die es neben der Ernährung zusätzlich braucht, um wirklich gesund zu leben.

Wie Dr. Doug selbst sagt, kann man die gesündesten Lebensmittel essen, aber letztendlich ist man nur so gesund, wie die größte Schwachstelle des Körpers – ob es nun Schlaf, Erholung, Wasser, Sonnenschein, Bewegung oder etwas anderes ist. Mir wurde bewusst, dass ich mein Essen als heilende Medizin betrachtete und dabei alle anderen Aspekte meiner Gesundheit ignorierte. Ich versuchte, mit fünf Stunden Schlaf pro Nacht auszukommen, erholte mich tagsüber nicht, trank nicht genug Wasser, war kaum körperlich aktiv und verbrachte sehr wenig Zeit draußen in der Sonne – aus Angst vor Krebs, können Sie sich das vorstellen? Bis zu diesem Zeitpunkt war mir noch kein ähnlich ganzheitliches Programm begegnet, also wollte ich es ausprobieren.

Mittlerweile bin ich mehrere Monate dabei. Ich nehme langsam ab – durchschnittlich ungefähr ein Pfund pro Woche. Ich muss immer noch ungefähr 45 Kilo loswerden, aber ich zerbreche mir nicht den Kopf darüber. Nach und nach schaffe ich es. Meine Haut hat sich verbessert, ich bin wacher und die meiste Zeit gut gelaunt. Ich habe keine Angstzustände mehr. Die Schwellungen an meinen Händen und Füßen sind verschwunden. Außerdem habe ich keinen Magensäurerücklauf mehr, keine Gelenk- oder Genickschmerzen und nur noch minimale Nasennebenhöhlenprobleme. Zu meiner großen Erleichterung kann ich wieder singen, ohne gleich einen Hustenanfall zu bekommen.

Ich versuche länger zu schlafen und nutze meine Mittagspause, um mich auszuruhen, indem ich mich in mein Auto setze und ungefähr eine Stunde lang sanfte Musik höre. Ich entsafte nicht mehr so viel. Zwar esse ich ab und an Monomahlzeiten, aber am meisten mag ich es, meinen Kalorienbedarf hauptsächlich mit Smoothies zu decken. Ich halte mich nicht wirklich zu 100 % daran, aber ich bin dem 811-Ideal wesentlich näher gekommen, was einfacher war, als ich dachte. Und es ist definitiv wesentlich einfacher, jede Menge Clementinen zum Abendessen zu essen, als zu versuchen, die roh-vegane Variante des gekochten Essens zuzubereiten, das ich für meinen Mann koche!

Wenn wir unterwegs sind, packe ich oft einfach ein paar Kisten mit Obst und Gemüse ins Auto. Meine Familie und meine Freunde haben sich schon daran gewöhnt. Wenn ich zum Abendesse ausgehe, rufe ich das Restaurant vorher an. Wenn sie mir etwas Passendes machen können, ist das fantastisch, wenn nicht, esse ich, bevor wir losgehen und leiste den anderen einfach nur Gesellschaft.

Die Dinge, von denen ich dachte, dass sie mir bei dieser Lebensweise schwerfallen würden, kommen mir nicht mehr so vor. Ich bin es so leid, eingeschränkt zu sein und mit so vielen Schmerzen zu leben, dass ich mich nicht mehr »den anderen zuliebe« anpasse. Es hilft mir und anderen nicht, wenn ich etwas tue, womit ich mir am Ende Schaden zufüge. 2005 werde ich 50, und ich hoffe, dass ich dann noch gesünder und vitaler bin als jetzt. Jeder Tag scheint gerade besser zu sein als der vorherige, und ich kann jetzt auch mit den schwierigsten Situationen besser umgehen. Um nichts in der Welt würde ich die Uhr zurückdrehen wollen.

KATHY RAINE, ITHACA, NEW YORK

Ich begann vor sechs Jahren mit einer rohköstlichen Ernährung, weil ich unter chronischen starken Kieferschmerzen litt. Nichts half dagegen, aber durch eine roh-vegane Ernährung klangen sie plötzlich ab. Mein Mann und meine beiden jungen Kinder stiegen ebenfalls auf Rohkost um. Irgendwann aber kamen wir davon ab. Als meine Schmerzen wiederkehrten, ernährten wir uns erneut roh, und ich informierte mich etwas besser mit Büchern und übers Internet. Die anfängliche Schmerzlinderung setzte ein, aber nach einer Weile stagnierte die Heilung und ich bekam erneut gesundheitliche Probleme. Ich hatte das Gefühl, dass ich etwas falsch machte. Ich war mir sicher, dass Rohkost die beste Option für mich war, aber ich wurde immer frustrierter.

Auf meinem Weg war ich mit allen möglichen Ängsten, Bedenken, schlechten Angewohnheiten und Vorurteilen konfrontiert, die ich mir in vielen Jahren bezüglich meiner Ernährung angeeignet hatte, und die ich nach und nach bekämpfte. Schritt für Schritt hatte ich Erfolg. Ich wusste, dass ich mich umso besser fühlen würde, je einfacher ich aß. Trotzdem war ich noch nicht bereit, mit Dr. Grahams fettarmer 80/10/10-Ernährungsweise zu beginnen, bis ich ihn zum dritten Mal nacheinander bei einem Rohkostfestival im Westen des Bundessstaats New York sprechen hörte. Was er über Gesundheit und Ernährung zu sagen hatte, klang sehr logisch. Auch seine Ausführungen über viel sportliche Betätigung, wofür er selbst das beste Beispiel ist, waren sehr inspirierend.

Als wir von dem Festival zurückkamen, begannen meine Familie und ich sofort damit, naturbelassenes ganzes, rohes, frisches und biologisch erzeugtes Obst und Gemüse zu essen. Unsere Gesundheit verbesserte sich sofort und wird jeden Tag besser. Ein zusätzlicher Vorteil ist, dass unser Leben sich dadurch sehr vereinfacht hat. Ich verbringe nicht mehr zahllose Stunden damit, aufwändige Rohkostgerichte vorzubereiten, zu dörren und zusammenzustellen. Ich kaufe einfach eine große Auswahl an Obst und Gemüse. Jetzt ist es für meine Familie ganz einfach, sich einfach in der Küche umzusehen und spontan zu entscheiden, wonach ihr Körper gerade verlangt. Wir achten auch darauf, jeden Tag sportlich aktiv zu sein und haben viel Spaß dabei.

In den vergangenen Wochen mit dieser Ernährungsweise geht es uns weit besser als vorher mit all den vielen Nüssen, Ölen und gedörrten »Lebensmitteln«, von denen wir früher so abhängig waren. Wir brauchen auch keine Nahrungsergänzungsmittel und Pülverchen mehr. Unsere Energie, unsere Ausdauer und sogar unsere geistige Einstellung haben sich verbessert. Unsere Haut ist gesünder, unser Schlaf erholsamer und die kleinen und nicht so kleinen Gesundheitsprobleme, die sich langsam wieder breitmachen wollten, sind auf dem Rückzug. Für meine Familie und mich eine große Erleichterung, auf Dr. Grahams Wissen und Erfahrung zählen zu können.

CARINA HONGA, LANGLEY, B.C., KANADA

Im Januar 2005 vernahm ich einen deutlichen Weckruf. Die Zeichen hatten sich seit Langem gemehrt, doch nun ging es mir gesundheitlich immer schlechter, und mein Körper ließ nicht weiter zu, dass ich es ignorierte.

Ich war 22 Jahre alt, Studentin und gleichzeitig professionelles Model. Ich war in der heißen Phase: Ich musste das größte Projekt meines gesamten Studiums bewältigen und konnte mir keine Patzer leisten. Neben dieser äußeren Stresssituation hatte auch mein Körper mit einer unsichtbaren inneren Krise zu kämpfen.

Meine Gesundheit war schon immer ein Thema bei mir gewesen. Ich habe in meiner Jugend genug rote Karten von meinem Körper bekommen, um ein ganzes Zimmer damit zu tapezieren. Jeder Bissen, den ich mir in den Mund steckte, schien sich zu rächen, sodass ich schnell eine sehr ungesunde Beziehung zu meinem Essen entwickelte. Ich hatte so starke Blähungen, dass ich manchmal aussah, als wäre ich schwanger. Ich verbrachte meine Jugend damit, meine Schmerzen zu internalisieren und zu verstecken, weil ich mich wegen meiner Symptome schämte. Damals war ich aktive Eiskunstläuferin und hatte einen sehr hohen Kalorienverbrauch, was meine Verdauung noch zusätzlich verkomplizierte.

Bis zum Jahr 2005 hatte ich aus eigener Entscheidung Gluten und Milchprodukte von meinem Speiseplan verbannt. Auf den Rat einiger »Gesundheitsexperten« hin wurde Fleisch zu meinem Grundnahrungsmittel. Mir wurde eingeredet, dass ich es zum Muskelaufbau bräuchte. Mir wurde eingeredet, dass ich es wegen meiner Blutgruppe bräuchte. Mir wurde eingeredet, dass ich es wegen meiner Candida-Beschwerden bräuchte, und auch, um genug Kalorien aufzunehmen. Es gab tausend »gute Gründe« – Fleisch war angeblich die Lösung all meiner Probleme. Ich beugte mich und musste die Konsequenzen tragen. Meine Symptome verschlimmerten sich.

Als meine Verdauung im Herbst 2004 noch langsamer wurde und sich die Symptome eines Geschwürs häuften, war ich nicht völlig überrascht. Ich hörte auf Ärzte und Naturheilkundler und begann, mehrmals stündlich Fleisch zu essen, um das Brennen in meinem Magen zu unterdrücken. Es war eine sehr stressvolle Zeit, da ich außerdem in ein großes Projekt eingebunden war, das ich koordinieren musste. Schnell setzten die ersten Angstzustände ein. Jetzt zeigten sich meine inneren Probleme auch in meinem äußeren Erscheinungsbild, sichtbar für alle – außer für mich. Ich konzentrierte mich weiter auf mein Studium, vernachlässigte meine Gesundheit und ließ in meinem vollen Terminkalender nur noch Platz für Panikattacken. Das Leben ging schließlich weiter.

Dank der Hilfe meiner Familie und Freunde schaffte ich es damals durch das Semester. Im Januar aber waren die Alarmzeichen so deutlich, dass ich sie nicht mehr ignorieren konnte. Ich hatte bestenfalls einmal alle zehn Tage Stuhlgang, und meine Versuche, mein Magengeschwür selbst zu therapieren, schädigten meine Mundschleimhaut. Ich litt unter Schwäche- und Ohnmachtsanfällen, weil mein Blutdruck plötzlich absackte und meine Herzfrequenz abstürzte. Ich musste die Hälfte meiner Seminare streichen, da ich fast bettlägerig war. Weil ich mich nicht mehr richtig um mich selbst kümmern konnte, zog ich wieder zu Hause ein.

Der ausschlaggebende Moment war der Tag, als meine Mutter, eine Krankenschwester, mitgenommen nach Hause kam, weil ein Mädchen in meinem Alter die Diagnose Darmkrebs bekommen hatte. Du bist die Nächste, dachte sie. Der gesammelte Rat der Schulmediziner, die mich behandelten, hatte mich an diesen Punkt geführt.

Ich ließ alles stehen und liegen und begann zu recherchieren. Schnell fand ich Informationen über Rohkost, die mein Leben verändern sollten – nicht, weil es Rohkost war, sondern deshalb, weil es die natürliche, physiologisch gesunde Beziehung beschrieb, die Menschen zu ihrem Essen und ihrem Leben haben sollten. Zuerst las ich David Kleins *Self Healing Colitis and Crohn's*, wodurch ich auf Dr. Graham stieß. Rückblickend bin ich dankbar, dass ich gleich die richtigen Informationen über Rohkost fand, sonst wäre es mir garantiert immer schlechter gegangen.

Meine Ernährung änderte sich über Nacht – nein, mein ganzes Leben änderte sich über Nacht. Ich hörte auf, all das zu essen, was ich bisher gegessen hatte, und begann nun mit Obst. Innerhalb weniger Tage hatte ich meinen ersten normalen Stuhlgang. Da mein Verdauungssystem aber noch dabei war, zu heilen, folgte ich meinem Bauchgefühl und aß nur sehr kleine Mengen an saftigem Obst. Nach circa sechs Wochen begann ich, diese Menge zu erhöhen. Zwischen zwei und drei Monaten später fügte ich Gemüse hinzu.

Nach jenen ersten sechs Wochen fiel mir auch auf, dass sich meine Sehkraft nach zehn Jahren mit Brille vollständig normalisiert hatte – nicht nur leicht verbessert, sondern wieder vollkommen normal! Meine Nägel waren wieder fest und stark und mein Haar, das Gott sei Dank nicht mehr ausfiel, kräftig und gesund. (Mittlerweile habe ich erfahren, dass Haarausfall bei den meisten Menschen zunächst vorkommt, die ihre Ernährung auf 811 umstellen, und kurz danach gesundes, kraftvolles Haar nachwächst.) Meine Augen strahlten, mein zuvor aufgedunsenes Gesicht schwoll ab, und ich sah aus wie das blühende Leben – so sehr, dass nach einigen Monaten mit 811 auch meine Eltern so davon überzeugt waren, dass sie es selbst ausprobierten. Keiner von uns hat es je bereut.

Ich muss noch einmal betonen, dass ich nicht nur meine Ernährung, sondern mein ganzes Leben geändert habe. Nach dem Abschluss des Universitätsjahres machte ich eine lange und umfassende Pause. Fast sechs Monate lang schonte ich mich und war wenig aktiv. Erst danach begann ich wieder, richtig zu trainieren. Während jener Zeit verzichtete ich auf alle offenen Fette und ging jeden Tag nach draußen, um frische Luft und Sonne zu tanken. Das war nur durch die Liebe und Unterstützung meiner Familie möglich.

All das begann vor mehr als einem Jahr. Mittlerweile war ich als Praktikantin bei Dr. Grahams Fastenkur in Costa Rica mit dabei, wodurch ich dazu inspiriert wurde, Gesundheitswissenschaften zu studieren, um mich für eine Tätigkeit in diesem Bereich vorzubereiten. Die Erfahrungen, die ich dort unter Dr. Grahams Leitung machen durfte, haben mich sehr beeinflusst. Jetzt habe ich meine Berufung und meinen Mentor gefunden. 80/10/10 war der gesundheitliche Wendepunkt für mich und meine Familie und hat außerdem das Fundament für meine berufliche Zukunft gelegt.

RYAN EAREHART, MAUI, HAWAII

Durch die fettarme roh-vegane Ernährung habe ich mehr Energie, mehr Lust auf sportliche Betätigung, die beste Verdauung, die ich je hatte, und eine zuvor nicht da gewesene vollständige Zufriedenheit mit meinen Essgewohnheiten. Dank dieser Ernährungsweise habe ich einen Top-Gesundheitszustand erreicht, von dem ich früher nicht einmal zu träumen wagte.

Das Verschwinden chronischer Erschöpfung, starker Allergien, lästiger Akne und belastenden Asthmas war nur der Anfang. Vor mehr als 3 ½ Jahren strich ich alle offenen Fette von meinem früheren bereits rohen Speiseplan und begann mich von naturbelassenen ganzen, frischen, reifen, rohen und biologisch erzeugten Früchten und Pflanzen zu ernähren.

Heute kann ich alles essen, solange es meine zwei Hauptkriterien erfüllt: erstens darf es keinen Strichcode haben, und zweitens muss es ganz für sich allein eine vollständige Mahlzeit ausmachen können. Mein Erfolgsrezept sind Mono-mahlzeiten aus Obst und ein fettarmer Salat später am Tag. Es ist so einfach, so zu essen – kaum Geschirr, kein Fett, dass ich aus meiner Salatschüssel schrubben muss, und kaum Zeit für das Vor- oder Zubereiten von Mahlzeiten.

Vor zehn Monaten änderte ich mein Leben von Grund auf und zog aus der Wüste Arizonas in den hawaiianischen Dschungel. Ich fühlte mich großartig und freute mich darauf, an einem entfernten Ort ohne Auto zu leben und das zu essen, was die Natur hergab. Ich fand schnell heraus, dass ich nicht genug Kalorien zu mir nahm, also aß ich alles, was roh, wild, frisch und verfügbar war, vor allem viele Gemüse und Blattgemüse aus dem Garten, aber auch nicht-süße Früchte wie Tomaten und Gurken.

Natürlich aß ich auch Bananen, Papayas, Guaven, Jackfrucht, Cherimoyas, Orangen und viel anderes Obst, aber nicht genug davon, um meinen Kalorien-bedarf zu decken. Dafür gab es immer jede Menge Kokosnüsse, Avocados und Macadamianüsse. Ich griff zu diesen fettreichen Lebensmitteln, um genug Kalorien zu mir zu nehmen. Einen Monat lang ging es mir blendend, doch dann fiel mir auf, dass einige Wunden nicht schnell genug heilten oder sich sogar verschlimmerten.

Ich hatte eine Staphylokokken-Infektion, die durch den Mix an sehr fettreichen Lebensmitteln mit Unmengen an süßem Obst zustande gekommen war, und fühlte mich vollkommen ausgelaugt. Ich konnte kein intensives Training mehr absolvieren, und meine Wunden wollten immer noch nicht verheilen. Einen Monat lang probierte ich, meinen Körper mit derselben Ernährungsweise gesund werden zu lassen, bis mir bewusst wurde, dass es all die Kokosnüsse, Avocados und Macadamianüsse waren, die eine Heilung unterbanden. Dann fastete ich neun Tage lag. Während dieser Zeit ruhte ich mich aus und erholte mich richtig, wodurch meine Wunden heilten und ich wieder voller Energie war.

Dies zeigte mir noch einmal eindrücklich, dass die fettarme roh-vegane Ernährung die einzige für mich passende war. Seit dieser Fastenkur geht es mir jeden Tag blendend. Ich esse große Mengen Obst und fettarme Salate am Abend. Meinen Fettanteil halte ich bei 7 bis maximal 13 %. Es ging mir niemals besser. Danke, Doug, dass du mich gelehrt hast, wie ich meinem Körper zu optimaler Gesundheit verhelfe.

JULIE WANDLING, AKRON, OHIO

Vor vier Jahren wog ich über 140 Kilo, hatte einen Blutdruck von 199/100 und einen sehr hohen Cholesterinspiegel. Ich litt unter starken Brustschmerzen, Ohrenklingeln, Schwindel und Schmerzen im gesamten Körper. Ich schlief schlecht und fühlte mich elend in meinem eigenen Körper. Mein Arzt sagte mir, dass ich bald an Diabetes leiden würde, und ich war von Muskelentspannungstabletten abhängig, weil ich an chronischen Schmerzen im unteren Rücken litt – dabei war ich gerade einmal 35 Jahre alt!

Im Jahr 2000 entdeckte ich die Hallelujah-Diät und darüber auch Dr. Doug Graham. Meine Mutter und ich begannen mit der Rohkost-Ernährung und bemerkten sofort körperliche Verbesserungen. Nachdem wir »Health Minister« der Halleluja-Diät geworden waren, gründeten wir eine Selbsthilfegruppe und luden Dr. Graham ein, uns zu besuchen. Nachdem wir ihn über die Vorteile von Obst im Vergleich zu Fett sprechen hörten, begann ich, meinen Verzehr von Nüssen, Samen und Ölen einzuschränken und mehr Obst zu essen. Mir war früher immer gesagt wurden, ich solle wegen meiner Fettleibigkeit nicht so viel Obst essen, also hatte ich anfangs noch etwas Angst davor. Ein Arzt hatte mir sogar geraten, niemals Bananen zu essen, da ich dadurch zur Diabetikerin werden könnte! Heute liebe ich Bananen, und es geht mir blendend damit. Wir haben Dr. Graham nun schon viele weitere Male als Gastredner zu uns eingeladen. Er ist nicht nur ein großartiger Referent, sondern hat auch jede Menge Humor.

Meine zwei Söhne Corbin und Ryan haben ihre Ernährung zusammen mit mir umgestellt und sind seitdem gesünder als je zuvor. Beide sind begeistert, wenn

Dr. Graham zu Besuch kommt, weil er mit ihnen Tennis spielt. Bald werden sie ihn besiegen! Sie essen jede Woche kistenweise Obst, sehr viel Salat und nur sehr wenige gekochte vegane Lebensmittel. Außerdem trainieren sie täglich und spielen mit nur 13 bzw. 10 Jahren Tennis auf Wettkampfniveau. Fragt man sie nach ihrem Lieblingsessen, sagen beide: »Bananen-Smoothies!«

Dr. Graham erwähnte bei seinen Vorträgen etwas, dass uns dazu gebracht hat, nicht nur ein bisschen, sondern mit vollem Einsatz Sport zu treiben: Er sagte, auch Obst müsse »verdient werden«. Ich freue mich sehr, heute, vier Jahre später, sagen zu können, dass ich 57 Kilo abgenommen habe, mein Blutdruck durchschnittlich bei 110/70 und mein Cholesterinwert bei 153 liegt! Ich bin mit vollem Einsatz dabei und lebe ein erfülltes, schmerzfreies Leben!

DR. SAMUEL MIELCARSKI, ROSWELL, GEORGIA

Als Kind liebte ich Essen. Ich war zwar nie übergewichtig, hatte aber eine ganze Reihe anderer Probleme, u. a. Gelenkschmerzen, Lethargie, Stimmungsschwankungen und Blähungen, und fühlte mich manchmal fiebrig, angespannt und zum Teil auch sehr deprimiert.

Als Teenager hieß es, dass dies die normalen Begleiterscheinungen der Pubertät seien, und ich das Ganze bald »überwinden« würde. Mit Anfang 20 wartete ich immer noch darauf, dass meine Probleme über Nacht verschwinden würden. Stattdessen blieben sie hartnäckig und verschlimmerten sich sogar.

Als Heranwachsender nahm ich an vielen Sportwettkämpfen teil, und nach dem College beschloss ich, bei einem Amateur-Bodybuilder-Wettbewerb teilzunehmen. 1998, mit 25 Jahren, schaffte ich es aufs Treppchen und gewann den 2. Platz beim Mr. Atlanta Body Building Wettbewerb in Atlanta, Georgia.

In den Augen der Zuschauer sah ich großartig aus, aber das war nur oberflächlich der Fall. Innerlich ging es mir gar nicht so gut, wie sich in den Wochen nach dem Wettkampf zeigen sollte. Meine alten Kindheits- und Jugendsymptome verschlimmerten sich. Zusätzlich dazu litt ich unter starken Magen-Darm-Schmerzen und urogenitalen Problemen bzw. einer Prostatitis.

Dabei entzündet sich die Prostata (das kastaniengroße Organ, das bei Männern unter der Blase liegt und die Harnröhre umschließt), ist ständig gereizt und schmerzt. Diese Entzündung kann zu Problemen beim Urinieren und zu einer Störung der Sexualfunktion führen.

Ich bemerkte das Problem, als ich mehrmals den Drang verspürte, zu urinieren, es aber nicht konnte. Das war damals eine extrem beängstigende Erfahrung. Ich ging zu einem Spezialisten, der meinen Verdacht bestätigte: chronische Prostatitis. Als ich ihn nach der Ursache dieser Erkrankung fragte, sagte er: »Wir sind uns nicht 100 %-ig sicher, aber es scheint sich um verschiedene Entzündungsherde zu handeln, die sich im Körper in der Prostata-Region gebildet haben.« Als ich fragte, ob dies eventuell mit meiner Ernährung und mit meinen Magen-Darm-Schmerzen sowie meinem unregelmäßigen Stuhlgang zusammenhängen könnte, sagte der Arzt nur: »Da könnte es schon einen Zusammenhang geben.«

Ich war fest entschlossen, die Ursache zu finden und zu beseitigen, und zwar ohne Medikamente! Zeitgleich entdeckte ich die Natürliche Gesundheitslehre. Durch das Anwenden ihrer Leitsätze bei meiner Selbstheilung war ich ziemlich erfolgreich dabei, die Ursache meines Problems zu beseitigen und weitere Probleme noch vor ihrem Entstehen zu vermeiden. Mein Körper zeigte bereits die ersten Krebssymptome, und ich war in der für Hodenkrebs prädestinierten Altersgruppe, auch wenn mir einige Ärzte sagten, dass ich »viel zu jung für derartige Probleme« sei. Ein Jahr nach dem Wettbewerb ging es mir besser, aber noch nicht rundum gut. Wenn es um meine Gesundheit ging, wollte ich das Beste für mich. Dann traf ich Doug Graham bei einer Raw-Passion-Veranstaltung. Er gab mir detaillierte Ratschläge zu Ernährung und Gesundheit und erklärte mir das fettarme vegane Rohkostprinzip in einfachen Zusammenhängen. Es war alles ganz logisch. Mir wurde klar, dass meine Ernährung trotz der Umstellung, die ich hinter mir hatte, noch verbesserungsfähig war. Was ich als Kind und während des Bodybuilding-Wettbewerbs aß, war nicht wirklich gut für mich, wie es die Krankheiten und Beschwerden bewiesen, die ich damals hatte.

Nachdem ich die Prinzipien der fettarmen roh-veganen Ernährungs- und Lebensweise, die Dr. Graham mir empfohlen hatte, in meinen Alltag integriert hatte, konnte ich meinem Körper wieder zu einer optimalen Gesundheit und uneingeschränktem Wohlbefinden verhelfen. Dr. Graham zeigte mir, dass ein körperbewusstes Leben mehr ist als nur Bodybuilding.

Ich esse immer noch sehr gern. Der Unterschied zu damals ist, dass ich nicht mehr an den üblichen Symptomen und Beschwerden leide, mit denen ich sonst immer zu kämpfen hatte. Herzlichen Dank, Dr. Graham, von einem Gesundheitsexperten zum anderen, für all ihre Hilfe!

LAINE SMITHHEISLER, NASHVILLE, TENNESSEE

Ich begann mit Rohkost nicht, weil ich an irgendeiner Krankheit litt oder um Tierleid zu vermeiden. Ich war jung, körperlich und geistig fit, emotional ausgeglichen und kam aus einer liebevollen, wenn auch etwas schwierigen Familie. Warum ich auf Rohkost umstieg, kann ich bis heute nicht wirklich sagen. Ich tat es einfach – etwas, was in der Rohkostgemeinschaft ziemlich selten ist.

Dennoch habe ich das Gefühl, dass es eine Menge Menschen gibt, die ebenfalls eher zufällig mit dem Thema Rohkost in Berührung gekommen sind. Ich möchte, dass diese Leute wissen, dass eine gesündere Lebensweise tatsächlich wichtig für sie ist. Außerdem möchte ich, dass sie nicht dieselben Fehler wie ich machen, z. B. mit einer fettreichen Rohkosternährung beginnen, die viele gedörrte Lebensmittel und Speisen enthält. Da Rohkost heutzutage viel verbreiteter und normaler als früher ist, sollte jeder die »richtigen« Informationsquellen finden und die Fallen umgehen, in die einige von uns anfangs direkt hineintappten.

Nach zweieinhalb Jahren mit Rohkost im Mai 2002 und zarten 18 Jahren litt ich das erste Mal unter heftigen Schmerzattacken, die zum Teil ganze Nächte lang andauerten. Ich fühlte einen dumpfen Druck in meiner Brust, und mein Magen schien von unten in Richtung Brustkorb gestoßen zu werden. Es fühlte sich an wie eine Kombination aus einem Herzinfarkt und dem Rücklauf von Magensäure. Ich wartete sechs Monate lang ab, doch es hörte nicht auf, sondern kam ständig wieder, in Schüben von einer oder zwei Nächten pro Woche, und dann wieder unterbrochen von einigen Monaten Pause. Das Schlimmste daran war, dass bereits am Tag vorher leichte Schmerzen, die sich wie ein Rücklaufen der Magensäure anfühlten, ankündigten, dass mir eine weitere Nacht voller heftiger Schmerzen bevorstand. Ich wusste oft, was mir blühte, und konnte an nichts anderes mehr denken.

Im Januar 2003, unter dem Druck meiner Familie (die sich durchschnittlich amerikanisch ernährt) und der Ärzte ließ ich zu, dass mir meine ständig entzündete Gallenblase, die in einem schlechteren Zustand war, als bei den Leuten mit Gallenblasenproblemen, die sich durchschnittlich amerikanisch ernährten, und für jemanden meines Alters völlig abnorm, entfernt wurde.

Ich lebte zwar 100 %-ig roh, hatte meine Gallenblase mit meiner fettreichen Ernährung aber so überfordert, dass sich extrem viele Gallensteine bildeten, die aus kleinen Gallepartikeln, in meinem Fall aber hauptsächlich Fett, bestanden. Galle wird in der Leber produziert und durch die Gallenblase ausgeschieden. Sie hilft den Verdauungsorganen dabei, Fett zu verdauen und Abfallprodukte zu entsorgen. Wenn die in der Leber produzierte Galle die Gallenblase passiert, können sich Gallensteine bilden. Mein fettreiches Essen multiplizierte diesen Effekt: Je mehr Fett ich aß, umso mehr Galle wurde produziert, die schließlich nicht mehr ausgeschieden werden konnte.

Doch auch nach dem Entfernen meiner Gallenblase und der Gallensteine litt ich weiterhin unter Schmerzen. Ende Januar bekam ich Gelbsucht – das Symptom einer Gallenblaseninfektion –, wodurch meine Haut einen gelbstichigen Ton annahm. An diesem Punkt begriff ich, wie ernst die Lage war.

Stellen Sie sich vor, Sie hätten sich so viele Jahre roh ernährt und wären nun plötzlich mit dieser Situation konfrontiert. Ich hatte ein Jahr mit unvorstellbaren Schmerzen hinter mir, also gab ich den Ärzten die Erlaubnis, mich zu operieren. Auch wenn ich dankbar dafür bin, dass ich jetzt nicht mehr leide (abgesehen von zeitweiligen plötzlichen Schmerzen, die mich nach wie vor erschrecken), bedaure ich doch, was ich habe geschehen lassen – nein, nicht dass ich den Ärzten grünes Licht für das Entfernen eines meiner Organe gab, sondern dass ich die Einstellung hatte, dass mir absolut nicht passieren könnte, solange ich mich irgendwie roh ernährte.

Ich verzichtete zwar größtenteils auf Öle, hatte es mir aber seit einigen Monaten angewöhnt, jeden Tag ein kleines Glas mit Mandelbutter zu essen. Ich hätte mir auch denken können, dass zwei bis drei Avocados pro Tag nicht die klügste Idee waren. Meine Antwort auf den hohen Fettgehalt meines Essens war ebenso wenig weise: Statt auf viel frisches Obst und Gemüse zu setzen, versuchte ich, die Überstimulation durch fettreiche Lebensmittel wie Avocados und Nüsse mit extrem zuckerhaltigen, gedörrten Früchten auszugleichen. Ich aß täglich 20 bis 30 getrocknete Datteln oder Feigen. Die Zeche dafür zahlte ich mit mehreren Zahnarztbesuchen, der meine Karies behandeln musste.

Ich weiß, dass man mit einer Rohkosternährung Mangelerscheinungen heraufbeschwören kann, und ich habe damit dieselben Schwierigkeiten wie jeder andere normale Mensch auch. Ich weiß aber auch, dass eine gesunde Ernährung mit einem gesunden Verstand einhergeht. Seit ich meinem Körper mit einer fett- und salzarmen roh-veganen Ernährung (Doug Grahams 811rv) etwas Gutes tue, habe ich gelernt, mich selbst zu lieben, und herausgefunden, dass Gesundheit viel mehr ist als nur Ernährung und Sport. Gesundheit heißt für mich mittlerweile auch erholsamer Schlaf oder eine positive Lebenseinstellung und umfasst in ihrer Komplexität auch geistige Stimulation oder das Aufrechterhalten oder Verbessern zwischenmenschlicher Beziehungen.

LORI WILLIAMSON, PORTLAND, OREGON

Mein Name ist Lori Williamson und ich bin geprüfte Massage-Therapeutin. Ich hatte bereits 1997 damit begonnen, mich roh zu ernähren, und war dabei, auf eine vollständig roh-vegane Ernährung umzusatteln, was ich schließlich am 25. August 2003 tat.

Bevor ich mit Rohkost anfing, quälten mich eine ganze Reihe gesundheitlicher Beschwerden, mit denen ich nur schwer leben konnte: Schwindel, Erschöpfung, Depressionen, Karpaltunnelsyndrom, Magenschmerzen, Ischiassyndrom, Nackenschmerzen und Migräne. Auch wenn die Rohkosternährung mir dabei half, diese fürchterlichen Beschwerden loszuwerden, gelangte ich durch den Umstieg auf Dr. Doug Grahams 811-Programm zu einer viel besseren Gesundheit, als ich mir jemals hatte vorstellen können!

Als ich das erste Mal von 811 hörte, aß ich immer noch viele gedörrte rohe Speisen und jede Menge Fett. Seit dem Umstieg auf 811 bin ich nun viel energiegeladener. Obwohl ich mich früher schon viele Jahre lang mit Rohkost ernährt hatte, kämpfte ich dennoch mit einigen Problemen. Diese Probleme klangen größtenteils ab, als ich zu 100 % Rohkost wechselte, doch meine Zähne waren sehr empfindlich und nicht so gesund, wie ich es mir mit einer 100 %-Rohkost-Ernährung erhofft hatte. Das lag an der großen Menge an Nüssen, die ich aß. Mein Rücken fühlte sich morgens, nach einer Nacht mit einem von rohem Fett und gedörrten Gerichten vollen Magen, ziemlich steif an. Ich hatte Schmerzen während meiner Periode und konnte mein Essen nicht besonders gut verdauen – bis ich mit 811 anfing.

Mit 811 habe ich grenzenlose Energie, die durch meinen ganzen Körper strömt. Ich bin so aufgeregt, dass ich oft lachen oder kichern möchte. Vielleicht liegt es daran, dass ich so glücklich bin, nicht mehr unter den früheren Gesundheitsproblemen zu leiden.

Wenn ich an Dr. Doug Grahams Arbeit denke, fällt mir ein Zitat von Albert Einstein ein: »Nichts wird die Chance auf ein Überleben auf der Erde so steigern wie der Schritt zur vegetarischen Ernährung.« Als Rohköstler glaubten wir, die Patentlösung gefunden zu haben – doch lief uns 811 über den Weg, eine wirkliche Weiterentwicklung der roh-veganen Kost. Ich wünschte, jeder könnte die Erfahrung machen, wie großartig man sich mit dieser Ernährung fühlt. Es ist unbeschreiblich! Danke, Dr. Graham, für Ihren unaufhörlichen Einsatz, Menschen dabei zu helfen, ihre optimale Gesundheit zu erreichen.

PETR CECH, DÄNEMARK

Ich habe Doug Grahams fettarmes, roh-veganes Ernährungsprogramm seit 2003 in mein Leben integriert. Anfangs hatte ich meine Zweifel und kam das ein oder andere Mal vom Wege ab, als ich Entscheidungen bei meiner Lebensweise traf, die mir nicht wirklich guttaten. Dennoch wusste ich, dass das 80/10/10-Programm gut für mich war. Ich befolge diese Ernährungsweise nun schon fast zwei Jahre, lerne weiterhin dazu und verbessere sie ständig.

Früher hatte ich Probleme mit meinem Gewicht. Entweder aß ich zu wenige Kalorien oder ich nahm zu viel Fett zu mir. Ich hatte kaum Energie und war sehr dünn. Mit 811 fiel es mir leicht, an Gewicht und Muskelmasse zuzunehmen. Ich habe mit dieser kohlenhydratreichen und fettarmen Ernährungsweise und drei Mahlzeiten täglich mittlerweile neun Kilo zugenommen. Es dauert etwas, bis sich der (nicht mehr natürliche) Körper an diese (natürliche) Ernährung gewöhnt, aber es ist die Anstrengung auf jeden Fall wert.

Wenn ich die anderen Bedürfnisse meines Körpers erfülle (Schlaf, Erholung, Sonnenschein, Sport, spirituelle Bedürfnisse), kann ich mich dank dieser Ernährung voll auf meine täglichen Aktivitäten konzentrieren, meinen Körper mit den Nährstoffen versorgen, die er braucht, die nach dem Training benötigte Erholungszeit verkürzen, besser schlafen und Erkältungen, Muskelkater und Sonnenbrand vorbeugen.

Dr. D. rät dazu, bei der Hauptmahlzeit »ausreichend« Kalorien aufzunehmen. Für mich bedeutet das 1.500 Kalorien beim Mittagessen. Das Essen einer großen

Mahlzeit am Nachmittag hilft mir dabei, mich während des Tages auf andere Dinge als auf Essen zu konzentrieren. Früher aß ich fünf Mahlzeiten am Tag, heute sind es normalerweise zwei bis drei.

Eines ist sicher: Ohne Dr. Graham würde mir all dies nicht gelingen. Seine Weisheit, Erfahrung, Aufrichtigkeit und Geduld beim Beantworten all meiner Fragen haben mir schon durch viele schwierige Zeiten geholfen.

Das Wichtigste, was ich aus Dr. Grahams Büchern und von ihm selbst gelernt habe, ist, das Leben einfach zu gestalten und das große Ganze einer gesunden Lebensweise nicht aus dem Blick zu verlieren. Ich habe Dr. D. noch nicht persönlich getroffen, aber meine Gedanken und mein Herz sind immer bei ihm.

DAVE KLEIN, SEBASTOPOL, KALIFORNIEN

Vor 20 Jahren, nachdem ich acht Jahre lang an Colitis ulcerosa, einer chronischen entzündlichen Darmerkrankung, litt, erkannte ich plötzlich die Lösung und stellte meine durchschnittliche amerikanische auf eine fettarme, vegane und zu 95 % rohe Ernährung um, die größtenteils aus frischem Obst besteht. Meine Krankheit verschwand schnell, und ich kam in den Genuss einer robusten und dynamischen Gesundheit.

In den letzten zehn Jahren habe ich mich zu 100 % roh, fettarm und vegan ernährt, und meine körperliche und geistige Energie war nie höher. Ich bin 46 Jahre alt, aber ein Freund sagte mir letztens, dass ich wie ein 17-Jähriger aussähe. Wenn ich mehr als einmal pro Woche Nüsse, Samen und/oder Avocado esse, nehmen meine körperliche Energie und meine geistige Klarheit ab. Ich fühle mich dann nicht mehr so gesund und lebendig und sehe auch nicht so aus. Mehr Fett zu essen, als wir verdauen können, führt zu Vergiftungen und einer angegriffenen Gesundheit.

Viele Menschen vergessen, dass auch Bananen und sogar Salat etwas Fett enthalten – und ich esse viel von beidem. Das ist auch völlig ausreichend, außer im Winter. Während der anfänglichen körperlichen Entgiftungs- und Wiederaufbauphase mag eine fettarme vegane Ernährung unzureichend erscheinen, aber wenn Sie dabeibleiben, eine gesunde Lebensweise verfolgen und in einem nicht zu kalten Klima leben, werden Sie feststellen, dass 80/10/10 die optimale Wahl ist.

ROBERT DYCKMAN, NEW YORK, NEW YORK

Letztes Jahr hörte ich Dr. Graham über das 80/10/10-Verhältnis von Nährstoffen sprechen. Auch wenn ich mich schon über drei Jahre lang nicht mehr wie ein Durchschnittsamerikaner ernährte, fühlte ich mich ab und zu trotzdem träge und verstopft, wenn ich Nüsse, Samen oder andere Fette aß. Das war zwar immer noch besser als das Gefühl, was ich nach den Mahlzeiten bei meiner damaligen Standardernährung hatte, aber ich wollte mich nicht nur ziemlich, sondern grenzenlos gesund fühlen. Also veränderte ich meine Essgewohnheiten und richtete mich an 80/10/10 aus. In kürzester Zeit fühlte ich mich während des Trainings energiegeladener, schlief besser, war ruhiger und ausgeglichener, hatte besser definierte Muskeln, und, für mich als Schauspieler und Sänger besonders wichtig, eine stärkere und klarere Singstimme! Heute brauche ich nur einen Bruchteil der Zeit, um mich vor einer Vorstellung warm zu singen.

Dieses Jahr war ein unglaublich gesundes, und ich freue mich auf die große Fülle an Gutem und Schönem, die mich jeden Tag erwartet. Vielen Dank, Dr. Graham, für Ihr großes Wissen und die wunderbare Inspiration!

SKY GREALIS, NEW BRUNSWICK, NEW JERSEY

Als ich es das erste Mal mit Rohkost probierte, war ich so begeistert von den Ergebnissen, dass ich glaubte, ich könne einfach alles essen, was roh ist, und mir so eine perfekte Gesundheit bewahren. Als ich plötzlich wieder so müde war wie zu den Zeiten vor meiner rohköstlichen Ernährung, schob ich es auf »Entgiftungserscheinungen«. Glücklicherweise lernte ich zu diesem Zeitpunkt Dr. Graham und sein 811-Programm kennen. Dank ihm und 811 habe ich 16 Kilo abgenommen und es das erste Mal in meinem Leben geschafft, stattdessen pure Muskelmasse aufzubauen.

Dr. Graham ist der bodenständigste Pionier der gesamten Rohkost-Bewegung; – einer, der einfachen und nützlichen Rat gibt und die Wahrheit verkündet, auch wenn die Welt noch nicht dazu bereit zu sein scheint, sie zu hören. Ich ziehe meinen Hut vor Dr. Graham und der fettarmen roh-veganen Lebensweise!

TERA WARNER, MONTREAL, QUEBEC, KANADA

30 Jahre lang fühlte ich mich unwohl in meinem eigenen Körper. Ich hatte nie größere Gesundheitsprobleme und war immer voller Energie (relativ gesehen), aber immer wenn ich in den Spiegel sah, dachte ich: »Das sind meine Beine?! Das ist meine Haut?!« Heute Morgen wachte ich mit Tränen auf, da mir bewusst wurde, dass ich mich nach 30 Jahren voller Unsicherheit und einem niedrigen Selbstwertgefühl plötzlich wohl in meiner Haut fühle. Meine Haut ist weich und die Wassereinlagerungen in meinem Körper verschwinden jeden Tag mehr und mehr. Ich kenne meine Grenzen und ich habe die Kontrolle über mein Essen, und nicht andersherum. Das ist das Ergebnis meines unermüdlichen Strebens nach dem 811rv-Ideal.

Ich weiß, dass Gesundheit mehr als nur Ernährung bedeutet. In meinem Fall jedoch war die richtige Ernährung der Stein, der auch alles andere auf natürliche Weise ins Rollen brachte. Ich hätte mir nie träumen lassen, dass 811 sich so stark auf mein Leben auswirken würde. Ich dachte immer, ich wäre ein glücklicher, vor Energie strotzender, aktiver und positiver Mensch, war es aber nur bis zu einem bestimmten Grad. Ich stürze mich voller Begeisterung in dieses Abenteuer und schwelge in meiner neugewonnenen freieren Denkweise. Ich freue mich darauf, Dr. Graham nächstes Jahr persönlich zu treffen und ihm für all das zu danken.

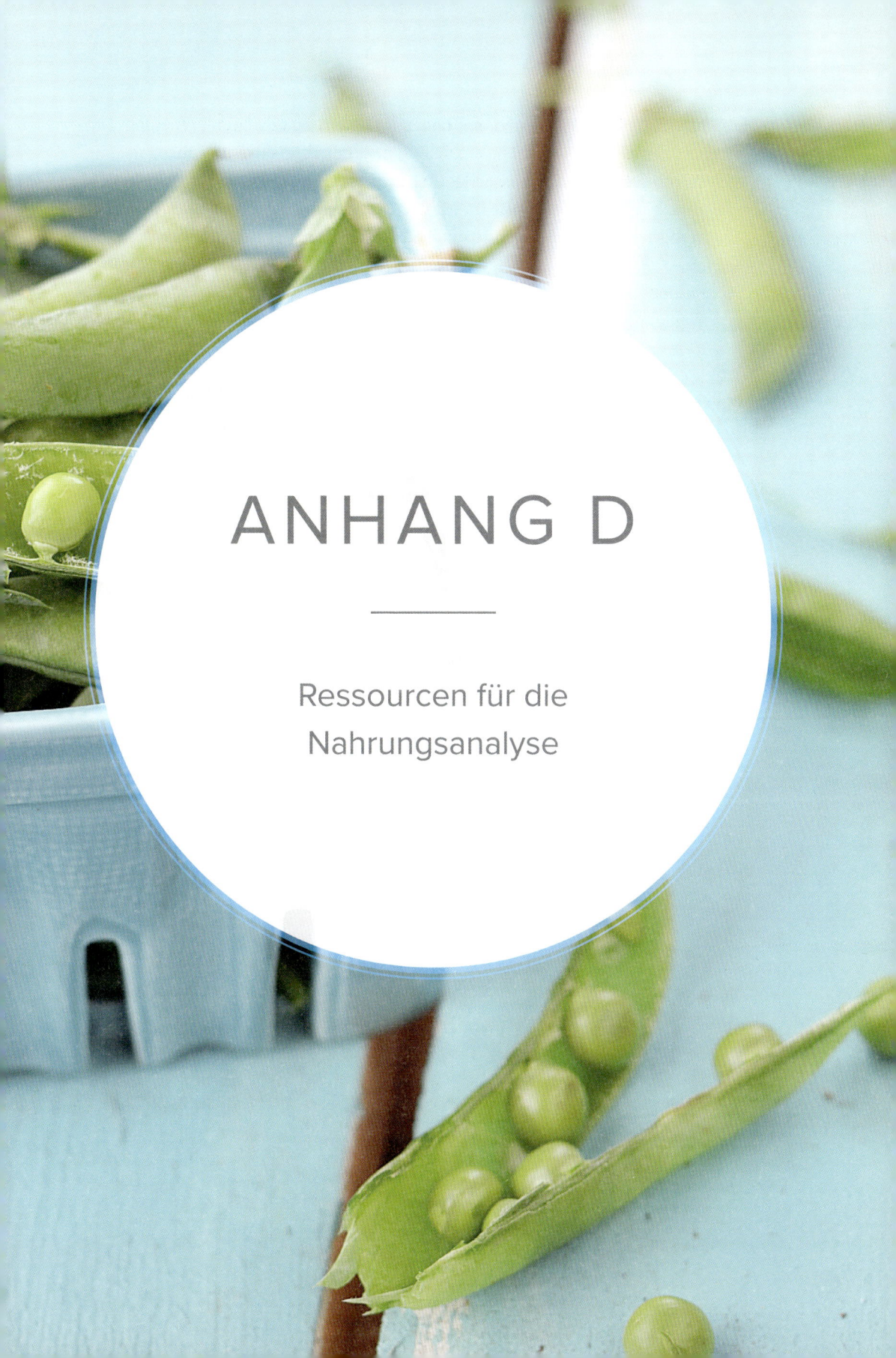

ANHANG D

———

Ressourcen für die
Nahrungsanalyse

Im Internet gibt es Webseiten, auf denen man sein Essen analysieren kann. Die von mir bevorzugten Webseiten sind **www.FitTag.com** und **www.MyFitnessPal.com**. Sie berechnen Ihre individuelle Nährstoffaufnahme und helfen Ihnen dabei, jeden Tag eine ausreichende Kalorienmenge zu sich zu nehmen. Den meisten ist nicht bewusst, wie wenig Fett schon zu einem Überschreiten der 10 %-Marke ausreicht, da auch Obst und Gemüse Fett enthalten. Die automatische Berechnung ist daher sehr hilfreich.

Sie können ebenso eine PC-Version von FitTag herunterladen und die Software auch dann verwenden, wenn Sie nicht mit dem Internet verbunden sind. Online, in iTunes oder auf Android funktioniert außerdem auch **CRON-O-Meter** von http://cronometer.com gut. Diese Anwendung errechnet Ihnen ein Nährstoff-Kreisdiagramm und erstellt eine zusammenfassende Liste mit den von Ihnen aufgenommenen Kalorien, Eiweißen, Kohlenhydraten, Fetten, Vitaminen und Mineralstoffen sowie eine detaillierte Auflistung an aufgenommenen Vitaminen, Mineralstoffen, Aminosäuren, Fetten und mehr. All diese Daten sind für jede einzelne Zutat bzw. jedes Lebensmittel, für jedes Rezept, das Sie eingeben, und sogar für die Nährstoffaufnahme des gesamten Tages abrufbar.

Leider gibt es in der Kalorien-Nährstoff-Gleichung sehr viele Variablen, sodass Sie abhängig von der jeweiligen Anwendung unterschiedliche Ergebnisse bekommen werden (siehe »Die Zahlen selbst nachrechnen« auf Seite 388). Ihre Berechnungen können aus diesem Grund stark von den Werten in diesem Buch oder von den Zahlen, die andere Leute errechnet haben, abweichen. Sie sind daher im besten Falle als grobe Schätzungen anzusehen. Richten Sie sich also nicht zu streng danach.

NÄHRSTOFFDATENBANKEN

Die oben genannten Quellen nutzen als Quelle allesamt die Nationale Nährstoffdatenbank des US-amerikanischen Landwirtschaftsministeriums (USDA), die Einträge für über mehr als 7.300 Lebensmittel enthält. Diese Daten sind auf CD-ROM und auch im Internet unter www.nal.usda.gov/fnic/foodcomp/Data erhältlich. Die Datenbank umfasst mehr als 100 Nährstoffe und ist die Basis buchstäblich aller öffentlichen und kommerziellen Nährstoffdatenbanken in den USA und einiger aus dem Ausland.

Die Daten selbst stammen aus wissenschaftlichen und fachlichen Veröffentlichungen, aber auch aus unveröffentlichten Quellen aus der Nahrungsmittelindustrie, von anderen Regierungseinrichtungen oder vom USDA in Auftrag gegebenen Forschungsarbeiten, die an Universitäten oder in Laboratorien für Lebensmittelanalytik durchgeführt wurden. Leider entspringen nur 15 % der Informationen Forschungsprimärdaten.

Das USDA überprüft und aktualisiert regelmäßig die vorliegenden Daten für die verschiedenen aufgelisteten Lebensmittel und bringt die Datenbank neu heraus. In SR-16 (der 16. größeren Veröffentlichung) vom Januar 2004 wurden z. B. die Nährstoffe von 28 rohen Obstsorten und 23 rohen und gekochten Gemüsesorten aktualisiert. Mindestens neun Früchte zeigten nach dieser Neuveröffentlichung eine beträchtliche Veränderung ihres Kalorien-Nährstoff-Verhältnisses. Es ist deshalb eine gute Idee, zu überprüfen, ob die von Ihnen verwendete Software mit den neuesten Daten des USDA arbeitet. Die letzte veröffentlichte Version im Jahr 2012 war SR-25.

Im deutschsprachigen Raum ist der Bundeslebensmittelschlüssel (BLS) die wichtigste Datenbank für den Nährstoffgehalt von Lebensmitteln. Er enthält Einträge zu den durchschnittlichen Nährstoffwerten von fast 15.000 Lebensmitteln, die auf dem Markt erhältlich sind, und ist in seiner neuesten Version vom Dezember 2014 online verfügbar. (Anm. d. Ü.)

Im besten Fall eine ungenaue Wissenschaft

Leider sind die Informationen der USDA-Datenbank von zweifelhaftem Wert, auch wenn diese die zurzeit beste verfügbare englischsprachige Informationsquelle ist. Im Jahr 1993 kritisierte ein Oberster Gerichtshof das USDA für zu laxe Methoden bei der Bewertung von Nährstoffen und kritisierte dabei u. a. den sehr begrenzten Stichprobenumfang und die »kaum oder gar nicht vorhandenen Informationen zu den Testverfahren und den dabei angewandten Qualitätssicherungsverfahren beim Erstellen der Daten«.[88]

Auch unter optimalen Voraussetzungen ist die Nahrungsanalyse keine exakte Wissenschaft. Das USDA versucht, die »physiologische Verfügbarkeit« von Kalorien-Nährstoffen in Lebensmitteln aufzulisten, geht aber in keiner Weise darauf ein, ob diese Lebensmittel roh oder gekocht, pflanzlicher oder tierischer Natur sind. Es werden keine Unterscheidungen hinsichtlich konventionell und biologisch erzeugter Produkte, die auf bioaktiven Böden angebaut werden, getroffen. Was die Mikronährstoffe betrifft, würde die Erzeugungsmethode allein schon zu sehr unterschiedlichen Ergebnissen führen. Leider ignoriert die westliche Wissenschaft solche wichtigen Faktoren, die von der rohköstlich orientierten Ernährungswissenschaft und der Natürlichen Gesundheitslehre beachtet und verstanden werden.

Nichtsdestotrotz ist die USDA-Datenbank in den USA und auch darüber hinaus die Hauptquelle für Daten zum Nährstoffgehalt von Lebensmitteln. Bis zu dem Tag, an dem eine kapitalkräftige Organisation mit einem ganzheitlichen Gesundheitsansatz und anderen Glaubenssätzen in der Lage dazu ist, frische, biologisch erzeugte Lebensmittel aus nährstoffreichen Böden auf ihren Nährstoffgehalt hin zu untersuchen, bleibt uns nur die USDA-Datenbank als Hilfsmittel zur Analyse der von uns aufgenommenen Nährstoffe.

Wenn Sie mathematisch begabt sind und versuchen möchten, die Zahlen in diesem Buch oder auf der USDA-Webseite nachzurechnen, müssen Sie vorher gründlich recherchieren. Nachdem ich mich jahrelang damit befasst habe, konnte ich einiges darüber lernen, wie sie zustande kommen.

ATWATERS ENERGIEFAKTOREN: NICHT 4-4-9

Wenn jedem Lebensmittel eine bestimmte Kalorienzahl pro Gramm zugewiesen wird, multipliziert das USDA nicht einfach Kohlenhydrate, Eiweiß und Fett mit 4, 4 und 9, sondern verwendet stattdessen das »Atwater-System zur Bestimmung des Energiegehalts« für ganze Lebensmittel. Dass Atwater System benutzt spezifische Energiefaktoren, die für Grundnahrungsmittel festgelegt wurden. Diese Faktoren beziehen angeblich die physiologische Verfügbarkeit der Energie dieser Lebensmittel mit ein.[89]

Die allgemeineren Faktoren des 4-4-9-Kalorien-Pro-Gramm-Systems (kcal/g) wurden von den spezifischen Kalorienfaktoren abgeleitet, die Professor W. O. Atwater und seine Mitarbeiter vor etwas mehr als einem Jahrhundert festlegten. Wie in der Microsoft-Access-Version der Tabelle zur »Lebensmittelbeschreibung« des USDA erkennbar wird, ist Atwaters System um einiges komplizierter, als man annehmen würde, da seine Umrechnungsfaktoren von Lebensmittel zu Lebensmittel erheblich schwanken.

Es folgen einige Beispiele von Atwaters Umrechnungsfaktoren für einige ausgewählte Kategorien ganzer pflanzlicher Lebensmittel, die, mit ein paar Ausnahmen, für alle Lebensmittel innerhalb derselben Kategorie gleich bleiben. (Nahrungsmittel aus mehreren Zutaten, die in der Datenbank unter ihrem Markennamen aufgeführt werden, sind in der Regel nach der in der Industrie gängigen Kalorienberechnungspraxis mit der Formel 4-4-9 aufgeführt.)

Gemüse:	Fett 8,37	Eiweiß 2,44*
Obst:	Fett 8,37	Eiweiß 3,36
Nüsse & Samen:	Fett 8,37	Eiweiß 3,47
Fleisch:	Fett 9,02	Eiweiß 4,27
Öle:	Fett 8,84	(Öle sind 100% Fett)

Auch wenn das Atwater-System Umwandlungsfaktoren für Kohlenhydrate enthält, berechnet das USDA den Kohlenhydratwert mit der Differenz (100%-Eiweiß in %-Fett in %), um sicherzustellen, dass die drei Kaloriennährstoffe zusammen eine Summe von 100% ergeben.

Einige der Nährstoffanalysen für Rezepte und Lebensmittel in diesem Buch sowie die Nährstofftabelle am Ende des Buches verwenden Atwater-Werte. Für viele Berechnungen haben wir allerdings *Nutridiary* verwendet, das eine leicht modifizierte Version des 4-4-9-Modells als Ausgangspunkt hat.

UNGENAUIGKEITEN BEI NUTRIDIARY UND FITTAG

* Der einzige Fall, bei dem die Atwater- und die allgemeinen Werte erheblich voneinander abweichen, ist der Eiweißgehalt von Gemüse. Nutridiary gibt übertriebene Eiweißwerte bei Gemüse in Prozentpunkten an. FitTags Fehler (im Zusammenspiel mit der Verwendung einer veralteten Version der USDA-Datenbank) ist schwerwiegender, da der Eiweißgehalt von Gemüse mit bis zu 30 Prozentpunkten angegeben wird. Aufgrund der sehr niedrigen Kaloriendichte von Gemüse werden diese Ungenauigkeiten das gesamte Kalorien-Nährstoff-Verhältnis aber nicht mehr als um 1% verzerren.

ABWEICHENDE ANGABEN FÜR DURCHSCHNITTSPORTIONEN

Zusätzlich zu unterschiedlichen Umrechnungsfaktoren oder veralteten USDA-Daten besteht ein weiterer Unterschied zwischen den verschiedenen Software-Anwendungen zur Nährstoffanalyse in den jeweils angegebenen Portionen. Eine Anwendung mag z.B. für Kopfsalat Größen wie »Kopf«, »Ounces« oder »Tassen, klein geschnitten« angeben, während die nächste nur »Gramm« oder »Innenblätter« zur Auswahl hat. Nutridiary hat die vollständigste Liste an Auswahlmöglichkeiten, was typische Portionsangaben der aufgeführten Lebensmittel betrifft, was meiner Meinung nach eine sehr wertvolle Hilfe ist.

EIGENE FEHLER BEIM BERECHNEN

Das Schätzen von Portionen ohne Zuhilfenahme einer Küchenwaage ist äußerst ungenau. Weder das Schätzen des Gewichts noch das Verwenden extrem subjektiver Maßeinheiten wie »1 mittelgroße Frucht« oder »2 kleine Stängel« führen zu exakten Ergebnissen.

Wenn Sie 80/10/10 genau befolgen wollen oder aber darüber nachdenken, die Nahrung anderer Menschen zu analysieren, empfehle ich Ihnen den Kauf einer kleinen digitalen Küchenwaage. Ein geeignetes Modell ist z.B. My Weigh KD 600 mit einer Tragkraft bis 6 kg und einer 1-Gramm-genauen Teilung sowie Hold-, Tare- und automatischer Energiesparfunktion. Die KD 600 ist bei Online-Auktionen für etwa € 40,00 erhältlich.

MAKRONÄHRSTOFFE IN GÄNGIGEN PFLANZLICHEN LEBENSMITTELN

Meine Lektorin, Kollegin und Forschungsassistentin Laurie Masters hat den Inhalt dieses Anhangs zusammengestellt und untenstehende Tabelle eingefügt, die die Makronährstoffe und den Kaloriengehalt kleiner Mengen an Obst, Gemüse und Fette enthält. Ebenso enthalten sind stärkehaltige Pflanzen und Getreide, die häufig von Rohköstlern verzehrt werden, aber nicht Teil des 80/10/10-Programms sind. Die Übersicht enthält Spalten für:

- Kalorien
- Wasser und Ballaststoffe in Gramm
- Prozentanteil der Kalorien von Kohlenhydraten, Eiweiß und Fett
- Kohlenhydrate, Eiweiß und Fett in Gramm.

Alle Lebensmittel sind in 100-Gramm-Portionen angegeben – die Größe einer kleinen, 15 cm langen Banane, eines kleinen 6 cm hohen Apfels oder 2,5 mittelgroße Stangen Sellerie. Die Informationen aus dieser Übersicht sind der USDA National Nutrient Database for Standard Reference, Ausgabe 18, entnommen, die online auf www.nal. usda.gov/fnic/foodcomp/Data zu finden ist.

Umfangreichere Übersichten auf foodnsport.com

Die folgende Tabelle ist gekürzt und listet den Makronährstoffgehalt von ungefähr einem Dutzend verschiedener häufig gebrauchter Obst- und Gemüsesorten, Fette und auch einiger gekochter stärkehaltiger Pflanzen auf, für diejenigen, die sie essen. Wesentlich detailliertere Versionen sind als ein Set farbiger, doppelseitig laminierter Tabellen auf meiner Website käuflich erhältlich (www.811rv.org). Diese Tabellen enthalten Listen mit Dutzenden ausgesuchter Obst- und Gemüsesorten sowie pflanzlichen Fetten, die mit 80/10/10 kompatibel sind, sowie eine Auswahl komplexer Kohlenhydrate und tierischer Nahrungsmittel, die ausschließlich zu Referenz- und Vergleichszwecken aufgeführt sind.

Makronährstoffe in gängigen pflanzlichen Lebensmitteln

	Kal. (100 g)	Wasser (Gramm)	Ballaststoffe (Gramm)	Kohl. (% Kal.)	Eiweiß (% Kal.)	Fett (% Kal.)	Kohl. (Gramm)	Eiweiß (Gramm)	Fett (Gramm)
Obst									
Äpfel	52	86	2	95%	2%	3%	13,8	0,3	0,2
Bananen	89	75	3	93%	4%	3%	22,8	1,1	0,3
Brombeeren	43	88	5	79%	11%	10%	9,6	1,4	0,5
Datteln (Medjool)	277	21	7	97%	2%	1%	75,0	1,8	0,2
Feigen	74	79	3	93%	4%	3%	19,2	0,8	0,3
Weintrauben	69	81	1	95%	3%	2%	18,1	0,7	0,2
Mangos	65	82	2	93%	3%	4%	17,0	0,5	0,3
Nektarinen	44	88	2	86%	8%	6%	10,6	1,1	0,3
Orangen	49	86	3	88%	7%	5%	11,9	1,0	0,3
Pfirsiche	39	89	2	86%	8%	6%	9,5	0,9	0,3
Birnen	58	84	3	97%	2%	1%	15,5	0,4	0,1
Erdbeeren	32	91	2	85%	7%	8%	7,7	0,7	0,3
Wassermelone	30	91	0	87%	7%	6%	7,6	0,6	0,2
Gemüse									
Brokkoli	34	89	3	70%	20%	10%	6,6	2,8	0,4
Kohl	24	92	2	83%	14%	3%	5,6	1,4	0,1
Möhren	41	88	3	90%	6%	4%	9,6	0,9	0,2
Blumenkohl	25	92	3	77%	20%	3%	5,3	2.0	0,1
Sellerie	14	95	2	76%	12%	12%	3,0	0,7	0,2
Grünkohl	50	84	2	72%	16%	12%	10,0	3,3	0,7
Salat	17	95	2	68%	17%	15%	3,3	1,2	0,3
Spinat	23	91	2	54%	31%	15%	3,6	2,9	0,4
Fruchtgemüse									
Gurke	15	95	1	84%	10%	6%	3,6	0,6	0,1
Tomaten (rot)	18	95	1	79%	12%	9%	3,9	0,9	0,2
Zucchini	16	95	1	72%	18%	10%	3,3	1,2	0,2

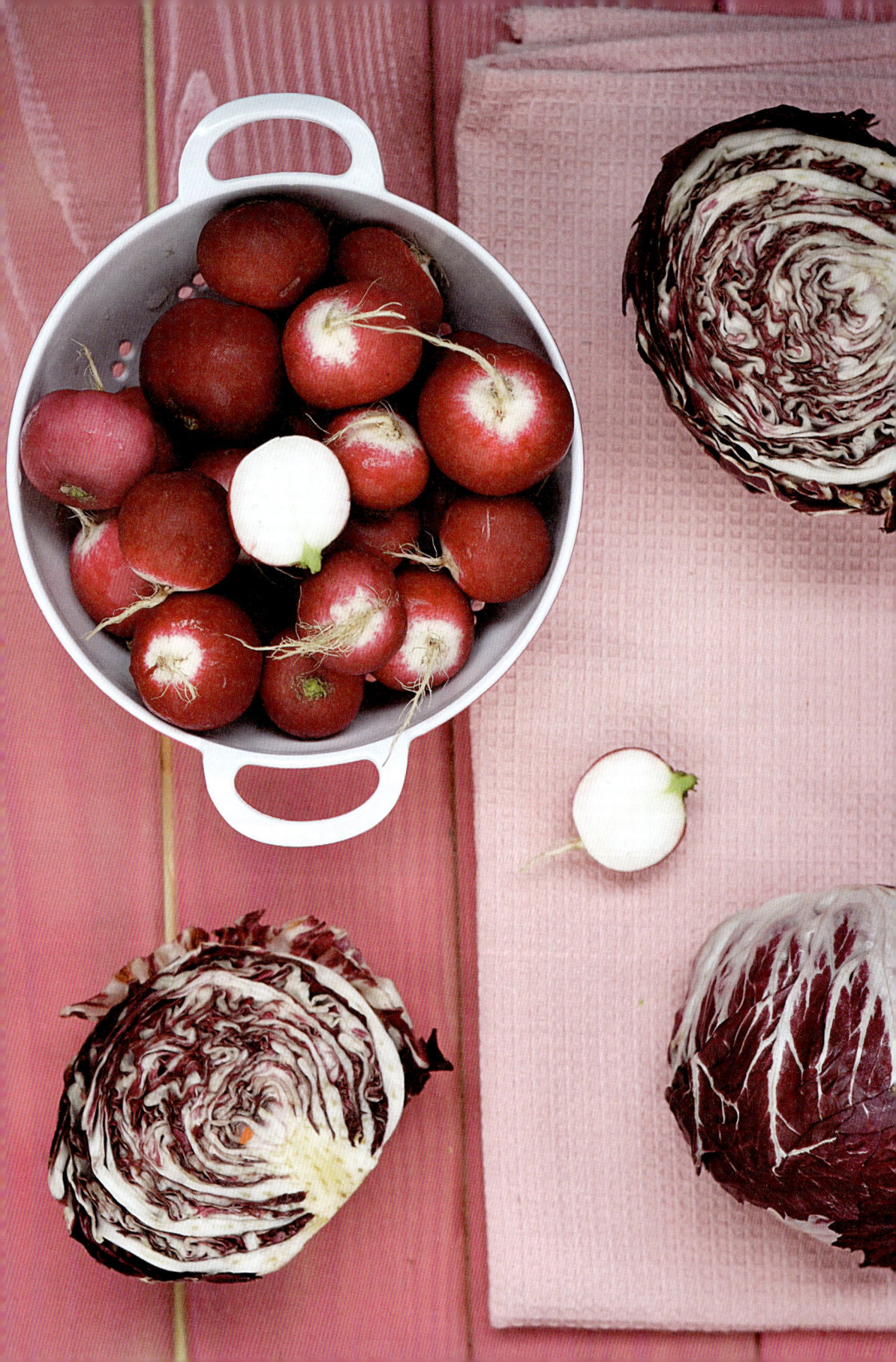

	Kal. (100 g)	Wasser (Gramm)	Ballaststoffe (Gramm)	Kohl. (% Kal.)	Eiweiß (% Kal.)	Fett (% Kal.)	Kohl. (Gramm)	Eiweiß (Gramm)	Fett (Gramm)
Stärke & Getreide (nur sehr junge Zuckererbsen / junger Zuckermais)									
Buchweizen	343	10	10	79%	13%	8%	71,5	13,3	3,4
Kichererbsen	364	12	17	68%	18%	14%	60,7	19,3	6,0
Mais	86	76	3	78%	10%	12%	19,0	3,2	1,2
Erbsen, essbar, enthülst	42	89	3	73%	23%	4%	7,6	2,8	0,2
Süßkartoffel	86	77	3	94%	5%	1%	20,1	1,6	0,1
Weizen	331	12	13	85%	11%	4%	74,2	10,4	1,6
Wildreis	357	8	6	82%	15%	3%	74,9	14,7	1,1
Fette									
Mandeln	578	5	12	14%	13%	73%	19,7	21,3	50,6
Avocados	167	72	7	19%	4%	77%	8,6	2,0	15,4
Cashewkerne	553	5	3	23%	11%	66%	30,2	18,2	43,8
Kokosfleisch	354	47	9	18%	3%	79%	15,2	3,3	33,5
Leinsamen	492	9	28	28%	14%	58%	34,3	19,5	34,0
Hanfsamen	533	-	3	17%	27%	56%	23,0	37,0	33,0
Macadamianüsse	718	1	9	8%	4%	88%	13,8	7,9	75,8
Oliven, aus der Dose	115	80	3	20%	2%	78%	6,3	0,8	10,7
Pinienkerne	673	2	4	8%	7%	85%	13,1	13,7	68,4
Walnüsse	654	4	7	9%	8%	83%	13,7	15,2	65,2
Sesamsamen	573	5	12	16%	11%	73%	23,5	17,7	49,7
Sonnenblumenkerne	570	5	11	13%	14%	73%	18,8	22,8	49,6
Öl (alle Arten)	884	0	0	0%	0%	100%	0	0	100

ÜBER DEN AUTOR

Dr. Douglas Graham ist ein langjähriger begeisterter Hochleistungssportler, Rohkostpionier seit 1978 und Ernährungsberater von Spitzensportlern und Trainern weltweit. Er hat mit Athleten fast aller Sportarten zusammengearbeitet, wie u. a. Tennislegende Martina Navratilova, dem ehemaligen NBA-Basketball-Profi Ronnie Grandison, Olympia-Sprinter Doug Dickinson, Profi-Fußballerin Callie Withers, Championship-Bodybuilder Kenneth G. Williams und berühmten Persönlichkeiten wie Mark Victor Hansen, Koautor von *Chicken Soup for the Soul*, sowie Schauspielerin Demi Moore.

Dr. Graham ist Autor mehrerer Bücher zum Thema Rohkost und Gesundheit, u. a. *The High Energy Diet Recipe Guide*, *Nutrition and Athletic Performance* und *Prevention and Care of Athletic Injuries*. Er hat seine Erfolgsstrategie bei bereits mehr als 4.000 Präsentationen weltweit mit einem interessierten Publikum geteilt. Douglas Graham gilt als einer der Väter der Rohkostbewegung und ist der einzige Referent, der seit 1997 bis zum Jahr der Veröffentlichung dieses Buchs 2005 an sämtlichen wichtigen Rohkostveranstaltungen auf der ganzen Welt teilgenommen und Vorträge gehalten hat.

Er ist Vorstandsmitglied bei *Voice for a Viable Future*, der *Vegetarischen Vereinigung Nordamerikas*, *Living Light Films* und *EarthSave International*. Darüber hinaus war er als Berater für die Magazine *Exercise* und *Men Only* tätig und schreibt Kolumnen für *Get Fresh!* und *Living Nutrition*.

Dr. Graham ist der Begründer der »Simply Delicious«-Cuisine und Leiter der *Health & Fitness*-Wochen, bei denen an ausgewählten reizvollen Orten auf der ganzen Welt ein anspruchsvolles sportliches Training in Kombination mit Ernährungsberatung für Menschen aller Fitnessstufen angeboten wird. Er ist der lebendige Beweis dafür, dass das Essen ganzer naturbelassener, frischer, reifer, roher und biologisch erzeugter pflanzlicher Lebensmittel der nährstoffreichste Weg zu einer blühenden Gesundheit und unbegrenzter Vitalität ist.

»Ich lege allen, die ihr Leben im Gleichgewicht halten und so fit und gesund sein bzw. bleiben möchten, wie sie es verdienen, dieses Buch wärmstens ans Herz.«

– Kimberly Mac, The »Naked« Vegan, Moderatorin einer Radio-Talkshow und Live-Food Chef

»Immer wenn ich Dr. Grahams 80/10/10-Programm befolge, bin ich voller Vitalität und Energie. Ich lebe mein Leben viel intensiver und koste jeden Moment aus. Außerdem verliere ich überschüssiges Gewicht und fühle mich einfach gesund. Wenn ich alle Erdbeeren und Wassermelonen dieser Welt essen kann, verlangt mein Körper nach nichts anderem mehr.«

– Rachel Johnson, Autorin von *Wake Up Running!*

»Ich befolge Dr. Grahams 80/10/10-Programm und -Lebensweise nun schon seit sieben Jahren. Es ist die beste Entscheidung, die ich je getroffen habe! Sein Programm hat mir dabei geholfen, meine Ernährungsgewohnheiten so zu verbessern, dass ich meine persönliche Bestform erreichen konnte. Die Vorteile dieser Lebensweise sind meiner eigenen Erfahrung nach eine sehr hohe Energie, das Verschwinden von körperlichen Beschwerden und depressiven Verstimmungen, mehr Geduld, eine erhöhte Ehrfurcht vor dem Leben und vieles andere mehr.«

– Gary Orlando, Autor von *Beyond Raw eBook*

»80/10/10, wie Dr. Graham es in seinem Buch beschreibt und vertritt, ist ernährungswissenschaftlich gesehen meiner Meinung nach eine der größten Revolutionen. Lesen Sie es, lernen Sie daraus, und wenden Sie es an, als ob Ihr Leben davon abhinge – denn das tut es.«

– Frederic Patenaude, Autor von *The Raw Secrets*

»Mit Ergebnissen der neuesten wissenschaftlichen Forschungen führt Dr. Graham überzeugend vor Augen, dass Menschen hauptsächlich Fruchtesser sind, und unsere Ernährung deshalb auch auf Früchten basieren sollte. 80/10/10 ist ein mutiges und auf fundierten Erkenntnissen basierendes Werk. Im ernährungswissenschaftlichen Bereich, wo es von Geschäftemachern und Scharlatanen nur so wimmelt, sticht Dr. Graham mit seinem Buch als eine Stimme der Aufrichtigkeit, Vernunft und Weisheit hervor.«

– Rynn Berry, Autorin von *Food for the Gods: Vegetarianism and the World's Religions* und Beraterin für historische Fragen bei der *North American Vegetarian Society*

ENDNOTEN

1. »Trends in Intake of Energy and Macronutrients – United States, 1971-2000,« Morbidity and Mortality Weekly Report, 6. Februar 2004, S. 80-82. Depar tment of Health and Human Ser vices, Centers for Disease Control and Prevention. Aufgerufen unter www.cdc.gov/mmwr/PDF/wk/mm5304.pdf.

2. *U.C. Berkeley News* Pressemitteilung von Sarah Yang, 1. Juni 2004, wie in U.C. Berkeley News zitiert, aufgerufen unter www.berkeley.edu/news/media/releases/2004/06/01_usdiet. shtml. Abdruck mit freundlicher Genehmigung.

3. Block, G. »Foods Contributing to Energy Intake in the US: Data From NHANES III and NHANES 1999-2000.« J Food Composit Anal. 2004;17:439-447.

4. Ein vielfach publizierter Bericht des *Centers for Disease Control and Prevention* führt Fettleibigkeit als Hauptgrund Nummer 2 aller vermeidbaren Todesfälle in den USA an, der jährlich 320.000 bis 400.000 Opfer fordert und bald das Rauchen als Todesursache Nummer 1 vom ersten Platz verdrängen wird. Der genaue Wert wird aufgrund eines Statistikfehlers neu berechnet, doch unabhängig von der eigentlichen Zahl der Todesfälle besteht kein Zweifel daran, dass Fettleibigkeit in den Vereinigten Staaten verheerende gesundheitliche Auswirkungen hat. Siehe »CDC: Obesity Deaths Overstated« des *Center for Consumer Freedom* vom 23. November 2004, online einsehbar unter www.consumer freedom.com/news_detail. cfm?headline=2691.

5. Tanner, Lindsey. »Americans Eat Themselves to Death«, Associated Press: 9. März 2004. Aufgerufen unter www.cbsnews.com/stories/2004/03/ 09/ health/main604956.shtml.

6. Statistisches Bundesamt, www.herzstiftung.de.

7. »Cancer Basics: What Is Cancer and Why Does It Occur?« 13. Mai 2004. Online einsehbar auf der Webseite der Mayo Clinic: www.mayoclinic.com/invoke. cfm?id=CA00003.

8. Deutsche Diabetes-Stiftung.

9. Saxe, John Godfrey (1816-1887). »The Blind Men and the Elephant.« Diese Version der berühmten indischen Fabel ist öffentliches Eigentum.

10. Greger, Michael. Atkins Facts. Dieses 47-seitige E-Book mit 487 Quellenverweisen ist online auf www.atkinsfacts.org einsehbar. Zitiert mit freundlicher Genehmigung.

11. Informationen zum Kalorien-Nährstoff-Bedarf von Hunden finden sich auf www.mercola. com/2005/feb/5/pets_grains.htm.

12. http://de.statista.com/statistik/daten/studie/12620/umfrage/pro-kopf-verbrauch-von-kaese-seit-1999/.

13. Zahllose Informationen über die Schädlichkeit von Tiermilch für Menschen finden sich auf www.pcrm.org/health/veginfo/dair y.html.

14. Wenn Sie mehr über die Themen glykämischer Index und glykämische Last erfahren möchten, können Sie das in englischer Sprache auf www.mendosa.com/gilists.htm. Der

Ersteller der Webseite David Mendosa ist Koautor von »What Makes My Blood Glucose Go Up...And Down?« (New York: Marlowe & Co., August 2003).

15. »Evidence-Based Nutrition Principles and Recommendations for the Treat- ment and Prevention of Diabetes and Related Complications,« Diabetes Care 25:202-212, 2002. Aufgerufen unter http://care.diabetesjournals.org/cgi/ content/full/25/1/202. Neben einer deutlichen Aussage zu Gunsten von mehr Fruchtzucker aus naturbelassenem ganzen Obst für Diabetiker empfiehlt dieser Artikel der *American Diabetes Association*, dass Typ-2-Diabetiker eine »sehr große Menge« an Ballaststoffen zu sich nehmen sollten – so viel, dass sogar vorausgesagt wird, die meisten Menschen würden dies nur ungern tun. 80/10/10, das im Wesentlichen auf 100 % ballaststoffreichen Lebensmitteln basiert, passt hervorragend zu dieser Richtlinie. Hier das Zitat: »Bei Menschen mit Typ-2-Diabetes scheint der Verzehr von sehr großen Mengen an Ballaststoffen notwendig zu sein, die sich beim Stoffwechsel positiv auf die glykämische Kontrolle, Hyperinsulinanämie und Plasmalipide auswirken. Es ist nicht klar, ob die meisten Menschen den Geschmack und die im Magen-Darm-Trakt entstehenden Wirkungen einer sehr ballaststoffreichen Kost akzeptieren würden.«

16. Die Informationen aus dieser Tabelle stammen aus einem Artikel namens »Glycemic Values of Common American Foods«, einsehbar unter www.mendosa.com/common_foods.htm. Er basiert auf Daten aus der folgenden Publikation: Foster- Powell, K. et al., »International Tables of Glycemic Index and Glycemic Load Values: 2002.«, Am J Clin Nutr 2002;76:5-56. Aufgerufen unter www.ajcn.org/cgi/con-tent/full/76/1/5.

17. Mehr über die Rolle von Fett bei Blutzuckerstoffwechselstörungen können Sie in *The Pritikin Program for Diet and Exercise* nachlesen (New York: Grosset and Dunlap, 1979), von Nathan Pritikin und Patrick M. McGrady, Jr.

Ich empfehle auch *Health and Survival in the 21st Century* von Ross Horne (Sydney, Australia: Harper Collins, 1997), ein vergriffenes Werk der Natürlichen Gesundheitslehre. Es ist zur Zeit nur online unter www.soilandhealth.org/02/0201hyglibcat/020122horne.21stcentury/020122toc. html, »Chapter 6« auf Seite 103 mit spezifischen Informationen zu Fett und Diabetes verfügbar.

18. Die Informationen dieser Infobox stammen aus Michael Gregers *Atkins Facts* (siehe Endnote 11).

19. Dansinger, Michael L., et al. »One Year Effectiveness of the Atkins, Ornish, Weight Watchers, and Zone Diets in Decreasing Body Weight and Hear t Disease Risk.« Tufts University, New England Medical Center, Boston, Mass.

20. »Major Increase in Diabetes Among Adults Occurred Nationwide Between 1990 and 1998,« Pressemitteilung vom 23. August 2000 der *Centers for Disease Control and Prevention*. Aufgerufen unter www.cdc.gov/ diabetes/news/ docs/000823.htm.

21. Joslin, EP. »Atherosclerosis and Diabetes.« Ann Clin Med 1927;5:1061.

22. Breneman, Carol J. »Type II Diabetes...Self-Induced Disease?« Millersville University (1997). Dieser Artikel zitiert auch Forschungsarbeiten von Felber, Anderson, Burkitt u. a., die alle auf den Zusammenhang zwischen Fett und Diabetes hinweisen. Aufgeru-

fen unter http:// home.judson.edu/academic/spinner/dia betes.html. Ein Science News Artikel aus dem Jahr 2001 beschreibt kurz Dr. I.M. Rabinowitchs Arbeit und kann unter dem Titel »Diabetic Patients Can Eat Sugar If Fetts Are Eliminated« online unter www.sciencenews.org/ar ticles/ 20010915/time -line.asp gefunden werden.

23. Van Eck, W. »The Effect of a Low Fett Diet on the Serum Lipids in Diabetes and Its Significance in Diabetic Retinopathy. Am J Med. 1959; 27:196-211.

24. Anderson, J.W. and Ward, K. »High Carbohydrate, High Fiber Diets for insulin-Treated Men with Diabetes Mellitus«. Am J Clin Nutr, 1979; 32:2312-21.

25. »Low-Fett Diet Alone Reversed Type 2 Diabetes in Mice«. Pressemitteilung vom 10. September 1998 des Duke University Medical Centers. Aufgerufen unter http://duke-mednews.duke.edu/news/ar ticle.php?id=519.

26. Yiamouyiannis, John. »Fluoride the Aging Factor: How to Recognize and Avoid the Devastating Effects of Fluoride«. (Delaware, OH: Health Action Press, 1993).

27. Mehr Informationen über den Arzt und Bakteriologen Robert Koch (1843-1910) in englischer Sprache finden sich auf www.zeiss.com/C12567A100537AB9/ContentsWWWIntern/ DOC1165AA71F8BACC1256B45003DDE3D. Interessanterweise kommt in Kochs Originalversion von Postulat Nr. 3 nicht das Wort »empfänglich« vor. Um die Keimtheorie konsistent zu machen, wurde das dritte Postulat dahingehend geändert, dass der Keim die ursprüngliche Krankheit bei einem »empfänglichen« neuen Wirt auslösen müsste. Horne, Ross. Health and Sur vival in the 21st Centur y (siehe Endnote 17). In Kapitel 6 erklärt Horne: »Mit dem Hinzufügen des kleinen Wörtchens ›empfänglich‹ wird das gesamte Konzept der Keimtheorie verändert. Die Betonung liegt nun auf ›empfänglich‹ statt auf Keim. Mit anderen Worten heißt dies, dass ein Keim nur dann eine Krankheit bei einer bestimmten Person zu einem bestimmten Zeitpunkt auslösen kann, wenn diese dafür empfänglich ist.«

28. Horne, Ross. Health and Survival in the 21st Century (siehe Endnote 17). Pasteurs Geschichte beginnt in Kapitel 2. Die folgenden Kapitel, insbesondere 4 bis 6, enthalten Informationen zu den Irrtümern der Keimtheorie. Ein weiteres gut recherchiertes Buch zum Thema ist *The Curse of Louis Pasteur: Why Medicine Is Not Healing a Diseased World* von Nancy Appleton, PhD. (Santa Monica, CA: Choice Publishing, 1997).

29. Wadley, Greg and Martin, Angus. »The Origins of Agriculture – a Biological Perspective and a New Hypothesis«, Department of Zoology, University of Melbourne. Veröffentlicht im Australian Biologist 6: 96-105, Juni 1993. Aufgerufen unter www.acnem.org/ journal/19-1_april_2000/origins_of_agriculture. htm.

30. Sächsische Verzehrsstudie, Oktober 2006, sowie Beiträge zur Gesundheitsberichterstattung des Bundes: Was essen wir heute? Ernährungsverhalten in Deutschland. Dr. Gert Mensik et al., Robert Koch Institut, Berlin 2002

31. Greger, Michael. Atkins Facts. (siehe Endnote 11.)

32. Horne, Ross. Improving on Pritikin: You Can Do Better. (Australia: Happy Landings Pty. Ltd., 1988).

33. Horne, Ross. Improving on Pritikin: You Can Do Better (siehe Endnote 32).

34. An sich findet sich eine Form von Gluten (ein Eiweiß) in allen Getreidearten. »Glutenfrei« heißt üblicherweise jedoch nur frei von Weizen, Gerste und Roggen. Zusammen mit Dinkel sind dies die hauptsächlichen Getreidearten, die bei Menschen mit einer Glutenintoleranz eine Autoimmunreaktion hervorrufen. Gluten schädigt jedoch bei uns allen den Dünndarm und sollte deshalb vermieden werden, egal ob sich Symptome zeigen oder nicht.

35. Coleman, John. »Opioids In Common Food Products – Addictive Peptides In Meat, Dairy and Grains.« Aufgerufen unter www.vegan-straight-edge.org.uk/ opioids.htm.

36. Mehr Informationen über Exzitotoxine gibt es in »Not Just Another Scare: Toxin Additives in Your Food and Drink« von Dr. Russell L. Blaylock. Aufgerufen unter www. aspar tamekills.com/blayar tl.htm.

37. Ich empfehle Ihnen, sich die exzellente Liste mit den zahlreichen verschleiernden Synonymen für Glutamat (MSG) auszudrucken, verfügbar auf der »Say NO to MSG«-Webseite: http://www. say-notomsg.com/basics_list.php. Noch besser: Sagen Sie NEIN zu allen industriell verarbeiteten Nahrungsmitteln (alles, was eine Zutatenliste hat), und umgehen Sie das Problem komplett.

38. »Diet, Nutrition and the Prevention of Chronic Diseases: Repor t of a Joint WHO/FAO Expert Consultation«. World Health Organization Technical Report Series, Nr. 916 (2003). Siehe Abschnitt 5.1: »Population nutrient intake goals for preventing diet-related chronic diseases.« Aufgerufen unter www.who.int/hpr/NPH/docs/who_fao_expert_report.pdf.

39. »Report Offers New Eating and Physical Activity Targets to Reduce Chronic Disease Risk«. Pressemitteilung vom 5. September 2002 des *National Academies' Institute of Medicine*. Aufgerufen unter www4.nationalacadamies.org/news.nsf/isbn/0309085373?OpenDocument

40. National Research Council. Recommended Dietary Allowances: 10th Edition, (Washington DC: National Academies Press, 1989) Aufgerufen unter http://books.nap.edu/ books/0309046335/html/.

41. Die USDA Nutrient Database for Standard Reference, 18. Ausgabe (verfügbar unter www. nal.usda.gov/fnic/foodcomp/Data) gibt den Eiweißgehalt von reifer Muttermilch mit 6,3 % der Kalorien bzw. 1,03 % des Gewichts an.

42. Recommended Dietar y Allowances: 10th Edition, S. 58-59 (siehe Endnote 41).

43. Campbell, T. Colin. The China Study: Star tling Implications for Diet, Weight Loss, and Long-Term Health. (Dallas, TX: BenBella Books, 2004), S. 30-31.

44. Recommended Dietary Allowances: 10th Edition, S. 70-71 (siehe Endnote 41).

45. USDA Nutrient Database for Standard Reference, 18. Ausgabe (siehe Endnote 42).

46. Campbell, T. Colin. The China Study (siehe Endnote 44).

47. »Trends in Intake of Energy and Macronutrients – United States, 1971-2000« (siehe Endnote 1).

48. Recommended Dietary Allowances: 10th Edition, S. 70-71 (siehe Endnote 41).

49. Campbell, T. Colin. The China Study (siehe Endnote 44).

50. »But How Do You Get Enough Protein?«, Broschüre der Vegetarian Society of Colorado. Aufgerufen unter www.vsc.org/Protein.htm.

51. Millward, D.J. »Optimal Intakes of Protein in the Human Diet.« Proc Nutr Soc. 1999 Mai; 58(2):403-13. Aufgerufen unter http://titania.ingentaselect. com/vl=1029643/cl=42/ nw=1/rpsv/cgi-bin/cgi?body=linker&ini=nlm& reqidx=issn=0029-6651vl=58is=2yr= 1999mn=Maypg=403.

52. Institute of Medicine. Dietary Reference Intakes for Energy, Carbohydrate, Fiber, Fat, Fatty Acids, Cholesterol, Protein, and Amino Acids (Macronutrients), S. 422. (Washington DC: National Academies Press, 2005). Aufgerufen unter http://books.nap.edu/openbook. php?record_id=10490 &page=422.

53. Campbell, T. Colin. The China Study, S. 271 (siehe Endnote 44).

54. Erasmus, Udo. Fats That Heal, Fats That Kill. (Burnaby, Canada: Alive Publishing Group, 1993), S. 162.

55. Pritikin, Robert. The Pritikin Principle: The Calorie Density Solution. (Alexandria, Virginia: Time-Life Books, 2000).

56. Ornish, Dean. Dr. Dean Ornish's Program for Reversing Heart Disease. (New York/Toronto: Random House, 1990), S. 255.

57. Esselstyn, Jr., Caldwell B. Prevent and Reverse Heart Disease. (New York: Penguin Books, 2008), S. 77.

58. Barnard, Neal. Dr. Neal Barnard's Program for Reversing Diabetes. (New York: Rodale, 2007), S. 51.

59. Williams, Clyde and Devlin, John T. (Herausgeber). Food, Nutrition and Sports Performance. (Van Nostrand Reinhold, 1992).

60. Für einen Überblick zu essenziellen Fettsäuren und Rohkosternährung ist der Artikel »Essential Facts and the Organic Athlete« von Dr. Rick Dina auf www.organicathlete.org/ index.php?option=com_con- tent& task=view&id=119&Itemid=63 hilfreich.

61. Siehe www.udoerasmus.com/articles/udo/fthftk6.htm.

62. »Interim Summary of Conclusions and Dietary Recommendations on Total Fat & Fatty Acids« der gemeinsamen Expertenkonsultation von FAO und WHO zu Fetten und Fettsäuren bei der menschlichen Ernährung, 10-14 November 2008, WHO, Genf. Abgerufen unter www. who.int/nutrition/topics/FFA_summary _rec_conclusion.pdf.

63. Dietary Reference Intakes for Energy, Carbohydrates, Fiber, Fat, Fatty Acids, Cholesterol, Protein and Amino Acids (Macronutrients), S. 423 (siehe Endnote 53).

64. Jeff Novick, ein hervorragender lizensierter Ernährungsberater und früherer Direktor für Ernährung des Pritikin Longevity Centers, erklärt Folgendes auf Dr. John McDougalls Internetdiskussionsforum (einsehbar unter www.drmcdougall.com/ forums/viewtopic. php?t=6293): »Es gibt Beweise dafür, dass das tatsächlich benötigte Minimum [für ALA]

bei nur 0,5 Gramm pro Tag liegen könnte. Was Omega-3 betrifft, kann also sogar 1,1 bis 1,6 Gramm mehr sein, als wir wirklich brauchen.«

65. Nevin KG, Rajamohan T. »Beneficial Effects of Virgin Coconut Oil on Lipid Parameters and In Vitro LDL Oxidation. Clin Biochem. 2004 Sep;37(9):830-5. Mehr Informationen über die fälschlich angenommenen gesundheitlichen Vorteile von Kokosöl finden sich in Dr. John McDougalls Artikel »The Newest Food-Cure: Coconut Oil for Health and Vitality« in seinem Online-Newsletter von Mai 2006 online, abrufbar unter www.drmcdougall.com/misc/2006nl/may/coconut.htm.

66. Bezieht sich auf Kapitel 2 und 3 von *Health and Survival in the 21st Century* (siehe Endnote 17), die deutlich machen, wie die angeborene Intelligenz des menschlichen Körpers bei einer angemessenen Ernährung und anderen wichtigen Faktoren ganz natürlich und einfach eine Homöostase herbeiführt – ganz ohne die Zuhilfenahme von Medikamenten, Kräutern, »heilenden« Nahrungsmitteln oder jeglichen anderen Interventionen.

67. »Trends in Intake of Energy and Macronutrients – United States, 1971-2000.« (Siehe Endnote 1.)

68. Siehe »Nutrition and Well-Being A to Z« im Archiv häufig gestellter Fragen im Internet von Thomson Gale, aufgerufen unter www.faqs.org/nutrition/Smi-Z/Water.html. (Auf »Water« klicken.) Diese Webseite beschreibt, wie der Wasseranteil des menschlichen Körpers schwankt und bei Männern bei circa 62 % und bei Frauen bei ungefähr 51 % liegt. Bei intensiver sportlicher Betätigung kann sich der Wert auf 70 % erhöhen, während er durch Übergewicht auf bis zu 36 % bei krankhaft Fettleibigen sinkt.

69. Sie können eine Personenwaage mit eingebauter Bioimpedanz-Körperfettmessung kaufen. Diese sind im Internet oder in Drogerien, in Kaufhäusern oder Sportgeschäften erhältlich. Ich persönlich benutze seit vielen Jahren die den Körperfettanteil bestimmenden Waagen von Tanita Corporation. Mehr Informationen zum Thema Bioimpedanz und anderen Methoden zur Ermittlung des Körperfettanteils gibt es online in englischer Sprache in dem Artikel »Understanding Body Fett Analysis«, einem Ausschnitt aus dem 1999 von Tanita herausgegebenen Informationsheft mit demselben Titel. Aufgerufen unter www.healthchecksystems.com/tbf.htm. Click »Bioelectrical Impedance (BIA).«

70. Volek, JS, Westman, EC. »Very-Low-Carbohydrate Weight-Loss Diets Revisited«, Cleveland Clinic J. Med. 2002 Nov; 69(11), 849-862. Aufgerufen unter www.ccjm.org/ pdffiles/Volek1102. pdf. Diäten mit wenig Kohlenhydraten und viel Fett führen durch den hohen Anteil von appetitzügelnder Hydroxybuttersäure im Blut zu Gewichtsverlust. Das Sättigungsgefühl wird hierbei durch Ketone herbeigeführt.

71. Die »konventionellen« Empfehlungen zum Körperfettanteil entstammen einer Tabelle namens »Body Fat Ranges for Standard Adults«, die Sie unter www.tanita.com/MessageForWomen.shtml# abrufen können, der Webseite der Tanita Corporation of America, Inc. Die Werte basieren auf BMI-Richtlinien der WHO und NIH (National Institutes of Health), wie sie von Gallagher et. al. vom New York Obesity Research Center angegeben werden. Gemäß der Studie *National Health and Nutrition Examination Survey* sind schätzungsweise 65 % der US-amerikanischen Bevölkerung übergewichtig und 30 % fettleibig. Auf Grundlage

meiner Empfehlungen zum Körperfettanteil wären diese Zahlen noch wesentlich höher, da gemäß dieser Studie Übergewicht bei einem BMI von 25 % und Fettleibigkeit bei 30 % beginnt. Ich halte den BMI für kein aussagekräftiges Maß, da die Versuche, nur auf Grundlage der Körperhöhe ein ideales Körpergewicht zu ermitteln, nicht zwischen Körperfett und magerem Gewebe unterscheidet. Daher kann ich keine eigenen Vergleichswerte zu den oben angegebenen 25 bzw. 30 % empfehlen.

72. Smith, N.J. »Gaining and Losing Weight in Athletics.« JAMA. 1976;236: 149-151. »Muskelmasse nimmt allein durch das Arbeiten der Muskeln zu, das mit einer entsprechend höheren Kalorienaufnahme unterstützt werden muss. Keine Nahrungsmittel, Vitamine, Medikamente oder Hormone führen zu einem Muskelwachstum.«

73. Siehe Artikel »Cabin Air Quality« auf der Webseite von Boeing, aufgerufen unter www.boeing.com/commercial/cabinair/environment.html. Auf »cabin pressure« oder »air quality« klicken. Weitere Informationen zu dem bedeutsamen Zusammenhang zwischen Höhenlagen und Dehydration siehe Quinn, Elizabeth, »High Altitude Vacations: How To Prepare,« (2006), aufgerufen unter http://sportsmedicine.about.com/cs/altitude/ a/042004.htm.

74. Siehe Wikipedia-Eintrag zu »Dehydration«, abgerufen unter http://en.wikipedia.org/wiki/Main_Page. Nach §Dehydration« suchen und auf »Symptoms and Prognosis« klicken.

75. Siehe eine Medline-Plus-Diskussion zum Thema Dehydration im Eintrag »skin turgor« auf www.nlm.nih.gov/medlineplus/ency/ar ticle/003281.htm.

76. Tyls, Josef. »Are You Chronically Dehydrated?« Alive (#243) Januar 2003, Alive Publishing Group. Aufgerufen unter www.alive.com/index.php. Bis »alive index search« herunterscrollen und auf »Health and Disease« klicken. Zu »Health and Disease ar ticles« herunterscrollen und auf »Are You Chronically Dehydrated?« klicken.

77. Rehrer, N.J. »The Maintenance of Fluid Balance during Exercise«, Int. J. Spor ts Med. 15:122-125, 1994.

78. Siehe www.vanaqua.org/education/aquafacts/seaotters.html.

79. Siehe www.brookfieldzoo.org/pagegen/htm/fix/fg/fg_body. asp?sAnimal=African+lion.

80. Der Mayo Clinic zufolge kann der Magen eines Erwachsenen sich so weit dehnen, dass er mehr als 3,5 Liter an Nahrung oder Flüssigkeit aufnehmen kann. (Siehe www.mayoclinic.com/health/ stomach-cancer/DS00301/DSECTION=3.) Die Indiana University School of Medicine berichtet jedoch, dass die Mägen von Erwachsenen durchschnittlich nur ein Viertel ihrer eigentlichen Kapazität aufnehmen können, d. h. 1 bis knapp 1,5 Liter. (Siehe http://medicine.iupui.edu/heartburn/anato- myfiles/notworking.htm.)

81. Siehe www.nutramed.com/digestion.

82. In seinem Buch »Pain: It's Not All in Your Head« (Trafford Publishing, 2003) erklärt der Assistenzarzt und klinische Psychologe Jay Tracy, wie Mangelerscheinungen dazu führen, dass wir Heißhunger auf die Nährstoffe entwickeln, die uns fehlen, und dieses Signal als Hunger und Verlangen nach Essen fehldeuten. Siehe www.trafford.com/4dcgi/robots/02-0228.html.

83. Lucas, F., Sclafani A. »Differential Reinforcing and Satiating Effects of Intragastric Fat and Carbohydrate Infusions in Rats.« Physiol Behav. 1999, Mai; 66(3):381-8.

84. McArdle, William, Katch, Frank I., et al. »Exercise, Physiology: Energy, Nutrition and Human Performance«, 3. Ausgabe. Malvern, PA: Lippincott Williams & Wilkins (1991). Siehe Kapitel 9, »Human Energy Expenditure During Rest and Physical Activity«, S. 159-161.

85. »The Origins of Agriculture.« (Siehe Endnote 29.)

86. »Bayer AG: A Corporate Profile«, S. 39, von Corporate Watch UK, 1. März 2002. Abgerufen unter http://archive.corporatewatch.org/profiles/bayer/bayer. rtf.

87. Ein guter Artikel eines Laien zum Thema Acrylamide ist »Acrylamide Angst: Another Annoying Distraction About Food Safety« von Dr. Allan S. Felsot, Umwelttoxikologe an der Washington State University. Dieser Artikel wurde in der Oktober-Ausgabe der Agrichemical and Environmental News 2002 veröffentlicht und ist online unter www.envirofacs.org/Acrylamide%20Angst.pdf abrufbar. Mehr über den Zusammenhang von Acrylamid und Unkrautvernichtungsmitteln können Sie auf www.organicconsumers.org/monsanto/acrylamide.cfm erfahren.

88. »Food Nutrition: Better Guidance Needed to Improve Reliability of USDA's Food Composition Data.« GAO report #RCED-94-30, 25. Oktober 1993. Abgerufen unter http://archive.gao.gov/t2pbat4/150400.pdf.

89. Einige der Informationen in dieser Infobox stammen von mehreren USDA-Webseiten, abgerufen unter www.nal.usda.gov/fnic/foodcomp/, Seiten, die die National Nutrient Database for Standard Reference dokumentieren oder aus der USDA-Publikation »Composition of Foods: Raw, Processed, Prepared.«, abrufbar unter www.nal.usda.gov/fnic/foodcomp/Data/SR17/sr17_doc.pdf.

90. Eine vollständige Beschreibung von Atwaters Arbeit enthält das Agriculture Handbook 74 (Merrill und Watt, 1973. Energy Value of Foods...Basis and Derivation). U.S. Government Printing Office. Washington, DC. 105 S. Das Buch ist vergriffen, aber eine eingescannte Kopie ist auf www.nal.usda.gov/fnic/ foodcomp/ Data/Classics/ah74.pdf einsehbar.

BEZUGSQUELLEN

Die meisten der im Buch erwähnten Produkte wie Carobpulver, Hanfsamen
oder Kokoswasser sind in gängigen Naturkostläden erhältlich.

Sie können sie auch direkt über unseren Online-Shop www.unimedica.de
in der Kategorie »Gesunde Ernährung« erhalten. Dort finden Sie ein großes
Sortiment an Naturkostprodukten, u.a. auch seltene Produkte wie Sacha inchi.
Auch die für die Rezepte notwendigen Küchengeräte sowie die Vega-Produkte
von Brendan Brazier sind dort erhältlich.

ABBILDUNGSVERZEICHNIS

INDEX

INDEX

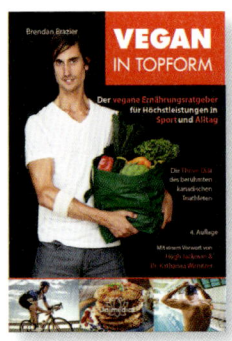

Brendan Brazier

Vegan in Topform

Der vegane Ernährungsratgeber für Höchstleistungen in Sport und Alltag – Die Thrive-Diät des berühmten kanadischen Triathleten

352 Seiten, geb., € 26,-

Bereits im Alter von 15 Jahren entschied Brazier sich dazu Profisportler zu werden. Im Laufe seiner Karriere erforschte er minutiös, welche Ernährung seine Leistung und vor allem die Regenerationsphase optimierte. Das Ergebnis ist die legendäre Thrive-Diät. Sie richtet sich nicht nur an Profisportler, sondern an jeden, der optimale Gesundheit und Leistungsfähigkeit erlangen und Krankheiten vorbeugen möchte.

Brendan Brazier hat die vegane Ernährung revolutioniert und achtet dabei auf eine ausgewogene Kost mit ausreichend Proteinen und anderen Nährstoffen. Hier setzt er auch auf Superfood wie die Andenwurzel Maca, die legendäre Alge Chlorella oder das nahrhafte Hanfprotein.

Die Thrive-Diät führt zum Abbau von Körperfett und Aufbau von Muskelmasse, zu Leistungssteigerung, weniger Stress und Heißhunger auf Junkfood, geistiger Klarheit und besserem Schlaf.

Mit 100 veganen, gluten- und sojafreien Rezepten, von schnell zubereiteten Energieriegeln, Gele und Drinks über Suppen und Pizza bis zu leckeren Desserts. Mit einem praktischen 12-Wochen-Plan zum Einstieg in die Thrive-Diät.

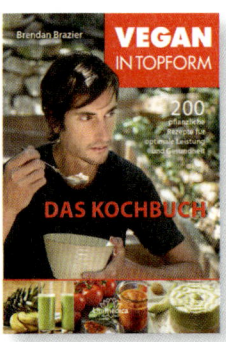

Brendan Brazier

Vegan in Topform – Das Kochbuch

200 pflanzliche Rezepte für optimale Leistung und Gesundheit

440 Seiten, geb., € 29,-

Aufbauend auf seine Philosophie Stress reduzierender, gesunder Ernährung, die der Profisportler und Ironman-Triathlet Brendan Brazier in seinem Ernährungsbuch Vegan in Topform vorgestellt hat, richtet er seine Aufmerksamkeit in diesem Buch auf das, was auf dem Teller liegt, beziehungsweise in der Müslischale oder auf dem Lunchtablett. Wo kommt diese Nahrung her? Ist sie gesund? Wie stellt man sicher, dass man rundum mit allen Nährstoffen versorgt wird?

In Vegan in Topform – Das Kochbuch belegt Brazier, dass nährstoffreiche pflanzliche Nahrung die beste Art proaktiver Gesundheitsvorsorge und nachhaltigen Umweltschutzes gleichzeitig ist. Aber das ist noch nicht alles. Sein Kochbuch bietet 200 Rezepte für nährstoffreiche Gerichte, die leicht zuzubereiten sind und sich die Kraft von Supernahrungsmitteln wie Maca, Chia, Hanf und Chlorella zunutze machen, ohne auf übliche allergieauslösende Produkte wie Weizen, Hefe, Gluten, Soja, Milchprodukte und Mais zurückzugreifen.

»Das Buch, das Ihr Leben wahrscheinlich mehr verändern wird als jedes andere, das Sie je lesen. Zur Maximierung von Fitness und Vitalität gibt es nichts, was »Vegan in Topform« gleichkommt.« Erik Marcus, Herausgeber von Vegan.com

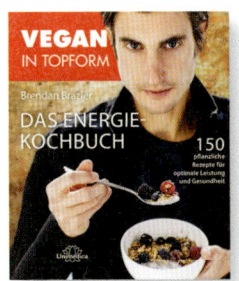

Brendan Brazier

Vegan in Topform – Das Energie-Kochbuch

150 pflanzliche Rezepte für optimale Leistung und Gesundheit

320 Seiten, geb., € 29,-

150 vegane, vollwertige, auf der Grundlage der Thrive-Philosophie entwickelte Rezepte mit hoher Nährstoffdichte: Dieses Kochbuch erweckt die von Brendan Brazier so erfolgreich ausgerufene Ernährungsrevolution zu neuem Leben. Alle Rezepte sind frei von Allergenen (oder enthalten in jedem Fall glutenfreie Optionen). So können Sie Weizen, Hefe, Gluten, Soja, raffinierten Zucker und Milchprodukte auf Wunsch ganz leicht aus Ihrer Ernährung streichen.

Die von erfahrenen Profi-Köchen zusammengestellten Rezepte sind im Handumdrehen zubereitet. Alle steigern spürbar die Leistungsfähigkeit, denn jede einzelne Zutat erfüllt einen auf dieses Ziel gerichteten Zweck. Zusätzliches Plus: Die Gerichte verleihen nicht nur Kraft und Energie, sie vereinen diese Wirkung auch mit köstlichem Geschmack.

Vom basenbildenden, vor pflanzlichen Proteinen nur so strotzenden und die Motivation ungeheuer anheizenden Vanille-Mandel-Mokka-Smoothie bis zur Süßkartoffelsuppe mit geröstetem rotem Paprika – mit diesem Kochbuch werden Sie innerhalb kürzester Zeit in der Lage sein, die köstlichsten und nährstoffreichsten Gerichte der Thrive-Diät selbst zuzubereiten. Sie reduzieren damit den Energieaufwand bei der Verdauung, lassen Müdigkeit und unproduktiven Stress hinter sich und gewinnen lang anhaltende Energie: Thrive-Energie!

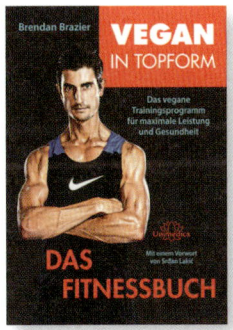

Brendan Brazier

Vegan in Topform – Das Fitnessbuch

Das vegane Trainingsprogramm für maximale Leistung und Gesundheit

272 Seiten, geb., € 24,-

Brendan Brazier, kanadischer Profi-Triathlet und Autor der Bestseller-Serie Vegan in Topform, ist einer der Pioniere der veganen Ernährung. An seinem eigenen Körper testete er über 25 Jahre die optimale Ernährung für sportliche Höchstleistungen aus und entwickelte die Thrive-Diät.

In seinem neuesten Werk zeigt er, wie man in kürzester Zeit mit der Thrive-Diät und ausgewählten Übungen gesund und fit wird und überragende Ergebnisse erzielen kann.

Sowohl für Anfänger als auch erfahrene Sportler ist dieses Buch ein unverzichtbares Werkzeug für den Aufbau einer kräftigen, effizienten Muskulatur und den gleichzeitigen Abbau von Körperfett. Brendans Methode verbessert darüber hinaus die Schlafqualität, beugt Erkrankungen vor, verhilft zu mehr Energie und geistiger Klarheit, verhindert Heißhungerattacken, verkürzt die Regenerationsphase und reduziert das Verletzungsrisiko.

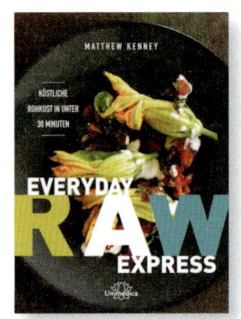

Matthew Kenney

Everyday Raw Express

Köstliche Rohkost in unter 30 Minuten

152 Seiten, geb., € 19,80

Aus Rohkost wird rohköstlich!

Matthew Kenney begeistert mit einfallsreichen, leckeren veganen und dabei einfachen und schnellen Rezepten, die in ein Geschmacksparadies der Frische und Vitalität entführen.

Im Nu werden marktfrische Zutaten in belebend-exotische Getränke wie Zitronengras-Birne-Tonic oder Rote-Bete-Sangria, aromatische Hauptgerichte wie Zucchini-Spaghetti mit Mais-Pesto und Minze oder Frühlingsgemüse-Couscous, leckere Smoothies, knackig-frische Salate oder verführerische Desserts wie Bananen-Gelato oder Ananas mit Rosenwasser und Pistazien verwandelt.

Everyday Raw Express ist der beste Beweis dafür, dass es nicht zeitraubend und kompliziert sein muss, Rohköstliches zuzubereiten, und dabei gleichzeitig Gaumen und Körper auf gesunde und überraschend delikate Weise zu verwöhnen.

»Rohkost ist der nächste Schritt in der veganen Ernährung und bietet noch mehr Nährstoffe. Matthew Kenney ist der weltweit führende Pionier und Küchenchef für Rohkost.« Brendan Brazier

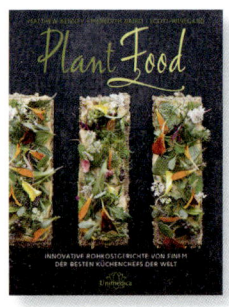

Matthew Kenney, Meredith Baird, Scott Winegard

Plant Food

Innovative Rohkostgerichte von einem der besten Küchenchefs der Welt

168 Seiten, geb., € 19,80

Plant Food – das ist Rohkost-Genuss in einem revolutionären neuen Gewand. Chefkoch und weltweiter Rohkost-Pionier Matthew Kenney und sein Team stellen in diesem Buch neue innovative Techniken für das Zubereiten kunstvoller Obst- und Gemüsegerichte vor, die alle Sinne mit köstlichen Aromen, spannenden Texturen und verlockenden Farbkombinationen betören.

Die außergewöhnlichen Zubereitungsweisen reichen von Sprossen, Pürieren, Dörren und Räuchern über Versiegeln, Pressen bis zu Fermentieren und Reifen. Es geht um ausgefeilte Rezepte wie Birnen-Suppe mit Sellerie und Wacholderöl, Kürbisgnocchi mit Brunnenkresse, Zucchini-Hummus, Walnuss-Terrine mit Wassermelone, köstliche vegane Käse-Variationen wie den Spirulina-Blauschimmelkäse und einzigartige Desserts wie das Maca-Sorbet. Die Rezepte lassen sich leicht von Rohkostneulingen wie auch erfahrenen Küchenexperten in delikate und kerngesunde Gerichte verwandeln.

Matthew Kenney zeigt mit Plant Food, dass man mit etwas Fantasie, Mut und der passenden Ausrüstung fantastische rohe Köstlichkeiten zaubern kann, die ein wahres Feuerwerk für die Sinne bereithalten.

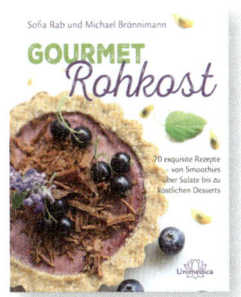

Sofia Rab und Michael Brönnimann

Gourmet Rohkost

70 exquisite Rezepte von Smoothies über Salate bis zu köstlichen Desserts

264 Seiten, geb., € 29,-

Ein Buch, das die Rohkostküche auf eine neue Ebene bringt. Naturverbundenheit trifft auf pure Verwöhnung und kulinarische Highlights.

Sofia Rab und Michael Brönnimann führen im Schweizer Steffisburg die Naturkostbar, eine Manufaktur für Rohkost auf höchstem Niveau. Aus ihrer langjährigen Erfahrung ist dieses Buch entstanden.

Hochwertige, naturreine Produkte sind die Basis dieser Rezeptsammlung. Leidenschaft, Kreativität und Liebe zum Detail machen aus jedem Rezept einen unvergesslichen Gaumenschmaus.

In den 70 Rezepten taucht man in eine ungeheure Vielfalt von raffinierten Geschmackserlebnissen – von grünen Smoothies mit Superfoods, fruchtigem Waldbeeren-Müsli und samtiger Mandelmilch über cremige Kokos-Thai-Suppe, Kelpnudeln mit Bärlauchpesto und Kokos-Krispies bis zur Limetten-Torte mit Matcha, Haselnuss-Eiscreme, Raw Energy Bars und Erdbeer-Schoko-Kugeln. Die Zubereitung ist Schritt für Schritt leicht nachvollziehbar.

Die Rohkost-Rezepte sind nicht nur geschmacklich etwas ganz Besonderes, sondern sie sind heilsam und versorgen Körper und Geist mit hochwertigen Vitaminen, Mineralstoffen, ungesättigten Fettsäuren und vielen Antioxidantien – das Beste für die innere und äußere Schönheit. Abgerundet wird das Buch noch durch Naturkosmetik-Tipps von Sofia Rab – von der verwöhnenden Schokoladenmaske mit Peeling bis zur Happy-Aging-Maske.

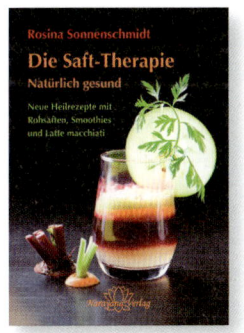

Rosina Sonnenschmidt

Die Saft-Therapie

Neue Heilrezepte mit Rohsäften, Smoothies und Latte machiati

168 Seiten, geb., € 29,50

Frische Obst- und Gemüsesäfte sind gesund. Wie können wir diese jedoch gezielt als Heilmittel bei Krankheiten einsetzen?

Die beliebte Autorin und Heilpraktikerin Rosina Sonnenschmidt verfügt über langjährige Erfahrung mit der Heilkraft von Säften bei den großen Krankheiten der heutigen Zeit. In Ihrem Werk erläutert sie detailliert, wie Rohsäfte, Smoothies und die innovativen Latte macchiati optimal zur Vorbeugung und Unterstützung der ganzheitlichen Therapie eingesetzt werden können.

Rohsäfte regen den Leber-, Nieren- und Hautstoffwechsel an, aktivieren das Drüsen- und Nervensystem und befreien aus der Regulationsstarre. Obstsäfte helfen beim Entsäuern und Entschlacken. Gemüsesäfte bauen den entkräfteten Organismus auf. Der therapeutische Einsatz von Milchschaumgetränken – der Latte macchiati – wurde von Rosina Sonnenschmidt neu entwickelt. Diese stießen bei ihren Patienten auf große Begeisterung. Die Latte-macchiato-Säfte verbessern die Aufnahme von fettlöslichen Vitaminen und machen auch Sellerie- oder Spinatsaft zu einem Genuss.

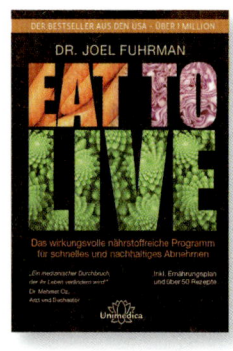

Dr. Joel Fuhrman

Eat To Live

Das wirkungsvolle nährstoffreiche Programm für schnelles und nachhaltiges Abnehmen

432 Seiten, geb., € 24,80

EAT TO LIVE ist das Grundlagenwerk für gesunde Ernährung. Der amerikanische Erfolgsautor und Arzt Dr. Fuhrman stellt damit ein mächtiges Werkzeug zur Verfügung, um dauerhaft Gewicht zu verlieren und die Gesundheit wiederzuerlangen. In den USA ist es ein Dauerbrenner, über 1 Million verkaufte Bücher sprechen für sich.

Joel Fuhrman zeigt, wie allein mit der richtigen Ernährung Bluthochdruck, Diabetes, Autoimmunkrankheiten, Migräne, Asthma und Allergien dauerhaft geheilt werden können.

Mit seinem 6-Wochenplan kann man Heißhungerattacken und Verlangen nach Junkfood hinter sich lassen. Das Geheimnis liegt in der Nährstoffdichte, das bedeutet die Einnahme von viel nährstoffreicher Nahrung. Übergewichtige sind trotz Überernährung meistens damit unterversorgt. Das Buch revolutioniert unser Denken und unsere Essgewohnheiten.

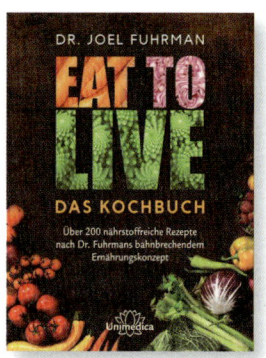

Dr. Joel Fuhrman

Eat To Live – Das Kochbuch

Über 200 nährstoffreiche Rezepte nach Dr. Fuhrmans bahnbrechendem Ernährungskonzept

450 Seiten, geb., € 34,-

Das Begleitkochbuch zum erfolgreichen Bestseller »Eat to Live«

Möchten Sie leckere Gerichte genießen, die Ihnen beim Abnehmen und Gewichthalten helfen und mit denen sie weder Hunger noch das Gefühl von Verzicht verspüren? Möchten Sie sich endgültig von Ihren Medikamenten verabschieden und chronische Erkrankungen wie Herzprobleme, Bluthochdruck und Diabetes loswerden? Oder möchten Sie sich einfach Ihre gute Gesundheit bewahren, länger leben und Ihr Leben in vollen Zügen genießen?

Wer auch nur eine dieser Fragen mit »Ja« beantworten kann, hat mit Eat to Live – Das Kochbuch die perfekte Wahl getroffen. Mit seinem New York Times Bestseller »Eat to Live« hat Dr. Joel Fuhrman Millionen von Lesern weltweit dabei geholfen, den effektivsten, gesündesten und bewährtesten Weg für anhaltenden Gewichtsverlust zu finden. »Eat to Live – das Kochbuch« macht das Anwenden von Dr. Fuhrmans erfolgreicher Methode im Alltag nun leichter als je zuvor. Mit zahlreichen nahrhaften, köstlichen und einfach zuzubereitenden Gerichten für jeden Anlass zeigt es auf einfache Weise, wie man sich buchstäblich kerngesund essen kann

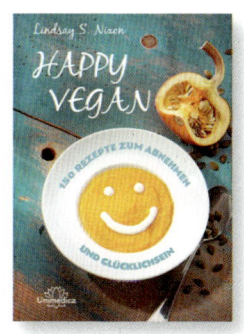

Lindsay S. Nixon

Happy Vegan

150 Rezepte zum Abnehmen und Glücklichsein

350 Seiten, geb., € 24,-

Mit einfachen, unkomplizierten Rezepten zeigt Bestseller-Autorin Lindsay S. Nixon, wie simpel, erschwinglich und lecker eine gesunde Ernährung sein kann. In ihrem neuesten Kochbuch präsentiert sie Gerichte für ein gesundes Abnehmen und eine Reihe von genauso einfachen und schnellen Übungen, die zu fantastischen Ergebnissen führen.

Happy Herbivore Light & Lean begeistert mit sättigenden und rein pflanzlichen Rezepten voller Geschmack, die sich in 30 Minuten oder weniger zubereiten lassen. Mit leckeren und gesunden Mahlzeiten, die wenig Kalorien haben und garantiert satt machen, wird Abnehmen so leicht wie nie zuvor – ganz ohne Verzicht!

Zusätzlich enthält Happy Herbivore Light & Lean „Rezepte" für die Figur: leichte Übungen sowie Tipps und Tricks für einen schlankeren und strafferen Körper.

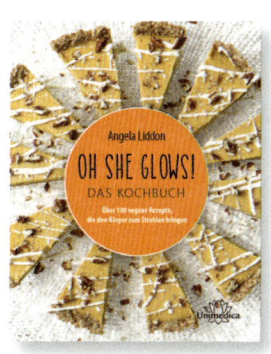

Angela Liddon

Oh She Glows! – Das Kochbuch
Über 100 vegane Rezepte, die den Körper zum Strahlen bringen

350 Seiten, geb., € 29,-

Angela Liddons lang erwartetes erstes Kochbuch verführt mit über 100 unwiderstehlichen und vollwertigen Rezepten und enthält sowohl umgewandelte Klassiker, die sogar Fleischfans lieben werden, als auch unglaublich frische und innovative Gerichte voller purem Geschmack. Darüber hinaus wartet ihr Kochbuch mit vielen Rezepten für Allergiker auf – u.a. mehr als 90 glutenfreien Gerichten und vielen weiteren, die gänzlich auf Soja, Nüsse, Zucker und Getreide verzichten. Egal ob Sie vegan leben oder einfach nur neugierig sind und köstliche Rezepte ausprobieren wollen, die zufällig auch noch gesund sind: Dieses Kochbuch ist ein Muss für alle, die gut essen, sich großartig fühlen und einfach strahlen wollen!

„Das Oh She Glows!-Kochbuch beweist, dass vegan kein Synonym für Verzicht ist! Angelas ideenreiche, Appetit machende und leicht umsetzbare Rezepte werden garantiert jeden dazu motivieren, für sich selbst und die ganze Familie gesunde und vollwertige Mahlzeiten zuzubereiten." – Sarah Britton, Autorin von Let Them Eat Vegan!

„Das Oh She Glows!-Kochbuch ist eine sensationelle Entdeckung: Eine brillante Sammlung leicht zuzubereitender und vor Frische und Geschmack strotzender Rezepte, die es einem schwermachen, zu entscheiden, was man zuerst kochen möchte." – Kathryne Taylor, Blogautorin von Cookie + Kate

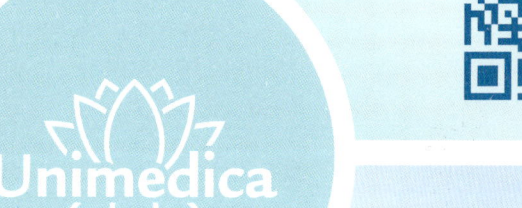
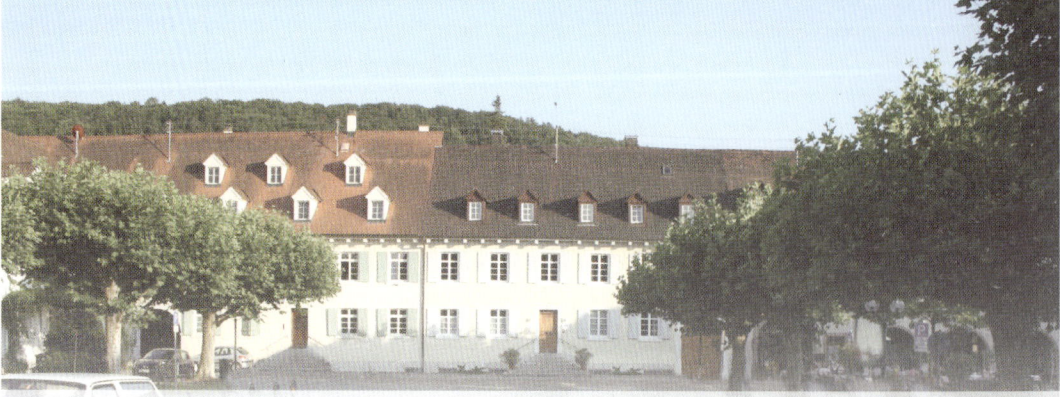